行为矫正的原理与技术

（原书第10版）

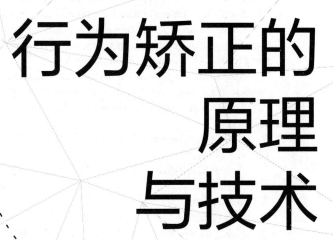

BEHAVIOR
MODIFICATION
What It Is and How to Do It
(10th Edition)

[加] 加里·马丁（Garry Martin） 著
约瑟夫·皮尔（Joseph Pear）

刘翔平 王新竹 王书剑 陈云祥 等 译

机械工业出版社
CHINA MACHINE PRESS

图书在版编目（CIP）数据

行为矫正的原理与技术：原书第 10 版 /（加）加里·马丁（Garry Martin），（加）约瑟夫·皮尔（Joseph Pear）著；刘翔平等译 . —北京：机械工业出版社，2023.11

书名原文：Behavior Modification: What It Is and How to Do It (10th Edition)

ISBN 978-7-111-73798-8

I. ①行… Ⅱ. ①加… ②约… ③刘… Ⅲ. ①行为治疗 Ⅳ. ① R749.05

中国国家版本馆 CIP 数据核字（2023）第 169595 号

机械工业出版社（北京市百万庄大街 22 号　邮政编码 100037）
策划编辑：刘利英　　　　　　责任编辑：刘利英
责任校对：韩佳欣　彭　箫　　责任印制：单爱军
保定市中画美凯印刷有限公司印刷
2024 年 1 月第 1 版第 1 次印刷
170mm×230mm・29 印张・534 千字
标准书号：ISBN 978-7-111-73798-8
定价：159.00 元

电话服务　　　　　　　　　网络服务
客服电话：010-88361066　　机 工 官 网：www.cmpbook.com
　　　　　010-88379833　　机 工 官 博：weibo.com/cmp1952
　　　　　010-68326294　　金 书 网：www.golden-book.com
封底无防伪标均为盗版　　　机工教育服务网：www.cmpedu.com

译者序

　　是环境刺激影响人的行为反应，还是人的行为反应影响环境？换句话说，是内因通过外因起作用，还是外因通过内因起作用？ 50 年前行为主义领军人物斯金纳与人本主义大师罗杰斯的这一论战，至今没有结论，恐怕也是永远没有答案的争论。这个问题的答案涉及对于人类生存目的和意义的不同理解，涉及对于什么是人性的不同理解。其实，行为被决定论与自由意志论都是真实的，体现的是人的心理的不同方面。

　　行为矫正作为行为主义心理学在教育、管理和治疗中的应用技术，是心理干预中的常青藤。许多小型的治疗理论热闹一时便消失了，但行为矫正技术至今没有过时。尤其在特殊教育、管理心理和罪犯矫正中，行为矫正一直是主流的干预技术。即使是现代较为流行的认知疗法，也对行为矫正做出了让步，其完整的名称叫作认知行为疗法，其中，行为的改变被视为认知改变的一个重要部分。可以说，行为的改变永远比认知的改变更加实用，而控制行为也远比改变认知更具实效性。

　　行为主义心理学及其衍生出的行为矫正技术是到目前为止最具科学性、可证明性和可操作性的心理学理论和实践体系之一。虽然一些具有人文关怀的心理学家反对把人当作被动反应的机器，反对以动物为被试的研究取向，但是，在现代社会科学主义盛行的环境下，他们也不得不承认行为矫正的科学严谨性、可重复性和可操作性，不得不佩服它的循证性。

本书作为介绍行为矫正技术的经典著作，已经第 10 次再版。在信息大爆炸、学术思想半衰期不断加快的时代，这种经典著作的不断重印和再版，用无可争辩的事实说明了它的价值。

强调自由意志论的人总是低估环境对人的影响，其实，在人与环境的斗争中，环境的影响基本上是占上风的。环境的影响越来越大，这里的环境不是指自然环境，总体上人们对自然环境了解和利用得越来越多，不断进步的生命基因技术和电子技术，使人们面对自然环境越来越有自信；此外，人们面对社会形态、人际关系网络、社会阶层分化和经济制度的影响，却表现得越来越束手无策。成功途径的减少、社会的固化、一些不得不发生的生产方式的改变，使人们无所适从，无奈、无助。抑郁症的流行正与这种人在社会环境面前的绝望和失控有关。所以，对环境的改变，尤其是对社会环境的改变与改革，永远是迫切的事情。

通过重塑环境刺激来改变人，尤其是改变那些无精神资源和自由选择能力的群体，是必要的改变手段。比如，自闭症儿童、智力落后儿童和品行障碍儿童的认知功能受损，无法通过感悟某些东西来促成改变，因此，通过改变刺激或奖励的方式来促进行为的改善是唯一的途径。此外，对于某些动作技能的学习来说，通过对行为结果的反馈和奖赏来进行干预，也能产生重要的促进作用。

本书所教授的行为矫正技术不仅适合心理学学生和爱好者学习，也适合特殊教育教师、普通学校和幼儿园的教师，以及低年龄段孩子的家长学习和使用。在我看来，行为矫正技术与其他心理干预技术并不存在冲突与矛盾，也不存在什么违背人性伦理的方面，是整个心理干预技术的重要组成内容。人们每天都要接受大量的环境刺激和行为反馈，这些反馈如实地反映了行为的适应与否，而根据环境的要求来改变行为是天经地义的事。根据行为评估来设计强化与惩罚的程序，只要对人没有伤害，对于改善行为有效，对于学习正确行为有用，就是合理的，就具有应用的价值。

本书的翻译体现了集体的工作。第 1～10 章的翻译工作由王新竹承担，第 11～19 章由王书剑承担，第 20～26 章由黄旋承担，第 27～30 章由魏一凡承担。全书由刘翔平、王书剑和陈云祥审校。

刘翔平

2023 年 6 月于北京中海瓦尔登湖

前　言

关于本书的标题

　　本书的标题试图用一种简单明了的方式反映出行为矫正技术无与伦比的深度与广度。全书不断强调，行为矫正既包含行为分析，也包括行为/认知治疗，更重要的是，它能够指导我们向积极的方向引导他人的行为。当然，本书不仅仅是对行为矫正技术的简单介绍，还涉及很多可供深入学习的内容，尤其是每章"供进一步学习的注释"模块，涵盖了行为矫正领域最新的、复杂的、颇具争议的研究和理论。我们希望本书的受众尽可能广泛——从大学生到研究生，从普通读者到研究学者，从行业新人到资深专家，我们希望每个人读完本书后都能有所收获。

关于第 10 版

　　和之前几版一样，本书假定读者之前对心理学或行为矫正没有任何了解。如果你想通过学习行为矫正来解决一些日常生活中的问题，比如管理自己的不良行为或是督促孩子学习，那么本书对你来说将很有帮助。不过，本书主要面向的读者是以下人群：①修读行为矫正、应用行为分析、行为治疗、学习心理学和相关领域课程的大学生；②各种助人专业（如临床心理学、心理咨询、教育、医学、护理、职业治疗、理疗、精神病学、社会工作、言语治疗、运动心理学等）的学生和从业人员，他们的工作直接涉及促进各种形式的行为发展。

我们两位作者加起来，对于这两个群体的教学经验已超过 48 年。在这些年的教学实践中，我们发现，在教授行为原理及其有效应用方法时，只有将应用案例和其中蕴含的基本行为原理结合起来，才能让教学效果最优化。因此，行为矫正的原理和策略（即具体应用的规则和准则）在本书中占据相同的比重。

以下是我们具体的教学目标和教学方法：

1. 教授行为矫正的基本原理和程序。为此，我们从行为的基本原理出发，通过大量的实例和应用案例来解释说明这些原理，由浅入深。每一章的"思考题"模块，可以帮助读者更好地把握每章重点，促进读者对内容的掌握。这些问题也可以在正式课程的考试中使用。

2. 教授实践中的操作技巧，如观察和记录，识别强化、消退与惩罚及其可能的长期影响，根据行为原理和程序来解释行为案例，以及设计、实施、评价具体的行为矫正程序等。为此，我们提供了涉及他人的应用练习，指导读者分析、解释他人的行为，并设计程序以矫正他人的行为；我们还提供了自我矫正练习，鼓励读者用所学内容分析、解释和控制自己的行为。

3. 为已经有实证和理论知识基础的读者提供更深入的探讨和参考。在每章的结尾，都会有"供进一步学习的注释"模块，初学者可以忽略这部分内容，这并不会影响全书的连续性。这一模块配有专门的思考题，供需要用到这一模块的教师和想要扩展对行为矫正的理解的学生使用。教师也可以以该模块提供的信息为出发点，设计扩展课程。

4. 以易用手册的形式呈现内容，使从业人员可以借助本书更好地开展工作，在各种环境中，帮助各种人群克服行为不足和行为过度的问题。

本书共分为七个部分：

第一部分（第 1 ~ 2 章）介绍了本书的行为主义导向以及行为矫正技术的

主要应用领域（帮助多种环境下的个体改善多种行为）。

第二部分（第 3 ～ 16 章）介绍了行为矫正的基本原理和程序。每一章都以一个案例引入，这些案例来自儿童发展、发展性障碍、儿童自闭症、早期教育、教练技术和成年人的日常适应等诸多领域。每一章都用大量实例说明了这些原理在日常生活中如何起效，以及如何对不了解它们的人产生不利影响。

第三部分（第 17 ～ 19 章）对第二部分所涉及的原理进行了更深入的讨论。第 17、18 章讨论了如何将这些基本原理结合运用，第 19 章从行为主义的角度对动机进行了分析，并介绍了关于应用各种动机操作的知识。这三章也都以一个案例引入。

第四部分（第 20 ～ 22 章）详细介绍了行为测量、记录以及用单一对象研究、设计、评估行为治疗效果的步骤。许多教师在行为矫正课程初期（甚至是一开始）就会介绍很多这方面的内容。因此，我们在编写时特意让这一部分独立于本书的其他章节，可以单独阅读。我们建议学习行为矫正课程的学生在开展作业项目之前先阅读这一部分。

第五部分（第 23 ～ 26 章）探讨了如何将基本原理、程序、评估和记录技术整合为有效的行为矫正设计策略。为保持行为矫正严格的科学性，我们着重强调了对矫正项目有效性进行实证验证的重要性。

第六部分（第 27 ～ 28 章）聚焦于行为治疗。这一部分并不旨在教会学生如何进行行为治疗，而是旨在让学生建立起对这一领域的总体认识，了解行为治疗对行为矫正原理的应用。第 27 章讨论了一些关于认知行为疗法、接纳承诺疗法以及辩证行为疗法的内容。第 28 章综述了主要心理障碍的行为治疗和认知行为治疗。

第七部分（第 29 ～ 30 章）将扩展读者看待行为矫正的视角。第 29 章介绍了行为矫正的历史，第 30 章讨论了该领域的伦理问题。一些老师认为，这一部分应该放在全书的开头。但我们的想法是，读者在完全了解了行为矫正的各种知识后，才能够完全领会这部分内容。此外，在这一版中，我们在第 1 章就介绍了一些有代表性的历史事件，但在第 29 章才详细介绍行为矫正的历史。我们把伦理问题放在最后讨论，并不意味着这一问题不如其他内容重要。恰恰相反，我们全书都在强调伦理问题，只是在最后一章进行重申和详细阐述。我们希望读者在读完这一章后能够明白：我们研究与实施行为矫正的唯一理由，就是让每个人（尤其是接受矫正的人）都能从中受益。

第 10 版的改动

1. 在第二部分（基本行为原理和程序）中，我们根据读者的建议，把应答性（经典、巴甫洛夫）条件作用放在了第 3 章（第 9 版中在第 14 章），以帮助读者更好地将其与现在第 4 ~ 14 章介绍的操作性条件作用原理进行对比。应答性条件作用与操作性条件作用的比较和交互作用仍在第 15 章讨论。

2. 根据读者建议，我们对操作性条件作用部分的章节顺序进行了一些调整，以便读者更好地理解不同操作性原理和程序之间如何相互联系。

3. 在第 9 版中，我们在操作性条件作用部分的每一章结尾指出了不同种类的误区——缺乏关于原理和程序的知识可能带来怎样的问题。在第 10 版中，应审读者的建议，我们给每种误区起了名字，帮助读者更好地记忆它们。

4. 如第 1 章所述，近年来，应用行为分析（applied behavior analysis，ABA）越来越受到重视。因此，我们加入了更多关于 ABA 和行为分析师的内容。

5. 应审读者和学生的建议，我们加入了更多日常实例，更好地呈现了行为矫正原理在大学生日常生活中的应用。

6. 在全书中，我们引用了很多最新的研究以反映行为矫正领域最新的发展，并且在每章最后的"供进一步学习的注释"模块加入了更新的注释，删除了过时的注释。

7. 我们对全部章节的主体内容进行了修订，以确保内容包含了不断扩展的行为矫正领域的新进展，并提高了全文的流畅性和可读性。部分具体修订如下。

第 1 章：增加了"行为矫正发展史中的里程碑"，增加了比较行为矫正、应用行为分析和认知行为疗法的内容。

第 2 章：应四位审读者的建议，精简了几个模块的内容。

第 3 章（应答性条件作用）：增加了引导一位花样滑冰运动员克服恐惧的案例，增加了对操作性学习的介绍（作为对第 4～14 章关于操作性条件作用内容的引入）。

第 4 章（正强化）：应审读者的建议，精简了章节内容。

第 5 章：应一位审读者的建议，我们解释了我们受条件强化的频率远高于受无条件强化的频率。

第 6 章（消退）：更新了参考文献。

第 7 章（塑造）：更改了章节的位置（在第 9 版中是第 10 章），因为紧接着强化和消退介绍塑造比较自然。

第 8 章（强化程式）：进行了大量修订，以帮助读者理解不同强化程式之间的差异。

第 9 章（刺激辨别和泛化）：精简了章节内容，更新了参考文献。

第 10 章（渐消）、第 11 章（行为链）、第 12 章（差别强化）：修订并更新了参考文献。

第 13 章（惩罚）：更新了"惩罚物"的定义以包含反应代价惩罚，更新了"应不应该使用惩罚"模块的内容。

第 14 章（逃避性与回避性条件作用）、第 15 章（应答性和操作性条件作用）：修订了内容，以帮助读者更好地理解概念。

第 16 章（行为改变的泛化）：增加了更贴近大学生生活的案例，写法更通俗化。

第 17～22 章：审读者们反馈的评价较好，我们只对内容和参考文献做了少量更新。

第 23 章（功能评估）：重新撰写并在多方面进行了更新。

第 24 章（行为程序的计划、应用和评估）：审读者认为这一章文风很好，但缺乏案例，于是我们增加了关于一个 5 岁孩子克服对狗的恐惧症的案例，并在阐述设计行为项目的准则时多次提到这个案例。

第 25 章（代币制）：在第 9 版中，本章包含"建立代币制"和"实施代币制的程序"两个模块。由于这两个模块的内容多有重叠，所以我们将其整合为一个"建立和管理代币制的步骤"模块，并根据读者建议，更改了写作风格，让这章读起来不再那么严肃正式，精简了部分内容。

第 26 章（自我控制）：增加了一些更贴近大学生生活的内容。

第 27 章：增加了有关辩证行为疗法的讨论，更新了有关临床治疗常见问题的讨论。

第 28 章：更新了有关临床治疗常见问题的讨论。

第 29 ~ 30 章：对写作风格进行了调整，以增强可读性。

写给读者

本书旨在帮助你有效学习和应用行为矫正。即使你之前从未接触过相关的心理学知识，你也可以从头到尾读懂书中的内容。我们相信无论是初学者还是高阶的学生，都可以从阅读本书中有所收获。

行为矫正是一个繁杂深奥、拥有众多分支的研究领域。我们发现有些学生渴望了解更多更深奥的知识，所以我们将比较简单的部分和比较复杂的部分分开，本书每一章的正文部分是对于该领域知识比较基础、详细的介绍，而每章最后"供进一步学习的注释"部分则需要读者具备一定的知识储备，进行更深入的思考。这一部分如何使用完全取决于你自己和你的老师，你完全可以忽略它们而只读正文部分。不过，我们相信大多数学生读完"供进一步学习的注释"后会觉得这些内容很有用，老师也可以利用这部分内容补充更多的背景信息，并组织更深入的讨论。

我们还提供了使用各种行为矫正技术的准则，以帮助你更好地学习。这些准则既是每一章内容的总结，也是你在实践中可以参考的规则。

大部分章节都有思考题和应用练习。你可以用这些思考题来总结每部分内容的重点，也可以以此为基础准备考试。应用练习的部分旨在帮助你练习需要实际应用的技巧。

为了帮助你更轻松、愉快地将学习顺利进行下去，本书内容是按由浅及深、从易到难的顺序递进安排的。所以，千万不要被前几章的浅显易懂所迷惑。很多学生看完前面的内容就认为行为矫正不过尔尔，觉得自己已经是熟练的行为治疗师了。老话讲，人之患在好为人师。如果要我个人选出本书最重要的一章，我倾向于选择第24章。在学完这章后，你才能客观、正确地评估一个行为矫正方案是否合理有效。

正如第30章所说，在过去的几年中，越来越多的治疗师开始使用行为矫正技术，越来越多的人开始关注行为矫正。如果你想实施任何正式的行为矫正方案，请获取相应的资质和条件。

此致。希望你在这一激动人心、迅速发展的领域中的学习之旅充满愉悦，祝你学业有成！

Behavior
Modification

目 录

第三
部分

基于早先经验的控制

——
第六
部分
——
心理障碍的行为治疗

第一部分

行为矫正方法

Behavior
Modification

第 1 章

简　　介

　　我们的社会取得了很多出色的成就，从民主政治到帮扶弱势群体，从伟大的艺术作品到重大的科学发现；但也面临着很多迫在眉睫的健康和社会方面的挑战，从不健康的生活方式到环境污染问题，从种族主义到恐怖主义。这些成就和问题，无不来源于人类行为。但究竟什么是行为？在尝试给出答案之前，请思考以下几个情境：

　　（1）**退缩行为**。幼儿园操场上，一群孩子正在做游戏，一个被诊断患有自闭症的小男孩独自一人安静地坐在那儿，丝毫没有要加入游戏的意思。

　　（2）**学习效率低下**。萨姆下周要交出两篇期末论文，与此同时他还要参加一门学科的期中考试。在这些学业压力下，萨姆质疑自己是否有完成大一学业的能力。但是，他每天仍然会花费大量时间浏览 Facebook 和 YouTube。

　　（3）**对表现的紧张**。凯伦是一名 14 岁的体操运动员，正参加一场锦标赛，准备参加平衡木项目的比赛。她显得极度紧张，心想："如果我表现得不好该怎么办？如果我做直体后空翻的时候摔倒了怎么办？不敢相信我的心竟然怦怦跳得这么快！"

　　（4）**乱丢垃圾**。汤姆和莎莉刚到他们想要露营的地方，就看到之前的露营者们留下的垃圾，他们感觉非常气愤和厌恶。莎莉问："难道他们就不关心环境吗？"汤姆说："如果人们都这样乱扔垃圾，那么谁也别想在这里享受大自然的美景了。"

（5）**偏头痛**。贝蒂给家人准备晚餐的时候，隐约觉得有股熟悉的感觉正向她袭来。然后，她突然感觉非常恶心。凭借自己以往的经验，她似乎知道要发生什么。她对正在客厅看电视的两个儿子说道："汤姆、乔，你们得自己做晚饭了，我又开始偏头痛了。"

（6）**员工管理**。一天早上，杰克和布兰达在自家的 DQ 餐厅喝咖啡。布兰达说："针对晚班的员工，咱们得采取一些管理措施了。今天早上我到店里的时候，发现冰激凌机没有清理干净，杯子和盖子也没重新放好。"杰克回答道："这不过是冰山一角罢了，你应该看看烤架现在是什么样的！"

（7）**非理性思维**。玛丽上大一，第一次考试成绩很不理想，她想："我永远也成不了好学生了。如果我不能在所有课程中都拿到好成绩，那么我导师一定会认为我是个白痴。"

仔细思考一下你就会发现，以上的每一个片段都涉及人类的某些行为。以上所有例子，都是只有受过训练的行为矫正专家才可以处理的。上面所提及的以及很多其他行为，都会在下文中有所讨论。正如你所见，行为矫正适用于人类行为的方方面面。

什么是行为

在讨论行为矫正之前，我们首先要弄清楚：什么是行为？一些含有相似意义的词语包括："活动"（activity）、"行动"（action）、"表现"（performance）、"应答"（responding）、"反应"（response）和"反作用"（reaction）。从广义的角度来说，**行为**就是一个人所说的话与所做的事。从专业的角度来说，行为是机体产生的肌肉、腺体或者生物电活动。一个人眼睛的颜色是行为吗？眨眼睛是行为吗？一个人穿的衣服是行为吗？穿衣服是行为吗？如果你对第一个和第三个问题的回答是"否"，并且对第二个和第四个问题的回答是"是"，那么我们持有相同的观点。这本书的目标之一就是鼓励你开始明确地思考和讨论行为。

你在行为矫正课程的考试中获得"A"，或者你的体重减掉 5 公斤，这些是行为吗？不是。它们代表的是行为的结果。你能得到"A"是有效学习的结果，体重减少的原因是你减少了食物摄入或者进行了更多锻炼。

走路、大声说话、扔棒球、对别人大喊大叫，这些都是显性（可见的）行为，除了行为主体以外，其他人也可以观察和记录行为主体的行为。正如后面的章节中所讨论的，那些不能被他人轻易观察到的隐性（心理的、内部的）行为，也包含在行为这个范畴内。在行为矫正领域，这些隐性行为不是指人私下的行为，比如不穿衣服待在锁好门、关好窗的卧室中；也不是指人偷偷摸摸的行为，比如考试作弊。更确切地说，在行为矫正中，这些隐性行为代表了发生在"身体内部"的活动，因此他人需要使用特殊的仪器或程序才能观察到这些隐性行为。例如，一个花样滑冰运动员准备参加一场重要的比赛，他在上场之前可能会想"我希望我不会摔倒"，可能会感到紧张（包括心跳加速等）。想法和感觉是隐性行为，我们将在第 15、27 和 28 章中做更深层次的讨论。隐性和显性行为都可以通过行为矫正技术进行干预。

有时，我们用语言来思考，这叫自言自语，就像之前的花样滑冰运动员的例子那样。有时，我们用想象来思考，例如你有能力这样做：闭上眼睛去想象，在清澈湛蓝的天空上飘着几朵蓬松的云。想象和自言自语都被称为内部行为，有时候又被称为认知行为。

那些可被测量的行为特征，叫作行为维度。我们可以通过描述一个行为持续的时间来定义这个行为的持续性（例如玛丽学习了 1 小时）。行为的频率是在单位时间内该行为发生的次数（例如在 30 分钟内，弗兰克在他的花园里种了 5 株西红柿幼苗）。行为的强度或程度指的是产生该行为所付出的体力或精力（例如玛丽在握手的时候握得很紧）。我们将在第 21 章中讨论测量行为维度的策略。

■ 思考题

（注意：为了帮助你更好地学习，我们会在每个章节后面都设置一些思考题，我们希望你能：①在此章节结束时，先暂停下一章节的阅读；②准备回答这些思考题；③借助思考题的答案回顾学习到的内容。这样做将帮助你更扎实地掌握本书的内容。）

1. 从广义和专业两个角度该如何定义行为？请说出三个行为的同义词。
2. 区分行为以及行为的结果。除了本章中涉及的行为和行为结果的案例外，请你举一对其他的行为以及该行为的结果的例子。
3. 区分隐性和显性行为。除了本章中列举的隐性行为和显性行为外，请你分别举出两个隐性行为和显性行为的例子。
4. 什么是认知行为？试举两例说明。
5. 描述行为的两个维度并举例说明。

行为的概括性标签

在日常生活中，我们已经学会了很多描述行为的词语。一般情况下，这些描述行为的词语是笼统的，例如：诚实、无忧无虑、勤奋、不可靠、独立、自私、无能、善良、优雅、不善于社交的或者紧张的。人们经常使用的这些描述行为的词语，都是对人类行为的概括性总结，但这些概括性总结并不指称具体行为。举例来说，当你用"紧张"这个词描述一个人的时候，大部分人都可以理解你的意思，但是他人无法理解你所描述的紧张到底代表这个人的哪些具体行为——紧张是代表这个人会经常出现啃咬指甲的行为，还是代表这个人坐在椅子上时显得坐立不安、非常焦虑，还是代表这个人在与异性交谈时经常左眼肌肉抽搐，抑或是代表这个人出现的其他行为？以上的猜测都可能是这个男人因为紧张而出现的行为，所以，仅仅用紧张来描述一个人的具体行为显然是不够的。在后面的章节中，我们将讨论有哪些行为维度可以定义一个人的具体行为，以及对每个行为维度该如何进行测量。

智力、态度和创造力这些术语不仅为很多心理学家所常用，也受到行为矫正专家的关注。它们都是行为的概括性标签。那么，当我们说一个人有智慧的时候，是什么意思呢？很多人都认为智力是与生俱来的，是一种"遗传的脑力"，或者是一种先天的学习能力。我们无法观察和直接测量"智力"这种"东西"。就拿智力测验来说，我们会根据某个人参加测试的得分来测量这个人的智力。因而，智力测验只是一种间接测量某人智力的方式。那么，我们使用智力的形容词形式（例如"他是一个聪明的演说家""他的演讲是充满智慧的"）或者副词形式（例如"她巧妙地写道"）来描述人们在某些环境下表现出的行为会更加合适，也就是说，我们通常不会把智力当作描述"事物"的名词使用。我们之所以说一个人很有智慧，或许是因为这个人解决了别人感觉困难的问题，或许是因为这个人大部分考试成绩比别人高，或许是因为这个人博览群书，或许是因为这个人有见地地谈论过一些话题，又或许是因为这个人在智力测验中得分很高。这个例子说明，智力可以指以上所有方面或者仅仅其中的某些方面，但不论智力指代哪些方面，都指的是行为的方式。因此，在本书中，我们会避免把智力这个词当成名词使用。（想进一步了解智力的行为取向探讨，请参阅 Williams，Myerson，& Hale，2008）。

态度指的是什么呢？假如约翰尼的老师史密斯女士报告说，约翰尼对上学的态度不端正。那么她说的话是什么意思呢？也许她是指约翰尼经常逃学、上课的时候不做课堂练习或者辱骂老师。不管"态度不端正"指的是什么，我们都可以清楚地知道，她真正关心的是约翰尼的行为。

创造力也涉及一个人在某种情景下可能进行的各种行为。有创造力的个体经常表现出新奇而不寻常的行为，与此同时还可以得到让人满意的结果。（想了解创造力的行为取向探讨，请参阅 Marr，2003）。

通常用于心理问题的行为概括性标签包含：自闭症谱系障碍、注意力缺陷与多动综合征、焦虑、抑郁、低自尊、路怒症、人际交往困难和性功能障碍等。在心理学专业领域和日常生活中，人们经常会使用行为的概括性标签来标记一个人的行为模式，这种做法有很多便利之处。首先，使用这种方法，我们可以快速获知关于这个人行为表现的一般信息。举个例子，当我们给一个 10 岁的孩子标记上严重发展性障碍的标签后，我们就可以推测这个孩子在读完一年级后依然不能阅读。其次，这些标签可以帮助我们选择有针对性的治疗方案。例如，我们可以使用愤怒情绪管理计划来帮助路怒症患者调节情绪。再比如，我们可以使用肯定性训练来帮助不自信的人建立信心。

用行为概括性标签来标记一个人的行为模式也有缺点。第一个缺点是，采用这种方式可能导致对行为的虚假解释。例如，一个孩子在阅读单词时颠倒字母的顺序，比如把"saw"看成"was"，我们通过这个行为判定这个孩子患有阅读障碍。那么，当有人问我们为什么这个孩子在阅读时会颠倒字母顺序时，我们的回答可能是"因为他患有阅读障碍"。这种情况下，对这个孩子行为的概括性标签就变成了对他做出这个行为的解释，这种解释显然是行为的虚假解释。这种虚假解释的另一个名字是循环论证。对行为贴标签的第二个缺点是，这种标签会导致人们采用消极的方式对待被标记的人，例如我们会过多地关注这个人的问题行为而忽略这个人的优势。举一个例子，假如一个十几岁的男孩总是不整理床铺，却能够把草坪修整得非常好，在垃圾清理日能按时将垃圾放到街上的指定位置。如果这个孩子的父母给孩子贴的标签是"懒惰"，显然，这个标签可能源于父母过度关注孩子整理床铺的问题而忽视了孩子其他方面的积极行为。就像某些社会中的少数种族，这些人一直都从事着最艰苦的体力劳动，却被贴上"懒惰"的标签。

在本书中，我们用**行为不足**（某种类型的行为过少）或者**行为过度**（某种类型的行为过多）来标记所有类型的行为问题。使用这样的标记行为问题的方法有如下原因：第一，我们已经讨论过使用行为标签的缺点，我们希望通过这个方法避免与之类似的问题。第二，不管给个体标记的标签是什么，只有行为才是最应该关注的，只有治疗行为才能缓解问题。孩子的一些行为问题是父母能看到、听到的，但还有父母看不到、听不到的行为，因此父母需要寻求专业人士的帮助。教师如果看到或者听到孩子的行为问题，可以为自己的学生寻求专业人士的帮助。政府部门如果看到或听到这些需要帮助的行为问题，可以通过设立专门的机构、诊所和社区中心或者扶持特别计划等措施为孩子提供帮助。而如果你发现自己也有些行为问题，你可以开始一个自我改善的项目。第三，事实上，目前几乎在所有有需要的地方——家庭、学校以及工作场所，都已有可以用来改善问题行为、培养更让人满意的行为的专门技术。这些技术统称为行为矫正。

■ 思考题

6. 从行为的角度看，什么是智力？什么是创造力？分别举一例说明。

7. 不论生活中还是心理学专业领域，我们常使用一些总结性描述概括行为模式，请列举两个正面的原因。

8. 请列举使用行为的总结性标签来指代某个人的行为的两个缺点，并分别举一例说明。

9. 什么是行为不足？请列举两个本章中没有出现的例子。

10. 什么是行为过度？请列举两个本章中没有出现的例子。

11. 请列举作者把行为问题描述为行为不足和行为过度的三个原因。

什么是行为矫正

行为矫正是指通过系统化应用学习的原理和技术来评估和改善个体的隐性或显性行为，以达到提高其适应日常生活的能力的目的。行为矫正有七个主要特点。

第一，行为矫正最重要的特点是它强调用某种可以测量的方式来定义行为方面的问题，并把行为问题测量结果的变化作为体现问题改善程度的最好指标。

第二，其治疗程序和技术可以为个体改变当前的环境提供更多的方法，从而帮助个体更加充分地适应生活。这种构成一个人周边环境的物理变量叫作刺激。更详细地说，刺激是个体当前直接接触的周边事物，包括他人、物体或事件，这些事物刺激个体的感觉接收器，影响个体的行为。例如，某个学生的课堂环境中有很多潜在的刺激，包括教师、其他同学、教室设备等。环境中影响个体的刺激也包括个体自己的行为，其随后的行为也可能是由自己之前的行为所导致的。以网球中的正手击球动作为例，不论是看到球靠近还是完成挥拍准备，都对击球者产生了刺激，让其完成正手击球，并将球打过网。治疗师对来访者说的话，也可能成为来访者所处环境中的一部分。但是，行为矫正涉及的内容比谈话疗法或言语心理治疗法（例如精神分析疗法或来访者中心疗法）更多。尽管行为矫正治疗师和谈话治疗师都采用与来访者交谈的治疗方式，但他们的治疗方法在很多重要方面有所不同。其中一个不同之处是，行为矫正治疗师经常积极地参与重建来访者的日常环境，以强化其适当的行为，而不花费大量的时间讨论来访者过去的经历。虽然了解来访者过去的经历可能会为制定治疗方案提供一些有用的信息，但要制定一个有效的行为治疗方案，了解当前影响来访者的环境变量是什么是必要的。另一个不同之处是，行为矫正治疗师经常给来访者布置家庭作业，来访者通过完成作业来达成改变自己的日常环境的治疗目标。这种作业布置的相关知识将在第 26～28 章中进行讨论。

第三，行为矫正的方法和原理可以被精确地描述。这使得行为矫正治疗师能够重复使用同行的治疗过程和治疗程序，并获得相同的治疗结果。相比其他形式的心理治疗方法而言，行为矫正治疗更加容易施教。

第四，行为矫正技术经常被应用于个人的日常生活中，也是由第三个特点导致的结果。虽然你将在这本书中读到的是训练有素的专业人员和助手在帮助他人时可以使用行为矫正技术，但由于行为矫正技术可以被精确描述，个人（例如家长、教师、教练和其他人）也能够在日常生活中应用行为矫正来帮助他人。

第五，行为矫正技术大体上源于基础科学和应用研究，特别是操作性条件反射原理和经典条件反射原理。因此，在本书第二部分中，我们详细介绍了这些原理，并阐述了它们如何适用于各种类型的行为问题。

最后的两个特点是，行为矫正强调科学的证明——特定的干预或治疗才引起特定的行为改变，并强调参与行为矫正方案的每一个人——包括来访者、工作人员、管理人员、治疗师等的责任。到目前为止，我们已经以抽象的方式对行为矫正进行了讨论，也对行为矫正治疗师在行为矫正中采取的一般方法进行了探讨。行为矫正治疗师是如何确定哪些行为需要被矫正的呢？这个问题的答案是，他们使用了一种被称为"行为评估"的程序。

什么是行为评估

我们已经在上一节讨论过，行为矫正最重要的特征是使用行为测量来判断个体的行为在行为矫正项目实施后是否有所改善。通常，我们把需要在行为矫正的训练中改善的行为叫作**目标行为**。例如：如果一个大学生设置了"每上一个小时的课，课后就要学习两个小时"的目标，那么学习就是目标行为。

　　行为评估[1]涉及为以下目的而进行的信息和数据的收集与分析：①识别和描述目标行为；②识别导致该行为的原因；③指导合适的行为治疗方法的选择；④评估治疗结果。

　　在行为评估的过程中，功能分析是一种非常重要的评估方法，其本质是通过试验分离出问题行为的原因，并将这些原因去除或反转。我们会在本书的第 23 章对这种方法进行详细的讨论。在过去的 50 年中，人们对行为矫正领域越来越感兴趣，同时我们也更需要行为评估的指导方法。如需了解更多行为评估的信息，请参考第 20、21 和 23 章，或 Cipani 和 Schock（2011），Fisher、Pizza 和 Roane（2011），以及 Ramsay、Reynolds 和 Kamphaus（2002）。

■ 思考题

　　12. 什么是行为矫正？

　　13. 什么是刺激？请列举两个本章中没有出现的例子。

　　14. 描述行为矫正的七个典型特点。

　　15. 什么是目标行为？请列举一个你自己希望改善的目标行为。你的目标行为是需要增加的行为不足，还是需要减少的行为过度？

　　16. 什么是行为评估？

行为矫正发展史中的里程碑

　　除了行为矫正这个术语以外，还有其他描述使用学习的原理来帮助个体改善行为的方法的术语——行为疗法、应用行为分析、认知行为疗法。尽管这些术语在很多著作中交替使用，但它们之间是有一些细微区别的。接下来，我们简要回顾一下这些术语的早期历史以及它们之间的差异。(想了解行为矫正更详细的发展历史请查阅本书第 29 章。)

巴甫洛夫的经典条件反射和早期的"行为疗法"

　　如果你学习过心理学的入门课程，你可能会记得 20 世纪早期的俄国生理学家——巴甫洛夫。他的实验是：在给狗喂食（狗会分泌唾液）的同时给它一个铃声的刺激，后来，这只狗单听到铃声就会分泌唾液。巴甫洛夫开创了这一现在被称为经典条件反射、应答性条件作用或者巴甫洛夫条件反射的学习类型的研究先河（见第 3 章）。1920 年，在一项具有里程碑意义的实验中，华生和雷纳演示了通过巴甫洛夫条件反射在一个 11 个月大的婴儿身上建立恐惧反应的过程。虽然这一实验没有得到成功复制，但 1924 年，玛丽·琼斯（Mary Jones）完成了另一项具有里程碑意义的实验，清晰地演示了消除一个婴儿恐惧反应的过程。

在这之后的 30 年中，有许多实验表明，我们的恐惧和其他情绪会受到经典条件反射影响。随后，20 世纪 50 年代，在南非，一位叫约瑟夫·沃尔普（Joseph Wolpe）的精神病学家受到巴甫洛夫条件反射以及玛丽·琼斯的实验的启发，开发了针对特定恐惧症的行为疗法。这种疗法可以缓解患者强烈的非理性恐惧，比如恐高症和幽闭恐惧症。

1960 年，英国心理学家汉斯·艾森克（Hans Eysenck）首次将沃尔普的疗法称为行为治疗。20 世纪 60 年代，沃尔普移居到美国，他提出的行为疗法开始被普遍用于治疗焦虑障碍。第 28 章会涉及行为疗法在一系列心理疾病的治疗中的应用。

操作性条件反射和早期的"行为矫正"

巴甫洛夫的经典条件反射涉及反射——对先前刺激的自动反应。在 1938 年斯金纳区分了经典条件反射和操作性条件反射，后者是一种通过结果（奖赏或惩罚）改变行为的学习方式。1953 年，在他发表的《科学和人类行为》一书中，斯金纳解释了基本的学习原则是如何在多种情况下影响人们的行为的。20 世纪 50 ～ 60 年代，受斯金纳影响的研究者们发表了许多相关文章，证明操作性条件反射可以应用于帮助人们改善行为问题，这种应用被命名为行为矫正。这种应用的例子包括帮助个体克服口吃、消除智力缺陷儿童的恶性呕吐，以及教自闭症儿童佩戴处方眼镜。1965 年，厄尔曼（Ullmann）和克拉斯纳（Krasner）出版了一本非常具有影响力的书《行为矫正的个案研究》（*Case Studies in Behavior Modification*），这是第一本用"行为矫正"这一术语命名的著作。

应用行为分析

1968 年第一期《应用行为分析杂志》（*Journal of Applied Behavior Analysis*，简称 JABA）[2] 出版。JABA 是《行为实验分析杂志》（*Journal of the Experimental Analysis of Behavior*，简称 JEAB）的姊妹期刊，后者主要发表行为分析的基础研

究。在 JABA 创刊的一篇重要编辑文章中，贝尔（Baer）、沃尔夫（Wolf）和里斯利（Risley）确定了应用行为分析包含的维度：

1）关注具有社会意义的可测量行为（如乱扔垃圾、育儿技巧）；
2）强调通过操作性条件反射制定治疗策略；
3）试图明确说明测量到的行为改善源自应用治疗；
4）注重行为改善的持续性以及泛化性。

多年来，应用行为分析这一术语受到越来越多人的欢迎（Bailey & Burch，2006）。一些学者认为，"行为矫正"和"应用行为分析"现在实质上是"两个几乎没有区别的术语表达"（如 Miltenberger，2012）。然而，我们在本书中认为这两个术语是有区别的。

认知行为疗法

你是否发现自己总是在思考"为什么我总是把事情搞砸"或者"为什么倒霉的总是我"？著名认知治疗师阿尔伯特·埃利斯（Albert Ellis）认为这些想法是不合理的。毕竟，你能够做好很多事情，不会一直将事情搞砸。同时，埃利斯提出，不合理的想法会引起一系列令人厌烦的情绪。他的治疗方法是帮助人们识别出不合理信念，并鼓励来访者用更多的合理信念取而代之。独立于埃利斯，阿伦·贝克（Aaron Beck）认为认知功能失调可能导致抑郁症和其他问题，并制定了一个与埃利斯的治疗过程类似的治疗过程。1970 年，贝克将认识适应不良的思维，并代之以更具适应性的思维的治疗策略称为认知疗法。同时，贝克把认知疗法与行为疗法进行了比较。在 20 世纪 70 ~ 80 年代，认知行为矫正法这一术语指的就是这种认知疗法。然而，在过去的 20 年里，认知行为疗法这一术语变得更为普遍。我们将在第 27 章和第 28 章对认知行为疗法进行更详细的讨论。

当前对"行为矫正"及相关术语的使用

行为分析是指研究人类及其他动物行为规律的科学，是行为矫正的基础。如前所述，"应用行为分析"和"行为矫正"常被交替使用，许多专门研究这一领域的人称自己为应用行为分析师。"行为疗法"和"认知行为疗法"同样经常被交替使用，然而，许多实践行为疗法或认知行为疗法的人不认为自己是应用行为分析师，他们也不被看作有认证的行为分析师。另外需要考虑的是，"行为修正者""行为管理者""表现管理者"常常指没有接受过系统行为矫正训练的尝试改善他人行为的人。比如，"行为修正者"可能是老师、家长、配偶、兄弟、室友、同事，或者是改善行为者本人。

现在你简单了解了这些术语。在本书中，我们使用"应用行为分析师"来指代在应用行为分析领域接受过正规培训的人，使用"行为治疗师"来指代接受过用行为疗法、认知行为疗法治疗心理疾病方面的专业培训的人员，使用"行为矫正"来指代系统地应用学习原理和技术来评估和改善个体的显性行为和隐性行为的功能，从而提高个体的生活适应能力。因此，我们认为，"行为矫正"这个术语包含了所有其他前文提到的术语（对此更深入的讨论参见 Pear & Martin，2012 以及 Pear & Simister，in press）。

■ 思考题

17. 简要描述沃尔普对于早期行为疗法发展的贡献。
18. 简要描述斯金纳对行为矫正早期发展的影响。
19. 说明应用行为分析的四个维度。
20. 贝克提出的认知疗法这一术语的含义是什么？
21. 本书中"应用行为分析"这个术语的使用范围是什么？
22. 本书中"行为治疗师"这个术语的使用范围是什么？

关于行为矫正的一些误解

在阅读本书之前，你可能遇到过"行为矫正"这个词。不幸的是，由于存在很多关于此术语的谬论或误解，你听说过的说法可能是错的。例如：

谬论 1：行为矫正用奖赏来改变行为，其实是贿赂。

谬论 2：行为矫正包括使用药物和电休克疗法。

谬论 3：行为矫正只改变症状，并没有触及根本的问题。

谬论 4：行为矫正可以应用于处理简单的问题，比如训练孩子如厕或克服恐高症，但是它不适用于处理自卑或抑郁等复杂问题。

谬论 5：行为矫正师是冷漠和无情的，不能与来访者产生共鸣。

谬论 6：行为矫正师只处理可观察的行为，他们不处理来访者的想法和感受。

谬论 7：行为矫正师否认基因或遗传对于决定行为的重要性。

谬论 8：行为矫正已经过时。

在本书的各个章节中，你将看到一系列证据以帮你消除上述误解。

本书采用的方法

这本书的主要目的是以有趣、易读和实用的形式来描述行为矫正技术。由于它是为专业助人从业人员以及学生而写的，我们想要帮助读者不仅了解行为矫正，更学会如何使用它来改变行为。如前文所述，人们想要改善的行为可以分为行为不足和行为过度，并且可以是显性或隐性的。下面举几个每个类别的例子：

行为不足的例子

1）一个孩子发音不清楚，并且不和其他孩子交往。

2）一个少年不做家庭作业，不做家务活，不愿意在院子里干活，或者从来不和他的父母讨论遇到的问题和困难。

3）一个成年人开车时不注意交通规则，不会对帮助他的人表示感谢，不按预定的时间与爱人见面。

4）一个篮球运动员被教练鼓励在罚球前想象球进入篮筐，但他做不到。

行为过度的例子

1）一个孩子睡觉时频繁下床、发脾气，吃饭时把食物扔在地上，并喜欢玩电视遥控器。

2）一个少年频繁打断父母与他人的谈话，晚上经常花几个小时打电话而且说话粗鲁。

3）一个成年人沉迷电视节目，饭后频繁吃糖果，喜欢吸烟、咬指甲。

4）一个高尔夫球手经常在关键球之前产生消极想法，例如"如果我错过了这一杆，我将输掉比赛"，并且容易产生相当严重的焦虑（即心怦怦直跳，手心冒汗）。

要确定一种行为是不足还是过度，我们必须考虑它发生的背景。例如，一个孩子在纸上画画是适当的行为，但是如果总是在卧室的墙上画画，大多数父母会认为这是行为过度。一个正常的青少年可能可以与同性的伙伴正常交往，但与异性交谈则会让他们觉得非常尴尬且困难——这是一种行为不足。某些行为过度（例如自我伤害的行为）无论在什么情况下都是不合适的（尽管通过想象，我们能想到一些极端的情况，在其中自我伤害的行为也是适当的）。然而在大多数情况下，某一特定行为究竟是不足还是过度，主要取决于观察者的文化和道德观念。

总而言之，行为矫正主要关注可观察的行为，并通过对环境的操纵（而非医学、药物学或外科学操纵）来改变行为。例如，被标记为患有发展性障碍、自闭症、精神分裂症、抑郁症或焦虑症的个体，会表现出行为不足或行为过度。类似地，那些被认为懒惰、没有进取心、自私、无能或不合群的人也会表现出行为不足或过度。行为矫正包含一系列可以用来改善行为的程序，这样，被矫正者会更少地被用标签来考量。一些没有接受过行为矫正训练的传统心理学家花费了过多时间对个体进行标记和分类。然而，不管被贴上怎样的标签，个体的行为问题始终存在，并仍然受到其所在环境的影响。例如，图 1-1 中的母亲仍然关心应该为孩子做点什么，以及怎么样应对其问题，这正是该行为矫正大显身手的时候。

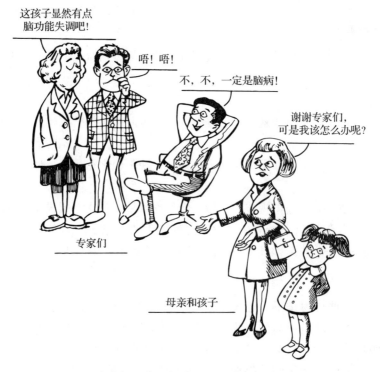

图 1-1 专家们是在"帮助"母亲解决孩子的问题吗

一些伦理问题

随着行为矫正技术的发展，若干道德、伦理问题变得愈加重要。在运用行为矫正技术时，这些伦理问题应该被永远牢记于心。不同的团体和组织，例如行为与认知治疗协会（Association for Behavioral and Cognitive Therapies）、美国心理学会（American Psychological Association）和国际行为分析协会（Association for Behavior Analysis International），都探讨过行为矫正应用中的伦理问题（也可见Bailey & Butch，2011）。在这一节，我们强调几条在阅读随后的章节时你需要牢记的伦理纲要。在本书的最后一章，我们将更详细地讨论文化实践、伦理和行为矫正三者之间的关系。

应用行为分析师 / 行为治疗师的资质

应用行为分析师 / 行为治疗师都应该接受专业的学术培训，需要在督导的帮助下进行实践训练。这样做的目的是确保治疗师在行为评估、设计与实施治疗程序以及评估治疗效果等方面的胜任力。

定义问题和选择目标

选择那些对个体和社会而言最重要的行为作为矫正的目标行为。在理想情况下，来访者能够积极地参与目标行为的识别过程。如果无法做到这一点，就需要指定一个有能力的、公平的第三方以代表来访者参与目标行为的选择。

选择治疗方法

应用行为分析师 / 行为治疗师应当采用基于实证的最有效的干预方法，把治疗过程带给来访者的不适感以及副作用降到最低。

持续性记录和过程性评估

应用行为分析师 / 行为治疗师应该在干预实施前进行一次全面的行为评估。干预措施应当包括对目标行为与副作用的持续监控，以及治疗结束后进行的适当的随访评价。相关方和来访者对数据的监督是很重要的，是确保治疗过程符合伦理且保证应用行为分析师或行为治疗师提供有效治疗方案的基石。

■ 思考题

23. 列举四个关于行为矫正的谬论或误解。
24. 列举四个行为矫正伦理问题的子主题。

25. 请陈述保证行为矫正的目标行为是对来访者本人和社会来说最重要的行为的两项准则。
26. 确保应用行为分析师或行为治疗师的治疗方案符合伦理且具有有效性的关键是什么？

本书的结构

本章主要介绍了这本书的行为取向。第 2 章将介绍行为矫正技术的主要应用领域，该技术被用于在多种环境中改善个体各种各样的行为。第 3 ～ 30 章分为六个主要部分：

行为矫正的基本原理和程序

在下一章的概述之后，本书的第二部分总计 14 章的内容讲述的是行为矫正的原理和程序。实质上，原理就是简单到不能再分解的程序，是始终对行为起作用的程序。原理就像自然科学中的定律一样，行为矫正的大部分程序都是行为矫正原理的结合。在第二部分，为了更好地阐述单个的原理，每个章节中我们都挑选了相对简单的个案作为示例。在运用这些案例阐明使用的原理后，我们还详细阐述了如何将这些原理运用于其他类型的问题上。我们还对这些原理如何影响典型的日常生活给出了大量说明。

先行控制

第二部分的许多章节都关注控制后果（奖赏和惩罚）带来的行为改变，但是由于我们的学习经历，我们都已经学会应对各种提示以及先行刺激，例如指令和目标。第三部分的三章将介绍使用先行控制的策略。

处理数据

第四部分的三章详细介绍了评估、记录、绘制行为图表以及评估行为疗法效果的程序。由于一些行为学课程的导师更喜欢在课程的一开始就呈现这些材料，因此我们将它们写在第四部分的章节中，以使它们独立于其他部分。

整合起来以开展有效的行为计划

了解行为矫正原理和程序是一回事，将它们融会贯通到有效的干预策略中又是另外一回事。第五部分的四章讨论了如何实现后者。

心理障碍的行为治疗

第六部分的两章将重点放在行为疗法的专业性上。这些章节并不旨在教你如何做行为治疗，而是帮助你建立对该领域的认识。

历史的视角和伦理问题

之前我们已经介绍过一些行为矫正的历史发展里程碑和相关的伦理问题。在第七部分，我们将呈现更详细的行为矫正发展史，以及对该领域内的伦理问题进行更深入的讨论。

我们希望，在读完本书后，你能充分地意识到，行为矫正的正当性来自它对全人类，尤其是接受矫正者的益处。我们希望本书为教师、咨询师、学生、青少年、父母和那些说"谢谢专家们，可是我该怎么办呢"（也就是图 1-1 中母亲的疑惑）的人提供令他们满意的答案。我们也希望本书能使初学行为矫正的学生们了解为什么这些程序是行之有效的。

应用练习

在本书的大部分章节后面，我们都会给你提供一些应用练习。这些练习的目的是帮助你更好地应用在本章中学到的概念。一般来说，我们会提供两种类型的应用练习：①涉及他人的练习；②自我矫正练习。自我矫正练习要求你结合学到的行为矫正概念，对自己的行为问题进行矫正。

（1）涉及他人的练习

想一想除你之外的另一个人，从你的观点出发，确定：

1）两种这个人需要克服的行为不足；
2）两种这个人需要减少的行为过度。

对每一个例子，确定你描述了：

1）一个具体行为还是一个概述性行为标签；
2）一个显性行为还是一个隐性行为；
3）一个行为还是一个行为的结果。

（2）自我矫正练习

以你自己为对象进行上述应用练习。

供进一步学习的注释

1. 20 世纪 60 年代，行为评估开始成为传统心理诊断评估的一种替代方法。当时弗洛伊德等人创立的精神分析流派，将异常行为看作内部人格上的心理障碍引发的症状，而心理诊断评估过程的一个主要目的就是识别导致异常行为的心理障碍的种类。

为了帮助治疗师诊断来访者所患的心理障碍，美国精神病学会于 1952 年发布了《精神障碍诊断与统计手册》(*Diagnostic and Statistical Manual of Mental Disorders*，DSM-I)。该手册已经被修订了多次，最新的一版是 2013 年修订的 DSM-5。应用行为分析师和行为治疗师并不认可弗洛伊德关于异常行为的理论模型，因为几乎没有证据能证明基于弗洛伊德的理论模型做出的诊断是可信的，所以他们都很少使用前三版 DSM 手册 (Hersen，1976)。然而，1987 年之后发布的 DSM 手册，在多个方面都进行了很大程度的改进。第一，新版的 DSM 是以实验研究为基础的，而不再基于弗洛伊德的理论。第二，个体的心理障碍 (例如强迫症、广泛性焦虑、重度抑郁等) 的诊断都基于各种类型的问题行为。第三，新版 DSM 手册使用了多维度记录系统，能为制订治疗计划、管理案例以及预测结果提供更多的信息。在 DSM 手册进行了这些改进后，应用行为分析师和行为治疗师就开始使用 DSM 手册对他们的来访者进行分类。

一个促使分析师和治疗师使用 DSM 手册的原因是，诊所、医院、学校和社会服务机构都要求在提供治疗之前先进行正式的诊断。健康保险公司也根据 DSM 手册的诊断结果来判定报销结果。然而，使用 DSM 手册时必须谨记，由 DSM-5 得到的诊断往往指向一个人的行为，这就往往容易导致给这个人贴上标签，也就使得本章之前提到的"贴标签"所引发的不良后果有可能发生。此外，贴标签往往暗示被治疗师贴上同一个标签的人都是一样的，但实际上并非如此。为了避免贴标签带来的问题，我们在描述个体症状的时候，应该使用"以人为主体的语言"。例如，对于一个自闭症患者，我们可以将他描述为一个有自闭倾向的孩子，而不是一个自闭症儿童 (由 Malott 于 2008 年提出的一个更好的描述是"有自闭行为的孩子")。

另外，除了对个体使用 DSM-5 进行诊断，我们还应该进行精细的行为评估，以获得必要的信息来设计最有效、个性化的治疗方案。

2. 如果你对行为分析感兴趣，你应该试试访问国际行为分析协会（ABAI）的网址，这是一个旨在通过实验、教育以及实践来支持和促进行为分析科学的成长，赋予其活力，最终为全社会的幸福做贡献的组织。

进一步学习的思考题

1. DSM-5 的全称是什么？试用一个句子描述它。

2. 给出五个行为矫正专家使用 DSM-5 的理由。

3. 使用 DSM-5 潜在的问题有哪些？

4. 当描述个人问题的时候，"以人为主体的语言"指的是什么？用一个例子说明。

第 2 章

应用范围概述

用行为矫正技术来改善各种各样的行为的应用价值，已经在数以千计的研究报告中得到了充分证明。行为矫正技术在不同人群中都有成功应用的实例，从有深度学习障碍的人到具有高智商的人、从儿童到老人、从受控的机构项目参与者到各种社区情境中的人。被矫正的行为的范围从简单的运动技能到复杂的问题解决。在教育、社会工作、医护、临床心理学、精神病学、社区心理学、医药、康复、商业、工业和运动等领域，行为矫正得到越来越频繁的应用。本章简要介绍一些主要的应用领域，在这些领域中，行为矫正根基稳固，并有光明的发展前途。

育儿与儿童管理

做父母是一项具有挑战性的工作。除了要满足孩子的基本需求外，父母还要对孩子最初的行为发展负全部责任。随着孩子从幼儿期、青春期到成年期的发展，这种责任渐渐地开始由教师和其他人一起分担。有许多关于行为矫正的图书和文章，教导父母如何改善他们养育子女的做法。行为矫正技术已被应用于帮助父母教他们的孩子走路、发展最初的语言技能、如厕以及做家务等（Dishon，Stormshak，& Kavanagh，2012）。父母需要学习如何解决孩子的睡眠问题（Wirth，2014）、减少问题行为（如咬指甲、发脾气、攻击行为、不遵守规则、不服从父母管教以及频繁的犟嘴；Wilder & King-Peery，2012）。

一些儿童和青少年的行为问题非常复杂，除了帮助父母教导孩子外，应用行为分析师和行为治疗师还需要直接处理这些问题（Christner，Stewart，& Freeman，2007；Gimpel & Holland，2003；Neef，Perrin，& Madden，2013；Wahler，2007）。此外，被称为"积极育儿计划"（"Triple P"）的行为计划已被证明是一种有效的多层次育儿计划。这种方法可以用于预防和治疗儿童严重的行为、情绪和心理发展问题（Graaf，Speetjens，Smit，Wolff，& Tavecchio，2008）。此外，也有行为策略得到开发以帮助社区预防青少年暴力（Mattaini & McGuire，2006）。

教育：从学龄前到大学

自 20 世纪 60 年代初，行为矫正技术在课堂上的应用已经取得了几个方面的进展。小学设计了许多方案来矫正学生的破坏性行为以及其他与学习要求不相符的行为。例如，对于学生上课时的离座、乱发脾气、攻击性行为和过度社交等的矫正都取得了成功。还有一些行为矫正的应用涉及直接矫正学业行为，包括朗读、阅读理解、拼音、书写、计算、作文、创造力和科学概念理解。对于有特殊问题的个体，比如对于有学习障碍、多动倾向和注意力缺陷的孩子的行为矫正应用也取得了相当大的成功（Neef & Northup，2007）。Alberto 和 Troutman（2012）、Cipani（2004）以及 Scholss（1997）发表了对教师应用行为矫正技术的极佳指导。《应用行为分析杂志》与《行为教育杂志》（*Journal of Behavioral Education*）中也有针对这些问题的研究文章。在体育教学中，行为矫正技术的应用也取得了较大进展（Siedentop & Tannehill，2000；Ward，2005）。

此外，行为矫正技术也开始应用于大学教学的过程中。这种行为矫正的方法是弗雷德·凯勒（Fred Keller）和同事于 20 世纪 60 年代在美国和巴西提出的。从那时起，人们就开始从行为取向关注大学教学（Austin，2000；Bernstein & Chase，2013；Michael，1991；Pear，2012）。这种取向有三个共同特点：①一门课的教学目标体现在学习问题和应用练习中，这一点在本书中也有所体现；②基于学生已经学习到的内容，通过测试或测试与作业的结合以检验学生对课程内容的掌握程度；③在课程开始之前，老师就把详细的课程评分标准发给学生。研究表明，如果一门课程具有上述特点，并且具有明确的成绩等级，学生对课程有明确的期待，那么多数学生就会特别努力地学习，并且很多学生会在考试中获得" A "或" B "的好成绩（Bernstein & Chase，2013；Moran & Mallott，2004；Pascarella & Terenzini，1991）。

此外，凯勒在 1968 年提出的"个性化教学系统"（Personalized System of Instruction，PSI）还包含一些其他特点，例如掌握标准，即学生必须在测试或者书面作业中有高水平的表现，才可以进入下一阶段的学习。在计算机得到广泛应用以前，凯勒设计的 PSI 课程因为需要频繁测试，进行大量的数据记录并且保存记录，所以需要大量的人力来进行管理。随着计算机技术的兴起，一些教师已经将大部分 PSI 程序自动化，从而大大提高了工作效率。例如，由曼尼托巴大学的约瑟夫·皮尔（Joseph Pear）及其同事在 20 世纪 80 年代开发的计算机辅助 PSI 系统（或称为 computer-aided PSI，CAPSI 系统），已经在加拿大、美国、巴西的高校中得到广泛使用（有关 CAPSI 的综述，请参阅 Pear & Martin，2004；Pear，Schnerch，Silva，Svenningsen，& Lambert，2011）。

CAPSI 系统有一项创新，即从参与课程学习的学生中挑选出那些已经掌握了特定单元学习知识的学生，由他们担任该单元学习的监督员（也称为"同辈评审员"）。对 CAPSI 课程的研究表明，同辈评审员可以提供更准确的、更接近学生真实情况的反馈意见（Martin，Pear，& Martin，2002a，2002b）。此外，使用 CAPSI 系统进行课程学习的学生，比使用传统方法学习的学生可以获得更多的实质性反馈（Pear & Crone-Todd，2002）。

■ 思考题

1. 列举四个常见的父母应用行为矫正技术进行矫正的儿童行为。
2. 列举四个需要运用行为矫正技术进行矫正的小学生行为。
3. 描述行为矫正技术应用于大学教育的三个特征。
4. 什么是 PSI？谁是它的创始人？
5. 什么是 CAPSI？

发展性障碍

从 20 世纪 60 年代开始，行为矫正技术在发展性障碍领域的应用就有很多成功的案例。童年期非正常的发育，常导致个体有严重的行为不足症状，限制了个体的行为发展。智力障碍和自闭症是受到行为矫正师特别关注的两类发展性障碍。但在讨论这些之前，我们首先要简要介绍几个容易混淆的相关术语概念。

在 20 世纪后半叶，人们常用"精神发育迟滞"一词来指智力有缺陷的人

（Conyers，Martin，Martin，& Yu，2002）。到了 20 世纪 90 年代，一个经常被提议的替代术语是"发展性障碍"（Warren，2000），它被许多专业人士普遍地使用。然而，根据美国的《发展性障碍法》（Developmental Disabilities Act），发展性障碍一词的含义比精神发育迟滞一词的含义更为广泛。2007 年，美国智力和发展性障碍协会（AAIDD，前身是美国精神发育迟滞协会）指出，对于过去被称为"精神发育迟滞"的问题，首选术语是"智力障碍"。考虑到这段发展历史，我们认为"发展性障碍"这个词拥有更广泛的含义，因为它包含了"智力障碍"和"自闭症"的这些子领域。

智力障碍

AAIDD 将个体起源于 18 岁之前的适应性行为和智力功能发展受限的疾病统称为智力障碍。智力功能发展受限的诊断标准为：标准化智商测试的分数在 70～75 分或者更低。智力功能发展受限的人口占比约为总人口的 2.3%。

许多研究已经证实了行为矫正技术在对智力障碍患者的行为干预中的有效性。通过行为矫正，我们可以教会患者如厕、自助技能（例如吃饭、穿衣和保持个人卫生）、社交技能、沟通技能、职业技能、休闲活动以及其他各种适应社区生活的行为。可从 Cuvo 和 Davis（2000）、Didden（2007）、Kurtz 和 Lind（2013）以及 Williams（2004）等文献中找到对此的综述；另外，也可从《应用行为分析杂志》中获取信息。

自闭症

在 DSM-5 中，被诊断为自闭症谱系障碍（ASD）的儿童可能表现出：①社交行为受损（例如不回应父母有趣的手势）；②沟通受损（例如无意义地重复单词或短语）；③重复的自我刺激行为（例如在自己的眼睛前不停摆动自己的手指）。被诊断为 ASD 的孩子表现出的行为与智力障碍的孩子有相似之处，即在自我照顾任务（如穿衣、梳理和吃东西）中得到的评分可能远远低于平均分。出于某种未被充分理解的原因，ASD 的患病率似乎在升高。根据美国疾病控制和预防中心（2014）的数据，美国大约平均每 68 名儿童中就有 1 名患有 ASD。

在 20 世纪 60 年代和 70 年代，伊瓦尔·洛瓦斯（Ivar Lovaas）开发了用于治疗自闭症儿童的行为疗法。洛瓦斯（1966，1977）使用的是被他称为"早期强化行为干预"（EIBI）的方法，这个干预策略着重于教授社交和游戏行为、消除自我刺激行为以及发展语言技能。有研究曾对不到 30 个月大的自闭症儿童使用 EIBI 进行干预，并持续干预，直到他们进入学龄期。结果发现，50% 的儿童能跟正常学龄儿童一样进入普通班级学习（Lovaas，1987）。不仅如此，行为治疗还能产生持久的收益（McEachin，Smith，& Lovaas，1993）。尽管一些评论家批评了洛瓦斯研究的实验设计（例如 Gresham & MacMillan，1997；Tews，2007），但后续的研究依然把 EIBI 作为治疗自闭症儿童的主要干预手段，因为无论是从成本方面，还是从有效性方面来讲，这种干预方法都是最优的[1]（Ahearn & Tiger，2013；Kodak & Grow，2011；Matson & Smith，2008；Matson & Sturmey，2011）。现在有越来越多的自闭症儿童的 EIBI 项目是由政府资助的。例如，目前加拿大的 10 个省份都有 EIBI 项目。

精神分裂症

根据美国国家心理健康研究所（NIMH）的表述："精神分裂症是一种慢性的、严重的和致残的脑部障碍，这种障碍会影响人的一生。大约 1% 的美国人患有这种障碍。患有这种障碍的人可能会听到别人听不到的声音，可能相信别人在读取他们的思想、控制他们的想法甚至暗害他们。这会使患者感到恐惧，使他们行为退缩或极度警觉。精神分裂症患者的言语可能让人无法理解。他们可以干坐着几个小时，不动也不说话。有时候，在没有听到精神分裂症患者真正的想法之前，你几乎看不出他们有任何异常。"

在 20 世纪 50 年代的几项精神分裂症个案研究之后，在 60 年代和 70 年代早期，应用行为分析师和治疗师开始把主要注意力集中在精神分裂症上（Kazdin，1978）。然而，到了 70 年代晚期和 80 年代，人们对这一领域的关注又开始减少，期间只发表了少数行为矫正方面的文章（Bellack，1986）。尽管如此，用行为矫正治疗精神分裂症所取得的成效是显而易见的。精神分裂症患者的低生活质量主要源于社会关系不足，因此，增强社交能力是精神分裂症患者的行为矫正计划中的一项重要内容。有研究表明，行为矫正技术在教育患者学习社会技能、了解有效的交往技巧、保持自信以及学习求职技巧等方面都能起到重要作用（Bellack & Hersen，1993；Bellack & Muser，1990；Bellack，Muser，Gingerich，& Agresta，1997）。认知行为疗法有效地减少了精神分裂症患者的幻觉和妄想（Bouchard，Vallieres，Roy，& Maziade，1996）。这些研究表明，行为疗法可以对精神分裂症患者的治疗、管理和康复发挥重要作用（Beck，Rector，Stolar，& Grant，2008；McKinney & Fiedler，2004；Wilder & Wong，2007）。

用于临床环境的行为治疗

许多研究表明，对一些心理问题（例如焦虑症、强迫症、压力相关问题、抑郁症、肥胖症、婚姻问题、性功能障碍、习惯障碍）而言，特定的行为程序的疗效明显优于其他形式的心理治疗（Barlow，2008）。但是与药物治疗相比又如何呢？2007 年，史蒂芬·雷·弗罗拉（Stephen Ray Flora）在《将美国从药品中解脱出来》（*Taking America off Drugs*）一书中表达了这样的观点：美国人被欺骗了，以至于相信无论一个人的心理问题的严重程度如何，都有一种药物可以治愈它。弗罗拉认为大多数心理问题，包括饮食失调、恐惧症、强迫症、注意力缺陷多动障碍、抑郁症、精神分裂症、睡眠障碍和性功能障碍，都是基于行为的问题，而不是基于神经化学或脑神经因素的问题。他进一步指出，对于这些问题，行为疗法比药物治疗更有效，尽管他确实承认，在少数行为障碍的病例中，选择行为疗法和药物治疗相结合的效果会更好。

如前一章所述，行为疗法通常是一种在临床环境（例如治疗师的办公室）中对功能失调行为进行行为矫正的一种方法。第 27 章和第 28 章会详细讨论各种心理问题的行为治疗。关于心理障碍的行为治疗的详细讨论也可以在 Beck（2011），Clark 和 Beck（2010），Guinther 和 Dougher（2013），Hayes、Strosahl 和 Wilson（2011），Grant、Townend、Mulhern 和 Short（2010），Leahy、Holland 和 McGinn（2011），以及 Zweig 和 Leahy（2012）中找到。

■ 思考题

6. 目前，针对"精神发育迟滞"这种疾病的首选术语是什么？

7. 列出四种可以用行为矫正技术矫正的智力障碍患者的行为。

8. 列出四种可以用行为矫正技术矫正的自闭症儿童的行为。

9. 列出四种可以用行为矫正技术矫正的精神分裂症患者的行为。

10. 列举四种可以使用行为疗法进行有效干预的心理疾病。

个人问题的自我管理

回忆上一章讲过的一些实例：萨姆在学习上和按时完成论文方面都遇到了困难；凯伦在体操表演之前极度紧张；玛丽经常对自己在大学考试中的表现有非理性的想法。许多人都想在某些方面改变自己，你呢？你是否希望能够有更健康的饮食、参加锻炼、变得更加自信？是否存在可以帮助你矫正自己的行为的技能？自我管理、自我控制、自我调节、自我矫正、自我指导等方面的研究取得了很大进展。要想成功进行自我矫正，需要学会一些技能，这些技能包括重新安排自己的环境以控制自己以后的行为。在行为治疗相关的文献中，已有数百篇报告了如何成功地进行自我矫正，它们针对的行为有：勤俭节约、锻炼身体、养成良好的学习习惯以及戒赌。个人适应的自我矫正将在第 26 章得到更详尽的叙述，这个议题的拓展讨论也可参见 Choi 和 Chung（2012）、Watson 和 Tharp（2007）。

医学和保健

　　传统医学中，从未有过患有慢性头痛、呼吸系统疾病或高血压的人寻求心理学家的帮助。然而，在 20 世纪 60 年代后期，心理学家开始与医生合作，使用行为矫正技术来辅助治疗这些疾病（Doleys，Meredith，& Ciminero，1982）。这些尝试推动了行为医学的发展，这是一个涉及健康、疾病和行为之间联系的广泛的跨学科领域（Searight，1998）。在行为医学中，健康心理学从心理因素如何影响或导致疾病的角度，考虑如何鼓励人们实践健康行为以防止健康问题的发生（Taylor，2011）。健康心理学家在五个主要领域应用了行为矫正。除了以下五个领域，Nisbet 和 Gick（2008）认为，健康心理学有助于拯救世界。

　　（1）直接治疗某些疾病。继续沿着 20 世纪 60 年代后期开始的医疗发展趋势，健康心理学家开始使用行为技术来治疗偏头痛、背痛、高血压、癫痫发作、心律不齐和胃病等疾病（DiTomasso，Golden，& Morris，2011；Taylor，2011）。一种被称为生物反馈的技术，会向个体提供关于他本人生理过程的即时信息，例如心率、血压、肌肉张力和脑电波，这些信息能帮助个体获得对被监测生理过程的控制（Schwartz & Andrasic，2003；Strack，Linden，& Wilson，2011；Taylor，2011）。

　　（2）建立遵从医嘱的行为。你总是按时预约牙医吗？你总是按照医嘱服用药物吗？很多人不这样做。因为这些都是行为，所以遵从医嘱是一个天然的行为矫正的行为目标。因此，健康心理学家的一个重要工作是促进患者对医嘱的遵从（DiTomasso et al.，2011；Taylor，2011）。

　　（3）促进健康生活。你每周至少锻炼三次吗？你吃健康食品并尽量减少饱和脂肪、胆固醇和盐的摄入量吗？你限制饮酒量吗？你能对尼古丁和其他成瘾药物说不吗？如果你对这些问题的回答是肯定的，并且在未来的时间里你可以继续对这些问题进行肯定的回答，那么你将长寿（见图 2-1）。行为矫正的一个重要应用领域，涉及如何使用技术帮助人们管理自己的行为以保持健康，例如通过均衡膳食和频繁锻炼以保持身体的健康（见第 26 章，以及 Sanderson，2012；Taylor，2011）。

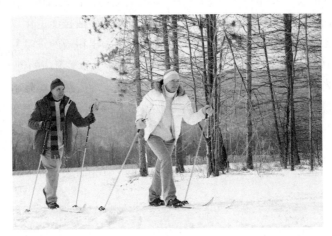

图 2-1　行为策略已经被有效地用于帮助人们坚持健身

（4）照顾者的行为管理。健康心理学家不仅关心来访者或病人的行为，还关心那些对病人的医疗状况有影响的人的行为。因此，健康心理学家要处理来访者或病人的家人、朋友、理疗师、护士、精神科护士、职业治疗师和其他医务人员的行为，以提高他们为患者提供的服务的质量（见 Clarke & Wilson，2008；DiTomasso et al.，2011；Nyp et al.，2011）。

（5）压力管理。就像死亡和税收一样，压力是你在生活中肯定会遇到的事情之一。压力源是指需要应对的困难情境或事件（例如交通堵塞、睡眠不足、烟尘污染、待诊、债务、婚姻破裂、家庭中的严重疾病或死亡）。应激反应是指人对压力源的生理和行为反应，如疲劳、高血压和溃疡。健康心理学的一个重要领域涉及对压力源、压力对行为的影响以及制定应对压力源的行为策略的研究（例如 Lehrer，Woolfolk，& Sime，2007；Sanderson，2012；Taylor，2011）。一些相关的策略将在后面的章节中进行介绍。

行为医学是一个广泛的跨学科领域，其子领域——健康心理学有可能极大地提高现代医学和医疗保健的效率与效益。如需额外了解这些方面的内容，请参见《行为医学杂志》（*Journal of Behavioral Medicine*）以及 Baum、Renson 和 Singer（2011），DiTomasso（2011），Sanderson（2012）以及 Taylor（2011）等人的著作。

老年医学

你想知道老人的生活是怎样的吗？那么，"你应该在你的眼镜上涂抹污垢，在耳朵里塞棉花，穿上对你来说又大又重的鞋并戴上手套，然后试着以正常的方式度过一天"（Skinner & Vaughan，1983，p.38）。随着老年人在人口中所占的比例越来越大，越来越多的人需要应对由年迈和慢性疾病引起的生活技能退化以及独立生活能力下降等问题。面对这些问题，行为矫正同样可以做出积极的贡献。例如，老年人以前习惯的日常行为方式可能不再适用，那就必须开发和学习新的行为程序。同时，我们可能需要处理老年人的焦虑或害怕失败的情绪。老人在疗养院出现的破坏性行为可能是需要关注的问题，同时老人与专业护理人员之间也需要建立新的关系。行为技术正越来越多地被用于帮助老年人和慢性病患者解决这些问题（参见《行为治疗》（*Behavior Therapy*）"老年人行为治疗特刊"，2011，第 42 卷，第 1 期；LeBlanc，Raetz，& Feliciano，2011；Spira & Edelstein，2006；Turner & Mathews，2013）。

■ 思考题

11. 在个人问题的自我管理方面，列举四个可以应用行为矫正技术进行矫正的行为。
12. 什么是健康心理学？
13. 列举行为矫正技术应用于健康心理学领域的五个方面。
14. 列举三个可以应用行为矫正技术进行矫正的老年人行为。

社区行为分析

我们将在第 29 章中进一步讨论社区行为分析。简单地说，在 20 世纪 50 年代，大部分早期的行为学应用都把关注点放在有严重问题的个人（如发展性障碍、精神病患者）身上，这些行为治疗的对象都在机构或被高度控制的环境中。然而，到了 20 世纪 70 年代，行为矫正应用的一项重要改变是，这些项目的使用已经转向了社区这一更为广泛的目标，例如被用于减少在公共露营地的乱扔垃圾行为、促进饮料瓶循环利用、帮助社区委员会使用问题解决技术、鼓励多乘坐公共交通出行以达到节能减排的目的、鼓励福利金领取者参加自助课程，以及帮助大学生减少在合住过程中的矛盾（关于这些领域的早期研究的综述，见 Geller，Winett，& Everett，1982；Martin & Osborne，1980）。行为矫正的使用范围已经明显地从个人问题扩展到社区问题。这个领域的一项早期研究将社区心理学定义为"在非结构化的社区环境中，把行为矫正应用于应对社会层面的问题，个体的行为不像传统上那样被认为是异常的"（Briscoe，Hoffman，& Bailey，1975，p.57）。如需额外阅读有关行为社区心理学的内容，请参见《应用行为分析杂志》，例如 O'Connor、Lerman、Fritz 和 Hodde（2010）。有关行为分析的应用如何"促进全人类的福祉"的讨论，请参见 Biglan 和 Glenn（2013）。

商业、工业和政府

行为矫正还被应用于改进人们在各种组织机构中的行为表现。这一涵盖广泛的领域被称为组织行为管理（organizational behavior management，OBM），其定义是应用行为矫正的原理和方法来研究并控制组织机构内的个体或群体行为（Frederiksen & Lovett，1980）。其他可以和 OBM 互换使用的名称包括绩效管理、工业行为矫正、组织行为矫正、组织行为技术和组织行为分析。

OBM 强调：①关注与高绩效有关、产生好的结果的员工行为；②对于表现出好的行为的员工，进行频繁的反馈和奖励。

关于应用 OBM 最早的研究之一，是在 Emery 空运公司进行的。1973 年，《组织动力学》（*Organizational Dynamics*）期刊上的一篇题为《与斯金纳的对话》的文章中写道，由于采用了监督人使用表扬进行正强化的方法，期望行为（雇员把包裹放入特定集装箱）的出现率从 45% 增加到 95%。

在此之后，OBM 相关研究将行为技术应用于改变各种组织行为，例如提高生产力，减少迟到和旷工，增加销售量，创造新业务，改善工人安全条件，减少雇员偷窃，减少商店被盗，以及改善雇主和雇员关系。与此领域有关的其他内容，请参见 Abernathy（2013），Daniels 和 Daniels（2005），Moorhead 和 Griffin（2010），Reid、O'Kane 和 Macurik（2011），以及《组织行为管理杂志》（*Journal of Organizational Behavior Management*）。

行为运动心理学

自 20 世纪 70 年代初以来，教练员和运动员越来越希望研究者进行更多的实用运动科学实验，特别是在运动心理学领域，应用行为分析师在这方面做出了许多贡献（Martin & Thomson，2011）。行为运动心理学被定义为：使用行为分析原理和技术，来提高运动员以及其他与运动有关的人的表现和满意度（Martin & Tkachuk，2000）。其应用领域包括：激励练习和健身训练、教授新的运动技能、控制干扰运动员成绩的不良情绪、帮助运动员应对重大比赛的压力，以及帮助教练员更有效地充当运动员表现方面的行为矫正者。有关这一领域的研究和应用信息，请参见 Luiselli 和 Reed（2011）、Martin（2015），以及 Virues-Ortega 和 Martin（2010）。

对多样化人群的行为矫正

在过去的 30 年中，应用行为分析师或行为治疗师越来越关注文化、性别、种族和性取向等变量，认为这些变量会影响治疗的效果（参见 Borrego, Ibanez, Spendlove, & Pemberton, 2007; Hatch, Friedman, & Paradis, 1996; Iwamasa, 1999; Iwamasa & Smith, 1996; Paradis, Friedman, Hatch, & Ackerman, 1996; Purcell, Campos, & Perilla, 1996）。例如，具有亚洲文化背景的来访者更喜欢治疗师明确地告知他们该做什么（而不是仅提供指导性的方法），了解这一文化因素，能够帮助治疗师更好地帮助到他们（Chen, 1995）。许多具有西班牙文化背景的来访者，更喜欢在治疗师提出建议之前双方能有一段"闲谈"的过程，这样来访者更有可能遵从治疗师给出的治疗建议（参考 Tanaka-Matsumi & Higginbotham, 1994；还可参考《认知行为实践》（*Cognitive Behavioral Practice*）的"拉丁裔家庭的行为疗法特别系列"，2010，第 17 卷，第 2 期）。

对于治疗过程来说，了解来访者的文化背景相当重要。心理学家塔瓦·维特科（Tawa Witko）博士描述了一个相关案例，他遇到了一例被另一位心理学家诊断为精神分裂症的个案，这个人来自南达科他州荒地附近的拉克塔苏族，被诊断为精神分裂症的原因是这个男人经常幻听，尤其在参加某些仪式的时候。维特科博士解释说，如果治疗师深入研究就会发现，这种现象在美洲原住民中很常见，因为这个行为具有精神意义，因此出现这个行为并不意味着患有精神疾病（Winerman, 2004）。

一些文化因素可能会与教授一些特定行为相冲突。例如，对于一些美洲原住民来说，把增加目光接触作为社交技能培训计划的目标行为，可能就是不合适的。因为在纳瓦霍文化中，长时间的眼神接触通常被认为是具有攻击性的（Tanaka-Matsumi, Higginbotham, & Chang, 2002）。如果读者对于对文化多元的来访者进行治疗感兴趣，可以参考《认知与行为实践》（*Cognitive and Behavioral Practice*, 1996，第 3 卷，第 1 期）和《行为治疗师》（*The Behavior Therapist*, 2013，第 36 卷，第 5 期）针对文化多样性这一特殊问题的研究，还可参考《穆斯林心理健康杂志》（*Journal of Muslim Mental Health*）和《国际文化与心理健康杂志》（*International Journal of Culture and Mental Health*）中的相关文章。

虽然了解来访者的文化背景信息可能对应用行为分析师和治疗师有所帮助，但我们也必须对过度概括任何特定文化群体的行为所承担的风险保持敏感（类似于第 1 章中讨论的给行为贴标签，其导致的风险以及注意事项在这里也是适用的）。例如，正如岩政（Iwamasa，1999）指出的那样，亚裔美国人口由 30 多个不同的文化和种族群体组成，每个群体都有自己的主要语言、价值观、生活方式和适应美国生活的模式。

■ 思考题

15. 什么是行为社区心理学？

16. 在社区心理学领域内，列举四种已被行为矫正方法矫正的行为。

17. 什么是组织行为管理？

18. 在商业、工业和政府工作方面，列举四种已被行为矫正方法矫正的行为。

19. 什么是行为运动心理学？

20. 在运动心理学领域，列出与运动员相关的四种行为矫正应用。

21. 为什么了解文化背景可以帮助应用行为分析师和行为治疗师与来自不同文化背景的人一起工作？举例说明。

总结

行为矫正作为解决人类各种问题的成功方法，其有效性已经被大量研究所证明。从育儿到照顾老人，从工作到休闲活动，从自我改善到保护环境，这些领域的矫正程序与研究在书籍、期刊和文献中都有详细的记录。从智力障碍的个体到天才个体的行为问题，都可以通过行为矫正进行干预。目前已出版的涉及行为矫正的书已经有数千本，这些书涵盖了行为矫正的基础、应用和理论研究各方面，以行为为导向的研究期刊也至少有 31 种。这些领域中的应用示例，将陆续在之后章节中得到描述和说明。

应用练习

自我矫正练习

在"个人问题的自我管理""医学和保健""社区行为分析"和"行为运动心理学"几个小节中，我们列出了许多已得到成功矫正的行为。学习所有部分的内容后，准备一张纸，画一个表格，把你或某个朋友希望改进的十种行为写上去。对于每一种行为，要指出这种行为是不足还是过度，是你的行为还是你朋友的行为。

供进一步学习的注释

1. 向患有自闭症的儿童提供 EIBI 治疗的常见策略称为回合式教学法（discrete-trials teaching，DTT）。DTT 由一系列需要单独教授的技能组成，且包含很多小的步骤，每个步骤通常持续约 5～20 秒。在每个步骤中，教师会先提供一个先行词（鼓励正确反应的快速指令），帮助孩子做出正确反应，并且教师需要即时和适当地提供反馈，例如对正确行为进行奖励或者在错误的行为后说"不"。

重复性 DTT 由简短的步骤组成，通常以 12～20 个小步骤为一个组块的方式呈现。研究人员设计了各种教师和家长在 EIBI 课程中可实施的 DTT（有关教学策略的综述，请参阅 Thomson，Martin，Arnal，Fazzio，& Yu，2009）。考虑到政府部门花费数百万美元资助 EIBI 项目以治疗自闭症儿童，为确保资源得到有效分配，研究者（例如 Matson & Smith，2008；Perry，Pritchard，& Penn，2006）指出了一些应用 EIBI 必须满足的需求，其中两个需求是：

1）开发质量评估系统，以评估 EIBI 干预措施的具体组成部分；

2）开发基于研究的、经济的、快速的培训程序，用于教导父母和教师进行DTT。

回合式教学评估表（Babel，Martin，Fazzio，Arnal，& Thomson，2008；Jeanson et al.，2010）的开发和现场测试可以满足第一个需求。而自我指导手册（Fazzio & Martin，2012）的设计开发与现场测试满足了第二个需求，这个手册可以用来帮助教师掌握一些教授自闭症儿童 DTT 的方法（Boris et al.，2012；Fazzio，Martin，Arnal，& Yu，2009；Thiessen et al.，2009；Thomson et al.，2012；Young，Boris，Thomson，Martin，& Yu，2012）。

进一步学习的思考题

1. 描述回合式教学的特点。

2. 自闭症儿童 EIBI 项目中的两项重要研究需求是什么？

第二部分

基本行为原理和程序

B e h a v i o r

M o d i f i c a t i o n

第 3 章

反射行为的应答性（经典、巴甫洛夫）条件作用

那个词让我特别不舒服！

让人"不愉快"的单词[一]

　　苏是亚利桑那州立大学心理系的大一新生。她作为被试参与了一个心理学实验，实验的任务是：列表中有一些单词，苏每次会从耳机中听到一个单词，她需要一个接一个地记住每次出现的单词。实验开始前，主试会在苏的脚踝上连接导线，给她戴上耳机，然后请苏选择一个她觉得舒适的坐姿进行实验。苏边听边读："椅子""这些""收音机""大"。当听到"大"这个词的时候，苏被脚踝处轻微的电击以及耳机里嚓嚓的噪声吓了一跳。随后，苏继续记忆听到的单词。所有的单词都以不同的顺序出现了好几次，每当出现"大"这个词的时候，都会伴有轻微的电击以及嚓嚓的声音。在实验中，电击和噪声让苏感觉很焦虑，主试以皮肤电反应（galvanic skin response，GSR）为指标测量苏的生理变化。由于汗腺反应会导致皮肤导电性增加，GSR 能够通过测量汗腺的皮肤导电率变化，来反映人的焦虑程度。由于在实验过程中"大"这个词总是会和轻度电刺激以及噪声配对，所以只要听到"大"这个单词就会让苏感觉到焦虑。后来，当苏对名单上的单词进

　　[一]　本案例改编自 Staats、Staats 与 Crawford（1962）的实验。

行喜爱程度排序的时候，相较其他词而言，"大"更让苏感到不愉快。

　　注：在苏完成实验后，实验主试详细地向她解释了实验的目的和原理。苏发现，当多次说"大"这个词却没有伴随电击和噪声后，她对这个词产生的不愉快感消失了。

行为原理和程序

　　行为原理和程序的实质是一种通过操纵刺激以影响行为的方法。我们已经在第1章讨论过，原理是指能产生一致效果的程序，它是简化到不能再分解的程序。而行为程序是行为原理的组合。

　　本章我们将描述应答性条件作用的基本原理和程序，由于俄国生理学家巴甫洛夫对应答性条件作用的研究做出了巨大贡献，因此应答性条件作用也称为巴甫洛夫条件反射；又因为它是第一种被发现的条件反射，因此也被称为经典条件反射。经典条件反射、应答性条件作用和巴甫洛夫条件反射这三个术语可以相互替代使用。

应答性条件作用的原理

　　就像苏对轻微的电击以及噪声产生焦虑反应一样，我们的一些行为似乎是反射性的，因此被称为**应答性行为**，它由先前刺激引起且不会受到行为后果影响。在生活中随处可见这种应答性行为，例如，我们闻到饭香会流口水、看恐怖电影会感到害怕、在被别人告知衣服的扣子开了时会脸红、在观看限制级电影时会产生性唤起。应答性行为受到应答性条件作用的影响，后者是在非条件反射的基础上形成的。**非条件反射**是一种刺激 - 反应的关系，在这种关系中，一个刺激会自动产生一种不需要先前学习的反应。也就是说，非条件反射是"固有的"或天生的。不需要先前学习或条件作用就可以引起反应的刺激，称为**非条件刺激（US）**，由它引起的反应，称为**非条件反应（UR）**。一个非条件反射由一个 US 与一个 UR 联结组成。在本章提到的苏的案例中，轻微的电击以及噪声就是 US，苏焦虑的感觉以及皮肤电反应都是 UR。表 3-1 中列举了一些非条件反射。

表 3-1　非条件反射的事例

非条件刺激 ——→	非条件反应
食物	唾液分泌
强光	眯眼、瞳孔收缩
高温	出汗
低温	战栗
失去支持的快速掉落	屏气、心脏剧烈跳动
将手指伸到喉咙里	窒息、呕吐
响亮的声音	屏气、心脏剧烈跳动
生殖器刺激	阴道润滑或阴茎勃起

　　并不是所有刺激都可以引起表 3-1 所列举的反应，不能引起这些反应的刺激可以被称为中性刺激（NS）。例如，一种特定的刺激（如贝多芬第五交响曲开头的曲调）不能引起某人的特定反应（分泌唾液），那么，该刺激（如贝多芬第五交响曲开头的曲调）被认为是 NS。**应答性条件作用**（respondent conditioning）的原理表明，在一个 NS（贝多芬第五交响曲开头的曲调）之后立即跟随着出现可以引起 UR（分泌唾液）的 US（食物），那么 NS（贝多芬第五交响曲开头的曲调）也将可以引起条件反应（CR，分泌唾液）。当然，贝多芬第五交响曲开头的曲调需要与食物进行多次配对，才可能引起分泌唾液的反应。关于应答性条件作用的说明，见图 3-1。

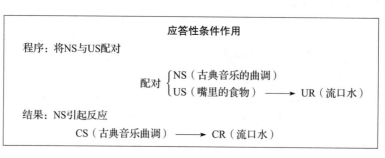

图 3-1　应答性条件作用的模型

　　条件反射是一种刺激-反应的关系，在这种关系中，一个刺激引起反应是因为先前建立的应答性条件作用。例如，贝多芬第五交响曲开头的曲调这一刺激引起了分泌唾液的反应，这种刺激-反应的关系就称为条件反射。条件反射中的刺激被称为**条件刺激**（CS，例如贝多芬第五交响曲开头的曲调），这种刺激和其他刺激相结合后引起了某种反应，因而被定义为条件刺激；条件反射中的反应被称为

条件反应（CR，例如听到贝多芬第五交响曲开头的曲调分泌唾液），这种反应是条件刺激引起的反应，因而被定义为条件反应。在苏的案例中，"大"这个词成为苏产生焦虑反应的条件刺激，而 GRS 记录的生理变化就是条件反应。你可以用应答性条件作用来解释自己对特定单词（例如"癌症"）产生反应的原因。你也可以借助应答性条件作用来解释自己对一个字母（例如考试中出现的字母 F）的反应。从苏对"大"这个词产生不愉快的感觉中可以看出，这种机制深刻影响着个人层面对词义的理解（Staats，1996；Tyron & Cicero，1989）。关于巴甫洛夫条件反射机制的研究综述，请见 Lattal（2013）。

影响应答性条件作用的因素

应答性条件作用的形成取决于多种因素。

第一，CS 与 US 配对的次数越多，则 CS 引发 CR 的能力越强，直到条件反射的强度已达到最大值。相较于被吠叫的狗吓到一次后产生的恐惧而言，多次被吠叫的狗惊吓而产生的恐惧会更强烈。

第二，CS 与 US 之间的时间间隔情况：CS 比 US 早出现半秒钟的情况比间隔时间更长的情况或 CS 在 US 发生之后才出现的情况产生的条件作用更强。第三种情况被称为反向条件作用，要形成这种条件反射是非常困难的。当一个孩子看到狗的时候，狗马上就大声吠叫，那么看到狗就可能成为这个孩子产生 CR（恐惧反应）的 CS。然而，如果一个孩子在听到狗的吠叫声几秒之后，才看到一只狗从拐角处小跑过来，这种情况下，这个孩子因听到狗的吠叫声而产生的恐惧多半不会与看到狗形成条件作用。

第三，如果 CS 与 US 总是配对而非偶尔配对，那么 CS 引起 CR 的能力更强。例如，如果一对夫妇在发生性行为前总是会在卧室点燃一根蜡烛，在其他时间则不会点蜡烛，那么，烛光很可能成为他们性唤起的 CS。而如果这对夫妇每天晚上都在卧室点燃蜡烛，但是每周只有一个或者两个晚上发生性行为，那么烛光只能成为性唤起比较弱的 CS。

第四，当有几个中性刺激发生在 US 之前时，与 US 配对最稳固的 NS 最有可能成为 CS。一个孩子在雷雨天，先看到黑压压的乌云与闪电后，又听到了巨大雷声，雷声让孩子产生了恐惧的感觉；在其他情况下，这个孩子看见乌云时，却没有伴随闪电和雷声。那么相比乌云而言，这个孩子可能就会对闪电更加恐惧，因为与乌云和雷声同时出现的频率相比较，闪电和雷声配对出现的一致性更高。

第五，当 CS、US 或二者都很强烈时，应答性条件作用会建立得更快、程度更强烈。（Lutz，1994；Polenchar，Romano，Steinmetz，& Patterson，1984）。如

果闪电格外明亮，雷声格外响亮，那么，这个孩子可能会对闪电产生更强烈的恐惧。

■ 思考题

1. 应答性条件作用的另外两个名称是什么？
2. 什么是应答性行为，请举三个例子。
3. 定义非条件反射，请举三个例子。
4. 请陈述应答性条件作用的原理，并详细阐述一个书中没有出现的应答性条件作用的例子。
5. 定义条件反射，请举一个例子。
6. 请给出非条件刺激、非条件反应、条件刺激和条件反应的定义并举例。
7. 分别用一句话简单描述五个影响条件反射建立的因素。

高级条件作用

一个人多次在听到贝多芬第五交响曲开头的曲调后吃到食物，这个人就会形成一听到这个曲调就分泌唾液的习惯。因此，贝多芬第五交响曲开头的曲调就成为这个人流口水的 CS。现在我们假设，在以上基础上，进行如下的几次实验：在单独地播放贝多芬第五交响曲开头的曲调（也就是说，食物将不会跟在乐曲后出现）之前，打开一盏黄色的灯。黄色的灯光是一种中性刺激，且这个刺激从没和食物成对出现过。但是，在黄色的光和乐曲（已经建立的流口水反应的条件刺激）若干次成对出现之后，灯光本身也将引起流口水的反应。中性刺激通过与另一条件刺激配对（而不是与非条件刺激配对）而成为条件刺激的过程，被称为**高级条件作用**。乐曲与食物的配对被称为一级条件作用，灯光和音乐的配对被称为二级条件作用。尽管巴甫洛夫曾在 1927 年报告了三级条件作用，但建立二级以上的条件反射是相当困难的。高级条件作用的模型见图 3-2。

接下来，我们一起看看高级条件作用在日常生活中的应用：假设一个孩子有很多次被弄疼的经历，比如曾经被炉子烫或者被尖锐物扎疼，每一个疼痛刺激（US）都可以被看作引起他的恐惧反应（UR）的原因。让我们进一步假设，孩子可能会感觉到，每当疼痛刺激发生的时候，他都会听到家长的警告："小心！你会伤到自己的！"家长的警告很可能成为 CS 引发孩子的恐惧反应。再假设，当孩子爬楼梯、站在椅子上、爬上橱柜的时候，父母可能也会发出同样的警告。当孩子把这样的警告和其他并不会让孩子直接产生恐惧反应的登高行为配对后，就可能通过建立高级条件反射，发展出恐高症。条件作用的阶段如下：第一，警告和疼痛刺激同时出现；第二，爬到高处就马上被警告；第三，在高处就会引发孩子强烈的恐惧感。

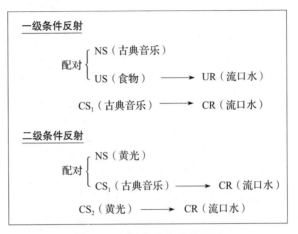

图 3-2　高级条件作用的模型

常见的应答性条件作用

如表 3-1 所示，人类通过进化天生就能对一些非条件刺激产生反应，对于个体来说，这些反应是维持生存、繁衍以及日常生理功能的重要保障。同时，我们也进化出能够敏锐、快速地建立条件反射的能力，能通过条件作用对先前中性刺激产生反射反应是具有生物适应性的。例如，我们先天具有一看到食物就马上分泌唾液或者其他消化液的能力（巴甫洛夫条件反射），可以使我们相比于在没有条件反射的情况下更快地消化食物。接下来，我们将更详细地介绍几种主要的应答性条件作用。

消化系统

分泌唾液反射是受到巴甫洛夫条件反射影响的消化反射之一。一个学生在课堂发言之前感觉到紧张不安、肚子疼；一些经历了化疗的患者，在治疗室等待治疗时感到恶心；一个人在经历非常可怕的事情，例如被持刀的入侵者威胁生命时，可能会有想要排便的感觉。

本书的作者之一在 16 岁以前没有喝过除了啤酒以外的其他酒。他第一次见到柠檬松子酒是在 16 岁那年的某次聚会上。在尝了几口这种柠檬松子酒后，他发现自己没有任何醉酒反应，于是在 15 分钟内喝了几百毫升这种酒。大约一个小时后，他产生了强烈的不适感。那次经历以后，他一旦闻到柠檬松子酒的气味就会立即产生恶心的感觉，甚至只是想到这种酒就会导致他的胃产生不适的感觉。在这个例子中，胃里的大量柠檬松子酒就是 US，这种 US 导致恶心反应（UR）。

尽管柠檬松子酒的气味和味道只和恶心呕吐的反应配对了一次，并且先前的 NS（柠檬松子酒的味道和气味）和恶心体验之间有很长一段时间的延迟，但巴甫洛夫条件作用还是发生了。柠檬松子酒的味道和气味成为恶心反射的 CS，建立了一种有条件的味觉厌恶感：对柠檬松子酒感到恶心。当 CS 和 US 之间有一段很长时间的延迟时，通常情况下，应答性条件作用是很难建立的，因此，上文所述的条件味觉厌恶建立的现象是一个特例。其出现是因为通常来讲有毒物质对身体产生损害受到时间的影响，我们的身体进化出了对味觉厌恶刺激建立延时条件反射的能力。

正常来讲，形成强烈的条件反射需要进行多次强化，从这个角度看，条件味觉厌恶的建立也是一个特例。显然，因为如果一次摄取足够多的有毒物质就会损害身体甚至致命，进化就会让我们只进行一次尝试就产生强烈的味觉厌恶。

循环系统

心率增加和血液流动与许多条件反射有关。在社交场合感觉尴尬、无意中听到淫秽的话题、产生不合时宜的想法——这些都是会让人产生脸红反应的 CS，脸红的原因是血液流到了皮肤表层。

看恐怖电影时，心脏会剧烈跳动；看到裸体照片诱发心跳加速以及生殖器充血——这些都是循环系统在起作用。

呼吸系统

呼吸系统的条件反射，包括咳嗽、打喷嚏和哮喘发作等，也都是巴甫洛夫条件反射。假设一个人的阿姨很少来看他，这个阿姨恰巧某次在他哮喘发作时来看望了他。这个阿姨很可能成为引起他咳嗽或者哮喘发作的 CS。Dekker 和 Groen（1956）的研究指出，哮喘的反应是由 CS 引起的，比如看到马、笼子里的鸟、金鱼甚至警车等。

其他系统

人体的其他器官系统，例如泌尿系统和生殖系统，也容易受到巴甫洛夫条件反射的影响。

塞利格曼（1971）创造了"生物准备性"这一术语，指的是一个物种的成员更容易对一些中性刺激（相比于其他中性刺激）产生条件作用的倾向。"生物准备性"的一个例子是人类更快地学会对威胁我们生存的动物产生恐惧，例如蛇和昆虫等，但人类远古进化的历史上一些物质是没有威胁的，例如花朵的图片，所以我们不容易对这类物质产生恐惧感（Ohman，Dimberg，& Ost，1984）。条件味觉厌恶是另一个生物准备性的例子。在进化出对刺激性食物产生强烈的反胃倾向后，一个人反复食用易致病、致死食物的可能性大大降低了。

消除条件作用的程序

条件反射一旦形成了，就会永远伴随我们吗？不一定，我们可以通过两种方法来消除已经建立的条件反射。

反应消退

反应消退（respondent extinction）是指呈现 CS 的同时抑制 US，这样呈现多次之后，CS 逐渐丧失引起 CR 的能力。假设一个孩子伸手去碰一只大狗时，恰逢这只狗吠叫，吓到了这个孩子，由于大狗吠叫和小孩碰大狗这两件事的配对作用，现在，小孩只要看到大狗就会产生哭叫和发抖的恐惧反应。这是一种巴甫洛夫条件反射，我们称之为恐惧。接着，假设这个孩子的父母带着他去看狗表演，孩子周围有许多接受过训练的大狗（不会乱吠叫），它们在表演时能安静地行走和坐着。反复接触这些狗，会帮助这个孩子克服看到狗就产生的恐惧感。这样，看到狗（CS）就不会再引起恐惧反应（CR）了。在我们童年时期有很多事情会引起恐惧——看牙医、黑暗、闪电打雷。由于反复暴露在这些事件中而又没有遇到可怕后果，我们随着年龄的增长而经历了反应消退。图 3-3 说明了反应消退的过程。对于苏来说，她很幸运，因为在实验后，她多次遇到"大"这个词，却再也没有电击和噪声出现，因此"大"这个词逐渐不再引发她的焦虑。

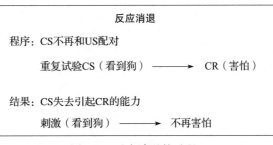

图 3-3　反应消退的过程

反应消退是难以形成超过二级的高级条件反射的原因。在图 3-2 引用的例子中，当尝试建立二级条件作用的时候，有两个原因让二级条件作用难以建立。其一，贝多芬第五交响曲开头的曲调不再与食物（US）配对，因此，贝多芬第五交响曲开头的曲调作为 CS 的作用正在变弱；其二，以贝多芬第五交响曲开头的曲调作为引起分泌唾液反应的刺激，要比用食物作为刺激强度弱很多。

对抗性条件作用

如果一种新的反应与 CS 建立条件作用，那么原先的 CR 可能被更有效地消除。这个过程称为**对抗性条件作用**（counterconditioning）。从技术上来说，如果 CS 和某种反应重新配对，且这种反应跟原先引起的 CR 不能共存，那么，CS 就会失去引起原先 CR 的能力。为了说明这个过程，在上述例子中，我们假设不但让这个怕狗的孩子与狗接触，而且还鼓励这个孩子跟有狗的朋友玩。这个朋友的狗不仅不吠叫，而且相当友好。当这个小孩和朋友、朋友的狗一起玩耍时，由这个朋友引起的一些积极情绪会逐渐与朋友的狗产生积极的条件作用。这些积极的条件情绪反应将有助于这个小孩抵消先前关于狗的消极的条件情绪反应，从而更快速地消除消极反应。图 3-4 说明了对抗性条件作用。

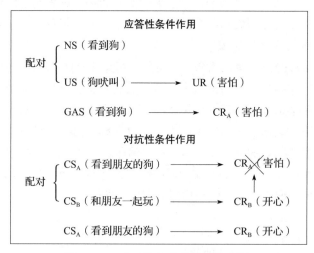

图 3-4　一个对抗性条件作用的例子

■ 思考题

8. 举出一个高级条件作用的例子。

9. 分别就消化、循环和呼吸这三类系统中存在的条件反射，举一个实例。

10. 举出一个条件味觉厌恶的例子。

11. 为什么我们会进化得容易受到条件味觉厌恶的影响？

12. 什么是生物准备性？举一个例子说明。

13. 讨论：是否所有刺激都同样能成为条件刺激？

14. 说明反应消退的程序和结果。举一个本章中没有出现的实例。

15. 描述对抗性条件作用的过程。描述或者绘制一个本章中没有出现的实例。

应答性行为的泛化和分化

考虑前面给出的例子，看到一只狗（CS）导致孩子产生恐惧反应（CR）的原因是看到这只狗时听到了它的大声吠叫。如果这个孩子看到其他的狗，他也会感到害怕吗？可能他也会害怕。应答性刺激的**泛化**（generalization）是指，当某个特定的 CS 引起 CR 后，相似的 CS 都会引起这个 CR。举例来说，假设牙医在你的牙洞里钻孔时，你躺在看牙的椅子上感到非常疼痛，这个时候，牙医钻牙洞发出的声音可能就会成为 CS，引起你想逃避的反应。后来，当你去肉店，听到屠夫操作切肉机的声音时，你感觉自己也很想逃避。这就是一个应答性刺激泛化的例子。

然而，如果你有了多次躺在牙医椅子上听到钻牙的电钻声后感受到疼痛，以及多次听到屠夫切肉机的声音响起但并没有产生疼痛感的经历，那么你将最终产生对特定刺激（牙医电钻声）的恐惧，其他与这个电钻声相似的声音就不会再引起你的恐惧——这就是应答性刺激**分化**（discrimination）的例子。一个 CS 和引起条件反应的 US 配对后，引起了 CR，而与这个 CS 相似的刺激并不能引起 CR。这一相似刺激多次未与 US 配对，无法引起 CR。

我们之所以进化出对应答性刺激的泛化和分化，是因为它们对我们的祖先具有适应性生存价值。一个关于刺激泛化的例子——在人类历史早期，如果一个人在被一条蛇咬了之后对其他蛇也表现出恐惧反应，他更有可能生存下来。而一个关于刺激分化的例子——如果一个孩子能够在看到野狼时感到害怕，但在看到宠物狗时不害怕，那么他的反应具有生存价值。

应答性条件作用以及消退的应用

应答性条件作用和消退的应用包括控制过敏、免疫系统功能[1]、药物反应、性唤起、恶心感、血压、思想和情绪。在本小节中，我们将介绍它在四类问题中的应用。

治疗一个年轻花样滑冰运动员的恐惧[⊖]

12岁的苏珊是一名花样滑冰新人选手，她目前正在进行两周跳的练习。她沿着冰场的边缘滑了一圈，在接近两周跳的起跳位置后，她跳了起来。当她在空中旋转的时候，她突然意识到自己的动作有一些倾斜，并且可能要跌倒（US）。苏珊立刻产生强烈的恐惧感（UR），然后她重重地摔到了冰上。这是苏珊本周第三次失败的两周跳尝试了。她站起来，决定在离开之前再试一次。但每当她再次接近起跳位置（CS）时，她都会产生强烈的恐惧感（CR），在之后的练习中她无法进行起跳的尝试。一位运动心理学家为苏珊安排了一次会谈，教给苏珊一种放松技巧，这种深呼吸的放松技巧需要苏珊进行腹式呼吸而不是胸式呼吸。深呼吸是一种US，可以产生放松反应（UR）。而且苏珊每次练习深呼吸的时候，都鼓励自己，慢慢地对自己说"放——松"。因此"放——松"成为一个让她感觉放松的CS。

在接下来的滑冰练习中，心理学家把苏珊叫到冰场的一侧，让她多练习几次深呼吸，每次都让她一边呼气一边对自己说"放——松"。然后，心理学家鼓励苏珊开始滑行，并接近两周跳起跳的位置。每当她到达起跳的位置之前，她都对自己说"放——松"，但没有进行跳跃的尝试。连续这样练习了五次之后，她告诉心理学家，自己在接近起跳位置的时候，已经不像第一次那样紧张了，她觉得自己已经可以尝试进行两周跳了。于是苏珊继续在起跳前重复放松的程序，随后她成功地起跳了，虽然起跳后双脚（而非规定的单脚）落地，但苏珊觉得自己起跳时的恐惧感少了很多。苏珊确信自己可以继续进行两周跳的练习了，事实证明，苏珊已经可以在适度的恐惧感中继续她的滑冰练习了（第28章讨论了使用条件反射原理治疗焦虑症的案例）。

厌恶疗法治疗酗酒

在行为治疗发展的早期，应答性条件作用被用于治疗酗酒。在诊所或者医院，治疗师会给患者一杯含有双硫仑的酒精饮料。双硫仑作为一个US引发了恶心以及其他让人不愉快的反应（UR）。在酒精和恶心的反应（由双硫仑引起）反复配对后，患者看到或者闻到酒精的味道（CS）就会产生恶心反应（CR）。这种条件作用使病人不再有饮用酒精饮料的欲望，至少在治疗环境中如此（Lubetkin，

⊖　Martin（2015）描述过这个案例。

Rivers，& Rosenberg，1971）。这种把令人产生不愉快感觉（如恶心）的事物和不受欢迎的行为（如酗酒）进行配对，以减少不受欢迎行为的治疗方法被称为厌恶疗法。虽然厌恶疗法似乎对某些行为问题［如酗酒（Azrin，Sisson，Meyers，& Godley，1982）和吸烟（Tiffany，Martin，& Baker，1986）］的治疗很有价值，但现在不常用了。正如 Wilson（1991）指出的，它的使用受限源于其在治疗中使用厌恶性刺激产生的伦理问题，以及其相当高的退出率。

慢性便秘的治疗

Quarti 和 Renaud（1964）提出使用应答性条件作用原理来治疗慢性便秘。在便秘的病例中，排便是预期反应，可以通过吃泻药引起这个反应。然而依赖这类药物来实现规律排便并不是最理想的解决办法，因为这样做会带来副作用。Quarti 和 Renaud 让患者在通便前给自己施加一种独特的电刺激——一种温和、无害的电流。排便（UR）最初是由通便剂（US）引起，然后通便剂的用量逐渐减少，一直到仅通过电刺激（CS）引起排便（CR）为止。然后，通过每天在同一时间使用电刺激，一些患者最终可以摆脱电刺激，在自然环境的刺激下获得对排便的控制。因此，这些患者在不使用泻药的情况下也能够规律排便了（参阅 Rovetto，1979）。

尿床的治疗

使用应答性条件作用原理治疗尿床的治疗方法叫作钟垫治疗（Friman & Piazza，2011；Scott，Barclay，& Houts，1992；Williams，Jackson，& Friman，2007）。尿床的一种可能的解释是在睡觉期间要小便的时候，膀胱压力没有提供足够的刺激让人醒来（这一现象在幼儿中非常常见）。对不少尿床孩子有效的一种装置是，在床的底层被单下放一个连接蜂鸣器的特殊垫子，一旦第一滴尿与垫子接触，蜂鸣器就会响起来（US）并唤醒孩子（UR）。经过多次训练，最终，这些孩子都可以在尿床前就醒过来——显然，觉醒反应（CR）已经和膀胱的压力（CS）建立了条件反射。当然，孩子醒来后，应该鼓励他起床去洗手间小便，但是后面的一系列程序涉及一种叫作操作性条件作用的学习过程。

操作性条件作用简介：学习的另一种形式

应答性条件作用就是对先前刺激的自动化反应。但我们的很多行为似乎都是自愿的，而非反射性的，这些行为受到其后果（奖励和惩罚）的影响，而不是受到先前的刺激（CS 和 US）的影响。受其后果影响的行为被称为**操作性行为**——

影响或"操作"环境、产生后果的行为（这些后果又会反过来影响行为），比如给车加油、问路、考试、打开电脑、做早餐等行为。**操作性条件作用**是一种学习方式，在这种学习方式中，行为会被结果改变。例如，通过操作性条件作用，我们学会了打开水龙头喝水；因为曾经碰到热炉子而被烫得很疼，所以学会了不去碰热炉子。操作性条件作用的原理和程序将在第4章到第14章中讨论。在第15章中，我们比较了应答性条件作用和操作性条件作用，并讨论了我们是如何在任意给定的时间内，同时受到应答性条件作用和操作性条件作用影响的。在第15章中，我们也讨论了为何在解释我们的"想法"和"情绪"时，应答性条件作用和操作性条件作用是重要的。

■ 思考题

16. 定义什么是应答性刺激泛化，并举例说明。

17. 定义什么是应答性刺激分化，并举例说明。

18. 在苏珊学习两周跳的例子中，US、UR、CS、CR分别是什么？

19. 描述（或绘图）解释对抗性条件作用是如何帮助苏珊克服对两周跳的恐惧的。

20. 在治疗酗酒的应答性条件作用中，US、UR、CS和CR分别是什么？

21. 什么是厌恶疗法？举出一个例子。

22. 描述一种治疗便秘的应答性条件作用程序，并识别程序中的US、UR、CS和CR。

23. 描述一种治疗尿床的应答性条件作用程序，并识别程序中的US、UR、CS和CR。

24. 什么是操作性行为？举一个例子。

25. 什么是操作性条件作用？举一个例子。

⊘ 应用练习

（1）涉及他人的练习

采访一位亲戚、朋友或者熟人，询问他们是否对某事感到恐惧或者恶心，而这些事情并不会让其他人产生类似反应。尝试帮助这个人回忆引起这种不寻常反应的事件，并判断这个事件是否与本章中对应的应答性条件作用的描述相一致。

（2）自我矫正训练

请分别列举你身上的消化、循环和呼吸这三类系统中存在的条件反射，每种系统列举一个。确认你列举的例子中的刺激物是 CS，而不是 US。

供进一步学习的注释

1. 巴甫洛夫条件作用程序可能会影响我们免疫系统的功能。Ader 和 Cohen（1982）在老鼠身上发现，将糖精与免疫抑制药物配对后，糖精能作为 CS 引发免疫抑制。其他研究也在其他物种中发现了免疫反应各方面的经典条件作用（Ader & Cohen，1993；Maier，Watkins，& Fleshner，1994）。一个人类身上的例子是，癌症的标准疗法——化疗涉及使用免疫抑制的化学药剂。在一项研究中，在同一所医院的同一房间进行重复化疗的患有卵巢癌的妇女，最后仅仅是在接受化疗前被带到这一房间，就表现出了免疫抑制（Bovjberg et al.，1990）。进一步的研究可能会指向使用巴甫洛夫条件作用来增强免疫系统的功能。这一令人兴奋的研究领域被称为心理免疫学或心理神经免疫学（Daruna，2004）。

进一步学习的思考题

1. 卵巢癌化疗研究中出现了什么条件反射？
2. 什么是心理免疫学或心理神经免疫学？

第 4 章

应用正强化增加行为

妈妈，你想坐在这儿吗？

强化达伦的合作行为[一]

达伦是个 6 岁的男孩，他极不愿意与父母合作。达伦的父母带他到华盛顿大学的加茨尔特（Gatzert）儿童发展诊所，希望学会如何有效减少达伦过度的命令式行为。达伦的父母表示，达伦简直在主导一切，例如，他想什么时候睡觉、想吃什么东西、父母什么时候跟他玩等都得由他决定。

为了直接观察达伦的合作行为与不合作行为，罗伯特·瓦勒（Robert Wahler）医生让达伦的妈妈和达伦在该诊所的游戏室玩一会儿。这个游戏室和记录数据的观察室是相通的。在最初的两次 20 分钟的谈话期间（称为基线活动期[二]），达伦的母亲与达伦玩耍的模式就跟在家里一样。

通过观察，瓦勒医生把达伦"命令式"的言行定义为对母亲发出的任何口头

[一] 本案例基于 Wahler、Winkel、Peterson 和 Morrison（1965）的一篇文章。

[二] 基线阶段（将在第 20、22 和 23 章中进一步讨论）是在没有治疗计划的情况下，对行为进行测量的时期。

或者非口头的指示。例如，达伦会推妈妈，让她坐在椅子上；说"你到那边去，我要在这儿"；或者说"不，那样错了，你要这样做"。同时，瓦勒医生把达伦合作的行为定义为任何非强制性的陈述、行动或提问，例如指着椅子问："你想坐在这儿吗？"

在基线活动期间，达伦合作行为的出现率极低；相反，他的命令式行为出现率却相当高。在基线活动期之后，瓦勒医生要求达伦的母亲对达伦的所有合作行为做出积极的支持反应，同时，不理睬他的命令式行为。在接下来的两次训练期间，达伦的合作行为稳步增加（同时，他的命令式行为几乎减至零）。

瓦勒医生及其同事又做了进一步的实验，证实了达伦母亲对其合作行为的正强化（以及对其命令式言行的忽视）是达伦取得进步的的原因。

正强化

正强化物是这样一种事件：当某行为出现之后立即呈现它，就会导致该行为的发生频率增加。"正强化物"这个术语与"奖赏"一词大致意义相同。一旦确定某一事件是某个体在某一特定情况下的正强化物，这个事件就可以用来增加该个体在其他情况下的其他行为。

与正强化物相关的原理叫作**正强化**原理，即在某一指定情境中，某人做了某事之后马上出现一个正强化物，那么下次遇到类似的情况时，这个人很可能再次做同样的事情。尽管每个人都有关于奖赏的常识性概念，但是很少有人意识到在日常生活中，正强化是如何每时每刻地影响着我们的生活的。表 4-1 列举了一些正强化的例子。

表 4-1　期望行为正强化的实例

情境	反应	即时结果	长期效果
1. 你正在拥挤的十字路口的一长串车队中等待红灯变绿，绿灯亮了，你右边的车行线里停了一辆车	你向那辆车的司机摆手，让他开到你的前面	那位司机点头、摆手对你表示感谢	来自那位司机愉快的反馈，增加了你将来在相似的情境中做出同样行为的可能性
2. 老师让三年级学生完成指定的作业	经常不守纪律的苏西安静地坐在桌前，埋头做功课	老师走到苏西跟前，轻轻地拍拍她的肩膀	将来，苏西更可能在教室里做她的课堂作业

（续）

情境	反应	即时结果	长期效果
3. 一位大学生正在回答本章节的思考题，但是她并不确定其中的一个答案	这个学生向一位已经学过本章节的同学求助	这位同学正确地回答了问题	在以后的学习中，如果她再遇到不会的问题，她很可能继续向这位同学求助
4. 父子二人在一个大热天的下午到百货商场买东西，两个人都感觉很疲劳	孩子跟着父亲默默地逛商场，毫无怨言（这种行动实际上并不经常出现）	父亲转向孩子，说"我们一起去买一个冰激凌，坐下来休息一下吧"	将来在逛商场时，孩子很可能继续安静地跟着父亲
5. 一位妇女正品尝自己做的一道汤，但这道汤尝起来太淡了	她放进去一点儿辣椒酱油	她自言自语地说"现在尝起来味道刚刚好"	她将来在相似的情境下都会加入辣椒酱油的可能性增加了

在表 4-1 列举的实例中，所有人都并非有意使用正强化原理，但他们"自然而然地那样做了"。在每个实例中，可能需要若干次重复，强化反应才会有明显的增加（即一个偶然观察者就能明显注意到强化反应的增加）。不过，不论是否被观察到，这种强化效果都存在。请回忆一下过去一个小时你都做过哪些行为，这些行为是否都被及时地正强化了呢？在某些情况下，我们可能并没有意识到正强化的存在，以及被强化的结果对我们后续行为产生的影响。如第 3 章所述，我们把在操作环境中产生后果且反过来又受到这些后果影响的一类行为称为**操作性行为**（或操作性反应）。表 4-1 中列出的每个反应都是操作性行为的实例。由正强化伴随的操作性行为会增加，而由惩罚伴随的操作性行为会减少（惩罚将在第 12 章讨论）。而一种不同类型的行为——反射行为或称反应性行为，我们已在第 3 章讨论过。

正强化和负强化的比较

关于正强化需要记住的很重要的一点是：正强化物是指在行为发生之后引入某个事件，这个事件可以增加行为发生的可能性。还有另一种增加行为发生的可能性的方法，即在行为发生之后移除某个事件，但这种方式不是正强化。例如，父母可能不停地唠叨，催促孩子去洗碗，一旦这个孩子听父母的话开始洗碗，父母的唠叨就会停止。也就是说，尽管孩子开始洗碗后唠叨停止可以增加孩子洗碗的行为，但是由于我们撤销了唠叨（而不是引入唠叨）才增加了洗碗行为。这就是一个应用**负强化**原理（也称为**逃避条件作用**）的例子，负强化是指在行为发生后立即移除某些刺激，从而增加行为发生的可能性。

"强化"这个词指明，不论是正强化还是负强化，都是增加行为发生的可能性的过程。两者之间的区别在于，行为的结果是积极刺激的出现或强度的增加，还是消极（或厌恶）刺激的移除或强度的降低。如果是前者，就是正强化；如果是后者，就是负强化。我们将在第 14 章进一步讨论负强化。注意：不要混淆负强化（增加行为）和惩罚（减少行为），我们将在第 13 章讨论惩罚。

正强化是行为的"法则"

试想如果我们用解释自然规律的方式来解读行为，是否存在有关行为的"法则"呢？思考一下，当你的鞋子掉落的时候会发生什么？鞋子会落到地面上。当温度降至 0℃ 以下的时候，湖里的水会发生什么变化？湖里的水会结冰。

我们了解的这些物理现象，都已经在由物理学家深入研究后形成了法则，万有引力定律就是一个例子。正强化原理作为操作性条件作用的一种原理，它也将成为行为的法则。一个多世纪以来，科学心理学对这个原则进行了很详尽的研究（例如 Thorndike，1911），我们知道，它是学习过程中无比重要的部分。我们还清楚地知道，很多其他因素也决定着强化原理对行为的影响程度（有关这些影响因素的研究，请参阅 DeLeon、Bullock，& Catania，2013）。当使用正强化来加强期望行为的时候，这些因素已经成为需要遵循的准则。

▣ 思考题

1. 什么是基线？
2. 描述达伦项目的基线情况。
3. 描述达伦项目的治疗情况。
4. 什么是正强化物？
5. 什么是正强化原理？
6. 描述你曾经遇到的对期望行为进行正强化的例子，并指明情境、反应行为、即时结果以及长期效果（如表 4-1 所示）。请不要列举本章中的案例。
7. 什么是操作性行为？给出一个例子，并指出该例子为什么符合操作性行为的定义。
8. 定义负强化，并举一个本章中没有出现的例子。
9. 正强化和负强化有何相似之处？又有何不同之处？
10. 正强化与万有引力在哪些方面相似？

影响正强化效果的因素

1. 选择要增加的行为

必须具体确定要强化的行为，如果你从一般行为范畴（例如更友好些）着手，那么你要确定代表该范畴特征的具体行为（例如微笑）。这种选择具体行为的方法，会帮助你：①确保观察这种行为实例以及它的出现率变化的可靠性——这是判断强化物是否有效的方法；②增加始终如一地贯彻执行强化项目的可能性。

2. 选择强化物（"因人而异"）

有些刺激几乎对每个人而言都是正强化物，例如，对所有已几个小时未进食的人来说，食物都是正强化物。糖果对大多数小孩来说是强化物。对于6个月大的婴儿来说，母亲模仿婴儿的咿呀学语（例如，孩子说"dadaba"，母亲说"dadaba"）是一种强化物（Pelaez, Virues-Ortega, & Gewirtz, 2011）。

不过，不同的人经常被不同的事物所"启动"。举例来说，黛安是一个6岁的患有发展性障碍的女孩，她参与了本书的作者之一主持的研究项目。她可以模仿若干单词的发音，我们尝试教会她给图片命名。在项目中，常用的强化物是糖果和其他食物，但这些对黛安都无效，她经常把它们吐出来。在尝试了很多其他可能的强化物之后，我们终于发现，允许她玩15秒钟玩具钱包是十分有效的强化物。结果是，经过许多小时的训练，她现在能用短语和完整的句子讲话了。对于另一个孩子，在试验其他可能的强化物无效后，研究者发现让他听几秒钟音乐录音是一种有效的强化物。这些刺激不一定对每个人都能起到强化作用，重要的是要选择使用一种对工作对象有效的强化物。

大多数正强化物可以归为五种有些重叠的类别：消耗性的、活动性的、操作性的、占有性的和社会性的。消耗性的强化物是指一个人可以吃或喝的东西（即可消耗的），例如糖果、饼干、水果和软饮料；活动性的强化物如有机会看电视、看图画书或者凝视窗外；操作性的强化物包括有机会玩喜爱的玩具、涂色、绘画、骑自行车、上网或摆弄录音机；占有性的强化物包括有机会坐在自己最喜欢的椅子上、穿一件喜爱的衬衫或裙子、拥有自己的私人房间或者享受一些自己能占有（至少是暂时占有）的其他一些东西；社会性的强化物包括充满深情的轻拍、紧紧拥抱的动作、点头、微笑、简单的注视或者其他社会性的表情提示。他人的注意几乎对所有人来说都是非常有力的强化物（见图4-1）。

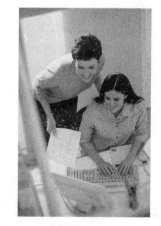

图 4-1　表扬是日常生活中强化和维持有价值行为的一种强有力的正强化

以下是一些行之有效的帮助你为他人选择强化物的方法（更多关于识别强化物的讨论，请参阅 Piazza，Roane，& Karsten，2011）。

使用强化物问卷　如果一个人可以阅读，可以通过让他完成强化物问卷（见表 4-2）来确定强化物。或者，另一种选择是使用"强化菜单"，可以将强化物列成像餐馆里的菜单一样，让他挑选出他所喜爱的强化物（对于不识字的人，可以给他们看强化物图片）。

表 4-2　帮助一个人确定强化物的问卷

仔细阅读每个问题，然后在相应的空白处填写回答。

（1）消耗性强化物：你喜欢吃什么或喝什么？

①你最喜欢吃什么？

_____

②你最喜欢喝什么？

_____

（2）活动性强化物：你喜欢做什么？

①你喜欢在家里做什么？

_____

②你喜欢在院子里做什么？

_____

③你喜欢在你家附近进行什么活动？

_____

④你喜欢做什么被动的活动（例如看电视）？

_____

（3）操控性强化物：你喜欢什么样的游戏？

_____

（4）占有性强化物：你喜欢拥有什么样的东西（例如理发器、香水等）？

_____

（5）社会性强化物：你喜欢什么样的社会奖赏？

①你喜欢接受什么样的表扬？

_____

②你喜欢什么样的身体接触（比如拥抱等）？

_____

Matson 和同事（1999）列出了一个强化物清单，公共机构的工作人员可以使用它帮助患有严重发展性障碍的患者选择强化物。

使用普雷马克原理　另一种帮助特定个体挑选恰当强化物的方法是仅仅观察这个人的日常活动，并记下哪些活动进行得最多。这种方法利用了一个由普雷马克（Premack，1959）最先提出的原理，该原理表明经常出现的行为能被用来强化较少出现的行为。举个例子，假设一个 13 岁男孩的父母观察到，这个孩子在上学期间的每天晚上都花几个小时浏览 Facebook 或给朋友发短信，几乎从不学习或写作业。如果这对父母希望控制儿子每天晚上花在手机和电脑上的时间，他们可以这样对儿子说："从今天开始，每个工作日的晚上，你每学习或者写作业满一个小时，就可以看手机或者电脑半个小时。"这种方法可以增加学习和写作业出现的频率。有关普雷马克原理的其他应用示例，请参阅 Watson 等人（2007）；有关普雷马克原理的局限性的讨论，请参阅 Timberlake 和 Farmer-Dougan（1991）。

对个体进行偏好评估，让其在许多可用的强化物中进行挑选，通常非常有效（DeLeon & Iwata，1996）。多样化不仅是生活的乐趣，对一项训练计划来说也极有价值。例如，在患有发展性障碍的孩子每次做出期望反应后，就把盛有水果切片、花生、糖果、葡萄干或者减肥饮料的盘子摆在他们面前，并告诉他们可以选择其中的一种。这样做的好处是这些强化物中，只需要有一件强化物具有足够吸引力并得到选择。发展性障碍患者偏好评估程序研究的案例，见 Davies、Chand、Yu、Martin 和 Martin（2013）以及 Lee、Yu、Martin 和 Martin（2010）。

存在疑问时，做强化物测试　不论你用什么方式为某个人选好了强化物，这个人的反应会告诉你是否为他挑选了恰如其分的强化物。换句话说，当你不能确信某种特定的强化项目是否能起到强化作用时，你需要根据本章开头给出的强化物的定义，来设计验证性的实验来确认。方法是：选一个这个人偶尔会做的行为，经过若干次观察，记录这个未经强化的行为的出现频率。然后再将你为他挑选的这个强化物与该行为配对，经过若干次配对，观察这个行为发生了什么变化。如果这个行为的出现频率变高，这就说明你为他选择了一个有效的强化物；如果行为没有增加，那么你选择的就不是有效的强化物。

根据我们的经验，在训练计划中最容易出现的错误之一，就是没有选出有效的强化物。例如，一位老师表示自己尝试使用的强化项目出现了问题。通过检查发现，他使用的强化物对学生来说并不是强化物。尚未证实能对某人起到强化作用的东西，就不能用来做这个人的强化物。换言之，只有当一种刺激能对行为产生作用时，它才能被指定为强化物。

外部强化物和内部强化物　在这里，可能有人会提出异议：如果你故意用一个有形的（或外在的）物品来强化某人的行为，你会不会破坏了这个人执行那个行为的内部动机（内在的欲望或满足感）？

一些行为矫正的批评家（如 Deci，Koestner，& Ryan，1999）认为会。有些人（如 Kohn，1993）甚至认为不应该给予有形的奖赏。举个例子来说，如果父母把给孩子钱作为阅读的奖赏，那么孩子就不太可能"为了阅读而阅读"。然而，一篇细致的关于这个主题的研究综述（Cameron，Banko，& Pierce，2001）和两个实验（Flora & Flora，1999；McGinnis，Friman，& Carlyon，1999）都明确指出这种观点是错误的。此外，认为外部强化会破坏内部动机的观点与常识相悖（Flora，1990）。如果外部的强化因素破坏了内部动机，那么那些真正享受工作的幸运儿就应该拒绝接受报酬，因为他们担心薪水会毁掉他们工作的乐趣。同样值得注意的是，区别外部 – 内部强化物甚至可能是无效的：所有强化物都既涉及外部的刺激又涉及内部的刺激。

■ 思考题

11. 为什么选择一个要强化的行为时需要具体化？
12. 列出可以把正强化物进行分类的五种稍有重叠的分类方式，确保大多数正强化物可以划分到这些类别中。对于每个类别，都举一个对你来说是正强化物的例子。
13. 描述普雷马克原理，并举一个例子。
14. 解释"一个人的反应会告诉你是否为他挑选了恰如其分的强化物"这句话的意思。
15. 使用正强化物的定义来解释确认某项目是否可以成为某人的强化物的测验步骤。并举一个本章中没有出现的例子。
16. 使用正强化物的定义来解释如何通过测验来确定某个成年人的社会注意是否对退缩的孩子起到强化作用。
17. 请讨论外部强化物是否会破坏内部动机。

3. 激励操作

对某人使用强化物之前，除非让他有一段时间得不到它（剥夺），否则这种强化物将是无效的。一般来说，剥夺的时间越长，这种强化物就越有效。如果一个孩子已经吃了一大包糖果，通常糖果对他就不能起到强化的作用了；如果在训练之前让黛安玩钱包，那么玩钱包对于她来说就不会是有效的强化物。我们用"剥夺"这个术语表示一段个体没有体验过强化物的时间，用"饱足"这个术语表示个体对该强化物的体验程度已经达到饱和的程度，导致该强化物不再起强化作用，正如我们平时所说的"够多了"。

激励操作（Motivating Operation，MO；将在第 19 章进一步讨论）是某种事件或某类条件，它们可以：①暂时改变强化物的效力；②改变被强化物强化的行为的出现频率。剥夺和饱足就是 MO 的实例。因此，食物剥夺不仅使食物成为被剥夺食物的人的一种有效强化物，还能暂时增加可以被食物强化的行为。另外一个例子，给孩子喂咸的食物也能成为 MO，因为：①它会暂时增加水作为强化物的有效性；②它还会唤起人们以前出现的能得到水的行为（例如开水龙头、要水喝）。

MO 的另外一种称呼是动机变量——一个影响行为可能性和方向的变量。由于在没有事先学习的情况下，食物剥夺增加了食物作为强化物的效力，盐的摄入增加了水作为强化物的效力，因此这类事件被称为无条件激励操作（unconditioned MO，UMO）。在第 19 章中，我们将介绍条件激励操作（conditioned MO，CMO）的概念。一般而言，MO 可以被看成激励物，在日常生活中，人们可能会说剥夺某人的食物激励他去吃饭，也可能会给一个人咸花生以激励他喝酒。

4. 强化物的数量

强化物的数量（数目或者量级）也是决定该强化物有效性的因素。考虑一下这个例子：一家大型精神病院的工作人员发现，全院患者中，只有 60% 的女性刷牙。当采用病人如果刷牙就可以得到一个代币（代币可以用来兑换香烟、咖啡或者零食）这种奖励机制后，病人中刷牙的人数比例上升到 76%。当如果刷牙就可以得到五个代币时，病人中刷牙的人数比例增加到 91%（Fisher，1979）。

现在，我们列举一个在日常生活中更典型的例子。在美国北方，很多青少年都不会为了 25 美分去清理房子上、车道上和人行道上的雪，他们更愿意为了 25 美元这样做。正如我们将要在第 8 章进一步讨论的，确保强化物有效性的最佳数量是由额外因素决定的，例如行为的难度或者是否存在可获得替代性强化物的对抗性行为。现在请记住，强化物的数量必须足以增加你想要增加的行为。同时，如果目标是在一段时间内进行一系列训练，比如教一个有发展性障碍的人习得基本的语言技能，那么每次训练的强化物应该足够小，以尽量减少强化物的饱足，从而使每段时间中的强化次数最大化。

5. 指示：利用规则

强化物对一个人行为的增加，并不一定建立在此人能够说出或理解自己为什么受到强化的基础上[1]。毕竟对于那些不会说人类语言的动物来说，强化原则已被证明是相当有效的。然而，在对人使用强化时，通常仍应该使用指示。阅读第 9 章和第 17 章后，你会更容易理解指示对行为的影响。现在，让我们把指示看作特定的规则或指导原则，这些规则或指导原则表明特定的行为在特定的情况下会得到回报。例如，你的导师可能会说："如果你知道了这本书中所有思考题的答案，那么你将在本课程中获得 A。"

指示可以通过多种方式促进行为改变。第一，如果个体理解了特定的指示，学习的过程会加速。例如，在一项关于网球教学的研究中（Ziegler，1987），刚开始练习反手击球的网球运动员在被简单地告知要"集中注意力"时，几乎无法进步。然而按照以下的指示，他的击球能力得到了迅速的提高：当发球机准备发下一个球的时候，他要大声喊出"准备好了"；当看到球从发球机射出时，他要大喊"球"这个词；当看到球接触到球场地面后，他要大喊"反弹"这个词；当观察到球快触碰到球拍的反手面时，他要在挥动球拍的同时喊"击球"。第二，正如前面提到的（将在第 17 章中进一步讨论），指示会使人能够为延迟的强化而工作。以你正用本书作为教材的课程为例，从课程开始到在考试中获得 A，你的目标延迟了好几个月才实现。每天复述这条规则——"如果我在每一章结束时知道所有思考题的答案，我就能得 A"。这样做可能会对你的学习行为产生一些影响。第三，在强化项目中加入指示，将有助于个人（如幼儿或发展性障碍患者）学会遵守指示（将在第 9 章进一步讨论）。

有批评者指责行为矫正使用的技术是贿赂。假设一个赌徒给一个著名棒球运动员 500 万美元，让他在世界棒球大赛的每一局中三振出局。显然这符合贿赂的定义——一种奖励或礼物，用来诱使某人做出不道德或非法的行为。现在假设父母给孩子 5 美元，让他在规定的时间内完成家庭作业。这是贿赂吗？当然不是。父母是在使用对增加期望行为发生的频率的强化项目的指示。同样，大多数工作的人都被提前告知他们的工资是多少，这也不是贿赂。显然，指责行为矫正技术是贿赂的批评家没有对强化物的目的进行区分，即强化物到底是为了增加期望行为还是为了引出不道德或违法行为。

6. 强化的即时性

为了使强化物的有效性最大化，在预期反应出现之后，必须立即给予强化物。回顾表 4-1 中的例子：苏西异乎寻常地安静坐在书桌前写作业，老师立即竖起了大拇指表扬她；如果老师等到下课以后才这样做，那个时候苏西可能又开始调皮捣蛋了，那么竖起大拇指就不会强化她的学习行为。然而，在某些情况下，一个人也会为了延迟的强化而工作。例如，告诉一个孩子，如果她早晨打扫房间，晚上父亲将给她带回一个玩具，这种做法有时是有效的；有时候人们会为了长远目标而工作，比如为了获得大学学位而学习。但把这些结果归结于正强化原理的直接效果是错误的。对于动物来说，如果一种行为出现约 30 秒后才给予强化，那么这种强化物不太可能对该行为产生直接效果（Chung，1965；Lattal & Metzger，1994；Perin，1943），在这方面，我们没有理由相信人类和动物有什么本质的不同（Michael，1986；Okouchi，2009）。

那么，为什么有时候延迟强化物对人类是起效的呢？答案可能是，一定有某些事件在反应和延迟强化物之间起到了中介或者"连接"的作用（参见 Pear，2001，pp.246-249）。参考上述例子，一个孩子在早上被告知如果她打扫房间，父亲晚上就会给她带回一个玩具。也许是在早上打扫房间的时候，她就时常提醒自己晚上能得到玩具，这些自我陈述可能影响了孩子关键行为的发生。虽然这个强化项目的积极效果是由于指示产生的，但是其起效原理比正强化物提高反应发生频率的原理更复杂。

正强化的直接效果是由于即时强化而导致的行为频率的增加[2]；正强化的间接效果是强化一个后接着强化物（晚上得到一个玩具）的反应（比如让孩子早上打扫房间），即使这种强化是延迟的。延迟的强化物也可能通过对如何获得强化物的指示或在行为和延迟的强化物之间的自我陈述（"念头"）而对行为产生影响。例如这个孩子可能白天一直在做自我陈述，想法的内容可能就是父亲晚上到底会带什么玩具（正强化带来的间接作用将在第 17 章进行详细讲解）。对于指导者来说，理解强化物的直接作用和间接作用具有重要的意义[3]。如果你不能提供即时的强化物，那么就提供关于延迟强化的指示。

■ 思考题

18."剥夺"作为行为矫正术语是什么意思？举个例子。

19. "饱足"作为行为矫正术语是什么意思？举个例子。

20. 什么是激励操作？举两个例子，其中一个是本章没有提到的例子。

21. 在对一个人实施强化项目之前，你是否需要把这个项目的训练计划告诉他？为什么？

22. 如果你通过指示对个体的行为进行正强化，这是贿赂吗？为什么？

23. 区分强化的直接作用和间接作用的效果。

7. 偶联性和非偶联性强化物

偶联性强化物是指特定行为发生后才会出现的强化物；非偶联性强化物是指不论特定行为是否发生，都会在特定时间出现的强化物。为了说明这种区别的重要性，请思考以下案例[⊖]。

在马林青少年游泳俱乐部，年轻游泳运动员正在进行一组常规训练，他们的教练基德威尔正在观看（一组常规训练是指在规定的时间内游够一定的距离）。教练非常希望让队员们意识到对于提高速度来说，练习在泳池两边转身的技术以及不在一组练习中途停下是非常关键的。在其他教练的建议下，她在训练中加入了奖励。在每次练习的最后十分钟，游泳队员都可以选择他们喜欢的水上活动（例如游泳接力赛、打水球等）。但是，结果仍然是一样的：年轻队员依然频繁做出不标准的转身动作以及在练习中途停下。

基德威尔教练所犯的错误，在新手行为矫正者中很常见。将非偶联性的有趣活动纳入训练可能会增加出勤率，但是不太可能对训练的行为产生太大影响。教育工作者也经常会犯和基德威尔教练同样的错误。他们认为创造一个愉快的环境可以提高学生在该环境中的学习能力。但强化物必须根据特定的行为进行制定，才能让行为得到改善。当有人向基德威尔教练指出这一点以后，她具体指出了期望队员练习的行为，达成后才能进行趣味活动。在接下来的几次训练中，游泳者必须达到练习的目标：在泳池两边需要练习一定的转身次数，以及在训练过程中不可以停止，完成后才可以获得强化物。结果，游泳队员的成绩提高了150%。因此，为了使程序的效果最大化，请确保你的强化物对于提高你想改进的特定行为而言是有效的。

除了不能增加期望行为以外，非偶联性强化物还可能会增加一些不受欢迎的行为。举一个例子，假设约翰尼的父母并不知道他用蜡笔在卧室的墙上画画，

⊖ 这个例子是基于 Cracklen 和 Martin（1983）的一项研究。

这个时候父母喊："约翰尼，我们去买冰激凌吧。"这个意外的偶联，也许会增加约翰尼在墙上画画的倾向。也就是说，偶然出现在某一行为之后的强化物可能会错误地强化该行为。这被称为偶然强化，用这种方式增加的行为也称为迷信行为（Skinner，1948a）。再举一个例子，假设一个人总是在玩老虎机的时候交叉手指，这样做的原因可能是过去偶然做这个动作时中了奖。这一行为被视作迷信。

8. 用自然强化物替代程序性强化物

当应用强化的时候，前面所谈及的因素会影响强化的效果，但是当强化程序结束后，行为会怎么样呢？大多数日常行为背后都存在强化物，但是没有人专门或故意为了增加这些行为设置强化物。例如，因为通过阅读指示图标，我们找到了自己想要的东西或者得到了指导，因此阅读指示图标的行为就被强化了。食物的味道强化了吃的欲望；灯亮起强化了打开灯开关的行为；水流出来强化了打开水龙头的行为；我们的语言和其他社会行为则是被他人的反应强化的。个体进行正常的日常活动（而非刻意为训练而设计）的环境被称为自然环境。出现在自然环境中的强化物，称为自然强化物。而由心理学家、教师或者行为矫正程序安排的强化物，称为人为的或者程序性强化物。

当我们用正强化加强了某人的某一个行为之后，自然环境中的强化物可能会接替原来的强化物来继续维持那种行为。例如，我们发现，要加强有发展性障碍的儿童"给图画命名"的行为，有必要使用糖果或者其他食物作为强化物。然而，当孩子离开训练室，回到家后，他们经常说出自己学会的词语，并得到父母很多的关注，最后，就不再需要糖果和食物充当强化物了。当然，这是所有训练计划的最终目标。行为矫正者应该总是尽力保证使训练计划中被建立起来的行为在自然环境中仍然得到强化和维持。你可以确信的是，如果一个行为在强化程序中被强化了，但之后从来没有或者很少被强化，那么这个行为将会回到最初的水平。我们将在第 8 章以及第 16 章详细讨论如何维持理想行为的问题，这个问题非常重要。

■ 思考题

24. 当基德威尔教练要求年轻的游泳运动员必须有更好的表现才能在练习结束前进行趣味活动时，运动员的行为表现得到了显著改善。这是强化物的直接影响还是间接影响？解释说明你的选择。

25. 请举一个本章中没有出现的偶联性强化的例子。
26. 请举一个本章中没有出现的非偶联性强化的例子。
27. 什么是偶然强化？什么是迷信行为？请举一个本章中没有出现的例子。
28. 自然环境是什么意思？什么是自然强化物？什么是程序性强化物？
29. 请描述三个本章中涉及的自然强化的案例，并对你的选择进行解释说明。
30. 简要说明影响强化效果的八个因素是什么？

应用正强化的陷阱

　　了解正强化原理的人们，能利用这个原理使行为朝着令人满意的方向改变。然而，对一个原理缺乏了解则会导致四种不同的问题。我们将在第 4 ～ 16 章的"陷阱"相关小节中，分别对应用每一种原理的陷阱中的一种或几种进行讨论。现在，我们将讨论使用正强化原理的陷阱。

无意识误用的陷阱

　　不幸的是，那些对正强化原理缺乏了解的人，正在不知不觉地利用它来强化不良行为。如表 4-3 所示，很多不良行为是由于该行为引发了助手、护士、同伴、教师、父母、医生和其他人的社会关注。即使在人们最不可能想到的例子中也是如此。举例来说，那些表现出极端社交回避的孩子，他们的行为特征之一就是回避注视与他们说话的成年人，他们会经常躲开靠近他们的成年人。我们可能会得出结论：这些孩子不需要我们的关注。但事实上，孩子的社交回避行为可能会比注视成年人引起更多的社会关注。在这种情况下，成年人会自然地要求孩子在他们说话的时候看着他们。遗憾的是，这种要求可能会强化孩子的回避行为。成年人对孩子的问题行为倾注注意的倾向，有时是因为受到他们"让孩子赶快脱离那种回避状态"的想法的支持。事实上，一个适当的解决办法是，对于回避行为不再给予注意，只有当孩子参与某种社交行为（例如看着打算跟他互动的成人）的时候，才给予社会性注意。其他人如果对错误的行为予以强化，就会使使用适当的行为技术的行为矫正师的工作受到极大的阻碍，甚至前功尽弃。例如，对于一个孤僻的孩子，如果助手打算在孩子注视她的时候给予强化，但与这个孩子有接触的其他人一直在孩子不注视人的时候给予强化，那么这位助手的工作将不会有很大的效果。我们将在第 23 章讨论怎样评估问题行为是否被正强化所维持了，以及如果是的话该如何应对。

表 4-3 强化不良行为的例子

情境	反应	即时结果	长期效果
1.一个男人早上准备上班时找不到干净的衬衣	他大声地抱怨说"我的衬衫到底在什么地方"	妻子立即找出丈夫的衬衣	将来，当找不到衣服穿的时候，他更可能抱怨和咒骂
2.两个大学生比尔和弗雷德正在一边喝咖啡一边谈话	比尔说"我可能不应该告诉你，但是你绝对无法相信我听到的一些关于玛丽的事情"	弗雷德说"嘿，你听到了什么？我不会告诉任何人的"	将来，比尔可能会更愿意把流言蜚语分享给弗雷德
3.母亲和孩子一起到商店买东西	孩子开始哼唧地说"我要回家，我要回家"	母亲感到为难，只好不买东西，立刻带孩子离开商店	将来在同样的情境下，孩子更有可能哼唧
4.父亲正在看曲棍球决赛的电视节目	两个孩子在这个房间里面玩，而且还大声叫嚷	父亲给每个人一些钱，这样他们就会去商店，不再干扰他看电视	将来，父亲在同样的情境下看电视的时候，孩子会更大声地叫嚷
5.在宴会上，当一个男人的妻子轻佻地与另个男人跳舞的时候，他变得闷闷不乐	这个男人显得嫉妒并愤怒地离开会场	他妻子立即跟上他，并倾注对他的关注	将来，在相似的情境下，丈夫更可能表现出嫉妒并离开会场

部分知识误用的陷阱

一个人可能对行为的正强化原理有一定的了解，但是没有意识到干扰这个原理应用有效性的一些问题。常言道："一知半解是件危险的事情。"例如，行为矫正的新手通常在强化特定行为的时候，以简单的、非偶联的方式呈现强化物。本章提到了基德威尔教练的例子，她认为每次游泳练习结束之后提供一个有趣的活动就能增加理想的游泳行为。然而事实上她预想的效果并没有产生，因为有趣的活动并未与具体练习行为偶联。

未能应用的陷阱

有些行为程序未得到应用，因为它们十分复杂，需要专门的知识或者训练方法。例如，不熟悉正强化原理的父母可能不能强化一个不顾及别人感受的孩子偶然出现的礼貌行为，因此很可能就失去了增强这种礼貌行为的机会。

对行为解释不准确的陷阱

有两种常见的行为被不准确解释的方式。

第一种，一个原理可能被误用来过于简单地解释行为的变化。假设一个大学生周一晚上为了周二的考试学习了三个小时，周二参加了考试，周四收到成绩为"A"。如果有人说这个大学生学习了三个小时的行为，会因为成绩好而得到强化，那么这个解释就是过于简单的。在学习三个小时与获得成绩 A 之间有一段很长的间隔。在我们解释一种行为的时候，我们应该去寻找强化这种行为的直接后果。至于学生的学习行为，或许是因为在考试前一天晚上，学生因为担心考试挂科而产生了焦虑的感觉，那么学习的直接结果是消除了焦虑感（这是一个负强化的例子，我们将在第 14 章和第 17 章进行进一步讨论）；又或许在学习之后，学生马上想到了考试得 A 的可能性，这也有助于缩小行为和强化物之间的"差距"。我们将在第 26 章讨论，在行为发生之后立即提示自己一个可以延迟得到的自然强化物，可以强化这个行为。请记住，如果你想用正强化来解释强化行为，必须要寻找到这个行为的直接后果。如果在行为发生之后超过 30s（这个时间是根据经验判断的）强化物才出现，那么把行为增加的原因仅仅解释为正强化的结果，这种归因可能就会显得过于简单（然而，应该注意的是，有研究表明，在某些情况下，即使没有明显的可以缩小行为和强化物之间"差距"的其他刺激出现，延迟的正强化也可能是有效的——参见 Stromer，McComas，& Rehfeldt，2000）。

第二种，缺乏行为学方面知识的人试图"解释"行为或者不恰当地给他人的行为贴标签。假设一个青少年总是把自己的房间弄得一团糟，从不整理床铺，做完点心后也不收拾厨房，几乎不学习，每周花很多时间浏览 Facebook 或者看电视。这个孩子的父母用"他仅仅是懒惰"来"解释"行为的原因。对这个孩子的行为更准确的解释是，他的朋友经常强化他使用 Facebook 互动的行为；他经常在电视上看到的有趣事件强化了他看电视的行为；他没有从父母那里得到多少对做家务的强化；他也没有从老师那里获得学习方面的强化。

有效应用正强化的准则

以下是一些简要的确保正强化得到有效使用的指导原则。

1. 选择要增加的行为

正如我们在本章前文中所陈述的，挑选的行为应该是明确、具体的行为（如微笑），而不是笼统的行为（比如社会交往）。如果可能，选择一种在出现频率得到提高之后，能被自然强化物控制的行为。最后，像达伦的案例中所表现的那样，要想准确地判断你的强化物的有效性，重要的一点是要将强化程序实施前这种行为的出现频率记录下来。

2. 挑选强化物

1）选择最有力的强化物，它有以下特点：

①容易获得；②可以在期望行为出现之后立即呈现；③能反复使用而不会很快饱足；④不需要消耗大量时间（如果光消耗强化物就需要半个小时，那就会大量减少训练时间）。

2）尽量多地使用可行的强化物，在合适的情境中使用强化物托盘或者强化物清单。

3. 应用正强化

1）训练之前告诉对方（被训练者）训练计划的内容；

2）在期望行为出现之后，立即给予强化；

3）把强化物给予对方的同时向对方具体描述这种期望行为（例如说"你把房间打扫得很干净"，而不要说"你是个好孩子"）；

4）给被训练者发放强化物的时候，要多说表扬的话，还要有身体上的接触（如果身体接触是适宜的，而且对被训练者能起到强化作用）。不过，为了避免被训练者对口头表扬产生厌烦，还要经常更换你用来作为社会性强化物的用语。不要老是说"你真行"（其他一些表扬的话有："非常好""太棒了""对啊，你说的对""妙极了"）。

4. 让学习者脱离强化程序（将在第 16 章进行更详细的讨论）

1）在强化物出现 12 次左右时，如果期望行为的出现频率是令人满意的，就可以逐渐取消具体的强化物（例如糖果和玩具），而使用社会性强化物来维持这种行为。

2）在环境中寻找维持行为的其他自然强化物。

3）项目结束后，为了确保该行为能时常得到强化，并维持其理想的出现频率，还要对该行为做出定期评估。

■ 思考题

31. "一个孤僻的孩子一定不喜欢别人的关注"这样的结论是正确的吗？请做出解释。

32. 请举一个误用正强化的实例，需要涉及一个人在不知不觉间使用正强化增强了不受欢迎的行为。

33. 阐述部分知识误用的误区，并说明基德威尔教练是如何体现这个错误的。

34. 思考这句话："一位大学生因为在周末学习了三个小时而在接下来一周的考试中取得了好成绩。"这个陈述怎样体现了对行为解释不准确的误区？

35. 陈述对行为解释不准确的第二种错误类型，并举例说明。

36. 理想的强化物应该具有哪四种特性（除了其强化作用这一必要特性以外）。

应用练习

（1）涉及他人的练习

1）在和孩子相处的一个小时里，你给予了孩子多少次社会性赞许（点头、微笑或者亲切的言语等）？同时，有多少次对孩子表示社会性不赞许（皱眉、严厉的言语等）？用一张纸和一支笔记录下你给予的社会性赞许和不赞许的实例。理想的结果是，一个小时内，你的社会性赞许的总数是不赞许总数的 4～5 倍。我们鼓励你继续练习，直到你达到这个比例。一些研究表明，这种赞许和不赞许的比例是有益的（例如，Madsen & Madsen，1974；Stuart，1971；也可参考 Flora，2000）。

2）列出 10 个不同的短句，用来对某人表示热情的赞许。练习这些短语，直到你能自然地表达出来。

3）你知道自己的手势、表情、姿势和肢体语言对周围的人的影响吗？简要描述五个不同的当你想向别人表达赞许时表现出来的行为。

（2）自我矫正练习

1）在你平时活动的时候，观察五次自己的行为，每次一分钟。在每一分钟结束时，描述行为产生的情境、具体的行为以及这个行为的即时后果。挑选出那些看上去产生理想后果（而不是不理想或者中性后果）的行为。

2）自己填写《帮助一个人确定强化物的问卷》（表 4-2）。

3）假设某人（你的丈夫、妻子、朋友等）要强化你的一种行为（如每天铺床、跟人谈话时不说脏话或者阅读本书），从你已经填好的强化物问卷中选择两种强化物，并说明为什么这些强化物满足挑选准则。

供进一步学习的注释

1. 有一些观点（比如认为人们不加理解就能学会做某一些事情、人们的某些行为正在被强化而不自知，或者人们意识不到自己出现的一些行为是强化的结果）初看起来似乎不太正常，但是当我们看到以下的实验结果时，就可以很好地理解它们了。

从我们已有的经验以及基础实验研究的结果中可以很明显地看到，动物显然不能用言语表示出对行为变化的理解，但仍可以学习。同样，很多不能说话的、有严重发展性障碍的人，也表现出受到强化后的行为变化（参阅 Fuller，1949）。还有许多实验结果证明，在一切都正常的成年人身上，也能够看到强化对行为的影响，即使他们不能用言语说出行为发生的变化。例如，在某个实验中，大学生被要求说单个的单词。当实验者听到学生说特定类型的单词（如复数名词）时，马上点头说"嗯哼"，于是学生说这种特定类型的单词的频率增加了。然而，实验结束后实验者询问学生是否了解实验的有关情况时，发现学生们并不知道他们的行为受到了影响（Greenspoon，1951）。

2. 对于行为发生的改变是强化的间接作用还是直接作用的结果这一问题，Michael（1986）确定了 3 条判断间接作用的指标：①行为后果在强化物出现 30s 以上才出现（例如孩子早上打扫她的房间，父亲直到晚上才给她玩具）；②在行为后果第一次出现以前，被测量的行为表现程度有所增强（例如在父亲第一次提出如果她早上打扫房间晚上就给她带个玩具时，她就打扫了房间）；③单词行为后果的出现使行为发生了较大改变（例如孩子在她父亲给她一个玩具后，就马上变得很爱打扫房间）。我们将在第 17 章更详细地讨论在使用正强化物程序的过程中，教师应该采用哪些策略以增加获得间接作用效果的机会。

3. 假设你正试图教一个有严重智力障碍的人打开柜子。在第一种情况下，每一次训练，你都给这个人一个柜子，并发出指令："打开它。"如果患者照做了，你就递给患者一个零食作为强化物；在第二种情况下，其他条件都是一样的，除了零食藏在了柜子里，如果患者打开了柜子，就能吃到零食。研究表明，重度智力障碍或自闭症患者在第二种情况下学习效果更好（Koegel & Williams，1980；Thompson & Iwata，2000）。这些研究的作者把第一种安排定义为间接强化偶联，把第二种安排定义为直接强化偶联。为了避免和我们所谓的直接强化作用与间接强化作用混淆，我们建议将反应导致发现强化物的情况（例如打开柜子，发现隐藏在其中的零食）定义为强化物发现偶联。

进一步学习的思考题

1. 讨论可以证明人们的行为可以在不知情的情况下被改变的证据。

2. 判断行为改变是由于间接作用还是直接作用效果的三个指标是什么？

3. 一些研究人员使用的"直接强化偶联"和"间接强化偶联"这两个术语指的是什么？本书作者对此提出了什么建议？为什么这样建议？

第 5 章

应用条件强化增加行为

别这么粗鲁！友善一些！

艾琳的积分计划[⊖]

艾琳的朋友卡莉朝着她喊道："艾琳，别这么粗鲁。你对身边的人太不友好了，甚至还这样对待自己的朋友，为什么你不试着改变一下呢？"当卡莉说完离开后，艾琳决定尝试矫正自己的行为。相比于总是需要想办法解释自己粗鲁的行为，她更愿意友善地对待自己的朋友。艾琳知道自己粗鲁的行为已经成为一种习惯，必须寻找一些额外的动力才可能改变它。她在心理学课上读到了自我管理策略后，决定使用积分计划改善自己的行为。

她非常喜欢在完成家庭作业后，把所有的时间都用来浏览Facebook，但从现在开始，需要挣积分来换取做这件事的机会。每天早上离开家时，她随身带着一张索引卡和一支笔。每当她对朋友说了一些友善的话，她就会在卡片上给自己积 1 分。每天晚上完成作业后，她允许自己花在浏览Facebook上的时间，是根据"兑换规则"上面的分数对应的时长确定的。她的兑换规则是这样的：

⊖　本案例改编自 Watson 和 Tharp（2007）描述的一个案例。

2 分	20 分钟的时间
4 分	40 分钟的时间
6 分	60 分钟的时间
超过 6 分	想浏览多久就浏览多久

一周后，卡莉和艾琳共进午餐的时候，卡莉说道："我不敢相信你能这么友善，你简直像变了一个人。"艾琳开玩笑地回答说："是的，我最近做了一个人格手术。"

无条件强化物和条件强化物

通过进化过程，我们继承了一种不需要事先学习就能被一些刺激所强化的能力，这些刺激被称为无条件强化物。这样的刺激或事件对于个体的生存和物种的延续来说是非常重要的，它们也被称为初级强化物或者非习得强化物。无条件强化物的例子包括食物之于饥饿的人、水之于口渴的人、温暖之于寒冷的人、性刺激之于被剥夺了性接触的人。还有一些刺激则需要经过个体特殊的学习，才能成为强化物，这些刺激被称为条件强化物。这一类强化物一开始只是中性刺激，并不具有强化功能，由于与其他强化物配对使用才获得了强化功能，因此它们的作用是有条件的，它们也被称为二级强化物或者习得强化物[1]。举几个条件强化物的例子：表扬、爱人的照片、喜欢读的书、喜爱的电视节目或者是穿起来很漂亮的衣服。对我们日常生活产生影响的大多数强化物都是条件强化物。

当一个刺激通过与其他强化物的刻意联结而成为条件强化物时，这里的其他强化物被称为后援强化物。例如，当训练员在水族馆里训练海豚时，他们使用一个手握的小仪器发出咔咔声音来强化海豚的行为。在早期，训练员会用鱼作为强化物，将仪器的声音与喂鱼配对。鱼就是一种后援强化物，经过多次配对后，咔咔声成为条件强化物。后来，教海豚表演把戏的时候，训练员把咔咔声作为即时的条件强化物呈现，并把这种声音间歇性地与鱼配对。

在这个例子中，后援强化物——鱼是一种无条件强化物。不过，条件强化物的后援强化物也可以是其他条件强化物，例如在艾琳的积分计划中，她给自己的分数并不是无条件强化物。如果她真的仅仅为了获得分数而努力，我们有理由怀疑她是否能完成积分计划。对于艾琳来说，分数是一种条件强化物，因为它们和后援强化物——"浏览 Facebook 的机会"配对了。在这个例子中，后援强化物也是一个条件强化物。艾琳不是天生就能受到 Facebook 提供的刺激的强化。因为艾琳把 Facebook 与来自朋友的关注配对，所以对她来说 Facebook 成为可以强化她的行为的条件强化物，而后这个刺激又成为分数的后援强化物。综上，给予条件强化物力量的后援强化物既可以是无条件强化物（如海豚喜欢吃的鱼），也可以是其他条件强化物（如 Facebook 提供的刺激）。

有一类刺激通常不被归类为条件强化物——与成瘾药物配对的刺激。这些条件强化物包括：闻到或尝到含有药物成分的物质（如烟草）的气味或味道，以及看到用来准备药物或给药的器皿[2]。

■ 思考题

1. 什么是无条件强化物，举出两个例子。
2. 什么是条件强化物，举两个例子并进行解释说明。
3. 什么是后援强化物，举两个例子并进行解释说明。
4. 艾琳的积分计划中有哪些后援强化物？
5. 描述一个你希望改进的、适合用像艾琳这样的积分计划进行改善的目标行为，你会选用什么作为分数的后援强化物？

使用代币作为条件强化物

代币是一种可以积累并用来交换后援强化物的条件强化物。个体可以通过做特定的行为获得代币，然后可以使用代币换取后援强化物的行为矫正计划，称为代币制或者代币系统。例如，一位小学一年级教师使用了一种奖励制度（代币制），在这个制度中，孩子可以因多种行为而获得笑脸贴纸，比如，孩子在课间休息时，会因为合作游戏而得到一张笑脸贴纸；在课堂上每正确回答一个老师的提问，也可以得到一张笑脸贴纸。在一天结束时，孩子们可以使用笑脸贴纸换取后援强化物，例如一个孩子使用五张笑脸贴纸，可以换取一个小时的电脑游戏时间；每个孩子都使用三张笑脸贴纸，可以换取课堂上额外的五分钟讲故事时间。

在代币制中，几乎任何可以积累的东西都可以当作交换媒介使用。在一些代币制中，个体赚得小塑料卡片（如扑克牌），他们可以把塑料卡片积攒起来兑换后援强化物；在另一些代币制中，个体可以得到"纸币"，上面写有赚得的钱数、收款人和付款人的姓名、日期以及为了获得此代币完成的任务。还有一些代币制，以艾琳的积分项目为例，其中个体得到的积分可以被记录在图表、索引卡或者笔记本中（代币制将在第 25 章得到进一步讨论。也可参阅 Boerke & Reitman，2011；Hackenberg，2009）。

在行为矫正程序中使用代币或者其他条件强化物的主要优势是，它们通常能比后援强化物更即时地提供。因此，代币有助于在行为和更大的延迟强化物之间架起桥梁。

一个与条件强化原理相关的概念是条件性惩罚原理。就像与强化配对的刺激也变得具有强化作用一样，与惩罚配对的刺激，其本身也变得有惩罚作用。"不"和"停下来"都是从刺激变成条件性惩罚物的例子，因为，一个人如果在听到类似"不"这样的警告后继续从事不好的行为，通常就会受到惩罚。此外，类似于强化代币制，惩罚代币制也是可行的。军队里使用的记过制度是惩罚代币系统的一个例子。当然，在使用惩罚时，也会产生一些问题（参阅第 13 章）。

一般条件强化物和广泛条件强化物的对比

一个刺激可以因为与单一后援强化物配对而成为条件强化物。例如，在一段时间里，卖冰激凌的小贩开车经过一个街区，会按铃以吸引人们注意，铃声成了这个街区孩子们的条件强化物。在吃了几次冰激凌后，孩子可能变得喜欢制造和这个铃声类似的声音——例如不自觉地按下自行车的车铃，这种行为可能至少会增加一段时间（参见"条件强化的失效"一小节）。

与单一的后援强化物配对的条件强化物，被称为简单条件强化物。上面的例子中的冰激凌小贩的车铃声就是一种简单条件强化物。相反，与一种以上的后援强化物配对的刺激，被称为广泛条件强化物。表扬就是一个常见的广泛条件强化物的例子。

一位母亲因为看到孩子好的行为感到很高兴，会对孩子微笑、拥抱他或者和他玩耍。有的时候，表扬还会伴随着好吃的东西或者玩具。通常情况下，表扬在童年期被建立为广泛条件强化物，而对于成年人来说，其作用依然存在。当人们表扬我们时，他们通常会以多种方式支持我们，所以我们即使在没有被剥夺任何具体强化物的情况下，也愿意做能得到表扬的行为。

表 5-1 列举了一些广泛条件强化物的例子。

表 5-1　条件强化和无条件强化物的例子

简单条件强化物的例子	广泛条件强化物的例子	无条件强化物的例子
航空里程	钱	食物
在餐馆被告知"服务员将过来为你点菜"	表扬	水
地铁代币卡	餐馆的食品和饮料礼券	性
一张免费的汉堡券		身体舒适
		睡眠
		新奇的事物

■ **思考题**

6. 什么是代币？

7. 请用两三句话解释代币制。

8. 金钱是代币吗？论证的你回答。

9. 列举两个是条件强化物但不是代币的刺激的例子。说明它们为什么是条件强化物，为什么不是代币。

10. 解释什么是条件性惩罚物，举两个例子并给出解释。

11. 区分广泛条件强化物和简单条件强化物，解释为什么广泛条件强化物比简单条件强化物有效。

12. 表扬是广泛条件强化物吗？论证你的回答。

13. 艾琳的积分项目中，分数是广泛条件强化物吗？论证你的回答。

影响条件强化有效性的因素

1. 后援强化物的强度

条件强化物的效力部分取决于它的后援强化物所提供的强化效力。例如，因为 Facebook 是艾琳的一个强大的后援强化物，所以分数才能成为有效的强化物。

2. 后援强化物的多样性

条件强化物的效力部分取决于与它配对的不同后援强化物的数量多少。钱之所以可以成为一种强大的广泛条件强化物，是因为它与许多后援强化物（如食物、衣服、住所、交通、娱乐以及其他强化物）之间都存在配对（见图 5-1）。这个因素与上一个因素的相关之处在于，如果存在很多不同的后援强化物，那么在任何一段时间内，其中至少有一种能够有足够强大的效力以维持条件强化物的强度。

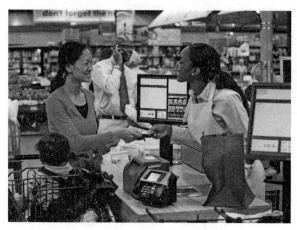

图 5-1   为什么钱是广泛条件强化物

3. 与一个后援强化物配对的次数

条件强化物在多次与后援强化物配对后，很可能会变得更强。例如，当一个小孩表现出期望行为时，父母在立即表扬说"好孩子"的同时，如果给孩子很多个拥抱，那么相比于只给一个拥抱，表扬的条件强化效力会更强（假设其中没有其他的后援强化物）。

4. 条件强化物的失效

一种条件强化物要保持有效性，必须（至少偶尔）继续与适当的后援强化物相关联。在前文描述的代币制的例子中，孩子们可以从老师那里得到笑脸贴纸，但如果老师撤销了后援强化物，孩子们可能就会慢慢停止做可以得到笑脸贴纸的行为。

应用条件强化的陷阱

在第 4 章中，我们介绍了对行为原理一无所知或者知之甚少的人的四类陷阱，并列举了在正强化原理的使用过程中误用的具体例子。在这里，我们考虑两类条件强化应用的误区。

无意识误用的陷阱

不熟悉条件强化原理的人，可能不知不觉地以各种方式误用它。一类很常见的误用就是无意中把条件强化物与惩罚性刺激进行了配对。这种误用的一个例子就是成年人对儿童不适当行为进行的责骂：①在责骂时没有提供任何类型的"后援惩罚"（详见第 13 章）；②这些责骂伴随着的成人注意的其他方面（例如坐得很近、与儿童说话），可能具有强大的条件强化作用，特别是对于很少从成人那里得到注意的儿童或者有发展性障碍的个体。因此，责骂和其他消极的言语刺激（如"不！"）有可能成为条件强化物，个体会为了获得成人的注意而故意做出不当的行为。

事实上，甚至通常是惩罚性刺激在与强有力的初级强化物配对时，也可以变成条件强化物。典型的例子是父母因孩子犯错误而责骂他，然后因为孩子可怜的哭泣声而感到内疚，随后立即拥抱孩子，甚至给他好吃的东西。这种未经思索的过程造成的结果就是，责骂将变成一种条件强化物，它将维持错误行为而不是消除错误行为。

部分知识误用的陷阱

条件强化物与后援强化物之间配对的消失会导致条件强化物失效，那些不了解这一点的人往往因此得到不幸的结果。一个例子是，一些教师用笑脸贴纸作为良好行为的代币奖赏，却缺乏有效的后援强化物，结果是，笑脸贴纸逐渐失去了刚开始应用时所具有的强化效力。

有效应用条件强化的准则

在应用条件强化的时候，应该遵循以下准则：

1）条件强化物应该是一种在你打算使用它的情境下，能够易于管理和实施的刺激。例如，分数就非常适合艾琳的积分计划。

2）尽可能使用个体能在自然环境中遇到的条件强化物。例如在训练计划中，最好把具有控制行为能力的强化物，从人为的代币慢慢替换为自然环境中的钱币或者他人的赞扬、关注。

3）在建立条件强化物的早期阶段，呈现条件强化物以后应该尽快地给予后援强化物，如果需要，以后可以逐渐延长条件强化物和后援强化物之间的时间间隔。

4）尽可能多地使用广泛条件强化物，也就是说，使用许多种不同类型的（而不是一种）后援强化物。这样，可以保证在任何一段时间里，都至少有一种后援强化物可以维持条件强化物的效力。

5）当强化程序涉及多个个体（比如一个班级的学生）时，避免这些个体对条件强化物和后援强化物的破坏性竞争。为了给一个人强化而伤害到另一个人，可能会引起后者的攻击性行为，同时，被强化的人的良好行为也可能会消失。因此，我们应该避免将人们的注意力引向某人赢得比其他人更多的条件强化物和后援强化物这一事实。当然，个体的能力是有差异的，但通过设计程序，为每个人根据其能力设计赢得强化物的标准，可以有效避免能力差异带来的问题。

6）除了以上的五条规则以外，在应用条件强化物的时候，还必须遵守应用其他正强化物时所遵循的规则（参见第4章）。建立代币制的其他细节见第25章。

■ 思考题

14. 列举三个影响条件强化物有效性的因素。

15. 解释条件强化物失效的原因。

16. 描述条件强化应用过程中的两个误区，并各举一个例子进行说明。

⊙ 应用练习

（1）涉及他人的练习

在下列情况下，什么是可能的强化物？它们会强化什么行为？它们是无条件强化物还是条件强化物？对你的每个选择进行解释。

1）在秋天，一个人步行穿过一个公园，被树上具有漂亮颜色的树叶吸引了。

2）一个人慢跑完5公里后，体验到跑步者的"兴奋"（由大脑释放内啡肽引起）。

3）一个年轻人修剪完草坪，被允许开家里的汽车。

4）一个口渴的孩子拿着一杯牛奶，大口地喝着。

（2）自我矫正练习

找出你想克服的行为缺陷，接下来，设计一个详细的、可行的代币系统，你的朋友或者家人可以使用这个系统帮你修正你的行为缺陷。

⊚ 供进一步学习的注释

1. 当要学习的新单词没有立即被一个可观察到的强化物强化时，婴儿是如何学习新单词的？答案的一部分是自动条件强化——一种由于反应与条件强化物的相似性而由该反应产生的强化作用（Skinner，1957）。

假设父母对婴儿说"说' ma ma'"，同时给予强化（挠痒、触摸、喂食等），经过几次这样的试验，"ma ma"的声音将成为条件强化物。后来，婴儿独自在婴儿床里时，可能会开始说"ma ma"，因为在重复同样的声音时，会自动接受条件强化。

更普遍地说，之所以婴儿发声的反应变得更频繁地发生，是因为通过这种反应产生的声音已经成为条件强化物，从而自动强化了他们发出这种声音的反应。研究明确证实了自动条件强化在早期语言习得中的作用（Sundberg，Michael，Partington，& Sundberg，1996；Smith，Michael，& Sundberg，1996）。自动强化似乎不仅对语言习得很重要，而且对多种实践和艺术行为的强化也很重要（Skinner，1957；Vaughan & Michael，1982）。

2. 众所周知，香烟含有的容易让人上瘾的物质尼古丁，是香烟强化效力的来源。人们吸烟不只是为了体验香烟在口腔、肺部和鼻子中的感官刺激。很多人也许没有意识到的问题是，香烟和血液中的尼古丁的强化作用进行配对，进而成为更强大的条件强化物，对于烟民来说，香烟的条件强化效果似乎与尼古丁产生的无条件强化效果的效力是相当的（Juliano，Donny，Houtsmuller，& Stitzer，2006；Shahan，Bickel，Madden，& Badger，1999）。在理解了这一过程后，在治疗吸烟和其他成瘾行为时需要注意：治疗师要注意条件强化对治疗进展的影响。

📚 进一步学习的思考题

1. 在没有成人在场的情况下，婴儿学习母语过程中自动化的咿呀学语行为是如何被条件强化作用影响的？

2. 条件强化是如何影响成瘾行为发展的？阐述条件强化如何让戒烟变得更难。

第 6 章

用操作性消退减少行为

露易丝，我们来帮你摆脱偏头痛！

露易丝的案例[一]

露易丝 13 岁时开始抱怨头痛的问题。在接下来的几年里，她的头痛得到了父母、朋友和专业人士很多的关注，她听到了很多这样的评论："亲爱的，你真可怜，一定非常疼。""让我抱抱你，也许你的感觉会好一点。"或者"看到你头痛我很难过，我能做点什么来帮助你吗？"此外，露易丝抱怨头痛后，经常被允许待在家里，不用去学校上学。以上这些后果，可能已经强化了露易丝的头痛问题。

现在露易丝 26 岁，几乎每天都会头痛，这让她感觉自己非常虚弱。她的头痛具有典型的偏头痛特征——她眼前经常看到"银色斑点"，同时太阳穴剧烈疼痛，伴随恶心和偶尔的呕吐。各种治疗尝试都没有成功，包括药物治疗、针灸治疗、脊椎按摩治疗、心理治疗和电惊厥治疗。为了暂时缓解她的症状，医生每周需要给她注射三次止痛药。

几次医学检查都未能确定露易丝头痛的器质性问题。行为治疗师彼得·奥布

[一] 本案例基于 Aubuchon、Haber 和 Adams（1985）报告的案例。

琼（Peter Aubuchon）博士的评估，使露易丝认同她的偏头痛可能是被身边的人强化带来的结果，并表示愿意尝试行为治疗计划。露易丝清楚地知道，在基线评估期间她的医生将不再提供止痛药。此外，露易丝和她的丈夫达成共识，丈夫会负责记录她的疼痛行为，例如发牢骚、躺上床或者冰敷额头。在基线评估的两周内，她平均每天表现出 8 次疼痛行为。随后，在治疗期间，露易丝所表现出的所有疼痛行为，都需要被露易丝的父母、丈夫、医生和她经常去的诊所的护士完全忽略。此外，这些人为露易丝的"良好"行为提供表扬或其他强化，例如锻炼或做家务。为了保证她可以执行这个计划，露易丝签署了一份声明，表明她同意该计划（这种书面声明称为行为合同，将在第 24 章和第 26 章进一步讨论）。她的疼痛行为（由丈夫记录）在第三周下降到大约每天一次，最终完全消除。

操作性消退

操作性消退原理指出：①如果在特定情境下，某人做出以前被强化过的行为，但这次没有得到强化；②则此人下次遇到相似的情境时，做出同样行为的可能性就会降低。换句话说，如果通过正强化使一种反应的出现率增加了，那么完全停止强化将导致这种反应的出现率下降。请注意，操作性消退与我们在第 3 章中讨论的反应消退的过程是类似的，但二者之间也存在一些重要的差异。具体而言，反应消退中，条件反应的减少是由 US 不再跟随 CS 出现所导致的。而操作性消退是操作性反应因不再被强化而减少。在本书中，当提到消退这个词且没有标注特别的限制条件时，我们指的是操作性消退。

与露易丝的讨论表明，她因为表现出明显的头痛症状和与他人讨论她头痛这件事而得到更多关注。这种关注可能是维持露易丝高频率头痛行为的正强化物。当露易丝的头痛行为不再受到关注时，疼痛行为出现的频率降低到低水平。尽管操作性消退对露易丝来说是一种有效的治疗方法，[1]但我们并不是说所有的疼痛行为都是由其他人的注意维持的。对于可能影响慢性疼痛患者行为的其他因素的评估，见 Turk 和 Okifuji（1997）。

与其他行为原理一样，很少有人能意识到操作性消退是如何频繁影响我们每天的生活的。表 6-1 中列举了一些个体的日常活动。没有被强化的行为需要重复地进行若干次，其出现次数才会明显减少。尽管短时间内观察不到，但不得不承认，消退的效果是一直存在的。在出现一定次数后，那些无法带来"收益"的行为逐渐减少。这一能力相当重要：如果我们坚持做无用的行为，很快我们这个物种就会消失。换句话说，如果一个物种的无用行为没有消失，那么最后消失的就是这个物种。

表 6-1 不良行为消退的例子

情境	反应	即时结果	长期效果
1. 晚上，一个 4 岁的孩子躺在床上，这时，父母在客厅与客人谈话	孩子开始在床上大声地学动物的叫喊	父母和客人根本不理她，继续小声谈话	将来再遇到类似的情况，孩子可能不会再学动物的叫喊了
2. 第二天晚上，同一对父母和孩子在餐桌上吃晚饭，孩子刚吃完主菜	孩子高举空盘，喊道"甜点，我要甜点"	父母继续谈话，不理睬孩子大声的要求	将来在同样的情境下，孩子大声要求要甜点的行为可能会减少
3. 丈夫刚刚下班回家，丈夫和妻子都在厨房	丈夫向妻子抱怨回家路上的交通堵塞	妻子继续准备晚餐，不理睬丈夫的抱怨	以后，丈夫可能就不再进行这种无效的抱怨了
4. 三年级教室里的一个孩子刚刚完成作业并举起手	孩子开始打响指	老师不理睬这个孩子，她只回应举手但不打响指的孩子	将来在相同的情境下，这个孩子可能就不会打响指了
5. 五位顾客正在商店收款台前排队，等着给自己挑选的商品付钱	一位咄咄逼人的顾客挤到队伍的最前面，要求先结账	店员冷冷地说："请到后面去排队。"然后继续给排队的顾客结账	这个插队的顾客将来遇到类似的情况，可能就不会这样做了

请记住，操作性消退只是操作性行为减少的几个可能的原因之一。例如，假如一个孩子总是喜欢骂脏话，他的父母想要采取措施来减少这种骂脏话的行为。假设在几天内，每次孩子骂脏话，父母立即喊"停!"，结果骂脏话行为就被消除了。在这种情况下，骂脏话减少的原因是，这个孩子每次骂脏话后都会出现惩罚物（谴责）。现在考虑另一种可能性，假设父母在孩子骂脏话之后，没有谴责，而是对孩子说"你本周的零花钱少了 25 美分"。结果是，这个程序也同样消除了骂脏话行为。为了减少孩子的骂脏话行为而取消孩子的零花钱的做法被称为反应代价惩罚（第 13 章将讨论谴责和反应代价惩罚）。另外，行为也会因遗忘而减少。在遗忘过程中，一种行为在最后一次发生之后，因为时间的作用而慢慢被削弱（对于记忆和遗忘的行为解释，参见 Pear，2001，pp.207-236；White，2013）。操作性消退的不同之处在于，行为减弱是由于出现时没有被强化。关于操作性消退的研究综述，见 Lattal、St. Peter 和 Escobar（2013）。

■ 思考题

1. 消退原理包括哪两个部分?

2. 如果你不让某个人吃糖果，他就不吃了，这是一个消退的例子吗？根据消退的定义解释是或否的原因。

3. 父母忽视儿童的行为是不是一个消退的例子？根据消退的定义解释是或否的原因。

4. 假设在孩子骂一次脏话之后，父母立即取消一部分孩子本周的零花钱，结果骂脏话的行为减少了。这是消退的例子吗？解释是或否的原因。

5. 遗忘和消退有什么区别？

6. 从程序和结果方面，解释条件强化物的失效（见第 5 章）与正强化行为的消退之间的差异。

影响消退效果的因素

1. 对要减少的行为的强化物的控制

苏西是一个 4 岁的女孩，她养成了哼哼唧唧的毛病，特别是在她想要得到某些东西的时候。她的母亲想让她改掉这个毛病，于是决定不再理睬她。一天下午，她哼唧了三次，母亲都没有理她，在苏西安静了一段时间之后，母亲才给了她想要的物品。事情似乎进展得很顺利。傍晚，苏西的父亲回家了，当时苏西的母亲在厨房，苏西走到母亲身边，哼哼唧唧地要求母亲给她一些爆米花，她想边看电视边吃。母亲完全无视苏西，但父亲却走进厨房说："难道你听不到苏西的请求吗？苏西，到这儿来，我给你拿爆米花。"我们相信，你现在可以预测这一事件对苏西爱哼唧的行为产生的影响了。

消除（或至少减少）行为之后的强化物，是对霸凌的有效矫治的一个组成部分。霸凌是学校越来越关注的问题。考虑到霸凌行为经常被同龄人的关注所强化（Salmivalli，2002），Ross 和 Horner（2009）开发并测试了一个程序，培训老师教导小学生拒绝对"不尊重行为"提供强化（例如抱怨受害者的哀诉、作为霸凌旁观者欢呼或者大笑；由于难以对霸凌进行准确的行为定义，因此通常不使用"霸凌"一词，教师经常会用"不尊重"一词）。教师在接受培训之后，教导那些"不被尊重"的学生：①识别被不尊重的情况；②在被不尊重的情况下，举手示意停止，并说"停下来"；③走开。同时，如果看到其他学生"被不尊重"，学生也被鼓励遵循同样的程序，在这种情况下，步骤 3 改为帮助受害者离开。Ross 和 Horner（2009）在实行该计划之前和之后，监控了三所学校的六名学生的霸凌（不尊重）行为，他们的霸凌（不尊重）行为都显著减少。旁观者对欺凌行为的强化作用也显著下降。值得注意的是，这种治疗方法是积极行为支持（Positive Behavior Support，PBS）项目这一全学校范围的实践项目的一部分（Horner, Sugai, Todd, & Lewis-Palmer, 2005）。

你使用消退矫正的行为，很可能因为受到其他人或物理环境的强化而失效[2]。不幸的是，如果他们不熟悉正强化和消退的原则，通常很难说服他们。举个例子来说，如果托儿所的几个工作人员为了减少孩子的发脾气行为，选择忽略孩子的这一行为，但这时，另外一名工作人员进来说："我可以让这个孩子停止哭泣——汤米，来这里，我给你一颗糖果。"然后汤米可能会在那一刻停止哭泣。但从长远来看，由于强化作用，他的哭泣行为可能会增加。然而，因为汤米确实暂时停止哭泣，所以可能很难说服这名工作人员，让他了解到消退的重要性。在这种情况下，控制可能破坏消退程序的人的行为很有必要，也可以在这个人不在的时候执行消退程序。

在消退的应用过程中，还有一点非常重要，即确保你选择抑制的强化物确实会强化你想消除的不良行为。否则，你的程序不符合消退程序的定义，并且也不会减少不良行为，如图 6-1 所示。

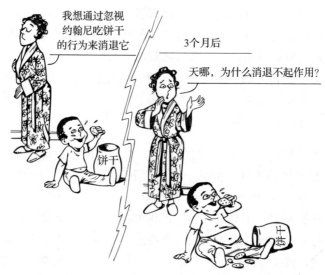

图 6-1　尝试使用消退程序失败的一个极端的例子

注：必须对行为真正的强化物加以抑制。

2. 将消退和对替代行为的正强化相结合

当消退和对某种令人满意的替代行为的正强化相结合时，消退最为有效

（Lerman & Iwata，1996）。（注意，这被称为对替代行为的差别强化，将在第 12 章进一步讨论。）因此，矫正师不仅忽视露易丝的头痛（操作性消退），还积极强化替代行为（锻炼、做家务等）。结合使用这两种程序能比单独使用消退程序更快地减少不良行为的出现率（并且可能减少到更低的水平）。

假设父母想将孩子不恰当的哭闹行为消除，同时强化一种良好的行为。每隔几秒钟就对孩子良好的行为（例如安静地玩耍）给予强化显然是不切实际的。然而，从良好的行为出现后短间隔给予强化开始，逐渐延长这个时间间隔，慢慢过渡到易于管理的时间间隔的做法是可行的。例如，在一个无理取闹的孩子不哭以后的 10 秒钟以内可以不理他，10 秒钟的间隔时间结束后，可以用表扬给予强化。之后，父母在给孩子强化物以前要求其不断延长安静玩耍的时间——从 15 秒钟、25 秒钟到 1 分钟，并继续延长。在这个过程中非常重要的一点是，延长间隔时间必须循序渐进；否则，这种不良行为可能会再次发生。还必须注意，不要在不良行为（例如哭泣）停止之后，立即给予强化物，这样做往往会强化不良行为，从而让这种行为增加而不是减少。

也有人对消退提出了批评，理由是在一个人需要社会关注的时候却剥夺这种需要，是非常残忍的（这种批评通常有一个前提假设：一个人哭泣、哼唧或者做其他引起他人注意的行为，是因为那个时候"需要社会关注"）。在某些情况下，这种批评可能有道理。哭泣通常表示受伤、有情绪困扰或其他形式的不舒适。对于任何你想要减少的行为，都必须仔细考虑减少这个行为的必要性。如果确定需要减少这个行为，那么消退通常是解决问题的正确程序。

3. 执行消退程序的环境

如前文所述，改变执行消退的环境的一个原因是，要尽量减少其他人强化的行为正是你打算减少的行为的可能性。另一个原因是，在某些情况下很难甚至几乎不可能执行消退程序。例如，一位母亲在百货商店里对孩子的发脾气行为采用消退程序可能是不明智的。其他顾客或者店员投来的厌恶目光，很可能让母亲不能有效地执行消退程序。考虑执行消退程序的环境非常重要，目的在于尽量减少替代强化物对于减少不良行为的影响，以及尽量帮助行为矫正者坚持执行程序。

4. 指示或规则

即使被矫正者不了解操作性消退背后的原理，使用这个原理也能减少被矫正者的行为。不过，如果一开始就告诉被矫正者"如果你做 X（不良行为），那么 Y（强化物）将不再出现"一类的话，可能有助于更快地减少不良行为。

例如，考虑表 6-1 中描述的第三个情境：每天下班回家后，丈夫总是抱怨交通拥堵。如果她说："乔治，每天的交通情况都是一样的，抱怨也没用，我喜欢和你讨论其他事情。但是如果你回家过多地抱怨交通，我只会忽略你的抱怨。"尽管可能需要这样说几次才能生效，但这样说应该会让乔治的抱怨迅速减少。不过请记住，这个过程比简单的操作性消退更复杂（指示控制将在第 17 章得到进一步讨论）。

5. 消退前的强化程式

让我们再看一下苏西对母亲哼唧的案例。在母亲采用操作性消退之前，苏西哼唧时发生了什么呢？有时候什么都不会发生，因为母亲忙于其他事情，比如打电话。但在其他时候（通常在哼唧五六次之后），母亲会照顾苏西并给她想要的东西。这是典型的强化环境，因为苏西并不是每次哼唧之后都能得到强化，而是在哼唧几次后会偶然得到强化。这是一个间歇强化的例子，间歇强化将在第 8 章得到详细讨论。这里有必要提到连续和间歇强化，因为它们对消退的效果影响很大。**连续强化**是一种安排或程式，其中每个特定行为都得到强化。**间歇强化**是另一种安排或程式，其中行为不定期地（即间歇地）得到强化，而不是每次出现都得到强化。

要是你想一个你可能遇到过的情景，就不难想象强化的程式对消退的影响了。假设你用的笔突然写不出字了，你会怎么办？你可能会甩两下，然后再试着写几笔，如果还是写不出字，你会扔下它去换另一支笔。现在假设你正在使用第二支笔写字，这一次只是偶尔写不出字，你甩两下接着写，过一会儿又写不出字了，就这样，甩一次写一点儿。现在请回答：你用哪支笔的时间会更长一些？显然，是第二支笔。因为这支笔只是偶然写不出字，但通常是能使用的。

原来总是能被强化的行为，突然一下子不再被强化了，这种行为就会迅速消失。而当一种行为受到间歇强化（例如每次甩两下后能再次书写）时，这种行为（甩笔）可能会消失得较慢（Kazdin & Polster，1973）。这种看似简单的现象其实很复杂，部分取决于如何测量消退期间的行为变化（Lerman，Iwata，Shore，& Kahng，1996；Nevin，1988）。在这里，你只需要知道一般而言，连续强化后使用消退程序比间歇强化后使用消退程序见效更快。消失得慢的行为被称为阻抗消退的行为。

现在让我们仔细回顾一下苏西的哼唧。如果对哼唧的行为有时给予回应，有时不给予回应，那么通过消退消除哼唧行为所需的时间，会比在总给予回应而突然不再给予回应的情况下更长。换句话说，连续强化后的消退通常比间歇强化后更快。如果你试图消除间歇强化形成的行为，你必须做好花更长时间的准备。

■ 思考题

7. 如果一种行为是通过正强化维持的，且有一段时间没有受到强化了，会发生什么？
8. 为什么母亲消除孩子吃饼干行为的尝试失败了（参见图 6-1）？
9. 在表 6-1 中，哪一个例子涉及了对替代反应的正强化？对于那些没有涉及的例子，请说明如何引入对替代反应的正强化。
10. 对于消退的有效性来说，为什么环境是一个必须考虑的因素？
11. 描述一个你熟悉的孩子的一个你想要减少的行为，你的消退计划是否需要在特殊环境下进行？为什么？
12. 定义连续强化，举一个本章中没有出现的例子。
13. 定义间歇强化，举一个本章中没有出现的例子。
14. 连续与间歇强化对操作性行为的消退阻抗有何影响？

6. 消退的行为在变好之前可能变坏

在操作性消退期间，行为可能会在开始减少之前先增加。也就是说，事情可能会在变得更好之前变得更糟。消退期间反应的增加，通常被称为**消退爆发**。假设教室里的一个孩子经常抬起手，并打响指以引起老师的注意。如果一位老师在一段时间内记下这个孩子打响指的次数，然后采用消退程序（即忽略打响指的声音），可能会观察到，在采用消退的最初几分钟内，打响指的行为增加，然后才逐渐减少。为什么呢？我们大多数人都知道，如果某些行为不再得到回应，那么行为的轻微增加可能就可以再次带来回应。除了在基础研究中有大量报告，消退爆发在应用研究中也得到了报告（Lerman & Iwata，1995；Lerman，Iwata，& Wallace，1999）。因此，消退爆发是每个试图应用操作性消退程序的人应该知道的概念。如果一位老师在学生打响指之后决定采用消退程序，并观察到在接下来的几分钟内，这种行为增加了，这时候，老师可能会得出错误的结论，认为消退是没用的，并过早放弃。这里要遵循的规则是这样的：

> 如果你采用了消退程序，请坚持下去。事情在好转之前通常会变得更糟，但要坚持下去；从长远来看，这样做是会带来回报的。

此规则有例外情况，即消退爆发可能有害的情况。如果你能预期这种可能性，就应该采取预防措施。例如，在实施消退计划以减少患有发展性障碍的年轻女孩的头部撞击之前，Brian Iwata 和同事在消退期间给女孩戴上头盔，这样她就不会在消退爆发出现时伤害自己（Iwata, Pace, Cowdery, & Miltenberger, 1994）。或者，如果你预测消退爆发可能会造成伤害，那么不要使用消退。其他减少问题行为的策略将在后面的章节中介绍。

7. 消退可能产生影响矫正程序进行的攻击性行为

操作性消退的另一个困难是该程序可能使人产生攻击性。对此，我们可能都有过这样的体会，当我们往一台自动售货机里投币后，却没有商品出来，我们很可能会想踢它或者打它。如果我们重新考虑打响指的例子，就可能会发现一些轻微的攻击性行为。老师不理这个孩子，这个孩子可能会开始更大声地打响指，又或许会砰砰地敲桌子大喊"嘿"。消退的这个特点有时被称为引发攻击，已在实验室情境中得到了广泛研究（Pear, 2001, pp.320-321, 332-333），并且也在应用研究中得到报告（Lerman & Iwata, 1996; Lerman, et al., 1999）。在对自我伤害行为的消退中，当消退是唯一的干预方法时，将近一半的案例中都出现了攻击性行为。然而，当把消退作为治疗方案的一部分，同时设计了对替代行为进行正强化的程序时，攻击性行为出现的频率大大降低。尽量减少攻击性行为是非常重要的，不仅因为我们不喜欢攻击性行为，还因为出现攻击性行为可能导致治疗计划没办法继续进行。这可能不仅会间歇性地强化不满意行为，还会进一步强化攻击性行为。

还有一种选择，是在一个可以在一定程度上容忍攻击性行为的环境中执行消退计划。例如，如果父母想使用消退程序来减少孩子的发脾气行为，他们可以把家中所有的易碎品都收纳起来，然后再执行消退程序。还有一个例子，是帮助一个患有严重发展性障碍的孩子消除攻击性行为（抓、打、踢和咬）的消退计划。爱德华·卡尔（Edward Carr）和同事让老师穿上厚厚的灯芯绒外套并戴上橡胶防护手套后再接近这个孩子（Carr, Newsom, & Binkoff, 1980）。

8. 自然恢复：消退的行为再次出现

操作性消退的另一个困难是，在消退期间消失的行为可能会在一段时间后重新出现。已经消失的行为在间隔一段时间后再出现的现象称为"自然恢复"。让我们重新考虑打响指的例子。假设老师在学生吃完午餐回学校后，启动一项打响指行为的消退计划。在第一个小时内，一个学生一共打了 10 次响指，老师和其他学生每次都忽视了这个行为。让我们进一步假设，在接下来的整个下午，该学生都没有出现打响指的行为，老师可能就认为这个行为已经成功消退了。但是，在第二天早上到教室后的第一个小时内，这个学生又打了 5 次响指。这就是打响指行为的自然恢复。一般来说，行为自然恢复以后的次数，比刚开始进行消退训练时出现的次数要少。再进行几次训练后，自然恢复现象就会消失。虽然在基础研究中有很多关于自然恢复特征的相关记录（Pear，2001，pp.61-63），但在应用领域中，很少有应用消退程序时发生自然恢复的逸事性（即非正式）的报告（Lerman & Iwata，1996）。我们强烈建议教师做好预防自然恢复发生的准备，要坚持执行消退计划。

结合本章和第 4 章、第 5 章中的内容，我们有如下建议：如果你希望某种行为更频繁地发生，请予以强化；如果你希望行为不那么频繁地发生，请忽视它。但要注意：正强化和操作性消退过程中遇到的问题，远远比你想象的要多。[3]

应用操作性消退的陷阱

在第 4 章中，我们介绍了四种类型的陷阱，用来提示那些不够谨慎的人。在这里，我们介绍两种有关消退的误区。

无意识误用的陷阱

和万有引力定律、正强化原理以及其他自然法则一样，不管我们是否了解操作性消退原理，它都是有效的。不幸的是，那些不清楚消退原理的人，很容易在不知不觉中把它应用到朋友、熟人、家人或其他人良好的行为上。表 6-2 列举了一些从长远来看，消退是如何减少良好行为的事例。

表 6-2 对良好行为进行消退的例子

情境	反应	即时结果	长期效果
1. 你让一个朋友在某个晚上给你打电话	你的朋友给你打了好几次电话	每次电话铃声响起，你都不接听并继续读你的小说	当你再要求你的朋友给你打电话时，他不太可能给你打电话了
2. 两名工作人员在一间特殊教育教室里面交谈，这个时候一个学生走了过来	学生站在两名工作人员身旁耐心地听了几分钟，最后打断了他们	工作人员在学生耐心等待时继续交谈，而在学生打断他们的谈话后，他们停止了交谈并倾听	这个学生将来站在工作人员身边耐心等待的反应可能就不太会发生了，而打断工作人员谈话的反应却更可能发生

（续）

情境	反应	即时结果	长期效果
3.一位拿着几个包裹的男士走向商店的出口，这时候站在门口等车的一位女士看到这位男士走了过来	这位女士为这位男士打开了门	这位男士冲出门，什么话都没说	以后在相同的情境下，这位女士主动给他人开门的可能性降低了
4.喂奶时间就要到了，婴儿静静地躺在婴儿床上	婴儿开始呀呀地发出声音（热切的父母可能会把这个声音理解为"mama"或者"dada"）	母亲忙着准备奶瓶，没注意婴儿，当抱起婴儿的时候，婴儿恢复安静了（或者更可能的情况是哭了）	母亲错过了对孩子呀呀的声音（接近说话）予以强化的机会，反而强化了安静地躺着（或者大哭）的行为，所以将来这种呀呀的声音可能更少出现

部分知识误用的陷阱

在一些很懂行为矫正的人使用行为矫正技术帮助有行为缺陷者进行治疗的情境下，他们的有效工作可能受到那些缺乏消退知识的人的干扰，从而导致矫正计划失败。例如，假设在一项帮助有发展性障碍的儿童的工作中，一位护理员会强化孩子自己穿衣服的行为，而这位护理员调换工作或者去度假了，由另一位护理员代替，后者不熟悉正强化和消退原理。当新护理员面对一个会自己穿衣服的孩子和其他许多不会自己穿衣服的孩子时，他很可能会把大部分时间用于帮助不会穿衣服的孩子，而忽视那个会穿衣服的孩子。人们似乎都有这样一种倾向，把注意力放在存在的问题上，而忽视那些似乎进展得不错的情况。人们很容易对这种选择性注意进行合理化，例如护理员可能会说："约翰尼已经学会穿衣服，为什么我们非得再强化呢？"然而我们知道，孩子必须至少偶尔得到强化，其自己穿衣服的行为才能得到维持。在第16章，我们将介绍维持良好的行为、防止不想要的消退的策略。

有效应用行为消退的准则

下面的规则可以作为有效使用消退以减少不良行为的对照表。我们假设消退的使用者是父母、教师或其他正在解决行为问题的人。

1.选择要减少的行为

1）选择的行为要明确、具体。不要指望一下子就产生重大改进。例如，不要试图改掉约翰尼在教室里的所有捣乱行为，而只应选择他的一个特定行为，例如在教室里打响指。

2）要记住，在消退过程中，行为可能先变坏，然后才能好转，有时还会产生攻击性行为。所以，一定要确保环境允许你自始至终坚持执行矫正程序。例如，如果这种行为对本人或其他人都有破坏性，那么就要特别小心。如果行为变得更坏，那么，坚持消退程序会对你造成伤害吗？你还应考虑你所选择的行为可能出现的环境。例如，因为你可能顶不住餐馆里存在的明显的社会压力，所以想在这个环境中矫正发脾气的行为是不现实的。假如你想减少一种特殊行为，又由于上述原因而不能应用消退程序，也不必因此丧失信心，我们将在第 12 章、第 13 章、第 17 章、第 18 章以及第 23 章中，介绍其他减少行为的程序。

3）最好选择一种你能控制当前维持它的强化物的行为。

2. 初期的考虑

1）如果可能，在消退计划开始前，记录不良行为的出现频率。不要在记录期间尝试撤销不良行为的强化物。

2）尽量识别对不良行为起强化作用的因素，以便能在治疗期间抑制强化物的出现（如果做不到这一点，那么从技术上说，该程序就不具有消退成分）。了解不良行为的强化历史可能会有助于确定执行消退所需要的时间。

3）识别被矫正者能够做出的另一些良好的行为。

4）识别对被矫正者的良好行为行之有效的强化物。

5）尽量挑选能使消退程序成功进行的环境。

6）在计划开始以前，一定要使全体有关人员知道哪种行为要被消除、哪种行为要予以强化。一定要鼓励与被矫正者接触的人不理睬其不良行为，并强化良好行为。

3. 实施程序

1）开始前，把训练计划告诉被矫正者。

2）对良好的行为进行正强化时，一定要遵循第 4 章中使程序起效的规则。

3）在程序开始实施后，一定要始终如一地抑制对不良行为的各种表现的强化，而对良好的替代行为予以强化。

4. 使被矫正者脱离训练程序（将在第 16 章进行更详细的讨论）

1）在不良行为出现次数降至零以后，可能偶尔会复发，因此要有所准备。

2）消退程序的 3 个可能的失败原因：

①你在不良行为出现之后，对它不予以"注意"，而这种"注意"不是维持不良行为的强化物；②不良行为受到其他方面因素的间歇强化；③良好的替代行为没有得到适当的强化。

如果完成消退程序的过程花费了很长时间，请仔细检查这些原因。

3）强化良好的替代行为时，要尽量遵循第4章中脱离训练计划的规则。

■ 思考题

15. 什么是消退爆发？请举一个例子。

16. 什么是自然恢复？请举一个例子。

17. 影响操作性消退有效性的八个一般因素有哪些？请用一两句话概括每个因素。

18. 举两个你遇到的操作性消退的例子，一个涉及良好的行为，另一个涉及不良的行为。如表6-1、表6-2所示，请指出你举的每个例子的情境、行为、即时结果和可能的长期效果（不要举本章中的例子）。

19. 简要描述一个误用操作性消退的例子。你举的例子属于哪种类型的误区？

20. 操作性消退不适用于某些行为或特定情境，指的是哪些行为或情境？请描述一个不适合应用操作性消退的行为。请描述一个不适合应用操作性消退的情境。

21. 操作性消退程序失败的三个可能的原因是什么？

⊙ 应用练习

（1）涉及他人的练习

选一个成年人与一个或多个小孩互动的情境，持续观察约半个小时。在这期间，记录下这个成年人关注孩子们出现的良好行为的次数和忽略某些良好行为的次数。通过这样做，你将意识到我们平时是如何错失了强化我们身边良好行为的机会。

（2）自我矫正练习

1）想想自己今天做了哪些没有得到回报的事。参照表6-1和表6-2中的例子对该情境和行为进行详尽的描述。

2）选取自身出现的某种行为过度（或许是你在第1章末尾列举的）。列出你可以用于减少此行为的一个完整的操作性消退程序（可以请朋友协助）。确保你选取的行为的强化物可以被抑制。确保你的程序遵循有效应用操作性消退的准则。

⊙ 供进一步学习的注释

1. 露易丝的事例引出了一些发人深省的问题。减少的仅仅是她对于疼痛的报告吗？她的痛感——真实存在的头痛也减少了吗？尽管她没有自我监测头痛的频率，露易丝在 12 个月后的随访中提到，在过去的几个月里，她只经历过两次头痛。她的其他行为也倾向于支持这个说法：她能够从事过去无法做的各种活动（家务、工作等），她和她丈夫都说他们的婚姻关系有了很大改善。正如将在第 15 章、第 26 章和第 27 章中进一步讨论的那样，私人行为被假定与公开行为同样受到行为技术的影响。也许在露易丝的案例中，对于疼痛的公开抱怨和私人的疼痛行为都因操作性消退程序所产生的作用而减少了。

2. 操作性消退计划所面临的最大危险之一来自不了解这种计划或其原理的人出于好意的强化行为。这一阻力最早是在一份关于消退一个孩子的易怒脾气的报告中被发现的。Williams（1959）报告了一个 21 个月大的幼儿的案例，当他的父母在晚上把他送上床、离开卧室之后，他就会尖叫和大哭。父母由此启动了一项程序，在这项程序中，父母在睡前抚慰孩子之后离开房间，不管孩子叫喊得多厉害、多愤怒，他们都不再进入房间。当这个孩子第一次在这个消退程序实施过程中睡觉的时候，他尖叫了 45 分钟。然而，到了第十天晚上，当父母离开房间时，他不再哭了，而是代之以微笑。大约一周后，当父母正在享受一次急需的夜晚外出时，他又喊叫了，在他的保姆阿姨把他送上床后，他十分烦躁。保姆又回到卧室，一直待在那里，直到他睡着，从而强化了这种喊叫行为。然后，父母需要第二次消除这种行为，这个过程几乎和第一次的时间一样长。Ayllon 和 Michael（1959）观察到不应出现的强化在操作性消退过程中产生的不良作用，他们称之为"盗版强化"。精神病院里的一个病人神经兮兮地（妄想地）说其他病人多次打她，迫使她保持安静。为了减少她这种精神不正常的言辞，医生让护士不必理会，只关注她那些理智的说法。结果，她精神不正常的说话内容所占的比例从 0.91 下降到 0.25。然而后来，这一比例又上升到了一个很高的水平，可能是因为一个社工的"盗版强化"行为所致——这个病人对一个护士说："好吧，你不听我说。我得走了，再去看看（那个社工），因为她说如果我告诉她我的过去，她会帮我的。"

3. 为了减少发展性障碍患者的不良行为，一种替代操作性消退的方案是非偶联性强化。例如，假设在发展性障碍儿童治疗中心，苏西似乎经常发脾气，因为发脾气通常会引起成年人的注意。一个非偶联性强化程序可能包括，无论正在做的行为是什么，每30秒都给予苏西一次成人的注意。如果这样的程序使苏西对成年人的注意这一强化物饱足，那么她就不太可能再通过发脾气以引起注意。在许多研究中，这种类型的治疗已被证明可有效减少挑战性的行为（这类研究的综述见Smith，2011；Tucker，Sigafoos，& Bushell，1998）。对这种减少行为的策略的一种批评是，它可能会降低来访者参与教学课程的动机水平（因为基本上什么都不用做，就能经常获得强化物）。另外，因为它不加区别地作用于高频发生的行为，所以它也可能减少期望的行为。

📖 进一步学习的思考题

1. 讨论露易丝的操作性消退计划是否减少了她对疼痛的"感受"。
2. 什么是盗版强化？举个例子。
3. 描述如何使用非偶联性强化来减少挑战性行为，这种方法潜在的局限性是什么？

第 7 章

应用塑造引导新的行为

弗兰克，你慢跑了吗？

改善弗兰克的锻炼计划[⊖]

在 55 岁提前退休后，弗兰克决定改变他的生活，但他不知道从哪里开始。他知道需要改变一些长期习惯，参加了当地社区学院的行为矫正课程。接下来，根据医生的建议，他决定开始一个定期锻炼项目。弗兰克成年后一直是"电视迷"，他通常下班回家后，拿出一罐啤酒就开始看电视。弗兰克启动了他的锻炼计划，并向他的妻子承诺，他每天要慢跑 400 米。但经过几次尝试后，他又回到了"电视迷"的常态中。他期望得太多、太快了。之后，他决定尝试一种被称为行为塑造的程序，他已经在他的行为矫正课程中学习过这一程序。该程序可以总结为以下的三个阶段。

1. 明确提出最终的目标行为。弗兰克的目标是每天慢跑 400 米。然而，对于一个长期不运动的人来说，这超出了能力范围。

2. 确定一个可以作为朝向最终目标行为努力的起点的反应。弗兰克决定穿上运动鞋，先在房子外面走一圈（大约 30 米）。虽然与 400 米还差得很远，但这是

⊖ 本案例基于 Watson 和 Tharp（1997）所描述的案例。

一个开始。

3. 强化起始行为，然后强化越来越接近目标的行为，直到出现最终的目标行为。弗兰克决定将喝啤酒的机会作为强化物。他向妻子解释了他的计划，并请她提醒自己必须在喝啤酒之前完成锻炼。在接近目标的第一步——步行 30 米在连续几个下午实现后，弗兰克把要求提高到在房子外步行两圈（大约 60 米）。几天后，路程增加到四圈（大约 120 米），然后六圈（180 米），然后越来越远，直到步行大约 400 米，最后再改为慢跑 400 米。弗兰克通过强化对目标的不断接近，一步步实现了慢跑 400 米的目标。

塑造

在第 4 章和第 5 章中，我们描述了对于偶尔发生的行为，如何使用正强化增加行为发生的频率。但如果期望的行为从未出现呢？在这种情况下，仅仅通过等到它发生然后强化它不可能增加它的出现频率。这个时候，可以使用一种被称为塑造的程序来建立个体从未表现过的行为。行为矫正者从一种出现率大于 0 的反应着手，这个反应与最后的期望行为至少有一点相似。例如，弗兰克首先被强化了围绕房子走一圈的行为，因为这种行为会偶尔发生，并且接近从未出现过的慢跑 400 米的目标行为。当这个起始反应以高频率出现时，行为矫正者应停止强化，并开始强化一个更接近最终目标行为的反应。这样，通过对逐渐接近最终目标行为的反应进行强化，最终目标行为得以形成。塑造可以被定义为一种发展新的操作性行为的方法，其原理是强化逐步接近新行为的行为和消退之前与新行为差距较大的行为，直到新行为产生。塑造有时也被称为连续渐进法。

一个人在一生中获得的新行为，是从多样的来源和影响中发展出来的。有时，当一个人表现出一些初始行为时，环境会反复强化这种行为的变体，最终，初始行为被塑造成与原来不再那么相似的最终行为。例如，大多数父母使用塑造来教他们的孩子说话。婴儿咿呀学语时，会产生一些听起来很接近父母母语的声音。当这种情况发生时，父母通常会用拥抱、抚摸、亲吻和微笑来强化这种行为。"mmm"和"daa"的声音通常得到讲英语的父母大量的强化。最终"ma-ma"和"da-da"出现并受到巨大的强化，而更原始的"mmm"和"daa"被消退了。在稍后的阶段，孩子说"mommy"和"daddy"时才得到强化，"ma-ma"和"da-da"则被消退了。

其他词语的学习也经历了相同的过程。首先，孩子经过一个与父母母语中的单词非常接近的声音得到强化的阶段。然后孩子进入一个强化"婴儿语"的阶段。最后，父母和其他人要求孩子按照实际生活中的说话方式发出单词正确的读音，才给予强化。例如，一个在早期阶段说"wa-wa"的孩子会得到一杯水，如果她口渴，得到水就起到了强化作用。在之后的阶段，"watah"而不是"wa-wa"得到水的强化。最后，孩子必须说"water"才能得到水的强化。

当然，这种描述过于简化了孩子学习说话的方式。这里我们只是借以说明塑造这一过程的重要性，通过这个过程，正常发育的儿童逐渐从咿呀学语发展到婴儿语，最后到按照普遍的社会习俗说话。在本书的其他地方也讨论了在语音发展中发挥重要作用的其他过程。

行为有五个方面或维度可以被塑造——形态、频率、持续时间、潜伏期和强度。形态是特定反应的空间配置或形式（即涉及的具体动作）。打印和书写同一个单词，是用两种不同形态进行相同行为反应的例子。在以下情境中会发生形态塑造：教孩子从打印反应切换到书写反应、教孩子说"Mommy"而不是"Mama"、学习用更长的步幅而不是短促的步子滑冰，以及学习正确使用筷子的手指动作。Stokes、Luiselli 和 Reed（2010）使用形态塑造来提高两名高中橄榄球运动员的拦截技巧。教练首先确定了有效拦截的组成部分（抬头、用手臂环绕持球人的大腿等）。然后，在一次拦截练习中，一名运动员尝试拦截一名试图躲避或绕过拦截者的运动员。每轮练习都包括完成十次练习。在整个练习过程中，如果球员展示出比以前的练习中更多的有效拦截动作（即表现出更好的拦截形态），那么教练就会用彩色头盔贴纸强化球员。这两名球员的拦截能力在练习中得到了改进，并且改进的拦截能力转移到了比赛中。

我们有时将特定行为的出现频率或持续时间称为该行为的数量。行为的频率是在给定时间段内发生的次数。频率塑造的例子包括增加弗兰克在他的锻炼计划中行走的步数（距离），以及增加高尔夫球手练习特定击球动作的重复次数。反应的频率也可以通过在行为矫正程序中进行塑造来减少，例如多发性硬化症患者通过塑造增加上厕所的间隔时间，即降低频率（O'Neill & Gardner，1983）。反应的持续时间是它持续的时间长度。持续时间塑造的例子包括厨师延长休息前的学习时间，并逐渐调整搅拌煎饼面糊的持续时间，直到达到恰当的稠度。Athens、Vollmer 和 St. Peter Pipkin（2007）通过持续时间塑造来增加有学习障碍的学生的学习行为。

潜伏期是刺激发生与刺激引起反应之间的时间。潜伏期对应的常见术语是"反应"时。在电视答题节目中，从主持人的口头刺激呈现到参赛者按下按钮之间的时间就是参赛者对特定刺激的反应潜伏期。在赛跑中，起跑枪响到起跑之间的时间是跑步者对起跑枪发射的反应的潜伏期。潜伏期塑造可能使跑步者对超跑枪更快地做出反应，或使答题节目选手更快地按下按钮。

反应的强度或力量是指反应对环境具有或可能具有的物理效应。举一个强度塑造的例子，考虑这样一种情况：一个农场男孩的工作是用老式手泵将水泵出井，泵首次安装时刚刚上油，当男孩对手柄施加一定的力时，它很容易上下移动并且使水流出。然而，由于没有定期上油，泵逐渐变得有点生锈。男孩每天大约施加与他在第一天施加的同样大的力。当施加该力时，不再有水流出，因为产生的锈使得泵的手柄更难移动，男孩可能会施加更大的力并发现得到了回报。几个月后，这个男孩的行为逐渐被塑造为在第一次尝试时就非常用力，最终的行为与最初的行为完全不同。强度塑造的其他例子包括学习用更大的力握手，以及学习在挠痒时施加适量的力以减轻瘙痒而不损伤皮肤。一个在行为矫正程序中进行强度塑造的例子，是教导一个社会回避的女孩用越来越大的音量说话，直到能以正常的音量说话（Jackson & Wallace，1974）。对行为维度的总结请参阅表7-1。

塑造在日常生活中如此普遍，以至于人们很少意识到它。有时塑造程序会像在弗兰克的案例中一样被系统地应用；有时会被不系统地应用，就像父母塑造孩子对单词的正确发音；还有时塑造由自然环境中的结果引发，就像厨师逐渐完善翻转煎饼的方法。

表 7-1 可塑造的行为维度

维度	定义	例子
形态（形式）	行为涉及的身体运动	网球发球的动作幅度
数量：频率	在一定时间内发生的次数	5 分钟内洗碗的个数
数量：持续时间	行为持续的时间	踩水的时长
潜伏期	从刺激到行为之间的时间	从问"几点了"到看表动作之间的时长
强度（力量）	在行为上花费的能量	拳击中一次出拳的力量

■ 思考题

1. 指出本章开头提到的塑造程序的三个基本阶段，并举例说明（使用弗兰克的例子或你自己的例子）。

2. 给塑造下定义。

3. 塑造的另一个名称是什么？

4. 解释塑造如何涉及对正强化和操作性消退原理的连续应用。

5. 为什么要不嫌麻烦地使用塑造？为什么不直接使用简单的正强化来增加行为？

6. 根据塑造程序中的三个阶段，描述父母如何塑造孩子说出某个特定单词的行为。

7. 列出可以塑造的五个行为维度，请各举两个例子。

8. 描述你的一个由自然环境中的结果所塑造的行为，并陈述几个初始的接近行为。

影响塑造有效性的因素

1. 明确最终目标行为

塑造的第一步是明确最终目标行为[1]。在弗兰克的案例中，最终目标行为是每天慢跑 400 米。根据这个具体的目标，弗兰克和他的妻子对他的表现产生的期望是一致的。如果不同的工作人员对同一对象有不同的期望，或者一个人的预期从一次训练或一个情境到下一次训练或下一个情境不一致，那么进展可能会很缓慢。明确最终目标行为有助于对逐渐接近该行为的反应进行一致的强化。说明最终目标行为时，应该明确指出该行为的所有特征（形态、持续时间、频率、潜伏期和强度）。此外，应说明行为发生或不发生的条件，并提供为保证一致性所必需的其他准则。

2. 选择起始行为

因为最终目标行为最初不会发生，又因为需要强化某些接近它的行为，所以必须确定一个起始行为。这个行为应该在训练期间经常出现并受到强化，同时，它还应该接近最终目标行为。例如，弗兰克围着房子行走的行为是他定期做的事情。这是他常做的最接近慢跑 400 米的目标的行为。

在塑造程序中，关键点不仅是要知道工作方向（最终目标行为），还要知道个体当前能做出的起始行为。塑造程序的目的，是通过强化连续接近行为而使行为从起始行为过渡到最终目标行为，即使这两者可能会有非常大的区别。例如，在一项经典研究中，Isaacs、Thomas 和 Goldiamond（1960）应用塑造来重新发展一位紧张性精神分裂症男性患者的言语行为。这位男士已经 19 年不说话了。实验者使用口香糖作为强化物，让患者完成下列塑造步骤：目光转向口香糖、面部运动、嘴的动作、嘴唇运动、发出声音、单词话语，最后是可理解的语言。

3. 选择塑造步骤

在开始塑造程序之前，最好大体规划出这个人为了接近目标行为而需要做出的连续接近行为。例如，假设一个对孩子的塑造计划的最终目标行为是教他说"daddy"，并决定把这个孩子说"daa"的反应作为起始行为。我们决定从说"daa"的行为开始，经过下列步骤向前推进："da-da""dad""dad-ee"和"daddy"。首先，孩子因说"daa"的行为而受到强化，当这种行为反复出现时，训练者就推进到第二步"da-da"，并且强化这个接近行为若干次。这个循序渐进的过程，一直持续到孩子最终说"daddy"为止。

需要有几个连续的接近行为才算合理？[2] 换句话说，塑造有几个步骤才算合理？遗憾的是，还没有一套准则可以用来确定理想的步骤数量。在尝试指定从起始行为到最终目标行为的行为步骤时，行为矫正者可以设想这个过程需要经历哪些步骤。此外，有时观察那些已经能做出最终目标行为的当事人，要求他们做出起始行为和接下来的相接近行为也是有帮助的。不论使用什么准则或者如何进行估计，重要的都是要坚持程序步骤，但如果受训者的进展不够快，或者比预期要快得多，则要灵活变通。下一段将提供执行行为程序时需要遵循的一些准则。

4.以正确的步调前进

在进入下一步骤以前，每个接近行为应该得到多少次强化？同样，也没有一套明确的准则可以回答这个问题。但是，在强化连续接近行为的过程中，有一些凭经验取得的规则可以遵循：

1）不要太快从一个接近行为推进到下一个接近行为，至少要对每个接近行为都进行几次强化。在前一接近行为尚未很好建立以前就进入下一步骤，可能导致先前的接近行为因为消退而消失，同时无法达到新的接近行为。

2）避免强化某个塑造步骤太多次。上一条规则警告我们不要走得太快，而同样重要的是不要进展太慢。如果一种接近行为反复被强化而变得极其牢固，那么新的接近行为就可能不会出现。

3）如果由于你推进得太快或者步子太大而未能达到某一行为，那么返回到原先能完成的接近行为，并重新向下一步推进。你可能还需要插入额外的一两步。

这些准则看起来也许有些让人费解，一方面，我们建议从一种接近行为推进到下一种接近行为时不要走得太快；另一方面，我们又建议不要推进得太慢。如果我们能在这些准则中加入一套数学公式，以计算在某种情境下需要采取的步骤的确切数量以及每一个步骤究竟要强化多少次，这些准则就会更有用。遗憾的是，还没有研究可以提供这些信息。行为矫正师必须仔细地观察行为，并准备在行为发展不太正常时对程序做必要的修改——改变每一步的大小、放慢速度、加快速度或者折回前一步。如果想让塑造取得最佳效果，就必须大量实践并应用多种技能。

■ 思考题

9. 塑造程序中，"最终目标行为"这个术语的含义是什么？举个例子。

10. 塑造程序中，"起始行为"这个术语是什么意思？举个例子。

11. 你如何判断选择的连续接近行为以及塑造的步骤是否合适？

12. 为什么在塑造的每一步中，要避免强化的次数不足？

13. 为什么在塑造的每一步中，要避免强化的次数过多？

应用塑造的陷阱

无意识误用的陷阱

与其他程序和自然过程一样，塑造可能被不了解它的人应用。不幸的是，那些不了解塑造的人可能会在不知不觉中塑造了朋友、熟人、家庭成员和其他人的不良行为[3]。图 7-1 就是一个例子。

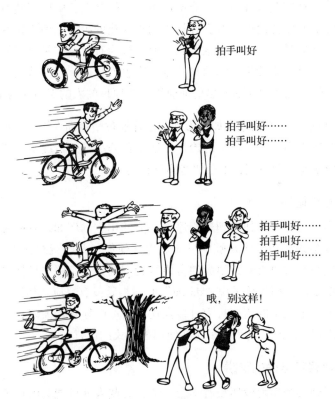

图 7-1　塑造的误用

考虑一下另一个无意识误用的例子：假设一个小孩在表现出得体的行为时，很少得到家庭成员的社会关注。也许有一天，孩子不小心跌倒，头轻轻地撞在坚硬的地板上。即使孩子没有受到严重的伤害，父母也可能会迅速跑过去，对这件偶然的事件表现得十分关心。由于这种强化，再加上这个孩子所做的其他事情很少引起注意，他很可能会重复轻轻地撞击地板的行为。这种情况发生的前几次，父母可能会继续对此给予强化。然而最终，看到孩子并没有真正伤害自己，父母可能会停止关注这种行为。当这种行为处于消退中时，行为的强度可能会增加（见第 6 章）。也就是说，孩子可能会开始更使劲地撞击，而稍大一些的砰砰撞头的声音，将导致父母再次跑过来。如果这种塑造过程继续下去，孩子最终会更使劲地撞击，甚至因此受伤。使用操作性消退来消除这种剧烈的自我破坏行为是极其困难的（甚至是不可能的）。最好不要让这种行为发展到孩子的父母被迫继续强化这种行并增加它的强度的境地。

在有特殊需要的儿童中，许多常见的不良行为（例如有攻击性的大发脾气、长期坐立不安、伤害其他儿童、故意呕吐等）往往是无意中应用塑造的产物。通过对不良行为的操作性消退和对良好行为的正强化的组合来消除这些行为是有可能实现的。不幸的是，这通常很难做到，因为行为有时是非常有害的，以至于不能被允许在消退过程中发生，哪怕只发生一次也不可以；还有就是不懂得行为原理的成年人，经常无意中使那些尽责地应用这些原理的人的努力成为泡影。

在第 23 章中，我们描述了如何诊断和治疗通过塑造而在无意中产生的问题行为。然而，与医学中一样，最好的治疗方法是预防。理想情况下，所有负责照顾他人的人都应精通行为原理，不会塑造不良行为。

未能应用的陷阱

另一种误用是在应该使用塑造程序时未能使用它。例如，有些父母可能没有对孩子的牙牙学语行为给予足够的反应。也许他们一开始就对孩子抱很大期望，不会强化那些与正常语言差距很大的言语行为。例如，有些父母似乎期望他们的小婴儿说 "father"，而当孩子说 "da-da" 时压根就没有反应。相反的问题同样存在。一些父母给予孩子的错误行为过多强化。这可能导致当大多数孩子都掌握了所在文化的语言模式时，这个孩子还在使用婴儿式的语言。

对行为解释不准确的陷阱

如果孩子到某个年龄段还没有学会说话，有些人就可能会给孩子贴上智力障碍或自闭症的标签来解释这一问题。一些有智力障碍或自闭症的个体，其行为不足可能并非由于任何遗传或身体缺陷，而仅仅由于他们从未接触过有效的塑造程序。许多变量可能阻碍一个身心正常的孩子接受建立正常行为所必需的塑造程序。对"是什么原因导致没有遗传问题或身体缺陷的学龄前儿童无法获得和年龄匹配的语言能力发展"这一问题的精彩讨论，请参阅 Drash 和 Tudor（1993）。

有效应用塑造程序的准则

1. 选择最终目标行为

1）选择一种具体的行为（例如安静地在书桌上写 10 分钟作业），而不要选择宽泛的行为范畴（例如，"良好的"课堂行为）。塑造适用于改变行为的数量、潜伏期和强度，以及发展不同形式的新行为。如果最终目标行为是一个较复杂的行为（例如铺床），这个行为可以分解为连续的步骤，如果你的计划是把这些步骤以一种特定的顺序连在一起，那么你的计划就不能被称为塑造。相反，这样的目标行为需要通过链接的程序来发展（参见第 11 章）。

2）如果可能，选择一种经过塑造后可以在自然强化物的控制下出现的行为。

2. 选择合适的强化物

参见表 4-2 和"有效应用正强化的准则"。

3. 初步计划

1）列出最终目标行为的连续接近行为，从起始行为开始。选择起始行为时，从学习者已有的行为中找出一种与最终目标行为最相似，并且在观察期内至少发生了一次的行为。

2）你拟定的起始步骤或连续接近行为通常是"纸上谈兵"。在计划执行期间，你可以根据学习者的表现来调整这些步骤。

4. 实施计划

1）开始执行前，将计划告诉学习者。

2）起始行为每次出现时立即予以强化。

3）在学习者尚未熟练掌握一个接近行为以前，不要转入下一个接近行为。

4）如果你不确定什么时候转入新的接近行为，可以使用这样的规则：在当前的步骤中，如果在 10 次试验内有 6 次试验表现良好（通常有 1 ～ 2 次不像要求的那样圆满，还有 1 ～ 2 次的行为要好于当前的步骤），就可以进入下一个步骤。

5）在任何一个步骤中，强化的次数不要太多，同时也要避免强化次数不足。

6）如果学习者停步不前，那么一定是你的步骤推进得太快、每一步的大小不合适，或者强化物无效。

①检查强化物的有效性。②如果学习者出现注意力不集中或者厌倦的状态，那么可能是步骤间隔太小。③注意力不集中或不耐烦也可能意味着你推进得太快。如果是这样，请返回上一步再做几次，然后再次尝试本步骤。④如果学习者在对之前的步骤进行"再训练"后仍然遇到困难，那么在难点上多添加几个步骤。

■ 思考题

14. 举一个无意识误用的例子，涉及错误地应用塑造以至于导致不良行为的发生。描述你举的例子中塑造的步骤。

15. 举一个未能应用塑造从而导致不良后果的例子。

16. 根据自己的经验，举一个最好通过其他程序而不是通过塑造建立的最终目标行为的例子（参见准则 1）。

17. 描述一个决定何时推进到下一个接近行为的规则。

18. 为什么我们将正强化和消退作为原理，而把塑造作为一个程序？（提示：见第 1 章。）

◉ 应用练习

（1）涉及他人的练习

想想与你有过接触的 2 ～ 7 岁的正常儿童（例如妹妹、弟弟或邻居）。确定一个你可以尝试使用塑造程序开发的这个孩子的最终目标行为。确定你会选择的起始行为、强化物以及你将要经历的连续接近行为。

（2）自我矫正练习

1）仔细看一看你自己的多项技能，例如人际交往和学习技能。确定可能由其他人有意或无意塑造的两种具体技能。确定可能由自然环境塑造的两种具体行为。

对于每个例子，请确定强化物以及在塑造过程中可能有过的至少三个接近行为。

2）选择一个你的行为缺陷，可能是你在第 2 章末尾列出的行为缺陷。概述一个在朋友的帮助下，你可以用来克服这一缺陷的完整塑造程序。确保你的计划遵循本章中讨论的有效应用塑造的准则。

供进一步学习的注释

1. 塑造似乎不仅可以用于矫正外部行为，还可以用于矫正内部行为。例如，斯科特（R. W. Scott）和同事（1973）证明，塑造可用于改变心率。在这项研究中，心率监测设备与个体看的电视机相连接。电视的音频部分是连续播放的，但视频部分仅在个体心率较之前的水平有每分钟几次的改变时出现。当受试者的心率在连续三个时间区段中保持新水平时，视频部分出现以强化心率的进一步变化。在一名患有慢性焦虑并且心率轻度过快的精神病患者的病例中，研究者塑造了这名患者心率的几次降低。有趣的是，当该患者的心率降低到较低水平时，他的病房报告显示"他似乎不那么紧张和焦虑了"，并且"他提出的药物要求也减少了"。

2. 从上一步推进到下一步的速度应该多快？每一步应该有多长？这些问题没有具体答案的部分原因是难以测量步长，以及难以始终如一地强化满足既定步长的反应。人类的判断力根本不够快，也不够准确，不足以保证塑造过程是始终如一的，进而能与其他始终如一的塑造过程进行对比。当被塑造的是行为的形态时尤其如此。计算机能更快、更准确地工作，因此，在回答怎样的塑造过程最有效的问题中可能发挥作用（Midgley, Lea, & Kirby, 1989; Pear & Legris, 1987）。例如，用两个连接到微型计算机上的摄像机来探查鸽子的头部在测试室内的位置时，Pear 和 Legris 证实了计算机能够塑造鸽子的头部运动。

除了为研究塑造提供方法以外，这些研究还表明了计算机可以像人类一样有效地塑造某些类型的行为。例如，一种塑造动作的装置可以帮助因中风或意外事故而瘫痪的人恢复肢体功能（如见 Taub et al., 1994）。相对于人类塑造者来说，这种装置的优势体现在它操作精确，能提供极为快速、系统的反馈，并且具备十足的耐心（计算机是非主观的和不知疲倦的）。

3. Rasey 和 Iversen（1993）提供了有力的实验室证据，证明了塑造潜在的不利影响。他们用食物强化大鼠，使它们将鼻子伸到它们所站立的平台边缘以外。经过几次反复尝试之后，大鼠要将鼻子伸到边缘以外更远的位置才能得到食物。最终每只大鼠都将鼻子远远伸出平台边缘，甚至掉下了平台，好在平台下设的防护网接住了大鼠，没让它们受伤。这个实验证明了，动物能够被塑造，以至于产生不利于它们自身的行为，人类很有可能同样如此。

🕐 进一步学习的思考题

1. 描述斯科特和同事如何使用塑造来降低一位慢性焦虑症患者的心率。
2. 描述如何使用计算机技术塑造瘫痪者的特定肢体运动。
3. 描述如何使用计算机技术以比不使用计算机更准确地研究塑造。
4. 描述一个证明对个体不利的行为可以被塑造的实验。

第 8 章

用强化程式维持行为的持久性

简，让我们看看你能做多少数学题。

提高简在数学课上的解题准确率[一]

简是一名 13 岁的七年级学生，智力水平一般。在数学课上，她经常表现出不专心的行为，经常犯错误。在老师的支持下，两位行为矫正者提出了一个提高简解题准确率的策略。每天在数学课上，两位矫正者中的一个会与简合作，给简一个包含数学题的练习册。在前两天中，当简做对了 2 道题时，行为矫正者回应道"做得好""做得真棒"，或者做出类似的积极回应。在接下来的两天里，简需要做对的题的数量增加到 4 个，之后才能得到表扬。两天后，简必须做对 8 道题，才能获得表扬。在最后的两天里，直到简做对了 16 道题，矫正者才给予表扬。

表扬的程式对简的学习效率产生了积极影响。从研究的开始到结束，她做题的准确率提高了两倍，当简在每做对 16 道题之后才得到表扬时，解题准确率最高。此外，在研究结束时，简百分之百的时间里都能专注于这项任务。

[一]　本案例基于 Kirby 和 Shields（1972）的报告。

一些定义

正如第 6 章所述，"间歇强化"这个术语是指某种行为偶尔地（即间歇性地）得到正强化，而不是在每一次出现时都得到强化。例如，简没有在做对每道数学题之后都得到对其解题行为的强化。相反，她在做对了一定数量的题后才得到强化。在这种强化程式中，简的解题准确率极为稳定。

反应率是指某行为在一定时期内出现的次数。在前面章节中出现过的"反应频率"这一术语与"反应率"是同义词；然而，在讨论强化程式时，反应率这个词更常用，所以在本章中我们使用"反应率"这个术语。

强化程式是一种指明特定行为在哪一次出现时会得到强化的规则。最简单的强化程式就是连续强化（continuous reinforcement，CRF），这是一种在行为每次出现之后都进行强化的程式。如果简在做对每道题时都得到强化，我们就会说她正处于连续强化程式中。日常生活中的许多行为都在连续强化程式中得到强化。你每次转动水龙头时，这一行为都会被水流出来这个结果强化；每次你将钥匙插入你家的大门并转动时，门的开启都会强化你开门的行为。

操作性消退与连续强化恰好相反。正如第 6 章所述，在消退程式中，一种行为尽管多次出现，但一次也没有被强化。其结果是这种行为的出现频率最后降低到极低水平，甚至根本不出现。

介于连续强化和消退这两个极端之间的是间歇强化。自然环境中的许多活动，都不会持续地得到强化。并不是每次认真学习后你都能获得好成绩；你必须先工作一周，才能获得这周的薪水。以强化程式为主题，研究者对正强化行为的不同策略的效果进行了研究。这些程式的种类是无限的。因为每种程式都产生自己的特征性行为模式，所以不同的程式适用于不同类型的应用。此外，某些程式比其他程式更实用（例如有些程式应用起来需要更多时间或精力）。[1]

当行为正在被条件化或学习时，我们说它处于习得阶段。在习得之后，我们说它处于保持阶段。最好在习得阶段提供连续强化，然后在保持阶段切换到间歇强化。间歇强化方案与连续强化相比，在保持行为方面有几个优点：①强化保持有效的时间更长，因为饱足产生得更慢；②间歇强化的行为往往需要更长时间才会消除（见第 6 章）；③个体在一些间歇强化程式下会更一致地工作；④被间歇强化的行为在强化物转移到自然环境中后更有可能持续存在。在本章中，我们将讨论用于增加和维持行为的四种间歇程式：比率程式、简单时距程式、含时间限制的程式和持续时间程式（关于这些程式的基础研究的描述见 Pear，2001；关于强化程式的新近讨论见 Lattal，2012；Nevin & Wacker，2013）。

■ **思考题**

　　1. 定义间歇强化并举例说明。

　　2. 定义反应率并举例说明。

　　3. 定义强化程式并举例说明。

　　4. 定义连续强化并举例说明，举本章没有出现的例子。

　　5. 对于维持行为，相比使用连续强化而言，使用间歇强化的四个优点是什么？

比率程式

　　在**固定比率（fixed-ratio，FR）程式**中，每当做出一定数量的特定反应后，就会出现强化物。简的强化程序就是 FR 程式。回想一下，在项目早期，她需要做对 2 道数学题才能得到强化，缩写为 FR 2；后来她必须做对 4 道题才能得到强化，缩写为 FR 4；最后，她必须做对 16 道题，缩写为 FR 16。请注意，程式是分步推进的，如果简的反应一下子被置于 FR 16 程式中（即没有经过中间过程），那么她的行为可能已经减少甚至看起来好像已经消退了。因 FR 程式推进太快而导致的反应退化，有时被称为**比率拉伤（ratio strain）**。对于不同的个体和不同的任务，最佳反应要求是不同的。例如，推进到 FR 16 后，简的反应率仍继续提高，而其他学生在达到 FR 16 之前，可能已经表现出反应的减少。一般来说，预期推进到的比率越高，通过先接受较低的比率逐渐接近它就越重要。必须通过反复试验找到在不产生比率拉伤的情况下，保持高反应率的最佳比率或反应要求。

　　在考虑强化程式对反应率的影响时，我们需要区分自由操作程序和离散试验程序。自由操作程序是指没有对连续反应的强制，个体可以"自由"地以各种速率反应的程序。例如，如果给简提供一个包含 12 道数学题的练习册，那么她可以以每分钟一道题的速度作答，也可以以每分钟三道题的速度或者以其他速度作答。在离散试验程序中，个人不能"自由"地以其选择的速率做出反应，因为环境限制了反应机会的可得性。例如，如果父母告诉一个十几岁的孩子"你必须在三餐结束后洗碗，才可以使用家里的汽车"，那么这将是一个离散试验程序。这位青少年不能在一小时内洗三餐的碗，他必须等待，最多一天只能做出一次洗三餐的碗的反应。当我们讨论强化程式对反应率的影响时，除非另有说明，否则我们指的是自由操作程序（关于离散试验教学程序的讨论，见第 2 章末尾）。

在被逐步引入时，FR 程式会产生稳定的高反应率，直到出现强化，接着是一段强化后间歇。强化后间歇的时间长度取决于 FR 的值——值越高，间歇时间越长（Schlinger，Derenne，& Baron，2008）。FR 也能产生对消退的高抵抗性（见第 6 章）。

在日常生活中有很多 FR 的例子。[2] 如果一名足球教练对球队的队员说"做 20 个俯卧撑之后才能休息"，这就是一个 FR 20 的例子。另一个例子是付钱给一名完成了特定数量零部件加工的工人，或是付钱给一名采摘了特定数量的水果或蔬菜的农场工人（称为"计件报酬"）。

在**变化比率（variable-ratio，VR）程式**中，强化物会在一定数量的特定反应之后出现，但每次所需要的反应数量会不可预测地发生变化。在 VR 程式中，每一个强化所需的反应数量会围绕某个平均值发生变动，这个值在特定 VR 程式的名称中指定。例如，假设在几个月的时间里，一名从事挨家挨户上门推销的销售员平均每拜访十户人家，就有一次能推销成功。这并不意味着这名销售员每拜访十户人家就一定会出现一次成功的推销。有时候，在连续拜访五户人家之后就可能做成一笔交易。另一些时候，可能会接连与两户人家做成买卖。还有一些时候，这名销售员可能在上门拜访很多户人家之后才能成功推销一次。不过，在几个月的时间里，该销售员平均需要拜访十户人家才能得到强化。一个平均需要十次反应的 VR 程式可被称为 VR 10。

VR 与 FR 一样，产生稳定的高反应率。不过，它不产生或仅仅产生很短时间的强化后间歇（Schlinger et al.，2008）。销售员永远也无法准确预测成功推销将在什么时候发生，于是很可能会在一次成功的推销之后马上继续逐户进行上门推销。VR 和 FR 的效果还存在如下三项差异：VR 程式可以比 FR 更快推进，而不会产生比率拉伤；可以保持反应的 VR 的值比 FR 略高一些；在 VR 与 FR 的值相同的情况下，VR 会产生比 FR 更强的抗消退性。

自然环境中有很多 VR 的例子。对他人发出约会邀请便是一个例子，即使是最受欢迎的人，也要在向不同人发出不可预知数量的邀约后，才会得到一次接受的回应。老虎机是根据 VR 程式来进行编程的：玩家没有办法预测他们必须玩多少次才能取得回报。同样，抛竿钓鱼也在 VR 下得到强化：在钓鱼者进行次数未知的抛竿之后，鱼儿才会上钩一次。

当人们想要产生高反应率，并且想要监控每个反应时，就要用到比率程式，包括 FR 和 VR（因为在比率程式中需要对反应进行计数，以获知何时提供强化）。FR 比 VR 更常用在行为矫正程序中，因为它更易于实施。

在应用环境中越来越流行的一种强化程式是累进比率（progressive ratio，PR）程式。事实上，《应用行为分析杂志》在其 2008 年夏季刊中专门探讨了这一主题。PR 程式与 FR 程式类似，但是在每次强化之后，比率要求都会有一定数量的增长。在每个试验阶段开始的时候，比率要求都会重新回到初始值。在经过多个试验阶段之后，比率要求便达到了一个被称为断点或断裂点的水平，在这个水平上，个体完全停止反应。PR 程式的典型效果是，在每次连续的强化之后会有越来越长的反应间隔，而在断点处反应会完全中断（Schlinger et al.，2008）。PR 的主要应用领域是确定某一强化物对某一个体的影响力或效力有多大。强化物对个体的强化作用的断点越高，这一强化物很可能在针对该个体的治疗方案中就越有效力（Roane，2008）。然而，有人提出异议称，由于 PR 与更易于应用且不那么令人反感的强化物有效性测量方法之间不存在相关，因此它们不应该被应用于与受保护人群（如自闭症患者）中的成员有关的矫正程序中（Poling，2010）。

虽然前面的讨论只涉及自由操作程序中的比率程式，但研究者也对离散试验程序中的比率程式进行了研究。在离散试验程序中使用比率程式的一个例子涉及旨在教会那些有发展性障碍的儿童对物体的图片进行命名的任务。这个程序包括展示一系列精心设计的试次，在这些试次中，老师有时会说出图片的名字让孩子模仿，有时则会要求孩子正确地给图片命名。孩子的正确反应会换来表扬（例如"干得好"）和零食的强化。当正确的反应以比率程式得到零食强化，而不是连续得到零食强化时，孩子会做出更多正确的反应，并学会为更多图片命名。不过，只有当比率程式所要求的正确反应次数不太多时，上述结论才成立。随着反应要求的提高，一开始有所改善的表现会在随后出现比率拉伤（参见 Stephens，Pear，Wray，& Jackson，1975）。

■ **思考题**

6. 解释什么是 FR 程式，举两个日常生活中的例子说明（其中至少有一个本章中没有出现过）。

7. 什么是自由操作程序？举个例子。

8. 什么是离散试验程序？举个例子。

9. FR 程式的三个特征性效果是什么？

10. 什么是比率拉伤？

11. 解释什么是 VR 程式，举两个日常生活中的例子说明（其中至少有一个本章中没有出现过）。你的例子涉及自由操作程序还是离散试验程序？

12. 描述 VR 程式在程序上与 FR 程式的相似和不同之处。

13. VR 程式的三个特征性效果是什么？

14. 举两例说明如何在训练项目中应用 FR 或 VR（训练计划指的是某人有意使用行为原理来增加和维持他人行为的情境，例如父母影响孩子的行为、教师影响学生的行为、教练影响运动员的行为和雇主影响员工的行为）。你的例子涉及自由操作还是离散试验程序？

15. 解释什么是 PR 程式，描述 PR 的主要应用途径。

简单时距程式

在**固定时距（fixed-interval，FI）程式**中，强化物是在特定反应第一次出现后的一段固定时间之后出现的（参见图 8-1）。强化物出现的唯一条件是，在强化随着时间的推移而生效后，个体从事被强化的行为。FI 的大小是指强化每两次生效之间经过的时间。举例来说，假设你最喜欢的电视节目是在每周四晚上七点播出，并且你的录像机已被设置妥当，能在该节目每次播出时都将其录制下来。因为每隔一周你才能因为看你最喜欢的节目而得到一次强化，所以我们把这个程式称作"FI 一周程式"。注意看图 8-1，需要经过一段时间才会出现强化，反应必须在时间间隔之后的某时出现（例如，你必须在下一周的某时才能观看录制的节目以得到娱乐）才有效，在间隔中出现是无效的。还要注意的是，反应在间隔后何时出现以被强化是没有限制的（例如你可以在周四之后的任何时候观看录制的节目）。最后，请注意，在特定的时间间隔结束之前发生的反应对强化物的出现绝对没有影响（例如，如果你试图在周一、周二或周三观看你最喜欢的节目，你将无法看到它，因为它要到周四才播出）。

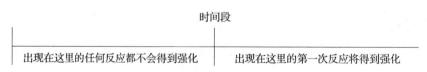

图 8-1　固定间隔程式

注：水平线表示一段时间。

我们大多数人都要靠时钟来告诉我们什么时候去做那些由固定间隔程式强化的事情。我们通常会等到强化刺激出现，再做出反应接收这种强化。对于还没有学会认时间的孩子来说，固定间隔程式的典型效果会有些不同。举个例子，假设两个不会认时间的孩子每天早上一起玩。早餐后约两个小时，父母为他们准备了一份午前餐点；大约两个小时后，为他们提供午餐。当每次两个小时的间隔时间接近尾声时，孩子们开始越来越频繁地去厨房，每次都会问："吃饭时间到了吗？"两个小时到了，食物准备好了。吃完之后，他们又回去玩，而且在他们开始再次去厨房之前，会有相当长的一段时间间隔。对于不会认时间也没有其他人告诉他们时间的孩子来说，他们去厨房的行为具有按照固定间隔程式获得强化的特点。在这种情况下，固定间隔程式会产生：①随着间隔临近结束而逐渐升高的反应率，直到强化刺激出现为止；②强化后的间歇。请注意，间歇一词只是说我们关注的行为（如去厨房）没有出现。强化后间歇的时长取决于 FI 的值——值越高（即每两次强化刺激之间间隔的时间越长），间歇的时间就越长。

当判断一种行为是否以 FI 程式得到强化时，你得问自己两个问题：①在固定的时距之后，是否只要做出一次反应就会得到强化？②在间隔期间出现的反应是否会产生某些影响？如果对第一个问题的回答是肯定的，对第二个问题的回答是否定的，那你的例子就属于 FI。考虑这样一个例子，一个大学班级中的学生将在每一周中的同一天进行考试。学生的学习模式很可能类似于 FI 的特征性反应模式：在考试结束后，学生们不会或很少会立即学习，而随着考试的临近，学习就会增加。但我们考虑一下之前的两个问题。学生们能等到一个星期过去了，只通过"一次"学习反应就获得好成绩吗？答案是否定的，好成绩取决于一周内用于学习的时间。间隔结束前发生的反应是否会产生任何影响？是的，它能够让你获得好成绩。因此，这并不是一个 FI 的例子，尽管它在某些方面与 FI 有相似之处。

按小时计酬的工作经常被错误地引用为 FI 的事例。稍微想一想就知道这是不正确的，因为小时工资是假设个体在每个小时中一直都在工作，但是 FI 程式要求的是在时间间隔结束后只出现一次反应（见图 8-1）。而一个人去查看银行账户，看看雇主是否为他存入了工资，这就属于以 FI 程式强化的行为的例子。雇主将工资存入雇员的账户只会在一段时间后发生，而在此以前检查银行账户并不能使金额变动更早地发生。

在**变化时距**（variable-interval，VI）程式中，强化物是在一段时距后随着第一个特定反应的发生而出现的，并且强化物出现的时距长度的变化是不可预测的。更简单地说，在 VI 程式中，反应在不可预测的时间间隔后得到强化。电话留言机或电子邮件可能会在不可预测的时刻收到消息，因此查看消息就属于 VI 程式在自然环境中的例子。VI 程式中的间隔长度围绕某个平均值发生变化，这个值在 VI 程式的名称中指定。例如，如果强化物出现（如收到一封电子邮件）的平均时间间隔为 25 分钟，这一程式就写为"VI 25 分钟程式"。VI 产生一个持续的中等反应率，不会（或较少）出现强化后的间歇。与前面讨论的间歇强化程式一样，相对于连续强化，VI 产生了很高的抗消退性。但是，VI 之后的消退过程中的反应率低于 FR 或 VR 之后的消退过程中的反应率。

由于以下几个原因，在行为矫正过程中我们常常不使用简单时距程式：① FI 会产生较长时间的强化后间歇；②虽然 VI 不会产生较长时间的强化后间歇，但它确实会产生比比率程式更低的反应率；③简单时距程式需要在每个时距结束后对行为进行持续监测，直到反应发生为止。

■ 思考题

16. 什么是 FI 程式?

17. 在判断一个行为是不是以 FI 程式得到强化时要问哪两个问题? 对这些问题给出什么样的答案，能表明这种行为是以 FI 程式得到强化?

18. 假设一位教授每周五对学生进行一次考试。学生的学习行为可能类似于 FI 程式的特征模式，因为学习将随着星期五的临近而逐渐增加，并且学生将在每次考试后表现出学习中断（类似于强化后间歇）。但这不是一个 FI 程式的例子。解释为什么。

19. 什么是 VI 程式?

20. 解释为什么在训练程序中不经常使用简单时距程式。

含时间限制的程式

时间限制（limited hold）是指满足强化程式的反应的最后期限。可以在任何比率或时距程式中加入时间限制。

含时间限制的固定比率程式

假设一个健身教练对一个正在锻炼的人说："你每做 30 个仰卧起坐，就可以喝一次水。"这就是一个 FR 30 程式。现在假设健身教练对这个人说："如果你在 2 分钟内做 30 个仰卧起坐，就可以喝一次水。"这就是一个有 2 分钟时间限制的 FR 30 程式的例子。为程式加入时间限制，可在程式名称的缩写之后加上"/LH"

以及时间限制的数值。在上面的例子中，就可以将程式名称写成"FR 30/LH 2 分钟"。因为比率程式已经能产生较高的反应率，所以我们通常不会在比率程式上再加上时间限制。

含时间限制的固定时距程式

你在日常生活中遇到的大多数 FI 程式都包含时间限制（见图 8-2）。在自然环境中，一个近似 FI/LH 程式的例子就是等公交车。公交车通常按规定的时间表行驶（例如每 20 分钟发一班车）。一个人可能很早就到公交车站，可能在公交车快要到达时才到车站，也可能在公交车刚刚到达的时候才到车站——其实这没有什么区别，因为这个人都能赶上公交车。到目前为止，这就是个 FI 程式的例子。然而，公交车只会等一段有限的时间——或许只等 1 分钟。如果一个人在公交车到站的有限时间内没有到达车站，公交车就会开走，他就只能等下一班车了。

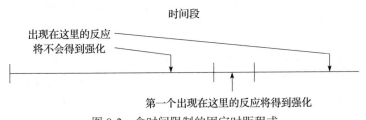

图 8-2　含时间限制的固定时距程式

含时间限制的变化时距程式

正如 FI 程式一样，日常生活中的大多数 VI 程式也包含时间限制。我们将通过描述一个在家庭自驾旅行中管理孩子行为的有效策略，来解释 VI/LH 是如何运作的。这一策略基于"计时器游戏"⊖，也称为"良好行为游戏"（Donaldson，Vollmer，Krous，Downs，& Berard，2011；Kleinman & Saigh，2011；Tingstrom，Sterling-Turner，& Wilczynski，2006）。在作者之一的两个儿子还小的时候，全家尝试过自驾旅行。爸爸妈妈坐在前排座位上，孩子们坐在后排。孩子们不停地争吵，似乎持续了一整天（"你不是支持我的嘛""给我""别碰我"……）。经过几次不愉快的自驾旅行之后，爸爸妈妈决定尝试一种"计时器游戏"的变式玩法。首先，他们购买了一个可以设定最长计时 30 分钟的计时器，只要时间一到，计时器就会发出"叮"的提示音。汽车开出不久，父母就向孩子们宣布了新的规则："我们这么玩吧。每次这个计时器发出'叮'的声音时，如果你们玩耍的情况良好，就可以在晚上我们到达汽车旅馆的房间之后多看五分钟电视（对这个年龄段的孩子来说，这

⊖　这个程式是在 Wolf、Hanley、King、Lachowicz 和 Giles（1970）的研究的基础上发展起来的。

是一个很强的强化物）。但是如果你们在拌嘴，就扣掉五分钟。这个游戏会一直玩到我们到达目的地为止。"然后，父母中的一人在整个行程中反复将那个计时器的计时时长设置在 1 到 30 分钟之间。因为平均而言计时器设定为 15 分钟，所以这就是一个 VI 15 分钟程式。因为男孩们必须在"叮"声出现的一瞬间就表现出合作，所以时间限制是 0 秒，这就是一个 VI 15 分钟 /LH 0 秒程式。结果似乎不可思议：男孩们从一开始无休止地争吵，转变为以合作游戏为主。虽然只需要一瞬间的合作游戏就能获得强化物，但是男孩们从来不知道这个机会何时会出现。结果是持续合作。

我们打电话给一个电话占线的朋友就是一个近似 VI/LH 程式强化的行为。请注意，只要电话占线，无论我们拨了多少次，都无法联系到我们的朋友，并且我们也无法预测电话会占线多久。然而，在打完这个电话后，我们的朋友可能会接到另一个电话。在任何一种情况下，如果我们不在线路空闲的有限时间段内打电话，我们就会错过与朋友交谈的强化，必须等待另一段长度不可预知的时间，然后我们才有机会再次获得这种强化。

含有较短的时间限制的时距程式产生的效果类似于比率程式所产生的效果（包括如果时间间隔突然大幅度增加会产生拉伤）。当 FI 较小时，FI/LH 产生的效果类似于 FR 程式所产生的效果（Schoenfeld & Farmer，1970）。VI/LH 程式产生的效果类似于 VR 程式产生的效果。因此，当教师想要产生类似比例的行为，但无法计数该行为的每一个实例时，有时会使用含有短暂时间限制的时距程序，例如当老师只能在一段时间内或不定期地监控行为时。

在行为矫正项目中，含有短暂时间限制的时距程序很常见。例如，老师可能会使用"计时器游戏"的变式，比如用一个 VI 30 分钟 /LH 0 秒程式来强化学生坐在座位上的行为。也就是说，如果孩子们在一段平均值为 30 分钟的变化时间间隔后计时器响起时，安静地在座位上学习，那么他们就可以得到一些想要的东西，比如可以累积到额外的自由时间的点数。

请注意，含有时间限制的时距程式本身就比没有时间限制的时距程序更常见。例如，如果你在水果成熟前去杂货店挑选你喜欢的水果，水果的味道就不会强化你的行为，在水果成熟后等待太久也不会强化你的行为。

■ 思考题

21. 解释什么是 FR/LH 程式，并举一个本章没有出现的日常生活中的例子来说明。

22. 解释什么是 FI/LH 程式，并举一个本章没有出现的例子来说明（提示：想想在特定的固定时间发生的行为，比如吃饭、飞机起飞、烹饪）。

23. 描述 FI/LH 程式与 FI 程式在程序上的相似之处与不同之处。

24. 解释什么是 VI/LH 程式。用两个日常生活中的例子来说明（至少有一个在本章中没有出现过）。

25. 举两个例子说明如何将 VI/LH 应用于培训项目。

26. 对于图 8-3 中的每张照片，识别出似乎在起作用的强化程式。

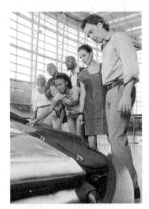

反应：在机场等行李
强化物：得到行李
应急安排：在不可预测的时间内，行李会出现在传送带上

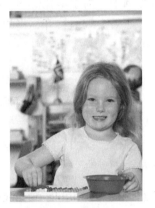

反应：在钉板上放玩具
强化物：所有的玩具都放好了
应急安排：在固定数量的反应后，所有玩具都能被放好

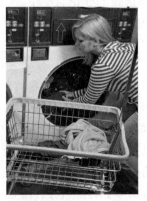

反应：将衣服从烘干机中拿出来
强化物：衣服干了
应急安排：在一段固定时间后，第一次反应会得到回报

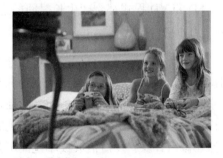

反应：看电视
强化物：看到令人愉快的场景
应急安排：愉快的场景不可预测地出现，并且持续时间短

图 8-3　人们在间歇强化程式下的反应的例子

持续时间程式

在**固定持续时间**（fixed-duration，FD）**程式**中，仅当行为在一段固定时间内连续发生才会出现强化物（如见 Stevenson & Clayton，1970；见图 8-4）。FD 程式的值是行为在强化发生之前必须连续进行的时间量（例如，如果是 1 分钟，我们将这一程式称为 FD 1 分钟程式）。FD 程式的许多例子发生在自然环境中。例如，按小时获得薪酬的工人可以被视为在 FD 程式中。熔化焊料也可能是一个 FD程式中的行为的例子。为了熔化焊料，必须将焊铁的尖端持续地保持在焊料上一段固定的时间。如果尖端被移开，则焊料会快速冷却，并且需要重新连续加热一段同样长的时间。[3]

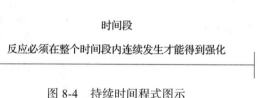

时间段

反应必须在整个时间段内连续发生才能得到强化

图 8-4　持续时间程式图示

注：水平线表示一段时间。

在**变化持续时间**（variable-duration，VD）**程式**中，仅当行为连续发生一段时间时才会出现强化物，并且每个强化物所需的时间段长度的变化不可预测。平均持续时间在 VD 程式的名称中指定。例如，如果平均持续时间是 1 分钟，则程式缩写为 VD 1 分钟。VD 程式的一个例子是将两根棍子相互摩擦以产生火焰，因为这需要的时间量随着棍子的尺寸、形状和干燥度等因素的变化而变化。VD 程式的另一个例子是在穿过繁忙的街道之前等待交通障碍清除。

FD 和 VD 程式都会产生长时间的连续行为。不过，FD 程式会产生强化后间歇，而 VD 程式则不会。

行为矫正程序仅在目标行为可以连续测量并根据其持续时间进行强化时才使用持续时间程式。不应该假定所有目标行为都属于这种情况。对孩子练习钢琴一个小时给予强化可能有效。然而，它强化的也可能只是坐在钢琴前。对于像学习这样的事尤其如此，父母或老师很难观察到所期望的行为是否在发生，因为孩子可能在做白日梦、发短信或读小说而不是学习。练习钢琴更容易监控，因为家长或老师可以听到孩子是否在练习。

眼神接触在发展性障碍儿童的训练程序中通常以持续时间程式得到强化。许多这样的孩子不与他人进行眼神接触，并且成年人启动眼神接触行为的任何尝试都会使孩子将视线从成年人身上移开。人们普遍认为，眼神接触是进一步社会性发展的先决条件（如见 Kleinke，1986；Baron-Cohen，1995）。

■ 思考题

27. 解释 FD 程式是什么。举两个日常生活中出现的 FD 程式的例子加以说明（其中至少有一个在本章中没有出现过）。
28. 假设你每次将面包放入烤面包机并按下控制杆后，面包烤好需要 30 秒。这是一个 FD 程式的例子吗？为什么？如果保持控制杆按下的元件不起作用，或释放控制杆的计时器不起作用，那么这是 FD 程式吗？在每种情况下给出解释。
29. 解释为什么 FD 可能不是一个非常好的强化学习行为的程式。
30. 举两个例子，说明 FD 可以如何应用于训练程序。
31. 解释 VD 程式的内容，举一个日常生活中的例子来说明（在本章中没有出现过）。

六种常用于增加或维持行为的间歇强化程式概览

表 8-1 列举了我们在本章中讨论过的六种常见间歇强化程式以及它们的特征性效果。六种间歇强化程式分别为 FR、VR、FI/LH、VI/LH、FD 和 VD。[4] 比率强化程式（FR 和 VR）：在个体完成一定数量的特定反应后给予强化；含有时间限制的时距程式（FI/LH 和 VI/LH）：对在强化生效后的有限时间内出现的一次反应给予强化；持续时间程式（FD 和 VD）：对持续出现一定时间的反应给予强化。

表 8-1 六种常见间歇强化程式的特征及其应用

程式	固定式	变化式	应用
比率	高稳定率； 短暂的强化后间歇； 高抗消退性	高稳定率； 无强化后间歇； 非常高的抗消退性	增加或维持容易计数的反应的反应率，例如正确地解决加减法问题、正确地重复一项运动技能
含有时间限制的时距	间隔小的时候稳定率高； 短暂的强化后间歇； 中等抗消退性	高稳定率； 无强化后间歇； 高抗消退性	增加或维持行为的持续时间或稳定率，例如儿童在教室中的学习行为、在家庭自驾旅行中的合作行为或者在游泳课上学习踩水
持续时间	连续的行为； 中等抗消退性	连续的行为； 高抗消退性	增加或维持可以被持续监控的、应该持续一段时间的行为，例如练习弹钢琴

强化的同步程式

很多时候，我们可以从多种类型的行为中进行选择。例如，在某个晚上，学生可以选择看电视节目、看在线电影、上网、发短信、做家庭作业或打电话。当两种或两种以上的行为同时在不同的程式中得到强化时，这些同时生效的程式就被称为强化的同步程式。对于这个学生而言，当面对同时发生的强化程式时，他会选择做出哪种行为呢？1961年，理查德·赫恩斯坦（Richard Herrnstein）提出，选择受一个被称为"匹配法则"的数学方程的制约，该方程指出，某项活动的反应率或个体投入该活动的时间与该活动的强化率相对于其他活动的强化率的比率成正比。研究表明，除了强化率外，当多个程式同时可得时，有可能影响一个人的选择的因素有：①正在实施中的程式的类型；②强化的即时性；③强化的程度（例如，学生可能会为了期末成绩提高50%而选择复习，而不选择看无聊的电视节目）；以及④对不同选项需要投入的反应努力（Friman & Poling，1995；Mazur，1991；Myerson & Hale，1984；Neef，Mace，& Shade，1993；Neef，Mace，Shea，& Shade，1992；Neef，Shade，& Miller，1994）。研究者已经尝试扩展或修改配对法则，将其他影响选择的因素考虑在内（例如Baum，2012）。

了解对同时发生的程式的研究工作对于设计行为矫正程序来说有很高的价值。例如，假设你正试图通过强化良好的替代行为来减少不良行为，你得确保良好的替代行为的强化程序中包含更多即时强化物、更频繁的强化、更强有力的强化物，以及比不良行为更少的反应努力。

应用间歇强化的陷阱

间歇强化最常见的误用不但会让不具备这方面知识的人落入陷阱，也常常让那些具备一定矫正知识的人落入陷阱。这种误用的本质是对消退的不一致使用。例如，一位家长本来打算不理睬孩子的发脾气行为，但这个孩子继续发脾气，家长无可奈何，最终屈服于孩子的要求。这样，孩子以VR或者VD程式得到了强化，进而导致孩子在将来出现更多的发脾气行为。很多时候，父母和工作人员说他们不得不屈服于孩子的要求，因为"消退不起作用"。然而间歇强化的结果使这个孩子产生了频繁出现的行为，并且这种行为比连续强化产生的行为更难以消退。

有效应用间歇强化的准则

为了有效应用间歇强化程式以产生和维持良好的行为，必须注意下面的规则：

1）选择一种适合于你想要加强和维持的行为的程式。

2）选择一种便于实施的程式。

3）使用适宜的工具和设备以准确地确定什么时候对行为进行强化。例如，如果你应用比率程式，就必须有某种类型的计数器——一种戴在手腕上的计数器（像高尔夫球赛中使用的那种）、一串珠子或纸笔。同样，如果你使用时距或持续时间程式，必须有适合该程式的准确的计时器；如果你使用变化程式，必须先选定平均值，然后在平均值上下范围内安排随机的数字序列。

4）一开始，强化频率必须足够高，以维持这种良好的行为，然后再开始逐渐减少，直到每次强化都能维持理想的行为数量（回想一下，对于简来说，FR 最初很小，后来增大了）。在每个阶段都要有足够长的停留时间，以保证行为的强度。如果你进展太快，这种行为就会退化，而你就不得不返回到前一阶段去重新建立它（可能需要连续强化）。这与第 7 章描述的塑造程序相似。

5）用个体能够理解的语言，告诉他你正在使用的程式是什么。许多研究（Pouthas，Droit，Jacquet，& Wearden，1990；Shimoff，Matthews，& Catania，1986；Wearden，1988）表明，如果人们明确知道自己要遵守的规则，那么程式可能会更有效，人们的执行效率会更高（参见第 17 章中对规则管理行为的讨论）。

■ 思考题

32. 什么是同时发生的强化程式？举一个例子。

33. 如果一个人可以选择做出被不同强化物和强化程式强化的两种或多种行为，哪四个因素结合起来可以决定一个人的反应？

34. 描述间歇强化如何对不理解其效果的人产生不利作用，举例说明。

35. 列举六种常用的能够发展行为持续性的强化程式（即描述表 8-1 的内容）。

36. 一般而言，哪些程式能产生更高的抗消退性，是固定程式还是变化程式（见表 8-1）？

◎ 应用练习

（1）涉及他人的练习

假设以下行为已得到建立：

1）室友或配偶洗碗的行为；
2）儿子或女儿打扫房间的行为；
3）学生完成数学作业的行为。

现在，你的任务是使这些行为保持下去，遵照有效应用间歇强化的准则，详细叙述最适合的程式，以及如何把这些程式应用到上述每个行为上。

（2）自我矫正练习

假设你要在几天内读完一本 200 页的书，为你自己选择适当的强化物，并确定最适合的程式，按照该程式对自己进行强化。说一说你选择的根据，并概述你将如何执行该程式。

◎ 供进一步学习的注释

1. 各种强化程式的效果主要是通过动物研究推算出的。由 Ferster 和 Skinner（1957）撰写的关于这一主题的经典权威著作《强化的程式》主要涉及鸽子通过啄反应键几秒钟获得谷物以得到强化。研究者已进行了诸多实验，以确定人类接触基本的强化程式时是否显示出与其他动物相同的反应模式。例如，在一个常用的程序中，人类志愿者按压杠杆以获得可以兑换金钱或一些其他强化物的分数。然而，在许多情况下，在这些条件下做出反应的人并未表现出本章所述的行为模式（例如，参见 Pear，2001，pp. 74-75）。人类和动物之间存在这些差异，原因可能与人类通常习惯于发出复杂言语行为并对言语行为做出反应有关，即人类可以用语言表达规则（如第 17 章所述），这一能力可能会影响他们表现出不同于动物接触各种强化程式时所表现出来的行为模式（Michael，1987）。因此，人类可以向自己陈述有效的强化程式并对那些陈述而不是实际的程式本身做出反应。这种观点的证据来自数据，这些数据表明，学会说话前的婴儿所表现出的模式类似于动物所表现出的模式（Low，Beasty，& Bentall，1983），而随着儿童掌握语言，相似性逐渐降低（Bentall，Lowe，& Beasty，1985）。此外，指示可以非常强烈地影响各强化程式的反应速度与模式（Otto，Torgrud，& Holborn，1999；Torgrud &

Holborn，1990）。

2. 对小说家欧文·华莱士所保存的记录的分析表明，小说创作遵循固定比率模式（Wallace & Pear，1977）。华莱士通常在完成正在撰写的书的一章后，立即停止写作。经过一天左右的短暂停顿后，他又开始高速写作，直到下一章完成为止。此外，在手稿草稿完成后，他通常会暂停一段较长时间。因此，有人可能会说，完成的章节与完成的手稿草稿是小说写作的强化，并且这些强化是按照固定比率程式进行的。这一说法有其合理性。当然，应该认识到，小说写作是一种复杂的行为，还涉及其他因素。

3. 证据支持这一立场：当 FR 与 FD 都适用时，前者更可取。Semb G. 和 Semb S.A.（1975）比较了两种为小学生安排练习册作业的方法。在一种他们称之为"固定页码作业"的方法中，他们指导孩子们进行练习，直到完成 15 页。在另一种"固定时间作业"方法中，指导孩子们进行练习，直到老师喊停，要求孩子们练习的时间等于他们在固定页码条件下练习的平均时间。在这两种方法中，每名正确回答 20 个随机选择的练习题中的至少 18 个的孩子都能获得自由活动时间；否则，孩子必须重做全部作业。总的来说，相比于在固定时间条件下进行的练习，孩子们在固定页码条件下完成的练习更多，正确率更高。

4. 强化程式可以帮助我们理解经常被归因于内部动机状态的行为。以病态赌徒为例，由于这个人的行为违背了其自身的最大利益，因此有人会说这个人有受虐狂的内部动机——需要自我惩罚。然而，病态赌徒可能是高度变化比率程式的受害者。可能在进行第一次赌博时，这个人连续赢了几笔大钱。然而，随着时间的推移，赌徒赢得赌注的情况不那么频繁地出现，现在即使强化物不频繁出现，赌博行为仍保持高反应率。类似的具有低强化频率的高度变化比率程式也可以解释持久的良好行为，例如用功的学生、商人或科学家的行为。

🐢 进一步学习的思考题

1. 有关强化程式的经典权威著作的作者是谁？著作的名称是什么？
2. 对动物进行基础研究时普遍发现的程式效果在对人的研究中未能得到验证，其原因是什么？
3. 描述写小说的过程中如何涉及固定比率程式。
4. 如果你希望孩子养成擦净起居室家具上灰尘的习惯，怎样进行强化比较好？对固定时间进行强化还是对固定家具件数进行强化？请解释你的答案。
5. 简要描述强化程式是如何帮助我们理解常被归因于内部动机状态的行为的。

第 9 章

在恰当的时间和地点做出反应：刺激辨别和泛化

孩子，请在自己的课桌上学习。

学会遵循老师的指示[一]

在奥克兰郊区的一所小学中，一位三年级老师遇到了一个问题。上课时，她希望学生能坐在座位上认真听讲。在其他时候，她希望学生能坐在座位上安静地学习。但 34 名儿童中有 9 名出现注意力不集中的问题，不能安静地坐在座位上。这些孩子经常争吵、大喊、踢打其他孩子、撞击座椅，或未经允许就离开教室。他们偶尔能够认真听讲、安静地学习，但不经常这样，而这些偶尔出现的情况通常也不是发生在老师期望的时候。显然，在这种情况下，期望行为（集中注意力听讲或者安静地学习）只是偶尔发生，并没有在所有期望的时间都发生。

在好几个早晨，观察员记录了 9 名问题儿童在应该静静地坐在座位上听老师讲话时，以及应该写故事、画画或执行其他老师规定的活动时的行为。这些问题儿童注意力集中在完成任务上的时间通常只有不到 50%。之后，老师引入了一个让期望行为在每天早上 9:30—10:20 的读写课上的期望时间出现的程序。她制作了一张很大的图表，在一面用红色写上：

　　㊀　本案例基于 Glynn 和 Thomas（1974）的一项研究。

- 看老师
- 坐在你的座位上
- 安静

另一面用绿色写上：

- 在你自己的座位上学习
- 在你的本子上写
- 阅读黑板上的指示

在不同的时间，会展示图表的一面或另一面。老师发给每个孩子一张 25cm×30cm 的卡片，上面有几排方格，每一排为一周中的一天。孩子们被告知在整个课堂中会出现几声"哔哔"的声音，平均每 2 分钟出现一次。如果他们在哔哔声出现时正按照图表所说的那样做，他们就可以在其中一个方格中做标记来记录自己完成了任务。孩子们也被告知，在下课时，他们的每一个标记可以兑换在游戏室里的 1 分钟自由玩耍时间，游戏室里有各种游戏和玩具。虽然仅采集 9 名问题儿童的数据，但这一程序在全班实行。在很短时间内，这一程序对问题儿童的行为产生了强有力的控制，影响着他们，让期望的行为在期望的时间发生。这个项目使 9 名问题儿童专心于期望任务的时长增加到近 91%。

学会在恰当的时间和地点做出反应

正如你在前几章中所看到的，行为会受到行为结果的强烈影响。被强化的行为会增加，未被强化的行为会减少。但是，所有行为都只有发生在恰当的时间和地点才具有价值。例如，在十字路口，恰当的行为是红灯时停车，而不是绿灯时停车；在体操比赛时，完成一个完美的后空翻两周将获得宝贵的加分，但它在你的第一次工作面试时则很可能不会产生同样的效果。当我们获得新的行为时，我们也要学会在恰当的时间和地点做出这些行为。我们如何学会成功地做到这一点？

要理解这个过程，我们必须首先认识到行为的强化或消退总会在一定的地点发生，周围的其他人或事物会产生影响。例如，当约翰尼正在外面和他的朋友一起玩耍时，笑声和注意可能会强化他说脏话的行为。周日，约翰尼和爷爷奶奶一起用晚餐时，他说脏话的行为不太可能得到强化，甚至可能会受到惩罚。经过几次这样的经历，强化和消退时周围的人和事物会成为对行为的提示。当在街上与其他孩子玩耍时，约翰尼说脏话的行为发生的概率会变得更高，而在爷爷奶奶家，这样的行为发生概率变得很低。

行为出现的所有情境，都可以按照事件的三个部分加以分析：

1）存在于行为发生之前的刺激，称为先行刺激（如约翰尼说脏话的行为出现之前在场的朋友或奶奶爷爷家的餐桌）。

2）行为本身（约翰尼说脏话的行为）。

3）行为的后果（约翰尼朋友的赞许或爷爷奶奶的批评）。

第1章提到，刺激是指当前出现在个体周围、作用于个体的感受器、影响个体的感受和行为的人、物或事件。视觉对象，如书籍、服装、家具、灯光、人物、宠物和树木，都是潜在的刺激；各种声音、气味、味道和与身体的直接接触也是潜在的刺激。任何刺激都可以是行为的前因，也可以是行为的后果。确定行为的前因和后果有时被称为前因、行为和后果（antecedents，behavior and consequences，ABC）评估。

如果某种行为在特定刺激出现时得到强化，那么这个先行刺激就开始控制该行为的发生。例如，在奥克兰小学的项目结束后，当孩子们看到用红色的大写字母写的"看老师"等标语时，他们会认真听老师说的话，因为此前行为已被这种先行刺激强化。这时，我们说刺激已经开始控制这种行为。当特定行为更可能发生在出现某种特定的刺激而非其他刺激时，我们说这种行为是受这种刺激控制的。

我们使用"**刺激控制**"这个术语来指代一个特定的先行刺激的出现和后续反应的发生之间的相关程度。良好的、强烈的或有效的刺激控制是指，特定刺激的出现与特定行为反应的发生之间具有很高的相关性。也就是说，当刺激出现时，行为反应很可能会随之而来。例如，假设你刚把钱投入自动售货机，正在寻找你最喜欢的糖果，你看到一个按钮边上写着那种糖果的名字并按下那个按钮。这个糖果名的标志就对你的按压按钮行为起到了很好的刺激控制。同样，在奥克兰小学的例子中，项目结束后，"看老师"等标语对孩子注意听讲的行为发挥了良好的刺激控制作用。

一些刺激预示特定行为会得到强化，另外一些刺激则预示特定行为不会得到强化。比如，自动售货机上的"售罄"标志是一种提示将钱投入机器的行为不会得到强化的刺激。看到空杯子是一个提示拿起杯子喝不到水的刺激。通过经验，我们学会在特定刺激出现时避免表现出某些行为，因为我们已经知道这些行为将不会得到强化。因此，有两种类型的控制刺激，下文将对它们进行描述。

控制刺激的类型：S^Ds 和 S^Δs

辨别刺激或 S^D 是一种在出现时会使行为得到强化的刺激。大致来说，S^D 是特定行为反应会获得回报的提示。S^Δ 是一种在出现时会使行为得不到强化的刺激。大致来说，S^Δ 是特定行为反应不会获得回报的提示。S^D 可以被称为对反应可获得强化的辨别刺激，S^Δ 可以被称为对反应不可获得强化（即消退）的辨别刺激。"△"或"delta"是古希腊语中的"D"。

在约翰尼说脏话的例子中，其他孩子的刺激是对说脏话行为的 S^D，因为他们的笑声和注意强化了这种行为反应。而爷爷奶奶的刺激是 S^Δ，因为它不强化说脏话的行为。如下反应链所示：

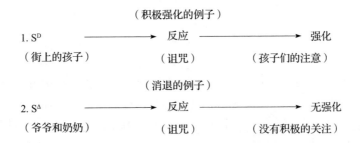

一个刺激可以同时是一个行为反应的 S^D 和另一个行为反应的 S^Δ。也就是说，当一个特定刺激出现时，某种行为反应可能会得到强化，另一种行为反应则可能不会。例如，如果你和朋友一起吃晚餐，有人对你说"请把辣椒递给我"，这句话对你来说是递辣椒的一个 S^D，同时是递盐的一个 S^Δ。

■ 思考题

1. 什么是刺激？举两个本章中没有出现的例子。
2. 什么是 ABC 评估？
3. 定义刺激控制。
4. 什么是良好的刺激控制？举一个本章中没有出现的例子。

5. 定义 S^D，并举一个本章中没有出现的例子。在例子中指出 S^D 和行为反应。

6. 定义 S^Δ，并举一个本章中没有出现的例子。在例子中指出 S^Δ 和行为反应。

7. 刺激和辨别刺激之间有什么区别？

8. 举一个（本章没有出现的）刺激的例子，它是一种行为的 S^D，是另一种行为的 S^Δ。

刺激辨别

刺激辨别训练是指在 S^D 出现的情况下强化行为反应，在 S^Δ 出现时消除该行为反应的程序。充分的刺激辨别训练的效果可以描述为①**良好的刺激控制**，即特定的刺激和特定的行为反应之间具有强相关性，或②**刺激辨别**，即 S^D 能引起一个行为反应，而 S^Δ 不能。在前面描述的约翰尼说脏话的例子中，约翰尼接受了上一节中所示的刺激辨别训练，结果是良好的刺激控制（有其他孩子在场时约翰尼会说脏话）和刺激辨别（在和其他孩了一起时约翰尼会说脏话，而与爷爷奶奶在一起时不会）。

刺激泛化

刺激泛化是指在某一刺激出现时（或某一情境下）强化行为反应，使这种反应的效果在其他刺激出现时（或其他情境下）更可能出现的程序。换句话说，刺激辨别是指对两种刺激做出不同的行为反应，而刺激泛化是指个体对两个不同的刺激做出相同反应。刺激泛化是刺激辨别的对立面。有一些原因会导致刺激泛化。

未习得刺激因高物理相似性而泛化

如果人和动物在某种情境下习得了一种行为，那么在类似的新情境下，很可能也会表现出同一种行为。我们考虑一个许多父母都熟悉的案例：幼儿学会叫一只大而毛茸茸的、耳朵松软、叫声友好的四足动物"狗狗"。后来，幼儿看到一种不同的大型犬，也会叫"狗狗"。我们能进化出这种能力是幸运的。想象一下，如果你在和以前稍有一点不同的环境中，就无法使用以前学到的技能，那生活将会是什么样的？你将必须不断重新学习如何在每个新厨房做饭、如何在每个新斜坡上滑雪、如何跳每首新歌对应的舞蹈。幸运的是，进化使我们具备了泛化的能力：两种刺激在物理特征上越相似，它们之间越可能发生刺激泛化。

习得刺激在物理相似性有限时泛化

假设一个孩子学会叫一只大型德国牧羊犬"狗"，这个孩子也会自发地叫一只小吉娃娃"狗"吗？可能不会。虽然这两种狗在形态上有一点相似之处，但它们在许多方面都有很大的不同。除非孩子学会了狗的概念，否则刺激泛化不太可能发生。概念有一个更具技术性的名称叫"刺激类"。

共同元素刺激类是指一组有一个或多个共同的物理特征的刺激。例如，汽车通常有四个轮子、窗户、方向盘等。当孩子在看到一辆汽车学会说"汽车"这个词时，孩子很可能表现出未习得刺激泛化并能够识别其他汽车。然而，一些其他概念的成员只有很少的共同物理特征，一定的学习对于刺激泛化的发生是必要的。为了教孩子"红色"这个概念，你可能要强化很多对不同红色物体的反应，同时还要消除对非红色物体的反应。最终，孩子会学会认出一支红色的铅笔和一辆红色的汽车都是红色的，尽管它们在其他方面有很大的不同。另一个例子是教授"湿润"的概念，你会强化对许多不同湿物体的反应，并消除对干燥物体的反应。

当一个人对共同元素刺激类的所有成员做出适当的反应，并且不会对不属于该类的刺激做出反应时，我们说这个人对共同元素刺激类或概念中的所有成员发生了刺激泛化。例如识别红色物体为红色，并能区分红色物体和蓝色物体。当一个人以这种方式回应时，我们就说这个人表现出了概念行为。

值得注意的是，概念行为不一定包含言语行为。鸽子虽然没有语言，但可以很容易地学到一系列概念。通过展示幻灯片并对鸽子啄呈现特定概念物品的幻灯片的行为进行强化，而对啄不属于该概念的幻灯片的行为不进行强化，研究人员教授鸽子学会了诸如人、树、数字等概念（Herrnstein & deVilliers，1980；Herrnstein, Loveland, & Cable，1976；Honig & Stewart，1988；Lubow，1974；Vaughan & Herrnstein，1987）。判断鸽子学会了"鱼"的概念的证据是：鸽子对从未见过的鱼类有正确的反应。

习得刺激在无物理相似性时泛化

假设你面前有许多物品，如胡萝卜、计算器、豌豆、铅笔和一杯牛奶，要求你辨认其中的食物。显然，你可以做到。你表现出关于食品概念的概念行为，尽管胡萝卜、豌豆和牛奶并没有物理上的相似性。

刺激等价类是一组完全不同的刺激（即没有共同的刺激元素），但一个人已经学会将它们归为一类或以相同的方式对这组刺激做出反应（刺激等价类有时简称为等价类，但前一个术语是更优的，因为后者可能与数学术语中的等价类相混淆）。行为研究者常在样本匹配训练中研究刺激等价类的形成。思考以下用于教授小孩 3、∴ 和 Ⅲ 这一刺激等价类的实验。在第一阶段，孩子接受了很多次训练面板 1 上的训练（见图 9-1）。通过适当的提示和强化，孩子学会将 3 与 ∴ 进行匹配，即使 ∴、Ⅳ 和 7 出现的位置在试次中随机交替。第二阶段与此相似，但是在训练面板 2 中，孩子被教导将 ∴ 与 Ⅲ 进行匹配。现在来测试孩子是否已经学会了刺激等价类。孩子被要求将 Ⅲ 与 4、6 或 3 匹配。在这个实验中，孩子可能会将 Ⅲ 与 3 匹配。Ⅲ 和 3 已成为刺激等价类的成员，即使这两种刺激以前从未配对过。刺激等价类的成员控制着同样的行为，从这个意义上说，它们在功能上是等价的（使用刺激等价程序教授大学生课程材料的例子，参见 Critchfield & Fienup，2010；Walker & Rehfeldt，2012；Walker，Rehfeldt，& Ninness，2010；辨别学习、刺激控制和刺激类形成的研究综述，参见 McIlvane，2013；Urcuioli，2013）。[1]

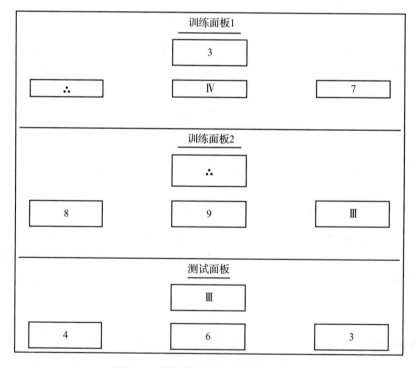

图 9-1　刺激等价实验中的视觉呈现

随着我们的成长，我们获得了许多刺激等价类，每一个等价类的所有成员都控制着相同的反应，但这些成员不具有物理相似性。当一个新的行为与刺激等价类中的一个成员产生条件作用时，我们可能会将此行为泛化到该刺激等价类的其他成员，因为我们之前已习得以同样的方式对这一等价类的所有成员做出反应。在日常的讲话过程中，我们会说刺激等价类的成员是相同的事物或具有共同的意义（就像我们学会代表数字 3 的不同符号、表示饮水器具的不同用语，以及学会哺乳动物表示奶牛、鲸鱼和蝙蝠等动物，水果表示苹果、梨和草莓等植物）。[2] 和相同元素刺激类一样，一个刺激等价类也是一个概念。

总之，如果被一种刺激强化的反应，在另一种不同的刺激出现时也发生（可能是由于未习得刺激的泛化，或共同元素刺激类、刺激等价类的习得），那么我们说刺激泛化已经发生。但请注意，并非所有的刺激泛化都是有益的。例如，孩子可能学会叫一只毛茸茸的四足动物"小狗"，但后来在看到猫时也叫"小狗"。在这个例子以及其他成千上万的例子中，教授刺激辨别是必要的，这部分内容将在下一节讨论（促进泛化的策略将在第 16 章进一步讨论，也可参见 Spradlin & Simon，2011）。

■ 思考题

9. 描述刺激辨别训练程序，举一个本章中没有出现的例子。

10. 说明刺激辨别训练的两个影响。

11. 定义刺激泛化，举一个本章中没有出现的例子。

12. 用一句话陈述刺激辨别和刺激泛化之间的差异。

13. 共同元素刺激类是什么意思？概念行为是什么意思？分别举一个本章中没有出现的例子。

14. 描述你如何向孩子传授"诚实"的概念，你的教授会使孩子变诚实吗？请解释原因。

15. 刺激等价类是什么意思？举一个本章中没有出现的例子。

16. 共同元素刺激类的刺激泛化与刺激等价类的刺激泛化的主要区别是什么？

影响刺激辨别训练有效性的因素

1. 选择显眼的信号

如果对某一特定行为的刺激控制是重要的，那么，最好是确定非常显眼的控制性 S^D。例如，奥克兰小学的老师用红色字母提示学生听讲和注意看老师；使用绿色的字母提示学生在自己的课桌上写作业。另外一个例子是为了提醒咬指甲的人改掉咬指甲的习惯，让他们戴一个显眼的、不可取下的腕带。最终这个方法被证明非常成功（Koritzky & Yechiam，2011）。

当考虑为别人的行为建立一个起 S^D 作用的刺激时，你应该问自己以下问题：

1）这个刺激与其他刺激之间有多种维度的差别吗[3]？即在地点、大小、颜色和感知形式（视、听、触等）方面有不同之处吗？

2）这个刺激是否只（或至少主要）在预期反应应该出现的场合出现，从而可以避免此刺激在其他场合出现引起的混淆？

3）这个刺激呈现时，人们注意它的可能性高吗？

4）这个刺激可能会控制一些不良的反应吗？如果此刺激带来一些不良反应，那么，预期反应新的刺激控制的建立就会受到妨碍。

仔细考虑这些问题有助于让你的刺激辨别训练更有效。

2. 尽量减少错误的机会

在辨别训练中，对 S^Δ 做出反应或未对 S^D 做出反应被称为错误。想一想孩子学接电话的例子——学习在铃声响起时而非不响时接电话。在电话铃不响时拿起电话或是铃响时不拿起电话的反应就是错误。如果行为矫正师能尽量减少错误反应的可能性，那么，刺激控制就能够得到更有效的发展。例如，父母如果想教孩子接电话，可以在电话铃没响时把电话拿到孩子够不到的地方，并且做出这类口头提示："记住，电话铃不响时不要拿起电话听筒，我们只在电话铃响之后才拿它。"一旦电话铃响了（或者为了训练孩子，请一个朋友专门打电话来），父母立即把电话放到孩子面前，对他说："电话铃响了，现在你接吧。"

现在你可能会说："我们还是经常想要教别人对细微的提示做出反应的嘛！为什么要尽量使信号更加显眼呢？"我们给出的简单回答是，选择显眼的提示和尽量减少错误能比其他情况更快地产生刺激控制。在第 10 章，我们将介绍逐渐引入含有细微提示的辨别的技术。目前，牢记这点非常重要：相比于发展含有很细微的提示的辨别，致力于选择显眼的信号并尽量减少错误会使有效的刺激控制更快地建立，并减少遭遇的挫折。

3. 最大限度地增加练习次数

一般来说，人们普遍接受这样的观点：有必要采用多次的强化练习来改善有发展性障碍或其他行为缺陷的人的行为。许多人会忘记的是，在我们每个人建立新的辨别时，多次练习也是同样重要的。假设一对夫妻结婚几个月后，其中一人微妙地暗示他或她没有发生性关系的心情。他或她必须意识到的是，对方可能还没有通过一两次的练习就学会对暗示做出反应，甚至没有学会对明显的提示做出反应。在多次强化对 S^D 的正确反应，并消退对 S^Δ 的反应之后，那些 S^D 和 S^Δ 才有可能在随后出现时控制这个反应。

4. 使用规则：描述偶联事件

我们在第 4 章介绍了偶联性和非偶联性强化。一般来说，偶联就是一种"如果……就……"类型的安排。例如，如果你按下饮水机上的按钮，一股水流就会出现。我们说，水流的出现与按键反应偶联。这是一个二项（行为 – 结果）偶联的例子。如果我们描述同一个行为的前因和后果，那么我们就将确定一个三项偶联（Skinner，1969）。

刺激控制的建立常常涉及三项偶联的试误——一些在 S^D 出现时强化行为的试次，以及一些在 S^Δ 出现时不强化行为的试次。例如，约翰尼说脏话的行为是在其他孩子作为 S^D（爷爷奶奶的在场作为 S^Δ）的控制下通过反复试误才得以实现的。由即时结果通过试误而建立的行为被称为**偶联塑造行为**。约翰尼说脏话的行为是一个偶联塑造行为的例子。然而，奥克兰小学教室里的孩子们并没有经过很多次试验就已建立起刺激控制。在老师解释完新的教室规则后的第一阶段，孩子们在老师呈现标志（"看老师"等）时，完成任务的专注力就已经有了很大进步。因此，奥克兰小学里孩子们的行为增加是一个规则管理行为的例子。规则（从行为角度来说）描述了一种行为导致的后果。因此，规则描述了一个三项偶联强化。**规则管理行为**中的控制由规则说明。当你想对某一个行为进行良好的刺激控制时，你应该给当事人提供一个或者一套规则，以说明在什么情况下什么行为会导致什么后果。由于我们过去有很多遵照指示的条件作用经验，当一组新的规则被添加到刺激辨别程序后，可能会立即产生刺激控制。例如，如果一个 16 岁男孩的父亲告诉儿子"你可以在每周六的晚上使用家里的汽车，但只有在每周五晚上修剪草坪后才可以这样做"，那么这个孩子很可能第一次就遵守规则（规则的使用将在第 17 章进一步讨论）。

应用刺激辨别训练的陷阱

任何有效的方法都可能被误用，刺激辨别训练也不例外。下面列举的对待儿童行为的例子，在许多家庭中很常见。特丽是一个 3 岁的女孩，她正在玩电视机遥控器，导致电视节目不停地转换，音量也忽大忽小。她的妈妈和蔼地说："特丽，请你放下遥控器。"特丽不听，继续摆弄遥控器，几分钟后，母亲稍微严肃地说："特丽，把遥控器放下。"特丽继续摆弄遥控器，一两分钟后，妈妈大声恐吓她说："特丽，这是我最后一次跟你说，放下遥控器！否则……"特丽终于放下遥控器，妈妈对她说："特丽，很好，当你听话的时候妈妈很开心，但告诉我，为什么你之前不照妈妈说的做？"你可能很清楚，妈妈正好强化了特丽在第三次被警告后才做出反应的行为。特丽学会的辨别是一直等到母亲真的发怒并做出恐吓以后，才开始注意妈妈的要求。

如果你发现需要对某人说一件事很多次他才有反应、没人理你或他人不在正确的时间和地点做正确的事，你应该仔细检查你与这些人的沟通方式——你是否误用了刺激辨别训练。

有效应用刺激辨别训练的准则

1. 选择显眼的信号

明确规定 S^D 和至少一个 S^Δ（换句话说，明确规定在什么条件下应该出现反应行为、在什么情况下不应该出现反应行为）。

2. 选择适宜的强化物（参见第 4 章）

3. 建立辨别

1）安排在 S^D 出现时行为受到强化。

①明确规定 S^D – 预期反应 – 强化物的序列。帮被训练者识别指明行为会（或不会）受到强化的提示，并在适当情况下使用指示教他们在特定情况下做特定的行为。②在一开始时不断使用言语提示。③把规则贴在显眼的地方，并定期回顾。④要认识到如果孩子不注意提示，对行为的刺激控制就无法建立，所以，要使用引人注目的提示来加以凸显。⑤为了让被训练者在特定的时间做出某一反应，要在这一时间快到的时候再给出提示。

2）呈现 S^Δ 时，使它与 S^D 有非常明显的区别，对出现的行为要遵照消退的规则。能控制行为的刺激包括以下部分：训练地点的位置，训练室的物理特点和训练室中的家具、设备和人，训练时间，以及在训练的同时或训练前出现的事件序列。这些部分的任何变化都可能破坏刺激控制。

4. 使被训练对象脱离训练程序（将在第 16 章得到更详细的讨论）

1）如果在对行为进行的 10 多次观察期间，此行为能以令人满意的频率在恰当的时间和地点出现，而在 S^Δ 呈现时则不出现，那么就可以逐渐消除人为的强化物并用自然环境中的强化物来维持这个行为。

2）在 S^D 呈现时这种行为出现，而 S^Δ 呈现时这种行为不出现的环境中寻找其他自然强化物。

3）在程序结束后，有计划地定期评估这个行为，以保证它有机会得到强化，并使它在 S^D 出现时的出现率符合预期并维持稳定。

■ 思考题

17. 当你考虑选择一个刺激作为 S^D 时，你可能会问自己关于这个刺激的哪四个问题？

18. 描述一个你想为自己或者朋友建立为一个行为的 S^D 的刺激，并描述这个行为。然后对于这个刺激，请回答第 17 题中问到的四个问题。

19. 刺激辨别训练中的错误是什么意思？

20. 一般来说，什么是偶联？举一个本章中没有出现的例子。

21. 什么是三项偶联？举一个本章中没有出现的例子。

22. 从行为的角度来看，什么是规则？

23. 请通过列举一个本章中没有出现的例子，讨论规则管理行为和偶联塑造行为之间的区别。

24. 在奥克兰小学的课堂上，孩子们专注于任务的行为增加了，这个变化是由规则管理还是偶联塑造造成的？论证你的选择。

25. 举一个例子说明不了解刺激辨别训练的父母或者其他照料者在看护过程中，会如何导致被他们照料的儿童和成人形成不良行为。

⊙ 应用练习

（1）涉及他人的练习

1）描述五种你呈现出能控制其他人行为的 S^D 的情境。清晰描述大致情况、起控制作用的 S^D、被控制的行为和强化物。

2）描述五种你给他人呈现出 S^Δ 的情境。清晰描述大致情况、S^Δ、对应的行为和产生的后果。阐述 S^Δ 是否对行为产生了适当的控制。

（2）自我矫正练习

1）描述最近在你身上发生的良好的刺激泛化现象。明确地识别行为、最初强化的情境（训练环境），以及行为被泛化到的情境（目标环境）。

2）描述最近在你身上发生的不良的刺激泛化现象（换句话说，得到了不好的结果）。同样地，识别这个行为、训练环境和目标环境。

3）选择一个你想要减少的行为，在两三天内认真记录这种行为出现和不出现的情境。识别能控制这种行为的 S^Δ 和 S^D。

⊕ 供进一步学习的注释

1. 从技术上讲，刺激等价要求证明三种关系：反身性、对称性和传递性（Dymond & Rehfeldt，2000；Sidman，1994）。反身性仅仅涉及识别刺激的实例。换句话说，一个孩子可以匹配 3 和 3、∴ 和 ∴，以及 Ⅲ 和 Ⅲ。对称性涉及能够识别不同刺激的相等性：如果 A=B，那么 B=A。例如在图 9-1 最上方的训练面板 1 中，假设经过训练，孩子学会在 3 出现的时候，正确地对照面板按压 ∴。接下来我们交换 3 和 ∴ 的位置，看孩子能否在 ∴ 出现的时候，在面板上按压 3。如果这个孩子能够做到，就证明了对称性。在图 9-1 的第三个面板中，如果孩子通过测试，那么他就展示了传递性。换句话说，当孩子学到 A 和 B 匹配，B 和 C 匹配，就可以在没有经过特定训练的情况下将 C 和 A 匹配。

2. 在斯金纳于 1957 年发表了对语言的行为解释之后，一些心理语言学家认为操作性条件作用不足以解释孩子对母语的习得（Brown，1973；Chomsky，1959；Pinker，1994）。他们的论点很大程度上基于这样的观点：儿童学习到的语言比得到直接训练或直接强化的要多。但是，通过自动条件强化（在第 5 章注释 1 中有所描述），婴儿能够发出未被直接强化的声音。通过刺激等价训练，孩子们学会了物理特征不同的声音属于同一刺激等价类，他们具有同样的"意思"。这些因素可以解释个体如何产生一个他们从未听过的新句子，而对这些因素的实验分析，可以为语言发展的行为观点提供实证支持（Stromer，Mackay，& Remington，1996）。

3. 一些形式的刺激控制比单一的刺激（如绿灯或窗户上的指示牌）控制单一的反应（如过马路或去商店买东西）要复杂得多。一种复杂类型的刺激控制叫作情境控制，指背景环境可能改变个人对特定刺激的反应方式。例如，当你在英国开车时，高速公路分界线是一个在道路左边行驶的 S^D，而当你在加拿大开车时，它是一个在右边行驶的 S^D。在这个例子中，你在哪个国家开车是决定特定刺激如何控制你的行为的环境。情境控制的知识在有效的行为治疗的设计中很重要。例如，Haring 和 Kennedy（1990）发现在教室里能有效减少自闭症女孩自我刺激行为的程序，在娱乐环境中是无效的；相反，在做休闲活动时能有效地减少自我刺激行为的过程，在她做课堂任务时是无效的。

进一步学习的思考题

1. 请举例解释反身性、对称性和传递性的含义。
2. 刺激等价的研究如何为语言发展的行为观点提供支持？
3. "环境控制"这个术语是什么意思？请举例说明。
4. 在准备过马路时，一位从英国来到加拿大的行人对右手边的交通情况很留意，当他走到街上时，被一辆汽车撞了。解释这次事故中涉及的环境控制的缺乏。

第 10 章

使用渐消技术改变刺激对行为的控制

彼得，你叫什么名字？

教彼得说出自己的名字[一]

彼得是一名自闭症患者，却拥有特殊的模仿天赋。他会重复别人说过的许多话，却很少做出其他的主动言语行为。他会模仿别人说很多词，很多时候他的模仿是不恰当的。例如，有人问彼得："你叫什么名字？"他会回答："名字。"有的时候，他的回答可能只是重复对方的问题："你叫什么名字？"这是一个刺激控制的问题，问题（刺激）引发了模仿反应，而不是恰当的回答。

一位叫维罗妮卡的大学生，曾经使用渐消的程序教彼得正确回答"你叫什么名字"这个问题。首先，维罗妮卡确定了一个有效的激励因素。因为彼得已经知道做一些事可以得到代币（扑克筹码），并知道用代币可以换取糖果和爆米花等，所以维罗妮卡决定用这种代币作为强化物。

在一间安静的屋子里，彼得坐在一张小桌子旁边，维罗妮卡坐在他的对面。维罗妮卡轻声问道："你叫什么名字？"随后，在彼得还没来得及反应时，她又迅

[一] 本案例改编自 Martin、England、Kaprowy、Kilgour 和 Pilek（1968）。

速大喊提示道："彼得。"于是，彼得模仿的词就成了"彼得"。随后，维罗妮卡会称赞他是个好孩子，并给他一张代币以强化。你可能会感觉奇怪：这怎么能代表进步呢？这个男孩只不过是在模仿而已。在后面的若干次训练中，维罗妮卡开始更大声地问"你叫什么名字"，然后轻声提示"彼得"，声音一次比一次小。在每次训练中，她都会继续强化正确的回答——"彼得"。最后，维罗妮卡大声问"你叫什么名字"，接着模糊不清地回答"彼得"。而这个男孩仍然能正确地回答"彼得"。经过几次训练之后，即使维罗妮卡不再做任何提示，彼得也能够正确地回答"你叫什么名字"这个问题。

渐消

渐消是指能控制反应的刺激在连续的训练中逐渐发生变化，使得部分变化的刺激或全新的刺激最终仍然能够引起反应的出现。

在上述例子中，彼得只有在别人叫他名字的时候，才会说出自己的名字。通过渐消的过程，能引起彼得说出自己名字这个反应的刺激，逐渐从"彼得"这个词转移到"你叫什么名字"这句话。有人可能会问，彼得是否知道他说出的是自己的名字？从行为的角度来说，如果我们对彼得提出其他包含他的名字的问题，他是否能够一直给出正确的回答？例如，让彼得对着镜子里的自己，同时问他"那是谁"，他是否也能正确地回答"彼得"？答案很可能是否定的，彼得并不能正确地回答这个问题。但是，无论如何，教会彼得正确回答"你叫什么名字"这个问题，对于教会他回答其他涉及名字的问题，以及让他明白他说出的是自己的名字是一个重要的开始。

在日常生活中也会经常出现渐消的现象，尤其在一个人教另一个人做某件事情的时候。例如，在父母教孩子走路或者骑自行车的过程中，父母提供给孩子的帮助会慢慢减少；舞蹈老师在教学生新舞步的时候，会越来越少生硬地去纠正学生的动作；驾校教练员在指导学员的过程中，也会越来越少地提及基本的交通规则。

在某种刺激对某种反应产生强烈控制的情况下，渐消是一种非常有用的将控制反应的刺激改变为其他刺激的程序。无误辨别训练（errorless discrimination training，有时候也称为无误学习）就是指利用渐消程序建立一种刺激物识别模式，以防止出现错误。渐消技术的发现和发展，导致行为矫正研究者们对于学习过程的观点发生了巨大改变。曾经，人们普遍认为，一个人在学习的过程中必须犯错误（试误），才能知道什么是不应该做的。然而，无误辨别学习是可以实现的，与试误学习相比，它至少有三个优点：首先，错误会浪费很多宝贵的时间；其次，某种错误一旦发生，那么这种错误可能会多次出现，即使是在消退的过程中（请回忆第 6 章的内容，在消退过程中，情况变好之前总是会先恶化）；最后，在消退错误的过程中出现的无强化现象经常会引起情绪方面的副作用，例如发脾气、攻击性行为或者试图逃离当时的情境。

在幼儿和发展性障碍儿童（包括自闭症儿童）的康复训练过程中，我们在许多学习情境下都使用了渐消技术（例如，参考 Groff, Piazza, Zeleny, & Dempsey, 2011）。例如，在教幼儿命名一件衬衫的时候，你可以按照下列步骤进行。

1）指着你的衬衫说"衬衫"。一直这样做，直到幼儿可以不断地模仿"衬衫"的发音，并且对每次幼儿的正确反应给予强化。

2）当幼儿能够一直模仿"衬衫"的发音后，插入问题，并且逐渐减少说"衬衫"的频率。也就是说，你可以指着衬衫自问自答："这是什么？衬衫。"这个时候幼儿可能会模仿你说"衬衫"。在若干次的训练以后，逐渐将"衬衫"这个发音的刺激强度减到零。最终的结果是，当有人指着一件衬衫问"这是什么"的时候，幼儿能够回答"衬衫"。需要再次强调的是，要对幼儿的每一次正确反应给予强化。

渐消程序已被用于教导自闭症儿童与他人发起对话。例如 Reagon 和 Higbee（2009）教自闭症儿童的父母使用渐消程序来促进儿童基于玩耍的对话发起行为。有一个孩子非常喜欢玩具车，孩子的妈妈首先要教孩子学会模仿"妈妈，我们一起玩汽车吧"，每次孩子说完这句话后，妈妈就开始和孩子一起玩玩具车。当孩子能够模仿整句话后，妈妈说的话从"妈妈，我们一起玩汽车吧"依次简化为"妈妈，我们一起玩""妈妈，我们一起""妈妈，我们""妈妈"，最后简化到妈妈什么都不说，孩子就能说出整句话。在渐消程序之后，孩子仍能够说出整句话，并且可以将这种口头模仿推广到其他事物上（例如新积木）。

渐消还可以用于教授其他行为，例如描摹、临摹、绘画形状（例如圆圈、直线、正方形、三角形），以及写数字和字母表中的字母。在教学生画圆的时候，一开始老师可以准备一些纸，每张纸上都有一个用粗的虚线画好的圆。老师把铅笔放在学生手里，并说"描这个圆"。然后手把着学生的手，用笔把虚线连接起来，画出一个圆。在学生画出这个圆的时候，立即给他一个强化物。经过多次训练后，学生渐渐不需要老师把着手就能独自画好一个圆了。这个渐消的步骤如下：

1）轻轻握着学生的手，画几次圆。

2）用手指轻搭在学生的手背上，画几次圆。

3）用手指指着要画的圆。

4）最后，仅仅给出指令："描这个圆。"（第 1、2、3 步也要伴随这个指令进行。）

老师在教会这个学生描摹之后，就可以通过渐消描画参照的虚线或点，来教学生绘画或临摹。例如，老师可以使用一张上面画有几个虚线圆圈的纸。在这张纸上，最左边的圆由粗虚线构成，从左到右的圆虚线越来越稀疏，最右边的圆仅仅由几个点构成。教师指着粗虚线构成的圆对学生说："描出这个圆。"及时强化学生的正确反应，接着在虚线逐渐稀疏的其他圆上重复这一程序。在以后的步骤中，可以将点完全取消，让学生在没有虚线的纸上画圆。这个时候，只要说"画个圆"，学生就可以做出这个新获得的行为。当教师指着一个圆说"照着画一个圆"时，这个指令也会逐渐起作用，并最终能控制学生的反应。用这个程序可以教会学生临摹许多不同的图形，最后，会使学生能够临摹出自己从未画过的图形。

渐消刺激的维度

一般来说，**维度**是指刺激物可以被连续测量的特征。正如前面例子中所示，渐消发生在刺激物的某些维度上，例如维罗妮卡向彼得提问的时候声音的响度，以及老师握着学生的手引导学生描圆时握学生手的力度、学生所需描绘的虚线的清晰度。到此为止，我们讨论的渐消都发生在很具体的刺激维度上，但是渐消也可以是对大环境的改变。例如，本书的作者之一曾开展了一个治疗自闭症儿童的项目，旨在让自闭症儿童在教室环境中做出适当的反应（Martin et al., 1968）。然而，这些孩子非常不听话，尤其是在群体环境中，他们无法直接进入课堂环境。因此，我们需要让孩子先在一个人的情境中习得目标行为，再通过渐消让孩子在教室中也表现出目标行为。

最初的训练是在一个小房间里进行的，房间里有几把椅子和几张课桌。每天，两到三位大学生一对一地训练两到三个孩子。训练程序包括通过消退消除发脾气的行为，以及强化专注地坐着、恰当地发言、绘画、临摹和其他良好的行为。每一个孩子的课桌都对着墙，保证孩子无法离开训练的情境。

在一周之内，孩子们学会了安静地坐着、注意看大学生，以及模仿大学生说的话。这样，我们建立起了一般训练情境和孩子们的专注之间的刺激控制。我们的目标是让孩子在只有一个教师的正常教学环境中表现良好，如果在第一周之后我们立即让孩子进入教室环境，孩子肯定一下子无法适应，会无法专注，出现调皮捣蛋的行为。所以，在四周的时间里，我们逐渐把教室环境由包含三个孩子和三位大学生的小房间转变为包含七个学生和一位老师的标准教室。这个渐消是围绕着两个刺激维度进行的。

第一个维度是房间的自然结构。我们将孩子从小房间转移到大教室的步骤是：首先，我们按照小房间的布置把三张课桌贴着墙摆放到标准的大教室里，把大学生坐的三把椅子也转移到大教室。教室里面不再放其他东西。在随后的几天里，我们逐渐把桌椅从墙根往教室中间移，到最后，三张课桌并排放置在教室中间。在这个过程中，每隔一段时间，我们就往教室里增加一套桌椅，直到孩子们最终坐在配备正常的教室中。

第二个维度是每个教师教孩子的数量。这一维度的渐消与第一维度的渐消是同时进行的。首先，一个大学生和一个孩子一起进行几次训练；然后，一个大学生负责两个孩子，交替训练几次。师生的比率按照这个方式逐渐改变，直到在标准的教室环境中一位教师教七个孩子。

■ 思考题

1. 描述什么是渐消，并举一个渐消的例子。

2. 描述什么是无误辨别训练。

3. 为什么建立无误刺激辨别是非常有利的？

4. 刺激的维度是什么意思？请举例说明。

5. 在本章第二节引用的例子中，找出渐消的三个刺激维度。

6. 从本章中找出一个训练情境保持不变，但特定的刺激维度发生渐消的例子。

7. 从本章中找出一个训练情境发生渐消的例子。

8. 描述如何将渐消技术运用于教宠物表演杂技。

9. 假设你有一个18个月大的孩子，她要模仿"薯片"一词的发音，请详细描述你将如何运用渐消，教孩子在你指着薯片问"这是什么"时说出"薯片"一词。

影响渐消有效性的因素

1. 最终目标刺激

最终目标刺激需要谨慎选择。我们需要选择一个适当的最终目标刺激，使由该刺激引起的反应能够在自然环境中得以维持。一些渐消程序犯了这样的错误：为学习者在训练中制定的目标刺激，和其在自然生活环境中的刺激并不一样，或在自然环境中并不能经常遇到。例如，在彼得的案例中，维罗妮卡很容易在大声问彼得"你叫什么名字"、小声说"彼得"后，彼得回答出自己名字时就停止训练，但是，在自然环境中，当别人问"你叫什么名字"的时候，不会小声说"彼得"。因此，维罗妮卡需要完成训练的最后一个步骤：让彼得独立回答"你叫什么名字"。

2. 初始刺激：选择一个提示

在渐消程序的开端，很重要的一步是选择能可靠地引发目标行为的**初始刺激**。在教彼得名字的过程中，维罗妮卡知道彼得会模仿最后听到的、声音最大的那个词。因此，她以轻声问"你叫什么名字"之后立即大声说"彼得"作为初始刺激，促使彼得给出了正确的答案。**提示**是一种补充性的先行刺激，它可以增加期望行为发生的可能性，但它不是控制行为的最终目标刺激。

以指导者行为作为提示　有必要区分几种不同类型的可以用作提示的指导者行为。**身体提示**（也称**身体引导**）指通过触碰身体以引导行为。父母经常通过这个方式帮助孩子学习新的行为，例如牵着孩子的手引导孩子学会走路；[1]对于初学舞蹈、武术、高尔夫的人，教练经常会通过触碰他们的身体引导他们的身体姿态。**手势提示**即指导者在不触碰学习者的前提下，做出某些动作以提示学生正确的做法。例如，教师会用手掌向下的动作来提示孩子轻声说话。**行为提示**即指导者亲自演示正确的行为（这个方法将在第 18 章进行深入讨论）。例如，游泳教练可能会给运动员演示自由泳的手臂动作，高尔夫教练可能会给初学者示范正确的握杆姿势。**言语提示**即言语线索，例如一名驾驶教练可能会言语提示一名学员"在出发前检查安全带是否系好"；父母也经常在教孩子穿衣服的时候使用言语提示"现在把毛衣套到头上"。

以环境改变作为提示　**环境提示**涉及改变物理环境以引导期望的行为。例如，一些希望健康饮食的人会把新鲜水果等放在容易取用的地方，而把垃圾食品放到难以够到的橱柜中；学生为了保持专注力，可能在自己的学习区域只放置和学习有关的物品。

从技术上讲，所有类别的提示都是学习环境的一部分。但是，为了将指导者行为提示和其他方面的环境提示区别开，我们对提示进行了如上文所述的分类。

额外刺激提示与刺激内提示   指导者行为提示和环境提示可以进一步区分为额外刺激提示和刺激内提示两大类。**额外刺激提示**是指新加入环境中以增加正确反应可能性的提示。例如，父母想要教会孩子吃晚餐的时候正确地摆放刀、叉和勺子的位置，一种方式是父母指出每种餐具的具体位置，并对位置进行命名。这种言语指导就是指导者行为提示过程中加入的一种额外刺激，这个刺激会在训练中逐渐消退；另外一种方式是，父母可以在餐垫上画刀、叉、勺的轮廓，然后要求孩子把餐具摆放到相应的位置上，这些画好的轮廓就是一个额外刺激环境提示，这个刺激也会在训练中逐渐消退。

刺激内提示是一种区分刺激（S^D 或者 S^Δ）的变式，其作用是让刺激的特征更加突出，从而更容易区分。在上面摆放餐具的例子中，训练之初可以先把正常大小的刀叉放在正确的位置，然后用一个比正常的勺大一些的木勺作为训练道具，木勺就是一个刺激内的环境提示。训练初期的重点是教孩子把勺子放在正确的位置。经过多次训练以后，勺子的大小慢慢恢复正常。接下来，可以用同样的方式教孩子把刀叉放在正确的位置，经过一遍一遍的训练，直到孩子可以把三种餐具都摆放到正确的位置上。教师的行为也可能包含刺激内提示。当老师试图教孩子对两个发音相似的单词做出适当的反应时，例如，老师想要教学生区分"pen"和"pencil"时，因为两个单词中都有"pen"的音，老师可以在一开始读"pencil"的时候重读后面的音节："pen-CIL"，然后逐渐在读后面的音节时调整回正常的音调和响度。

表 10-1 列举了各种不同类型的提示。多项研究已经表明，在治疗自闭症儿童和发展性障碍儿童的过程中，刺激内提示渐消比额外刺激提示渐消更有效（Schreibman，1975；Witt & Wacker，1981；Wolfe & Cuvo，1978）。

表 10-1   提示的类型

指导者行为提示
身体提示——帮助学习者保持正确的身体姿态
手势提示——指向或者示意
行为提示——示范正确的行为
言语提示——使用言语作为提示或给出指导
环境提示
环境提示——重新安排物理环境
额外刺激提示与刺激内提示
额外刺激提示——增加另外一个刺激，以增加正确反应的可能性
刺激内提示——使 S^D 或者 S^Δ 更加引人注目，容易辨别

　　行为矫正者可以通过提供以上类型的提示，来确保正确的反应发生。例如，一个老师希望学生根据"摸你的头"的语言指示做出摸自己头的行为反应，那么，开始的时候，他可以这样训练——一边说"摸你的头，举起手，像这样摸你的头"，一边用手摸自己的头。在这个例子中，"举起手，像这样摸你的头"是一种言语提示，教师的行为演示是一种行为提示。选择多样化的提示类型，是渐消程序取得成功的前提，这样做，既保证让目标行为出现且发生最少错误。

3. 渐消的步骤

　　如果在训练项目开始时，给出的提示能稳定地引发预期的行为反应，那么，就可以在后续的训练过程中逐渐消除提示。与塑造的步骤一样（见第 7 章），应该谨慎地设置渐消的步骤。[2]渐消的有效应用也是一门艺术。在这个过程中，控制渐消的速度是非常重要的，因此需要密切观测学习者的表现。渐消既不能太快也不能太慢。如果学习者开始出现错误，那么可能是因为提示消失得太快或者渐消的步骤太少，那么，在继续渐消程序之前，必须回溯之前的步骤，直到每一步的目标行为都牢固确立。但是，如果引入了太多步骤或者给了太多提示，也可能让学习者变得过分依赖提示。想一想这个例子：教师教学生在听到指令时摸头，如果教师给出的行为提示太多，学生就可能变得太过依赖行为提示而较少注意到"摸你的头"这个言语提示。

塑造与渐消

　　应注意避免将消退与塑造两个概念混淆。两者都是逐渐变化的程序，但它们之间存在着本质上的差异。如第 7 章所述，塑造涉及强化行为的一步步变化，使行为一点点接近最终目标行为。**渐消涉及的是控制反应的刺激逐渐变化，而行为反应保持不变；塑造涉及的则是行为反应逐渐变化，而刺激保持不变。**

应用渐消的陷阱

无意识误用的陷阱

　　和其他行为原理一样，渐消常常会被不熟悉它的人误用。不过，无意地误用渐消程序是不太容易的，因为提示的逐渐改变很少偶然地发生。

　　孩子把头撞向硬地面的案例可以作为一个误用渐消的例子。假设这个孩子一开始在比较软的地面（如草地）撞头，从而引起成人的注意。成人要确认孩子是否受了伤，所以撞头这个行为可能引来成人的关注。但当成人知道这个行为不会给孩子造成伤害以后，他们可能就不再注意孩子撞头这个行为。接着，这个孩子可能用同样的力气在稍微硬一些的铺有地毯的地面上撞击头部，在一段时间内，这个行为可能会引起成人稍多一些的注意，但是成人在意识到孩子这个行为并不会产生严重后果后，又会开始不再关注这个孩子。只有当孩子把头撞向坚硬的地面甚至水泥地，导致孩子受了较重的伤后，成人才会对孩子的行为予以密切的关注。注意，在这个例子中，刺激（地面的类型）逐渐变化，引发了不良的行为；最后，行为由我们最不想看到的刺激引发。因此，这个例子符合渐消的技术性定义。

有效应用渐消的准则

1. 选择最终目标刺激

指明目标行为最终应该在何种刺激出现时出现。

2. 选择合适的强化物

见第 4 章。

3. 选择初始刺激和渐消的步骤

1）指明现在期望行为出现的条件，即指明需要具体什么人、什么言语、什么指导等才能引发期望行为。

2）指明引发期望行为的提示。

3）指明你要渐消刺激的哪些维度（例如颜色、人、房间大小等），以实现最终的目标刺激控制。

4）概述要进行的渐消步骤，以及从一个步骤推进到下一个步骤的原则。

4. 实施计划

1）呈现初始刺激并且强化正确的行为。

2）提示应逐渐消退，尽可能保证少出错误。如果出现错误，就要返回到先前的步骤重新试验几次，并给予额外的提示。

3）如果已经实现预期的刺激控制，回顾前几章提供的准则，帮助学习者从程序中脱离出来（我们将在第 16 章详细讨论这个问题）。

■ 思考题

10. 最终目标刺激是什么意思？举例说明。

11. 初始刺激是什么意思？举例说明。

12. 描述什么是提示，举一个本章中没有出现的例子。

13. 描述指导者行为提示的四个主要类别，各举一个例子说明。

14. 描述什么是环境提示，举一个本章中没有出现的例子。

15. 描述什么是刺激内提示，举一个本章中没有出现的例子。你的例子中包含的是指导者行为提示还是环境提示？

16. 描述什么是额外刺激提示，举一个本章中没有出现的例子。你的例子中包含的是指导者行为提示还是环境提示？

17. 在渐消的每一个步骤中，要进行多少次强化训练才能改变刺激、推进到下一步？（提示：本章的例子中给出了什么建议？）

18. 区分渐消和塑造。

◎ 应用练习

（1）涉及他人的练习

1）假设一个三岁的孩子已经会说一些话，而你想教他回答"你住在哪里"这个问题。简单描述你可以用来教他回答这个问题的一项渐消程序，说明你想使用什么强化物，在每个渐消步骤中你打算训练多少次，等等。

2）你要指导一个有发展性障碍的孩子或一个正常的幼儿用勺子吃饭。描述你会使用的提示的类别，并描述如何渐消这些提示。

（2）自我矫正练习

假设你不喜欢吃某些蔬菜——比如西兰花，但研究表明，多吃这些蔬菜可以降低心脏病和癌症的患病概率。制订一个你可以用来增加西兰花或其他你不喜欢的蔬菜食用量的计划。[提示：为了避免变得肥胖以至于违背健康饮食的初衷，你设计的程序（至少从长期来看）不应该增加你总体的食物摄入量。]

◎ 供进一步学习的注释

1. 身体指导的使用中有一个潜在的伦理问题。假设在一个为发展性障碍患者开设的矫正项目中，教师决定使用身体指导，而一名患者对接受指导感到抵触。在这种情况下，患者可能认为身体指导对他造成了干扰和限制。然而，正如在第30章关于伦理准则的讨论中所指出的，我们应该选择一种不会让患者感觉被干扰或被限制的干预措施。因此，在这个例子中，使用身体指导的教师要确保其做法符合伦理准则的要求。对于这一问题，我们将在第30章进行更进一步的讨论。

2. 消除提示的四种方法是：①减少辅助，②增加辅助，③分级指导，④延迟。本章中所有的案例涉及的都是减少辅助的情况，即能引发目标行为的初始刺激被逐渐消除或改变，知道行为被最终目标刺激引发。增加辅助采用的则是相反的方法。指导者从最终目标刺激开始，只有当学习者未对最终目标刺激做出适当反应时，才引入提示。在一项程序中，学习者如果一直不能对当前提示做出适宜反应，那么提示水平将逐渐提高，直到学习者对提示做出反应。分级指导类似于减少辅助的方法，差别在于，指导者在一次试验中根据学习者的需要实时调整提示，然后在后续练习中逐渐消除提示。例如，在一次试验开始时，指导者可能会紧紧地抓住学习者的手，随着试验的进行，指导者会慢慢减轻抓握的力量。延迟则是指最终目标刺激和初始刺激一开始一同出现；然后，不改变初始刺激，让最终目标刺激和初始刺激之间的时间间隔逐渐增加，直到最终个体只对目标刺激做出反应。很多研究表明，不同消除提示的方法的有效性几乎没有差别（对此的综述请参阅Demchak，1990）。

进一步学习的思考题

1. 描述一个在教导项目中使用身体指导需要伦理审查许可的例子。为什么需要伦理审查许可？

2. 哪些消除提示的程序符合本章开头给出的渐消的定义，哪些不符合？请解释说明。

使用行为链产生新行为序列

史蒂夫，你没有固定的击球准备惯例。

教史蒂夫按照固定的惯例击球[一]

史蒂夫是加拿大职业高尔夫球协会的一名年轻职业高尔夫球手，他虽然打得很好，但还没有赢得过职业锦标赛冠军，其中一部分原因是他的击球不稳定。他知道职业高尔夫球手比熟练的业余球手有更固定的击球准备惯例，而熟练的业余球手比不那么熟练的业余球手有更固定的击球准备惯例。他已意识到自己的击球准备惯例不那么固定。在开球前，他总是忘记从球的两端检查高尔夫球场的坡度。如果一杆击球十分重要，他往往会站在那儿考虑再三，拖很长时间才击球。在一场比赛中，史蒂夫每次击球之间也会出现其他方面的不一致。他觉得，自己需要学习一套规范的击球准备程序。

要让史蒂夫在击球准备练习中建立一套连贯的动作程序，第一步是列出整个过程的每一个具体步骤。它们分别是：

1.走近球的时候，忘记比分，只考虑这一杆击球。

一　本案例基于 G. Martin（1999）所做的咨询。

2. 走到洞后面，回头看球，检查高尔夫球场地的坡度，据此估计球需要的速度和运动路径。

3. 走到球后面，朝洞的方向看，再检查一次场地坡度。

4. 站在球的后面，选定一个目标方向，做两次练习，想象球进入洞中。

5. 移动到球的旁边，把球杆放在球的后面，并调整球杆的位置，使它对准想要的方向。

6. 调整脚的位置，使它们和击球线平行，用一贯的方式握住球杆，说"平稳地击球"。

7. 看看球洞，看看球，看看击球方向，再看看球，最后挥杆击球。

整个训练程序包括 10 次训练。在每次训练中，史蒂夫在练习场练习短距离击球，完成击球准备程序的全部 7 个步骤。他练习短距离击球而不是长距离击球的原因是，这样他可以尽快得到击球的强化。在训练中，史蒂夫的一位朋友会对每个步骤进行检查。如果史蒂夫漏掉了一个步骤，他的朋友会提示他在继续下一个步骤之前先完成该步骤。在完成了 10 次训练后，史蒂夫和他的朋友打了一轮练习赛。在此期间，他的朋友给了他不少鼓励。在随后的比赛中，史蒂夫请他的球童提醒他按照步骤击球。三周后，史蒂夫赢得了他的第一个巡回赛冠军。虽然他的胜利包含很多因素，但史蒂夫认为其中一个重要原因是更固定的击球准备惯例带来的击球的进步。

行为链

行为链（behavior chain）也被称为**刺激－反应链**，是一个固定的刺激和反应序列，刺激和反应在时间上紧密相连，并且最后一个反应通常跟随着一个强化物。在行为链中，每个反应都会产生一个刺激，作为下一个反应的 S^D（同时还是上一个反应的条件强化物，这一点我们将在稍后讨论）。史蒂夫在学习固定的击球准备动作时，习得的就是一个行为链。整个过程的第一个刺激（S_1^D）是当他走向击球点时看到了他的球。对这一刺激的反应是"我将只专注于这次击球"（R_1）。这句话是下一行为的提示（S_2^D）：走到洞后面，回头看球，检查场地的坡度，并估计球需要的速度和运动路径（R_2）。由此获得的视觉刺激（也许还有一些我们称作"想象中击球和球运动速度的图像"的内部刺激）是下一行为的提示（S_3^D）：走到球后面，朝洞看，从这个角度观察场地的坡度（R_3）。这样，每个反应都会产生下一个反应的提示，直到整个行为链完成，史蒂夫体验到了击球的强化作用。我们用如下方式写下这一动作序列，就能理解为什么将这一序列称为刺激–反应链：

$$S_1^D \rightarrow R_1 \rightarrow S_2^D \rightarrow R_2 \rightarrow S_3^D \rightarrow R_3 \cdots S_7^D \rightarrow R_7 \rightarrow S^+$$

刺激–反应联结是把整个链条串在一起的关键。俗话说："链条的坚固程度取决于它最薄弱的环节"，行为链也是一样，如果整个环节中某一个刺激–反应联结太微弱了，以至于上一个 S^D 无法引起下一个反应，链条的剩余部分就不会发生，整个链条也就在这个最薄弱的环节上断裂。此时，修复这个链条的唯一途径就是通过有效的训练程序，加强这个脆弱的刺激–反应联结。

刺激–反应链最右边的符号 S^+ 代表行为链中紧跟着最后一个反应的正强化物。它就像需要定期使用的"润滑油"，使链条免于"生锈"和"磨损"。行为链末端的强化物可以维持链条中的刺激作为下一个反应的 S^D 的有效性（以及后面会讲到的，作为上一个反应的条件强化物的有效性）。

并不是所有的行为序列都是行为链

你在日常生活中做出的许多行为序列都是行为链。比如，用乐器演奏一首特定的歌曲、刷牙、系鞋带、做三明治等都是行为链。然而，并不是所有的行为序列都是行为链。为了获得学分，一个大学生上课、复习考试、参加考试，这些活动构成了这个大学生的一系列行为。这个行为序列包含了各种各样的活动（阅读、记忆、写作等），行动之间有很多间隔（学习，然后睡觉，然后去上课等），它并不是由一系列连贯的刺激和反应组成的。这个行为序列不是行为链，在行为链中，序列是固定的，并且刺激和反应发生的时间很接近，每一个刺激（除了最后一个）都是下一个反应的 S^D。

■ 思考题

1. 简要描述用于教导史蒂夫做出固定的击球准备惯例的链接过程。
2. 描述什么是行为链，并给出一个本章中没有出现的例子。
3. 为什么行为链被称为"链"？
4. 如何判断某一行为序列是不是行为链？
5. 举一个不是行为链的行为序列的例子（没有在本章中出现过），并解释它为什么不是一个行为链。

行为链的教学方法

教授行为链的三种主要方法是：完全任务呈现法、反向链接法和正向链接法。在**完全任务呈现法**中，练习者在每次练习中尝试进行从链的开始到结束的所有步骤，并继续进行整个任务的练习，直到练习者了解整个行为链（参见图 11-1）。根据需要，在每一步都提供提示，并且在最后一步正确完成后给予强化。史蒂夫正是通过这种方式学会了固定的击球准备惯例。另一个例子是，Horner 和 Keilitz（1975）使用完全任务呈现法教会了有发展性障碍的青少年刷牙。

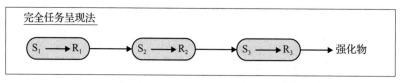

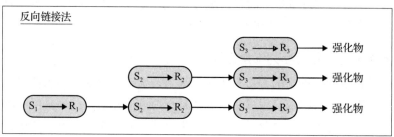

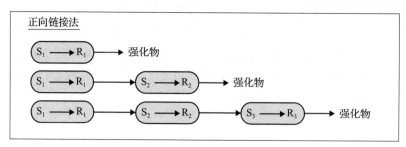

图 11-1　三种主要链接方法图示

在**反向链接法**中，首先教最后一个步骤，然后教倒数第二个步骤，并链接到最后一个步骤。然后再教倒数第三个步骤，并链接到最后两个步骤，依次类推，向行为链的第一步推进（参见图 11-1）。反向链接法按与真正执行行为序列的顺序相反的顺序逐步构建这一行为链。反向链接法被应用于许多项目中，例如教授发展性障碍患者着装、整理仪容、工作和言语行为（Martin，England，& England，1971）。例如，为了教克雷格（一个有发展性障碍的男孩）穿上一条裤子，教师将任务分解成图 11-2 所示的 7 个步骤。然后，教师进行一个基线评估，以确定练习者正确执行每一步所需的提示类型。训练从最后一步（第 7 步）开始，教师帮助克雷格穿上裤子并扣好扣子（第 7 步的 S^D）。教师教克雷格拉上拉链（第 7 步的反应），并练习几次。如图 11-2 所示，经过多次练习，提示逐渐消失，直到克雷格能够自己拉上拉链。当达到这一目标后，教师开始从第 6 步教他完成整个步骤。当克雷格可以完成最后两步而不出错时，训练从第 5 步开始，也就是教他把垂到脚踝处的裤腿拉上去，这也是他执行第 6 步的 S^D，而执行步骤 6 又提供了执行步骤 7 的 S^D。在每次试验中，克雷格完成之前学习的所有步骤。训练就是这样进行的，一步一步地增加，直到克雷格能够完成所有 7 个步骤。在整个训练过程中，克雷格正确执行每个步骤会得到表扬作为强化物，在每次训练中完成第 7 步之后，克雷格会得到食物作为无条件强化物或初级强化物（见第 5 章）。

任务：穿裤子　　　　　　　　　　计分方式											
来访者：克雷格　　　　　　　　　　3= 无提示											
强化物：表扬和食物　　　　　　　　2= 言语提示											
1= 手势 / 模仿提示											
0= 身体指导											
S^D	反应	基线	训练次数								
1. "穿上你的裤子"	把裤子从抽屉里拿出来	2									
2. 手里拿着裤子	将裤子立起来，背面冲着来访者	1									
3. 把裤子立起来	把一条腿放进裤子	1									
4. 一条腿穿进裤子	把另一条腿放进裤子	1									
5. 两条腿穿进裤子	提起裤子	2								2	3
6. 提起裤子	扣上扣子	0				0	1	2	3	3	3
7. 扣上扣子	拉上拉链	0	0	1	2	3	3	3	3	3	3

图 11-2　一份为教发展性障碍患者穿裤子而设计的简单任务分析和数据表

　　学习行为矫正的学生在第一次读到反向链接时，常常会觉得很奇怪，显然是因为这个名字暗示着一个人学会了从相反的方向执行行为链。当然，并不是这样的。使用反向链接有充分的理论基础。以教克雷格穿上裤子为例：从第 7 步开始，拉链上面的扣子已经扣上的情况，引发了"拉上拉链"的反应。因此，看到扣上的扣子变成了第 7 步的 S^D。此外，这种扣上的扣子的视觉刺激与拉上拉链后得到的强化物（表扬和食物）是搭配在一起的。因此，在条件强化原理的基础上，"看到扣上的扣子"这一事件也成了之前步骤的强化物。在对第 7 步进行了几次训练后，指导者推进到从第 6 步开始。"扣扣子"这一行为产生了"看到扣上的扣子"这一刺激，看到扣上的扣子则成了"扣扣子"这一行为的条件强化物。因此，在使用反向链接时，最后一步的刺激既是这一步的 S^D，也是上一步的条件强化物。当开始学习倒数第二步时，这一步中的 S^D 也成为上一步的条件强化物，依次类推。因此，在行为链的末端出现的正强化物的作用，被向上转移到每一步的 S^D 中。这样，反向链接就有了一个理论上的优势，即总有一个内部条件强化物来强化添加到行为序列中的每个新反应。在完全任务呈现法和正向链接法（接下来介绍）中，每个刺激（在第一个刺激之后）最终也会成为下一个反应的 S^D 和前一个反应的条件强化物，[1] 但在反向链接法中，这两个作用被开发得更加系统。

正向链接法首先练习动作序列的初始步骤，然后学习第二步并链接第一步和第二步，然后学习第三步并链接前三步，以此类推，直到习得整个行为链。例如，Mahoney、Van Wagenen 和 Meyerson（1971）使用正向链接来教正常儿童和发展性障碍儿童上厕所。行为链包括：走向马桶、脱下裤子、在马桶上坐好或面向马桶站好、尿尿、把裤子提起来几个部分。训练由第一步开始，掌握第一步之后，再引入第二步。每次引入下一步之前，上一步都会被强化。

由于反向链接与事件发生的正常顺序相反，因此，对于未受过行为矫正训练的个体来说，正向链接法和完全任务呈现法在日常生活中使用得更多一些。想要更好地理解正向链接，可以想想教小孩子说英文单词"milk"的情景。我们首先会教他发"mm"的音，接下来是"mi"，再接着是"mil"，最后是"milk"。类似的正向链接法被用来教自闭症孩子模仿单词的发音（Tarbox，Madrid，Aguilar，Jacobo，& Schiff，2009）。

表 11-1 列出了三种主要的链接方法。究竟哪种方法最有效？一些研究（Ash & Holding，1990；Hur & Osborne，1993；Slocom & Tiger，2011；Smith，1999；Spooner & Spooner，1984；Walls，Zane，& Ellis，1981；Weiss，1978）对正向链接和反向链接进行了比较。总的来说，这两种方法的有效性没有明显的区别。在一项研究中，Slocom 和 Tiger（2011）发现正向和反向链接对于指导有学习障碍和发展性障碍的儿童执行特定动作序列（例如触摸头部、拍手、触摸鼻子）时，效果差不多，此外，孩子们也没有对某种方法表现出一致的喜爱。

表 11-1　三种主要链接方法概述

针对所有链接方法
• 做任务分析

完全任务呈现法
• 学习者每次尝试全部步骤，指导者同时教授所有未掌握的步骤
• 指导者对所有未掌握的步骤提供提示和表扬
• 在最后一步后提供强化物
• 训练照此进行，直到学习者掌握所有步骤

正向链接法
• 从第一步开始，掌握之后才能推进到下一步
• 指导者为正在教授的步骤提供提示和强化物
• 每次都需要完成所有之前掌握的步骤
• 按照这种方法，一次学习一步，正向进行直到最后一步

反向链接法
• 从最后一步开始，掌握之后才能推进到倒数第二步
• 指导者为正在教授的步骤提供提示
• 每次都需要完成所有之前掌握的步骤，最后一步后提供强化物
• 按照这种方法，一次学习一步，反向进行直到第一步

与其他链接方法相比，完全任务呈现法得到的研究要少得多。然而，一些研究表明，在指导发展性障碍患者完成各种任务时，完全任务呈现法的效果与正向或反向链接一样好，甚至更好（Martin，Koop，Turner，& Hanel，1981；Spooner，1984；Yu，Martin，Suthons，Koop，& Pallotta-Cornick，1980）。Bellamy 等人（1979）认为，与其他指导发展性障碍患者的链接方式相比，完全任务呈现法有几个优点：①指导者无须花费很多时间来分解任务以为训练做准备；②同时关注教授行为的形态和序列，可以缩短训练时间；③在训练早期就最大限度地提高训练者的独立性，特别是当训练者已经熟悉了一些步骤的时候。

对于没有发展性障碍的普通人来说，应该选择哪一种方法呢？对于可以在短时间内（在几分钟或更短的时间内）完成的、步骤较少的任务，完全任务呈现法可能比较合适。很多体育运动就是很好的例子，比如史蒂夫的击球准备练习，或是排球的飘球发球（Velentzas，Heinen，& Schack，2011）。但是，对于更复杂的任务，反向或正向链接法可能更有效。比如，在向飞行员讲授复杂的俯冲轰炸动作序列时，反向链接法比完全任务呈现法更有效（Bailey，Hughes，& Jones，1980）。在一个以大学生为被试的实验中，研究者指导他们完成一项奏乐任务，反向链接法和正向链接法都比完全任务呈现更有效（Ash & Holding，1990）。此外，使用反向链接法来教授某些任务可能更实用。比如，对于驾校教练员来说，在教学员怎么踩油门之前最好先教会他怎么踩刹车。

■ **思考题**

6. 简要描述完全任务呈现法。
7. 简要描述反向链接法。
8. 简要描述正向链接法。
9. 描述如何使用以上三种链接方法来教"铺床"这个行为。
10. 在链接中，给定的刺激既是辨别刺激，又是条件强化物。这是怎么实现的？请举例说明。
11. 在指导发展性障碍患者时，作者推荐使用什么方法？为什么？

链接与渐消、塑造的比较

行为链、渐消和塑造有时被称为渐进变化程序，因为它们都涉及通过一系列步骤逐渐产生新的行为、新的刺激控制或新的刺激－反应序列。清楚地理解这三个过程之间的区别很重要。表 11-2 总结了这三种方法的异同。

表 11-2　塑造、渐消和链接的异同

	塑造	渐消	链接
目标行为	物理维度（如形态、数量或强度）上的新行为	对特定行为新的刺激控制	新的固定刺激－反应序列
一般训练环境	常常只需要一个非结构化的环境，在这个环境中学习者有机会做出各种各样的行为	通常需要结构化的环境，因为必须精确地控制刺激	通常需要结构化的环境，因为刺激和反应必须精确地排序
其他需要考虑的因素	涉及强化和消退的连续应用	涉及强化的连续应用；如果必须使用消退，那么渐消的效果会受到影响	通常包括言语和身体提示或身体指导；在某些步骤中可能会与塑造或渐消结合

影响行为链有效性的因素

1. 任务分析

为了最大限度地提高行为链的有效性，必须将行为序列分解为可操作的步骤，并且必须维持各步骤间的正确顺序。为了促进训练效果而将任务分解为更小步骤的过程称为任务分析。一些复杂技能的学习必须要用到任务分析，比如公寓保养技能（Williams & Cuvo，1986）、月经护理技能（Richman，Reiss，Bauman，& Bailey，1984）、网球技能（Buzas & Ayllon，1981）、足球进攻技能（Komaki & Barnett，1977）、放松技能（Schleien，Wehman，& Kiernan，1981）、过马路的技能（Page，Iwata，& Neef，1976）等。

　　与塑造步骤的选择（见第 7 章）一样，链接步骤的选择有些主观。这些步骤应该足够简单、学起来毫不费力。如果你想让孩子学会正确的刷牙方法，那么就不应该把刷牙这个行为分解成"把牙膏涂在牙刷上""刷牙"和"漱口"几部分，而应该把每个步骤更加细分。还应该对步骤进行选择，使得每个步骤都有明确的刺激与之对应，这些刺激将会成为行为链里上一个反应的条件强化物以及下一个反应的 S^D。例如，在教授正确的洗手方法时，你可能会选择把"往水槽里放水"作为其中一个步骤。这时，指定一个明确的水位是很重要的，必要的话可以在水槽里做个记号（临时的记号也行），目的是提供一个明确的终止刺激，来告诉学习者水放到记号这里就可以了，这个步骤就算完成了（假定这个步骤是"看到水位到记号处时，就关上水龙头"）。

　　完成任务分析后，检查一下行为链中每个反应的控制刺激或 S^D。理想情况下，每个 S^D 之间都是有区别的。如果用相似的刺激来控制不同的反应，那么学习者混淆和犯错的概率就会升高。如果在你的任务分析中，两个步骤的控制刺激非常相似并且不能调整，那么为了让这个行为链更容易学习，你可以考虑人为地对其中一个刺激进行编码。

2. 学习者独立使用提示

　　和史蒂夫一样，许多人可以独立地使用提示来引导自己掌握一个行为链。对于识字的学习者，书面的任务分析可能会有效地促使他们完成行为链（如 Cuvo，Davis，O'Reilly，Mooney，& Crowley，1992）。而对于不识字的学习者来说，一系列图片提示可能会更好地引导他们完成任务。举一个已经被证明有效的例子：Thierman 和 Martin，1989）准备了一份图片提示表，来指导患严重智力障碍的成年人完成一个能够改善他们家庭清洁情况的行为链。学习者学着看一张动作步骤的图片，模仿图上的步骤动作，然后在图上做一个标记，来表明这个步骤已经完成。这个方法被证明很有效。另一种方法是要求学习者背诵"自我指导步骤"（self-instruction）。已有研究表明，可以通过让患有发展性障碍的人背诵自我指导步骤，来提高其在工作任务（Salend，Ellis，& Reynolds，1989）、数学解题任务（Albion & Salzburg，1982）、字母分类任务（Whitman，Spence，& Maxwell，1987）中的表现。

3. 最初的示范

有些情况下，比如在面对有发展性障碍的人群时，教师希望能一边示范整个动作序列，一边口头描述各个步骤（如参见 Griffen，Wolery，& Schuster，1992）。（示范的准则见第 18 章。）如果训练任务只有一个样本供演示，那么在演示完之后，一定要记得把这个任务的各步骤分解、重组，然后再让学习者来做。或者，也可以给学习者提供更多可选的样本进行模仿。

4. 行为链的训练

行为链的训练应该从开始完成一个或几个步骤的指令开始。开始的步骤取决于你所使用的链接方法（完全任务呈现法、反向链接法还是正向链接法）。如果学习者在任何一个步骤停止反应或表现出分心，首先要给他一个步骤提示，比如问他"下一步是什么"或对他说"继续"。如果学习者的反应不正确，或者在相当长的时间内没有做出反应，那么你应该进行错误纠正，给学习者提供必要的指导语或动作指导，以帮助他正确地执行该步骤。错误得到纠正后，继续下一步。

5. 足够的社会性强化物或其他强化物

有时候，学习者在完成一个行为链时得到一个自然强化物就足以维持该行为链，史蒂夫的例子就是这样。然而，在向发展性障碍患者或幼儿教授行为链时，我们通常希望在早期训练中，对每一个正确完成的步骤都进行表扬以维持强化（如 Koop，Martin，Yu，& Suthons，1980）。此外，在成功完成行为链的最后一步时给予初级或无条件强化物（如小零食）也是可取的。当学习者能更熟练地执行这些步骤时，可以逐渐减少表扬和其他强化物。其他关于维持已掌握的行为链的策略详见第 16 章。

6. 每一步中的帮助

根据任务分析的具体情况，可能有必要给予一些额外的指导或者身体帮助来纠正错误。在连续的训练中，这种额外的帮助应该尽快渐消，以防学习者对其产生依赖。要注意的是，不要提供过多帮助，以至于学习者产生依赖。也就是说，要注意不要强化错误或等待你的帮助的行为。

■ 思考题

12. 区分由塑造、渐消和链接三种方式建立的目标行为类型。

13. 假设你想教别人换车胎，你会使用行为塑造还是行为链？为什么？

14. 什么是任务分析？对"教一个 3 岁孩子系鞋带"这个行为链做一个相对合理的任务分析。

15. 简要描述三种帮助学习者通过独立使用提示来掌握行为链的策略。

应用行为链的陷阱

无意识误用的陷阱

类似于迷信行为可以通过偶然的强化而形成（见第 4 章），有一个或更多不良环节的行为链也可能在没人注意到的情况下形成。有时候，一个行为链中有些环节对于产生强化物起作用，还有至少一个环节（称为迷信环节）不起作用，这种行为链叫作偶然链（adventitious chain）。

当一个不恰当的、不起作用的反应出现在一个或多个被强化的正确反应之前时，一种常见的偶然链就会出现。这种偶然链的出现，会同时强化起作用的和不起作用的反应。在说话时频繁地说"然后""呃"这种无意义词语的习惯，就是偶然链的一个例子。另一个类似的但更严重的例子是在每次说话前都做出怪异的面部表情。

其他无意识误用的例子包括困扰许多人的自我控制问题。这种问题并不是由偶然链造成的，因为在这里，每个步骤在强化过程中都是起作用的。真正的问题在于，我们无意中强化了一个或多个本不想强化的步骤。以暴食为例，造成暴食的原因是多样的，但其中最常见的原因之一是不良行为链的意外形成。例如，一些超重的人吃东西很快（如 Spiegel，Wadden，& Foster，1991），我们观察到这些人的行为序列是这样的：用餐具盛事物、将食物放入口中、嘴里一边嚼着一边往餐具里添加食物、上一口食物还没咽下去就已经把下一口食物放到嘴边等。通过延长行为链和延迟步骤的方法，我们可以成功地打破这种行为链，建立一个更理想的行为链（Stuart，1967）：用餐具盛事物、把食物放入口中、放下餐具、咀嚼、吞咽、等 3 秒钟、再用餐具盛食物，等等。换句话说，在不良行为链中，一个人在咽上一口饭之前就已经准备好吃下一口了，一个更好的行为链将这些步骤分开，并加入了短暂的延迟。这些延迟可以在患者能保持正确进食速度的情况下逐渐消失。

超重的人表现出的另一个不良行为链，是看电视一直看到进广告、在进广告期间去厨房、吃零食、回去看电视（看电视连同食物的味道一起强化了去拿零食这一行为）。多种方法可用来解决这样的自我控制问题，我们将在第 26 章具体讨论这些方法。这里需要记住的一点是：不良行为通常是无意中形成的行为链的一部分。

部分知识误用的陷阱

如果矫正者不够小心仔细，一些看似可靠的行为矫正程序也会促成不良行为链。下面是一个关于教发展性障碍儿童图片名称的例子（Olenick & Pear，1980）。指导者先进行提问训练，即让孩子们看一幅要命名的图片，然后问他们"这是什么"，对正确的答案进行强化。如果孩子回答错误，老师会先进行示范，再让孩子进行模仿训练，示范方式是老师先提问然后立刻作答（例如"这是什么？猫"）。在模仿训练中，孩子们的正确模仿得到强化。Olenick 和 Pear 观察到，有的孩子即使看上去能给照片正确命名，在真正的测试中也会犯很多错误。研究者认为，这些孩子形成了一个行为链，他们的错误反应被模仿训练强化了，因为在模仿训练中，更简单的反应（模仿）能得到强化。之后，两位研究者通过降低模仿训练中对正确反应的强化率，同时保持对提问训练中正确反应的高强化率解决了这一问题。

有效使用行为链的准则

当教授行为链时，要遵守下列规则。

1）进行任务分析。确定行为链的各个步骤，这些步骤应足够简单，学习者可以轻松学习。

2）考虑让学习者独立使用提示的策略（比如图片）。

3）如有必要，进行最初的示范。

4）确定链接方法（完全任务呈现法、反向链接法、正向链接法），并按正确的顺序教授每个步骤。

5）为了加快学习，使用渐消程序来减少学习者在执行某些步骤时所需的额外帮助。

6）在使用反向或正向链接时，确保学习者在每次训练中完成已习得的所有步骤。

7）在早期的训练中，对每个正确完成的步骤都给予充分的强化。随着学习者技能的提高，逐渐减少强化。

8）确保行为链末端的强化符合第 4 章提到的有效应用正强化的准则。末端强化越有效，行为链就越稳定。然而，这并不意味着在一个行为链被习得后，必须在每次行为链完成时都给予强化才能使它得以维持。在一个行为链被习得后，它就可以被看作一个单独的反应，可以根据需要放在任何一个间歇强化程式中。

■ 思考题

16. 什么是偶然链？
17. 举一个本章中没有出现的偶然链的例子，并指出其中的迷信环节。
18. 举一个偶然链以外的无意识误用链接的例子，并解释该如何避免这种误用。

⊘ 应用练习

（1）涉及他人的练习

1）描述如何使用行为链来教孩子系鞋带。
2）描述如何使用行为链来教孩子打结。
3）描述如何使用行为链来教孩子系蝴蝶结。
4）试着应用上面你提出的 3 个链接程序，看看它们效果如何。

（2）自我矫正练习

列出一个你自己的可以通过链接来矫正的行为不足。详细描述如何遵循有效使用链接的准则来克服这个不足。

⊕ 供进一步学习的注释

1. 我们说行为链中的刺激既是其前一个反应的条件强化物，又是其后一个反应的 S^D。这一理论优雅简洁，受许多行为分析师喜爱，然而，过去 50 多年对动物的基础研究表明，这一理论好像有些过于简单化了（Fantino，2008）。长行为链中的早期刺激，除了作为条件强化物和 S^D 外，还具备另一种功能。事实上，如果条件强化物与出现在链尾的初级或无条件强化物之间的时间间隔很长，那么它其实就变成了一个 S^Δ。更准确地说，随着行为链中一个刺激与初级强化物之间时间距离的增加，该刺激作为 S^D 的性质会减弱，而作为 S^Δ 的性质会增强。这主要是因为随着与初级强化物时距的增加，这些刺激与初级强化物之间的联结程度会减弱。也就是说，在考虑一个 S^D 的效力时，除了要考虑跟随在 S^D 之后的条件强化物的强度，还应考虑 S^D 本身的弱点——更技术性的说法叫抑制潜力（inhibitory potential），这和它与初级强化物的时距有关。这种抑制功能可能会抵消反向链接法在提供条件强化方面的优势，这也许是还没有研究发现反向链接法优于正向链接法的原因之一（Ash & Holding，1990；Batra & Batra，2005，2006；Hur & Osborne，1993；Walls et al.，1981）。

进一步学习的思考题

为什么说"行为链中的刺激是前一个反应的条件强化物和后一个反应的 S^D"这一理论过于简化？

第 12 章

通过差别强化来减少行为

汤米，请安静一点！

让汤米少说点话[一]

汤米是个 11 岁的小男孩，患有发展性障碍。在老师眼里，他是班上最捣蛋的学生。他经常在上课时出声说话，还总发出怪声。偶尔一两次还好，但汤米老是这样做，必须想想办法让他改掉这个坏习惯。

汤米的这种"交头接耳"行为有一个明确的操作性定义："未经老师允许与老师或同学说话，自言自语、自哼自唱，或是讨论与上课内容无关的话题。"为了详细观察汤米的表现，一名助教每天用 50 分钟在教室后面记录汤米的行为；另一名专业的观察者也同时记录汤米的行为，以确保观察结果的准确性。

第一阶段，两位观察者一共观察记录了 10 节课的情况，发现汤米平均每 9 分钟就会出现 1 次出声讲话的行为。在第二阶段，汤米被告知"交头接耳"的定义，并且得知他如果能做到在 50 分钟的课程中交头接耳不超过 3 次（平均每 17 分钟 1 次），那么放学前他就能有 5 分钟自由活动的时间。每节课结束时，老师都会告

[一]　本案例基于 Deitz 和 Repp（1973）的研究。

诉他是否达到了要求，但是在上课过程中不会告诉汤米他说了几次话。

这种差别强化的方法很有效果。在第 2 阶段的 15 节课中，汤米平均每 54 分钟才会出现 1 次交头接耳的行为，并且他从未在某节课上交头接耳超过 3 次。

在第三阶段也就是最后阶段，不再进行差别强化。汤米被告知即使他减少交头接耳的频率，也不再有 5 分钟自由活动的时间了。在这一阶段的 8 节课的记录中，汤米交头接耳的频率增加到了每 33 分钟 1 次。虽然这一频率高于治疗过程（第 2 阶段）的频率，但仍远低于治疗前（第 1 阶段）的频率。这说明，在治疗结束后，差别强化仍有积极的影响。

减少操作性行为

差别强化是一种强化特定反应率的程式，可用来强化高或低反应率。本章主要讨论降低反应率的差别强化程式。

前几章介绍过的方法可以用来增加和维持操作性行为，包括正强化、塑造、渐消、链接、刺激辨别训练、泛化，以及第 8 章介绍的各种强化程式。可用于减少行为的方法包括操作性消退（第 6 章）、惩罚（第 13 章）、先行控制（第 17 ～ 19 章）以及本章介绍的差别强化。

对低频行为的差别强化

对低频行为的差别强化（differential reinforcement of low rates，DRL）是一类仅在特定的反应以低频出现的情况下才给予强化的程式。第一类 DRL 叫作**限次**（limited-responding）**DRL**，这种程式规定在一段时间内允许出现某种行为的最大次数，满足要求才能得到强化。汤米的例子中用到的就是这种方法：规定在一段时间（一节课 50 分钟）内允许进行某种行为（交头接耳）的最大次数（3 次），满足要求才能得到强化。[1]

在限次 DRL 中，可以规定整个训练时间中允许出现某种行为的最大次数，也可以把训练时间分为几段，规定每一段中允许出现行为的最大次数。以汤米为例，上述的强化方法是在一节课（50 分钟）内说话不超过 3 次，则在下课后进行强化。也可以把一节课分为三段，每段 17 分钟。如果汤米在 17 分钟内说话不超过

1 次，则进行 1 次强化。

　　限次 DRL 在这样的条件下有效：要减少的行为是可以忍受的，但这种行为越少越好。例如，Austin 和 Bevan（2011）利用限次 DRL 对 3 名小学生进行干预，以减少他们过度追求老师关注的行为。在汤米的例子中，教师认为在一节课中交头接耳 3 次并不是很有破坏性的行为，并不指望汤米做到上课完全不说话，所以使用限次 DRL 来减少汤米上课说话的行为。

　　第二类 DRL 是**限时**（spaced-responding）**DRL**，这种程式要求某人在一段时间内不做出某一行为，过了这段时间后再做出这一行为才能获得强化。换句话说，这一行为不能在特定时间段内出现，只能在允许出现的时候出现。限时 DRL 的适用情况是，想要减少的行为其实是良好的，但不能出现得太频繁。比如，老师希望学生在听到问题后仔细思考再给出答案，但有一位学生总是一听到问题就迫不及待地喊出正确答案，不给其他同学思考的空间。当然，我们不希望消除这个孩子正确回答问题的行为，但我们希望减少他喊出答案的行为。我们可以使用限时DRL 来实现这一目标：在第一次回答过了 15 分钟后再次回答，予以强化；而在一次回答后的 15 分钟内再次回答，不予强化。注意，如果学生在 15 分钟内再次回答，那么 15 分钟的计时要重新开始。这一程式被称为"1 次反应 /15 分钟限时DRL"。这种程式要求个体在时间间隔后做出反应才能获得强化，而在汤米接受的限次 DRL 中，个体需要不做出反应才能获得强化。

　　再举一个限时 DRL 的例子：帮一名语速过快的学生降低语速至正常水平。先问这名学生"你好吗""你住在哪里"之类的问题，学生的回答中必须包含一些老师根据正常语速规定的最短时间间隔，学生才能得到强化。也就是说，实际上强化的是"反应－等待－反应"这一行为序列（等待的时间要足够长）。类似的例子还有很多，例如，Lennox、Miltenberger 和 Donnelly（1987）曾用限时 DRL 来减缓 3 个进食过快的严重发展性障碍患者的进食速度。

■ 思考题

　　1. 我们在第 8 章提到过的强化程式和本章所讲的差别强化程式有何区别。

　　2. 请简要描述汤米上课交头接耳的行为是如何被减少的。

　　3. 什么是 DRL？举一个本章中没有出现的日常生活中的例子。

　　4. 什么是限次 DRL？举例说明。

5. 什么是限时 DRL？举例说明。

6. 限时 DRL 与固定间隔强化（FI）程式有什么相同点和不同点。

7. 限时 DRL 和固定持续时间强化（FD）程式之间有什么区别。

8. 详细描述一个本章中没有出现的用 DRL 解决行为问题的例子，指出用到的是哪类 DRL。

对零反应行为的差别强化

汤米的老师能够容忍汤米在上课时出现一两次交头接耳。但想想 9 岁的小男孩格里的例子：他喜欢抓挠自己的皮肤，情况严重到全身溃痛。由于这个问题，格里几乎没怎么上过学，大部分时间都在医院里度过。对于格里而言，DRL 程式并不适用，因为抓挠行为对格里的伤害是不能接受的。适用的程式是**对零反应行为的差别强化**（differential reinforcement of zero responding，DRO）：在指定的时间内，特定的行为反应不出现，则给予强化。注意，如果在规定时间间隔内出现了需要消除的目标行为，就要重新开始计时。研究者（Cowdery，Iwata，& Pace，1990）和医院的护士一起使用了一个叫"2 分钟 DRO"的程式：如果在 2 分钟内，格里出现了抓挠皮肤的行为，就重新开始计时；如果没有出现抓挠，格里就能得到一些代币，他可以用这些代币来换取看电视或玩电子游戏的时间，以及零食等。几天后，DRO 时间间隔延长到 4 分钟，之后再延长到 8 分钟、15 分钟、30 分钟。最后，DRO 时间间隔已经慢慢延长到了一整天。最终，格里出院了，回家后他的父母继续使用这种方法来维持矫正效果。

从技术上说，在格里处于"30 分钟 DRO"程式时，他做任何除抓挠自己以外的事都可以得到强化。因此，DRO 也被称为"对其他行为的差别强化"（differential reinforcement of other responding）。但实际上，格里并不是除了抓挠行为外"任何事"都能做。比如，如果他不抓挠了，但是又开始砸玻璃，行为矫正者也会介入。DRO 已被成功用于减少各种不良行为，例如上课捣乱（Repp，Deitz，& Deitz，1976）、吮吸拇指（Knight & McKenzie，1974）、强迫性抓挠自己的皮肤（Toussaint & Tiger，2012）、类似抽动秽语综合征的运动和言语抽动行为（即突发的重复性动作或言语；Capriotti，Brandt，Ricketts，Espil，& Woods，2012），以及自我伤害行为（Mazaleski，Iwata，Vollmer，Zarcone，& Smith，1993）等。

如果一种不良行为经常发生，而且时间间隔较长，那么我们最好先从时长较短的 DRO 开始。比如，可以用"5 分钟 DRO"程式来矫正发脾气行为。我们可以准备一个秒表，开始计时后，如果这个人发脾气了就重新计时；如果没发脾气，就在 5 分钟后让秒表"咔嗒"响一声，提示这个人"你已经 5 分钟没发脾气了"，并且进行一定的强化。在目标行为得到较好控制的时候，DRO 程式应该延长，例如变为"10 分钟 DRO"。然后继续以这种方式延长，直到出现以下情况：①这种行为很少发生或根本不发生了，②基本不需要给予强化物就能让行为不发生。

对互斥行为的差别强化

在应用 DRO 的过程中，个体在获得强化时会做出一些行为。例如，格里虽然没有抓挠，但在 30 分钟的时间里他一定做了一些事，然后才得到强化。无论这种行为是什么，强化物也会强化这种行为。所以，与其强化某个未知行为，不如指定一种与不良行为互斥的行为，这样就可以在减少目标行为的同时强化它的互斥行为。

所谓互斥行为，是指不能与目标行为同时出现的行为，例如坐和站就是互斥行为。**对互斥行为的差别强化**（differential reinforcement of incompatible behavior，DRI）是通过不强化目标行为（或封锁其来源）同时强化互斥行为来减少目标行为。假设你是一名小学老师，想要减少一名有注意缺陷与多动障碍的学生在教室里乱跑的行为。如果用 DRO 的方式，这种乱跑的行为可能会被一种同样不好的互斥行为（如躺在地板上）所取代。为了避免这种情况，你可以用 DRI 程式来指定强化你想要的互斥行为，例如你可以强化静坐行为。当然，如果能强化他的学习行为就更好了。Allen 和 Stokes（1987）成功地应用 DRI 来强化儿童在接受牙医治疗时保持安静的行为。其他目标行为及可选取的互斥行为示例见表 12-1。

表 12-1　其他目标行为及可选取的互斥行为示例

要减少的目标行为	要增加的互斥行为
酒后驾车	乘出租或者请朋友开车
咬手指甲	保持手在肩以下
花时间浏览 Facebook	花时间学习
上课迟到	按时上课

■ 思考题

9. 什么是 DRO？举一个日常生活中的例子。

10. 详细描述一个本章中没有出现的应用 DRO 解决行为问题的例子。

11. 在 DRO 中，O 代表哪两个词？加以解释。

12. 什么是 DRI？举一个本章中没有出现的例子。

13. 什么时候应该选择 DRI 而不是 DRO？

对替代行为的差别强化

类似于 DRI 的另一种程式是**对替代行为的差别强化**（differential reinforcement of alternative behavior，DRA），即在消退目标行为的同时强化另一种替代行为，这种替代行为与目标行为在形态上不同，但不一定互斥（Vollmer & Iwata，1992；Vollmer，Roane，Ringdahl，& Marcus，1999）。以 4 岁的男孩凯尔为例，他患有严重的发展性障碍。在训练过程中，凯尔经常表现出攻击性，试图打、抓或踢治疗师。为了减少这种行为，Vollmer 等人使用了 DRA 程式。在训练期间，他们强化服从要求的行为，故意无视攻击性行为。需要注意的是，这是一个 DRA 而不是一个 DRI，因为凯尔可以在顺从的同时仍表现出攻击性。尽管如此，DRA 有效地减少了凯尔的攻击性，也让他更听话了。

我们在第 6 章提到："当消退和对某种令人满意的替代行为的正强化相结合时，消退最为有效。"用 DRA 来消除不良行为正是如此。事实上，如果你在使用 DRA（以及本章提到的其他程式）时用维持不良行为的刺激作为强化物，那么它们很可能会更加有效。识别这些强化物的技术将在第 23 章介绍。对替代行为强化程式的选择需要参考第 8 章中讨论的注意事项。

最后，我们必须指出，有研究者提出质疑：DRI 和 DRA 真的能比简单的消退更有效地减少或消除不良行为吗（如见 Johnston，2006）？对于这一问题，暂时还没有确切的答案。在目前的实践中，我们仍支持使用 DRI 和 DRA。此外，尽管 DRI 和 DRA 比简单的消退执行起来更加复杂，但它们能发展新的（或强化本身已具备的）良好行为。

应用差别强化的陷阱

无意识误用的陷阱

在使用 DRL 时，可能出现一种特殊的误用：无意中以 DRL 强化一个良好的行为，致使该行为很少出现，而我们本应用一个能保持该行为高频出现的程式来强化它。理解这一陷阱可以帮助我们理解社会为什么盛产后进生。

想想看，当孩子开始在学校表现良好时会发生什么。一开始，老师对他的行为印象深刻，热情地鼓励他。然而，随着学生良好行为的增加，老师逐渐认为他本来就是一个"好孩子"，期望他表现得更好。因此，随着"表现好"这种行为频率的增加，强化的频率却逐渐降低，直到没有强化。最终，孩子们会意识到，当"表现好"的频率较低时，得到的强化会更多。这也就是为什么有些孩子在学校里只是偶尔表现出一些聪明才智，而没有充分发挥他们的潜能。为了避免这种错误的 DRL，教师应该准确地定义他们想要维持的行为，并有计划地给予强化。

DRO 和 DRI 的误用与强化（第 4 章）和消退（第 6 章）的误用相似。

有效使用差别强化的准则

1.确定使用哪种程式来减少目标行为

如果目标行为是可以容忍的，但越少越好，则使用限次 DRL。如果这种行为是我们期望出现的，只是不应发生得太快或太频繁，则使用限时 DRL。如果行为应该被消除，并且不太可能强化其他不良行为，则可以使用 DRO。如果行为应该被消除，并且存在强化其他不良行为的可能性，就使用 DRI 或 DRA。

2.确定使用哪种强化物

一般来说，选取原本维持目标行为并且可以被逐渐取消的强化物，会使程式最有效。（详见第 23 章。）

3.选定使用的程式和强化物后，这样推进

（1）如果使用限次 DRL：

1）将几组目标行为出现频率的数据均值记为基线数据，以确定 DRL 程式中强化频率的初始值。

2）逐渐减少 DRL 中允许出现的目标行为的次数，频繁给予强化以确保学生取得进展。

3）逐渐延长行为出现的时间间隔，使反应频率降低到 2）得到的反应频率以下。

（2）限时 DRL：

1）多次记录基线数据，确定两次目标行为之间的平均时间，以此平均值作为 DRL 程式的起始值。

2）逐步增加 DRL 程式的时间间隔，频繁给予强化以确保学生取得进展。

（3）DRO：

1）多次记录基线数据，以获得 DRO 的初始时间间隔。

2）使用接近基线数据显示的两次目标行为时间间隔的值作为 DRO 的初始值。

3）逐渐延长时间间隔，频繁给予强化以确保学生取得进展。

（4）DRI：

1）选择与要消除的行为互斥的良好行为进行强化。

2）多次记录良好行为的基线数据，以确定为使其能替代不良行为，需对其进行强化的频率。

3）选择适当的强化程式（见第 8 章）。

4）在强化互斥行为的同时，对要消除的目标行为进行消退（见第 6 章）。

5）逐步提高程式对良好行为的要求，使强化频率逐渐降低的同时，良好行为继续取代不良行为。

（5）DRA：类似 DRI 程式。

4.如果可能的话，向被矫正者说明你选择的程式

■ **思考题**

14. DRI 和 DRA 的区别是什么？

15. 如果 DRL、DRO、DRI 或 DRA 中强化频率过低或强化频率降低得太快，会发生什么？

16. 不了解 DRL 的人可能会掉进怎样的误用 DRL 的陷阱？试举例说明。

⟳ **应用练习**

（1）**涉及他人的练习**

1）分别使用本章中提到的两种 DRL 程式设计一个可以应用到发展性障碍儿童训练中的方案。详细描述你的方案和实施过程。

2）描述 DRO 在儿童早期教育中两种可能的应用方式。详细描述方案和实施过程。

（2）自我矫正练习

详细说明如何使用本章介绍的差别强化程式来减少你身上的某些你希望更少出现的行为。

供进一步学习的注释

1. 有人可能会认为，在一天快结束时的 5 分钟自由活动时间对减少一天中的交头接耳行为起到了强化作用。但是，想想第 4 章的内容：强化只能在很短时间内发挥直接作用。因此，汤米的进步不能归因于自由活动的直接影响，不能说自由活动是让汤米安静上课的强化物。更确切地说，汤米安静上课的直接强化是得到老师的表扬和关注，老师可能会说："汤米，你做得很好，坚持下去，你就能有 5 分钟的自由活动时间。自由自在地玩一会儿多开心呀。"这样看来，表扬可能才是使汤米表现得更好的强化物。

另外，在安静上课几分钟后，汤米可能会告诉自己，如果自己现在安静上课，待会儿就能多玩 5 分钟，自己在这 5 分钟里会玩得很开心。在心中默念这一规则（在第 17 章会详细讨论）或许能够帮助缩短期望行为的发生和后续自由活动在汤米心中的时间间隔。默念规则的行为最终得到自由活动时间的强化，因为自由活动时间证实了这一规则，规则的证实通常是一种强化物。

进一步学习的思考题

1. 对于减少汤米交头接耳行为的延迟强化偶联，我们可以如何用即时强化来解释？
2. 默念与老师制定的规则如何影响汤米交头接耳行为的减少？

第 13 章

用惩罚来减少行为

本，不要这么好斗。

消除本的攻击性[一]

本是一个患有发展性障碍的 7 岁男孩，在一所为严重失常儿童开设的学校接受治疗。他在学校里总是喜欢殴打其他儿童和工作人员。在大约三周的基线观察期间，本攻击性行为的频率能达到平均每天 30 次。必须做点什么了，教师决定在本做出攻击性行为时要求他做运动，看看是否能减少他的攻击性行为。

对本的训练项目得到了所在学区的道德审查委员会的审查和批准，以确保计划中的惩罚内容不会损害本的身心健康。在工作人员向本的家长详细解释了这个项目并征得同意后，项目正式开始。

该项目在本的学校实施。在本第一次出现攻击性行为时，教师立刻对他说："本，不要打人！做 10 次深蹲！"接着教师抓住本的手臂，让他站起来，再将他的下半身向前牵引，让他蹲下，同时嘴上说："站起来，蹲下。"尽管一开始本表现出一些抵触，但后来即使没有教师的督促，本自己也会完成这一惩罚动作，教

一　本案例基于 Luce、Delquadri 和 Hall（1980）的文章。

师只需要说"站起来，蹲下"就可以了。在训练开始后，本的攻击性行为从平均每天 30 次，下降到第一天的 11 次，到第二天的 10 次，再到第三天的 1 次，之后几乎消失了。

两周后，教师不再对本的打人行为进行惩罚。结果发现，本打人的频率在 4 天内都保持在较低的水平，不过随后的 4 天打人频率开始增加，于是教师重新启动惩罚措施，本的打人行为立即下降到几乎消失。现在，本已经能和同学们正常相处了，过去那个极具攻击性的本不复存在了。

惩罚原理

惩罚物（punisher）是一种操作性行为的直接后果，能够降低该行为的出现频率。惩罚物有时也被称为厌恶刺激（aversive stimuli），或直接称为厌恶（aversive）。一旦你知道了某个事物在某个情境下是个体某一行为的惩罚物，你就可以用这个事物来减少个体在其他情境下的其他行为。惩罚的基本原理是，在某个情境下，某人做了某件事后受到了惩罚，那么这个人在下次遇到类似情境时，就不太可能再做同样的事情。在本的例子中，深蹲就是他攻击性行为的惩罚物。

注意，行为矫正领域的"惩罚"和我们日常生活中所说的惩罚是不太一样的，它具有如下 3 个特征：①紧接着被惩罚的行为发生；②是一种直接的厌恶刺激，而不是道德谴责或报复；③只针对行为矫正的对象，不被用于阻止其他人做出目标行为。例如，想一想我们的文化中常见的"惩罚"——犯罪后入狱通常被看作对于犯罪的惩罚，但入狱并不是犯罪行为的直接后果，并且很多人认为入狱是（或应该是）犯罪的报应，是罪犯在道德意义上应得的。此外，让罪犯入狱常常被看作对其他可能犯罪的人的一种威慑。然而，对于行为矫正者而言，惩罚与这些都无关，而只是指在个体做出某一行为后施加直接后果，以减少未来该个体做出相同行为的可能性。诚然，法律系统中某些行为的后果可能发挥这种狭义的作用，例如某人在超速驾驶时被交警拦下并给予罚单。不过，犯罪的法律后果常常不发挥这种狭义的作用，立法者、法官和大众都不会以这样狭义的方式来理解犯罪的法律后果。

在生活中，强化和惩罚都不断影响着我们的学习。被滚烫的火炉烫伤教会了我们不要玩火，走路摔倒教会我们更好地掌握平衡。不过，必须要注意到，在行为矫正领域中，人们对于是否应该刻意使用惩罚存在争议。我们将在讨论几种不同的惩罚以及影响惩罚有效性的因素后讨论这一话题。

■ 思考题

> 1. 简要描述本的攻击性行为是如何被消除的。
> 2. 在本的例子中，刺激控制在惩罚中扮演了怎样的重要作用？
> 3. 什么是惩罚物？举一个你亲身经历的例子，指出其中的目标行为和惩罚物。
> 4. 简述惩罚的原理。
> 5. 我们生活中所说的惩罚和行为矫正中的惩罚有何区别？

惩罚物的类型

当作为行为的直接后果出现时，很多种事件都符合我们对惩罚物的定义。这些事件中的大多数大致可分为以下几类（Lerman & Toole，2011；Van Houten，1983）：物理惩罚、斥责、暂停、反应代价。尽管这些类型之间有所重叠，但这种分类方式为我们组织惩罚程序提供了便利。我们依次介绍每一个类型。

物理惩罚

最常见的物理惩罚是痛觉刺激。我们分布于全身各处的痛觉感受器可以检测到微小的按压、拉伸、温度变化等各种物理刺激。它们一旦被激活，就会产生疼痛感。打屁股、掌掴、拧捏、揪头发、过高或过低的温度、电击等，都属于物理惩罚。这些刺激被称为无条件惩罚物，也就是说我们不需要学习，天生就对这些刺激感到厌恶。当然，有些刺激不会作用于痛觉感受器，但我们也天生就会对它们感到厌恶（比如难闻的气味），这些也可以算作物理惩罚。

斥责

斥责是一种语气强硬、感情消极的语言刺激。比如，在孩子做了不好的事情之后，父母严厉地批评他："不！那样做很糟糕！"斥责往往不仅仅是语言刺激，还会包含一些愤怒的眼神、攻击性的肢体动作等。如第 5 章所述，因为与另一个惩罚物配对而具有惩罚效果的刺激被称为条件惩罚物。斥责作为一种言语，本身可能是中性的，但伴随斥责出现的眼神、肢体攻击属于无条件惩罚物，这让斥责带有了惩罚物的属性，成为条件惩罚物。

有些时候，将斥责与其他惩罚物一起使用，可以使斥责效果更强。Dorsey，

Iwata，Ong 和 McSween（1980）将斥责与喷水惩罚结合使用，以抑制发展性障碍患者的自残行为。这使得之后即使没有了喷水惩罚，斥责仍然有效。

暂停

暂停是在个体做出不良行为后，让个体在一段时间内得不到任何强化物。暂停有两种类型：排除性暂停和非排除性暂停。排除性暂停是在个体做出不良行为后，立刻将其置于不可能得到强化物的环境中，在实践中通常把个体关在一个"隔离室"中。在这个隔离室内，个体不会得到强化物，也不能自伤、自残。隔离时间不宜过长，4 ～ 5 分钟通常就能达到很好的效果（Brantner & Doherty，1983；Donaldson & Vollmer，2011；Fabiano et al.，2004）。此外，在考虑暂停的时长时还必须有更多的伦理考量（如结果是否足够好，以至于过程可以被接受）和实践考量（如不能让个体脱离学习环境太长时间）。非排除性暂停是在个体做出不良行为后，立即给予一个与减少强化相关联的刺激，比如这个例子（Foxx & Shapiro，1978）：教室里的孩子们都戴着一条丝巾，如果一个孩子调皮捣乱，老师就会把他的丝巾拿走。被拿走丝巾的孩子不能参与课堂活动，也不会得到老师的注意。[1]

反应代价

反应代价是在个体做出不良行为后，立即移除一定数量的强化物（Reynolds & Kelley，1997），这一方法常常被用于以代币作为强化物的矫正方案（详见第 25 章；也见 Kazdin，1977）。比如，Sullivan 和 O'Leary（1990）发现，当孩子在教室里做出不良行为时扣除其代币（1 代币可以换取 1 分钟的休息时间），可以有效减少孩子的不良行为。Capriotti 等（2012）的研究也证明，使用扣除代币的反应代价方案可以减少抽动秽语综合征患儿的抽搐行为。Johnson 和 Dixon（2009）曾设计了一个针对赌博的实验，实验中的两名病态赌徒会做出一套满足行为链（详见第 11 章）的赌博行为。当他们做到行为链中某一特定的行为时，就扣除他们几个筹码。在后续过程中，两名赌徒做出这一行为的频率显著下降。

注意，反应代价与暂停的区别在于，在反应代价方案实施时，个体不会暂时失去获得强化的机会。反应代价与消退（见第 6 章）的区别在于，在消退过程中，强化物在先前被强化的反应之后不出现，而在反应代价方案中，强化物在不良行为发生后被移除。

在日常生活中，图书馆罚款、交通罚单、延迟缴费的滞纳金等都属于反应代价，不过，这些惩罚不会在违规行为后立刻发生。正如我们在第 4 章区分了正强化的直接效果和间接效果，在这里我们也对惩罚的直接和间接效果进行区分。惩罚的直接作用效果是紧接不良行为的惩罚导致了行为频率的降低；惩罚的间接作用效果是在惩罚有延迟的情况下，行为依然被减弱。假如你在十字路口超速，被电子眼拍到，一周后你收到一张罚单。你今后的超速行为可能会减少，但其中包含的远不止惩罚原理。延迟的惩罚物之所以会起效，是因为个体得到过关于行为导致受到惩罚的指示、个体在行为和延迟惩罚之间进行个人陈述（"念头"），或者行为和延迟惩罚之间存在即时条件惩罚物。当惩罚并不紧接着行为出现时，不应该过于简化地说惩罚就是导致行为减少的原因。我们会在第 17 章对惩罚的间接作用效果进行进一步的解释。

■ 思考题

6. 定义无条件惩罚物，并举例说明。

7. 描述四种不同类型的惩罚物，并分别举例说明。

8. 在四种类型的惩罚物中，你会选择哪种来惩罚本章开头案例中的本？给出你的理由。

9. 定义条件惩罚物，并举例说明。

10. 区分排除性暂停和非排除性暂停。

11. 父母常对孩子采取的反应代价惩罚是什么？

12. 区分消退、反应代价和排除性暂停。

13. 区分惩罚的直接作用效果和间接作用效果，并分别举例说明。

14. 为什么延迟惩罚也可以有效减少行为频率？请列举 3 个可能的原因。

影响惩罚效果的因素

1. 良好替代行为的情况

为了减少不良反应，人们一般认为最有效的方法是增加一些期望出现的替代反应，让其取代不良行为（如见 Thompson, Iwata, Conners, & Roscoe, 1999；不同意见可参阅 Johnston, 2006）。你应该尽量找出控制良好的替代行为的 S^D，并向矫正对象提供这些 S^D 以增加良好行为出现的可能性。你还应该采用能以有效的程式呈现的正强化物，以维持良好行为（见图 13-1）。

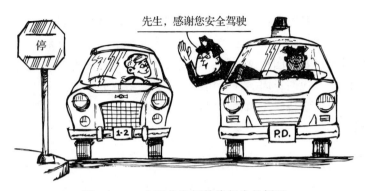

图 13-1　一个强化良好替代行为的例子

2. 不良行为出现的原因

为了尽可能减少不良行为，我们应该从源头和结果两方面入手。第一，找出并消除诱发不良行为的 S^D；第二，找出并消除维持不良行为的强化物。找出行为的前因和后果被称为"功能评估"，我们会在第 23 章对其进行详细论述。

需要注意的是，为减少或消除不良行为，我们常常不一定要使用惩罚。只要我们尽量消除不良行为的诱因，并加强对替代行为的强化，就可能让替代行为出现的频率不断增加，从而在不使用惩罚的情况下就大大减少或完全抑制不良行为。

3. 惩罚刺激

如果要使用惩罚，重要的一点是确保惩罚物的有效性。一般来说，惩罚刺激越强、越让个体感到厌恶，减少不良行为的效果就越好。然而，在实际应用中，惩罚的效果还取决于对不良行为诱因的消除和对替代行为的强化。如果不良行为的诱因被成功消除而良好替代行为得到有力的强化，即使是斥责这种相对温和的惩罚也会产生很好的效果。比如，Thompson 等人（1999）选取了 4 名有自残行为的发展性障碍儿童，探究温和的惩罚（斥责和短暂限制自由）对他们自残行为的抑制作用。结果发现，在替代行为（摆弄玩具）得到强化时，温和的惩罚取得了更好的效果。

在本的矫正计划中，深蹲被证明是合适的惩罚物。这一惩罚很有效，能够在不良行为出现后立刻实施，并且方便控制，确保不与任何正强化同时出现。工作人员在惩罚物选取上付出的努力显然取得了回报。他们之所以选择深蹲，是因为它能以教师的指令作为提示，能在很多不同的场景中实施，并且能让本感到疲累而不拉伤肌肉。

相比于只选一种惩罚物，选择多种惩罚物并在不良行为多次出现时交替使用可能更加有效。例如，Charlop、Burgio、Iwata 和 Ivancic（1988）采用了斥责、限制自由、暂停、噪声四种惩罚物，对发展性障碍儿童攻击性和自残行为进行矫正。在一些时候，他们只用一种惩罚物；在另一些时候，他们交替使用四种惩罚物。结果发现，在交替使用四种惩罚物时，这些孩子的攻击性和自残行为得到了更好的抑制。

4. 惩罚的前提条件（包括口头规则）

我们回忆一下第 9 章的内容：S^D 是一种在出现时，行为反应会得到强化的刺激。类似地，S^{Dp}（p 代表惩罚）也是一种在出现时，行为反应会得到惩罚的刺激物$^{\ominus}$。例如，孩子们从小就学到，当父母心情不好时向他们索要东西，往往会挨骂。此时，"索要东西"这一行为招致了"挨骂"这一惩罚物，"父母心情不好"就是 S^{Dp}。关于 S^{Dp} 的研究表明，如果当存在 S^{Dp} 时，某一行为总是受到惩罚，那么当再次遇到 S^{Dp} 时，个体就不太可能会做出这种行为（如见 O'Donnell、Crosbie、Williams，& Saunders，2000）。

行为分析的初学者往往会混淆 S^{Dp} 和 S^{Δ}。举个例子，假如孩子每说一次脏话，父母扣除孩子一元零花钱，孩子会因为反应代价的作用而越来越少说脏话。此时，"父母在场"就是说脏话的 S^{Dp}。而如果父母在听到孩子说脏话时故意无视，孩子会因为消退的作用而越来越少说脏话。在这种情况下，"父母在场"就是说脏话的 S^{Δ}。这两种情况下，孩子说脏话的行为都越来越少了，不过原因不同。

正如我们在正强化和消退的章节介绍的，为惩罚程序加上规则常常有助于更快地减少不良行为，以及增加良好的替代行为（如见 Bierman，Miller，& Stabb，1987）。此外，正如我们在第 4 章中强调的，我们矫正的对象一定是行为，而不是做出行为的个体。"不良"的只是行为，而不是个体，也就是说要"对事不对人"。对于如何建立规则，我们将在第 17 章详细讨论。

5. 惩罚的实施

为了提高惩罚的有效性，在实施时应该遵循以下原则：

（1）在不良行为出现后，立即进行惩罚。 如果惩罚被延迟，在惩罚出现前个体可能会做出某个良好的行为，这时惩罚更多地抑制了良好行为而不是不良行

$\ominus$ 感谢 Jennifer O'Donnell（2001）引入了 S^{Dp} 这个符号。

为。一个经典的例子是，很多妈妈让她们刚下班回家的丈夫"收拾"孩子，因为孩子早些时候表现不良。这可能为孩子和父亲都带来不利的影响。对孩子来说，他当前可能表现很好，但仍然受到了惩罚。对父亲来说，他下班回家却受到了惩罚（打孩子也是一种不好的心理体验）。我们并不是说延迟惩罚完全无效。正如我们将会在第 17 章讨论规则时提到的，大部分人有能力将行为与延迟的后果联系起来。不过，相比之下，还是即时惩罚更为有效。

（2）**让惩罚在每次不良行为后都出现**。偶然惩罚的效果远不如每次不良行为后都出现的必然惩罚有效（Kircher，Pear，& Martin，1971；Lerman，Iwata，Shore，& DeLeon，1997）。如果行为矫正师无法看到受矫正者大部分不良行为的表现，那么必须怀疑实施惩罚程序的有效性。第一，行为矫正师没有看到的不良行为可能受到了某种正强化，这会维持不良行为的强度；第二，惩罚程序会带来副作用（后文会讨论），使用一个效果不佳又会带来副作用的程序是有伦理问题的。

（3）**实施惩罚不能同时是给予正强化**。这一原则正体现了很多成人在惩罚常常被忽视的孩子时遇到的困境。如果一个孩子在做出不良行为之前的一段时间里，从成人那里获得了很多爱和关注，而在做出不良行为后，成人立即进行了严厉的言语斥责，那么斥责很可能是有效的惩罚。然而，如果这种斥责是这个孩子很长一段时间里从成人那里得到的仅有的关注，那么这种关注反而会强化不良行为。

（4）**实施惩罚时应保持平静**。惩罚实施者的愤怒或沮丧可能会强化不良行为，或者影响惩罚物的一致性和强度（Hineline & Rosales-Ruiz，2013；Lerman & Vorndran，2002；Lerman & Toole，2011）。客观冷静、实事求是的态度有助于保证惩罚程序一致、恰当地实施，也能让受惩罚者明白：惩罚并非源于愤怒或其他无关的原因。关于影响惩罚有效性的研究综述，见 Hineline 和 Rosales-Ruiz（2013）、Lerman 和 Vorndran（2002），以及 Lerman 和 Toole（2011）。

■ **思考题**

15. 讨论"在搞清楚影响惩罚效果的前两个因素后，可能就不必实施惩罚了"这一观点。

16. 在哪两种情况下轻度惩罚就可以起效？

17. 如何通过实验的方法确定口头批评对一个孩子来说是不是惩罚？

18. 比较 S^D 与 S^{Dp}，并结合自身经历来举例说明。

19. 比较 S^{Δ} 与 S^{Dp}，并结合自身经历来举例说明。

20. 实施惩罚的四项原则是什么？
21. 我们提出，如果行为矫正师无法看到受矫正者大部分不良行为的表现，那么必须怀疑实施惩罚程序的有效性。
    （1）给出两个支持这一观点的理由。
    （2）行为矫正师可以使用那些替代方法来减少不良行为（见第 6、12 章）？

惩罚矫正的实例

1. 不喝牛奶的桑德拉

一个 6 个月大的婴儿桑德拉，因为体重不足和营养不良而住院，再这样下去的话很有可能危及生命（Sajwaj，Libet，& Agras，1974）。初步观察后发现，在喝完牛奶的几分钟后，桑德拉就开始反刍，或者是把牛奶吐出来再咽下去，这个过程会持续 20～40 分钟。有些喝进去的牛奶会从她嘴里再流出来，所以最后桑德拉也没喝下去多少牛奶。经过讨论，Sajwaj 和他的同事决定用柠檬汁来惩罚桑德拉的这种反刍行为。在治疗过程中，研究者发现她在反刍之前舌头会剧烈抖动，于是在每次她舌头抖动的时候，研究者就会往她嘴里滴一些柠檬汁。如此操作 16 次后，桑德拉的反刍次数减少到了非常低的水平。为了验证反刍次数的减少的确是柠檬汁的作用，Sajwaj 停止使用柠檬汁 2 次然后再观察，发现桑德拉反刍次数剧增。经过一段时间的治疗，桑德拉已经可以出院，并且一直使用此法直到她不再需要为止。

2. 喜欢磨牙的盖瑞

盖瑞是一个 16 岁的女孩，有严重的智力缺陷（Blount，Drabman，Wilson，& Stewart，1982）。她自从换牙以后，就一直在磨牙，情况已经严重到她的牙齿随时会被磨掉。Blount 等人决定采用一种相对温和的诱发疼痛的惩罚方法。每次盖瑞磨牙的时候，工作人员都会用一块冰块碰她的脸几秒钟。在治疗的头几天里，盖瑞的磨牙现象明显减少。经过 2 个月的治疗后，她的磨牙症状几乎完全消失了。

3. 什么都吃的汤姆

15 岁的汤姆患有严重的智力障碍和异食癖，总是喜欢吃不能吃的或是没有营养的东西，包括烟头、塑料、头发、油漆、灰尘、沙子和纸片（Johnson，Hunt，& Siebert，1994）。已有研究发现异食癖与铅中毒、肠阻塞、肠穿孔和肠寄生虫有关。为了治疗汤姆的异食癖，Johnson、Hunt 和 Siebert 教他只吃放在亮黄色塑料垫上的东西。这些食物非常美味，这本身就是对汤姆按要求吃东西的一种强化，而且汤姆吃完后会受到工作人员的表扬。如果汤姆吃了要求以外的食物，就会立刻被施以惩罚——用一块浸透了凉水的湿毛巾把脸盖住 15 秒。这一计划有效地消除了他的异食癖。

有些智力障碍或者自闭症患者会有重复性的严重自伤自残行为——挖自己的眼睛想弄瞎自己、扇自己的耳朵想让自己聋掉、用头去撞硬物、撕扯自己的皮肤、故意让自己呕吐导致营养不良——这些行为都有很大的致残或致死的风险。许多研究表明，这些行为可以通过物理惩罚来抑制（Favell et al.，1982；Linscheid，Iwata，Ricketts，Williams，& Griffin，1990；Linscheid，Pejeau，Cohen，& Footo-Lenz，1994）。对于这些自残行为，如果没能得到抑制的话，即使对替代行为进行正强化，也很难达到理想效果。

前面的例子涉及物理惩罚。而对于年龄较小的孩子而言，可以多考虑没有痛苦的非物理惩罚。比如，在幼儿园里，孩子们表现好的话就可以获得代币（星星），这些代币可以在每节课结束时兑换各种强化物，比如小熊软糖或者其他零食（Conyers et al.，2004）。如果哪个孩子做出暴力行为，老师就会扣除他的代币（反应代价），班级里的暴力行为就这样显著减少了。另一个例子是，Mathews 等人（1987）教母亲们用斥责和暂停来减少一岁孩子的危险行为（比如触摸电线插座）。如果孩子好好表现，母亲会给予表扬；如果孩子不好好玩而且做出一些危险行为，母亲立即说"不"加以制止，并且把孩子隔离起来一小段时间。这种干预有效地减少了儿童的危险行为。

正如上述例子和其他示例所显示出的一样，在某些情况下，父母、老师或是其他人可能会出于满足被惩罚者的最大利益而给予其惩罚。然而，由于惩罚的潜在负面影响，行为矫正的执行人是否应当设计并实施治疗性的惩罚计划仍存在相当大的争议。在讨论这种争议之前，我们将对惩罚的潜在负面影响进行回顾。

惩罚的潜在负面影响

1. 暴力行为

物理惩罚，尤其是体罚，容易引发攻击性行为。动物实验表明，痛苦的刺激会导致它们攻击其他动物——尽管这些被攻击的动物与刺激无关（Azrin，1967）。一项对长达 20 年的儿童体罚研究的综述发现，体罚与对父母、兄弟姐妹和同龄人的攻击性显著相关（Durrant & Ensom，2012）。不过，在斥责、暂停和反应代价的方法中还未发现这种负面影响。

2. 情绪问题

物理惩罚还会对被惩罚者的情绪产生负面影响，比如哭泣和泛化的恐惧。而且，情绪方面的副作用不仅会影响被惩罚者，还会影响到惩罚者。这种复杂的情绪问题还会产生很多意料之外的结果。[2]

3. 回避行为

长期的惩罚可能导致惩罚者或其他相关刺激变成 S^{Dp}。比如，母亲在教孩子读书的时候，每当他犯了错误，母亲就会惩罚他。长此以往，任何与读书有关的东西——文字、书、这个房间、母亲——都会变成 S^{Dp}。然后，孩子会尽一切可能回避这些刺激（详见第 14 章）。因此，惩罚非但没有帮助孩子学习，反而使他逃避与学习有关的一切。

产生上述不良影响所需要的惩罚并不需要很强。一位老师在她一年级的课堂上使用暂停法，让被惩罚的学生单独坐在一把黑色椅子上，并把它叫作"惩罚椅"。按理说，这是一种很柔和的惩罚方式，但椅子还是让学生们感到害怕。多年后，那些回来看望老师的学生们提到，"黑椅子"简直是他们学生时代的噩梦，尽管他们坐在椅子上的时候并没有发生什么不好的事情。当老师发现这把"惩罚椅"带来了这么大的问题后，她改变了做法：椅子不再是黑色的了，而且她现在把它叫作"平静椅"。当老师感到自己需要冷静下来时，自己也会坐在椅子上。一方面给学生们示范了椅子的用法，一方面告诉学生这个椅子并没有那么可怕。$^{\ominus}$

4. 抑制新行为

惩罚并不会建立新的替代行为，它只会抑制旧的行为。换句话说，惩罚不能教会一个人应该做什么，它只会教人不该做什么。比如，对于发展障碍患者来说，他们的主要特征是缺乏大多数人都有的一些行为。因此，对于这些人，行为矫正的重点应该是建立新的行为，而不是仅仅消除旧的行为。针对此种情况，单纯使用惩罚是不恰当的，应该引入强化物来让他们学习新的替代行为。

5. 模仿惩罚

孩子经常模仿成人的行为。如果大人对孩子施加惩罚，孩子们也会对别人施加同样的惩罚。在惩罚孩子的过程中，我们可能无意中为他们提供了一个"榜样"，让他们在遇到相似情景时去效仿（Bandura，1965，1969）。比如，在游戏中

$\ominus$　此例来自 Fran Falzarano。

被惩罚的孩子，在教别的孩子玩这个游戏时同样会惩罚别的孩子（Gelfand et al., 1974）。

6. 过度使用惩罚

惩罚往往会对不良行为产生快速抑制，这会使得惩罚者严重依赖它，而忽视了对替代行为积极强化的使用。然而，不良行为可能会在短暂的抑制之后又重新出现，或者被罚者会出现一些其他的不良行为。惩罚者为了保持效果，又会逐渐增加惩罚的量，从而造成恶性循环甚至产生悲剧的后果。

■ **思考题：**

22. 描述桑德拉的柠檬汁疗法或者盖瑞的冰块疗法。

23. 异食癖是什么？研究者将哪些影响惩罚有效性的因素应用于他们对异食癖的治疗中？

24. 研究者是如何教导母亲减少一岁孩子危险行为的？其中的暂停设计是排除性的还是非排除性的？请说明理由。

25. 列举六种应用惩罚的负面影响。

应不应该使用惩罚

故意使用物理惩罚，特别是对儿童或发展障碍患者，一直是备受争议的。在20 世纪 80、90 年代，这种争议尤为剧烈。正如 Feldman（1990）和 Vause 等人（2009）的辩论，两种对立的观点出现了。一方面，从"来访者享有接受有效治疗的权利"（right-to-effective-treatment）角度出发，在某些情况下，为了尽快达到治疗目的，治疗过程可能会涉及快速起效的惩罚程序，而不是仅包含强化替代行为的缓慢起效的治疗程序（Van Houten et al., 1988）。另一方面，从"来访者享有免于伤害的权利"（freedom-from-harm positions）角度出发，消除不良行为的非惩罚性方法从效果上来讲，可以和惩罚一样有效。因此，使用导致痛苦的惩罚是没有道理的（Guess，Helmstetter，Turnbull，& Knowlton，1986）。在当时，后一种观点的支持者举出了对于惩罚手段的各种替代方案。比如，Carr 和 Durand（1985）观察到，一些有发展障碍的儿童为了获得照顾者的注意而产生自残行为。他们开发了一种被称为"功能性沟通训练"的程序，在这个程序中，教给儿童一种简单的沟通方式（比如摇铃），作为一种替代自残行为的方法，以获得工作人员的关注。通过这种方法，儿童的自残行为被有效地消除。Kuhn 等人（2010）报告了另一个关于这种方法的例子：他们教两个有发展障碍的儿童使用语音沟通（比如"对不起"）来代替各种不良行为（例如撞头、扔东西）来引起工作人员的注意。他们还教会儿童在工作人员"忙"（比如，打电话）或"不忙"（比如，看杂志）时要区别对待，在工作人员"不忙"时再来寻求工作人员的注意。不过，一些研究表明，功能性沟通训练与惩罚的结合比单纯的功能性沟通训练更有效（Hagopian et al.，1998；Hanley，Piazza，Fisher，& Maglieri，2005）。

Horner 等人（1990）报告了一种被称为积极行为支持（PBS）理论，这种理论强调对表现出不良行为的个体采取非厌恶（nonaversive）的方法。PBS 已经吸引了一大批追随者，其中包括一个 PBS 组织，该组织每年举行一次会议，出版了自己的期刊《积极行为干预》（*Journal of Positive Behavior Interventions*，JPBI）。

（更多关于 PBS 的信息，请参阅 Anderson & Freeman，2000；Bambara & Kern，2005；Carr & Sidener，2002；Filter，2007；Johnston，Foxx，Jacobson，Green，& Mulick，2006。）

引发 20 世纪这场争论的一个重要原因是，对儿童使用的体罚手段已经变得越来越不可接受。当时，已有 30 个国家禁止对儿童实施体罚；在美国，哥伦比亚特区和 28 个州已经禁止在学校实施体罚；美国智力与发展障碍协会（American Association on Intellectual and Developmental Disability，AAIDD）、国际行为分析协会（ABAI）等组织也都出台了具体的政策，提议对物理惩罚的使用加以限制。

现在，让我们重新审视是否应该刻意使用任何形式的惩罚。在探讨这一问题之前，我们将再次强调本章前面提出的一点：我们所讨论的"惩罚"，并不是许多人日常认为的那种"惩罚"，也就是那种对个人的报复性惩罚，或者是某种不良行为的延迟后果。我们讨论的也不是扇耳光、打屁股之类严重的体罚，这些惩罚方式不应该被使用。我们在此所讨论的是，在问题行为发生后立刻呈现某种类型的轻微的肢体性惩罚（比如之前提到过的治疗性惩罚）、训斥、反应代价、暂停，并充分考虑其他影响惩罚效果的因素与潜在负面影响。

综上所述，由于惩罚可能具有多种潜在负面影响，我们建议治疗师只在发生下述情况时再考虑设计惩罚程序：

- 行为非常有害，行为的快速改变符合来访者的最大利益。
- 在惩罚前，先尝试减少不良行为的诱因并加强对替代行为的强化。

- 取得来访者或来访者的父母 / 监护人的同意（见第 30 章）。
- 惩罚程序符合伦理标准（见第 30 章）。
- 惩罚有明确的实施准则。
- 惩罚程序要考虑到对来访者的保护措施（见第 30 章）。

应用惩罚的陷阱

无意识误用的陷阱

有些时候，我们没意识到我们的行为实际上是对他人的惩罚。一个常见的例子就是，批评或嘲笑一个人的不当行为。批评和嘲笑就是一种惩罚，也的确可能会抑制这种行为的发生。但是，被批评和嘲笑的行为可能和好的行为非常相似，抑制它可能破坏对方通过使用塑造获得更想要的行为的机会，让人变得气馁，不去努力尝试做出改变。而且，由于他可能试图逃避批评和嘲笑他的人（见第 14 章），他就会失去大量潜在的强化机会。

另一个常见的例子是，你对别人说："这很好，但是……"比如一个十几岁的孩子帮父母洗碗，父母回答说："谢谢你的帮忙，但下次别这么慢。"这很难说是强化还是惩罚。我们相信，基于上述讨论，你可以选择一种更有效、更令人愉快的交流方式。

部分知识误用的陷阱

有时，一个人认为他是在施加惩罚，但实际上是施加强化。比如，一个成年人可能会说："停！淘气鬼！别弄了！"如果孩子在做什么不好的事，他可能会立即停止这种不良行为，这个成年人就会得出这样的结论：训斥是一种有效的惩罚。然而，如果继续跟踪观察这个孩子就可能会发现，斥责不是惩罚，而是强化。孩子可能会暂时停止了，因为他已经获得了大人的关注。一些研究表明，训斥有时可以起到正强化的作用，导致引起训斥的不良行为增加（Madsen，Becker，Thomas，Koser，& Plager，1970）。这也并不是说训斥永远不会成为惩罚。最有效的情况是，将斥责与其他惩罚物结合起来，并且减少不良行为的诱因，加强对替代行为的强化（Van Houten & Doleys，1983）。

有效应用惩罚的准则

关于有效应用惩罚的规则可能比其他准则的更容易被触犯。因此，在遇到涉及惩罚的行为矫正计划时必须格外小心。必须将整个过程谨慎规范，严格遵守。

1. 确定要惩罚的行为

惩罚对某些特定行为会很有效，比如喜欢跳到椅子的扶手上，对一些一般类型的行为（比如破坏家具）效果可能不大。

2. 尽量为一个好的替代行为创造条件

1）选择一种与被惩罚行为互相竞争而且可以取代的替代行为。如果可能的话，选择一个在强化终止后自然环境也能维持的替代行为。

2）提供有力的诱导以增加替代行为发生的可能性。

3）使用有效的强化物以适当地安排强化想要的行为。

3. 尽量减少被惩罚的诱因

1）在矫正计划的早期，尽可能多地识别和消除不良行为的 S^D。

2）尽量消除任何对不良行为进行强化的可能。

4. 选择有效的惩罚物

1）选择的惩罚物应当在不良行为发生后立刻出现。

2）惩罚物不可以在不良行为发生后与积极强化配对出现。

3）惩罚物应当在每次不良行为后都出现。

5. 明确惩罚的 $S^{Dp}s$

1）在开始矫正计划之前，告知被矫正者整个方案。

2）制定一个明确的"警告"，告诉被矫正者不要怎么做。

6. 实施惩罚

1）在出现需要减少的目标行为之后立刻给予惩罚。

2）尽量让惩罚在需要减少的目标行为后必然出现。

3）注意不要让针对不良行为的惩罚与加强不良行为的强化配对。

4）以平和冷静的方式进行惩罚。

7. 采集数据

在所有涉及惩罚的矫正程序中，应当仔细收集相关数据以监督矫正的效果。

■ 思考题

26. 你如何理解"来访者享有接受有效治疗的权利"（right-to-effective-treatment）

　　和"来访者享有免于伤害的权利"（freedom-from-harm positions）？

27. 举例说明功能性沟通训练。

28. 说出 6 个设计惩罚方案需要满足的条件。

29. 鉴于对惩罚的使用存在争议，你同意对本使用惩罚的方式吗？为什么？

30. 人们是如何无意中应用惩罚的？试举例说明。

应用练习

（1）涉及他人的练习

1）想一想我们生活中的超速行为（以超过限速的速度开车）。

- 概括目前对于超速行为的强化和惩罚措施。
- 将现行的超速惩罚措施与**有效应用惩罚的规则**进行比较，找一找立法者和执法者一般会忽略哪些指导准则。

2）想一想我们身边在高速公路上乱丢垃圾的行为。将问题 1（超速行为）中的问题迁移到该话题中，再次回答。

（2）自我矫正练习

　　选择一个你想要改正的行为。详细设计一个在朋友帮助下能够有效减少这种行为的惩罚方案。你的惩罚方案应该符合设计准则里的内容。

供进一步学习的注释

　　1. Warzak 等（2012）在一篇有关暂停惩罚的研究综述中分析了 26 年来发表的相关文献，认为以下几方面的研究还比较缺乏：①排除性暂停与非排除性暂停的相对有效性；②如何在使用暂停惩罚时让孩子们服从；③如何更好地让家长和治疗师在可接受范围内有效地实施隔离。

　　2. 父母打屁股的问题常常受到媒体的广泛关注，包括《纽约时报》和《今日美国》。比如，媒体曾报道了 Afifi 等人（2012）的一项研究，该研究发表在美国儿科学会的官方期刊上。研究人员选取了一个美国成年人的样本，调查他们是否遭受过严厉的体罚（例如推，抓，击打等）。5.9% 的人回答"有时"，与那些童年时期没有遭受过体罚的人相比，这些人经历某种类型的精神障碍（情绪障碍、焦虑障碍、酒精或药物滥用、严重的人格障碍）的可能性要高 2% ～ 7%。

　　不过，我们必须指出，父母使用惩罚不一定意味着体罚（Gershoff，2002），惩罚包括训斥、反应代价等多种方式。而且，在某些情况下，父母的惩罚可能会符合孩子的最大利益，比如一个孩子经常跑到繁忙的街道上、把金属物品插进电源插座，或者抠吃墙上的油漆片。在这类情况下父母实施惩罚是为了他们好。但是在实施惩罚之前，父母应该对影响惩罚效果的因素有一定的了解。Cipani（2004）的书对惩罚做了深入浅出的介绍，包括惩罚的基本原则、使用惩罚的指导方针等，对于想要了解惩罚的初学者来说是一本不错的读物。

进一步学习的思考题

1. 列举三个需要对儿童暂停惩罚进行深入研究的领域。
2. 你认为父母应该使用惩罚吗？

第 14 章

通过回避与逃避（负强化）来建立行为

乔安娜，那会损害你的健康！

治疗乔安娜的驼背[⊖]

乔安娜是安纳州州立医院的一位模范护士，工作勤奋守时，深受病人喜爱。不幸的是，乔安娜工作的时候有点驼背，虽然不是什么大问题，但工作人员驼着背会给医院的精神病患们提供一个不好的模仿对象。这种有点奇怪的站姿不利于这些病人回归社会。而且，良好的姿势也有益于乔安娜的健康。

恰好，医院的一些心理学家正在研究一种帮助人们改善行为的设备，乔安娜参加了这项研究。这一设备会在她的衬衫下面将一条特制的松紧带绑在她的背上。松紧带和传感器连接到一个小型电子设备上，这个小型电子设备由一个发声器和一个信号器组成。再用一条布带套在乔安娜的脖子上，把这个设备固定在她的胸罩上，整个装置完全隐藏在乔安娜的衬衣下面。实验包括三个部分。首先，当乔安娜驼背的时候，绷紧的松紧带会激活传感器，导致信号器发出咔嗒声，三秒后发声器会发出刺耳的巨响。这就是对驼背行为的惩罚。其次，在

⊖　本例基于 Azrin 等人（1968）的研究。

发声器响着的时候，如果乔安娜的姿势调整好了，响声就会停止。最后，当信号器发出信号时，如果乔安娜能在接下来的三秒内及时调整姿势，发声器就不会发出巨响。如果乔安娜一直保持着良好体态的话，信号器和发声器都不会激活。结果很出人意料，在乔安娜戴上这个装置之前，她几乎有 60% 的时间都会驼着背，但当她戴上装置后只有 1% 的时间驼背。虽然脱掉装置以后，乔安娜驼背的出现频率又反弹了一些（大约 11%），但这个装置显著的效果给了她改善驼背习惯的希望。

在乔安娜的案例中，主要涉及三种行为原理：惩罚、逃避和回避。我们在第 13 章论述了惩罚，现在我们就来讲讲逃避和回避。

逃避性条件作用

逃避性条件作用（也称为负强化），是指在行为发生后立刻移除某些刺激（厌恶刺激）会增加行为发生的可能性。在乔安娜案例中的第二部分，如果乔安娜能及时调整体态，噪声就会停止，这就是一种逃避性条件作用，这一过程增加了乔安娜在面对噪声刺激时调整体态的可能性。

逃避性条件作用与惩罚相似，它们都涉及厌恶刺激，但它们在行为的前因后果上是不同的。对于惩罚，在乔安娜案例的第一部分中，厌恶刺激（噪声）不会在反应（驼背）之前呈现，而是在反应之后呈现。对于逃避性条件作用，在乔安娜案例的第二部分中，厌恶刺激（噪声）在逃避反应之前呈现，而在逃避反应发生后立刻停止厌恶刺激。结果就是，惩罚降低了驼背这一不良行为出现的可能性，而逃避性条件作用提高了挺胸抬头这一替代行为出现的可能性。

如第 4 章所述，逃避性条件作用的另一个名称是负强化（Skinner，1953）。"强化"这个词表明它与"正强化"类似，都能对行为进行强化。而"负"这一否定词表明强化效果的发生是因为厌恶刺激的消除（人为移除）。

逃避性条件作用在日常生活中很常见。面对强光，我们学会了闭上眼睛或眯着眼睛；当房间太冷时，我们就会多穿一件毛衣以逃避寒冷（见图 14-1）。

当天气太热的时候，我们会打开风扇或空调以逃避高温；如果房子外面在施工，你可以关上窗户以逃避噪声。表 14-1 中列出了一些其他的逃避性条件作用。

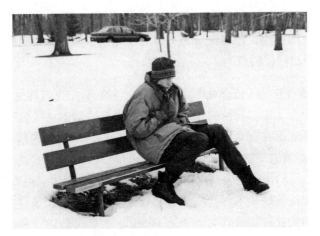

图 14-1 穿上厚衣服移除了"寒冷"这一厌恶刺激

表 14-1 逃避性条件作用的例子

厌恶刺激情景	个体的逃避反应	厌恶刺激移除	长期效果
1. 一个孩子看见一个成人拿着一包糖果，孩子开始哭叫"我要吃糖！我要吃糖"	为了终止孩子哭叫，成人给哭叫的孩子一颗糖	孩子停止哭叫	未来，这个成年人更有可能屈服于哭叫的孩子（对于这个孩子，他更有可能哭叫着要糖果）
2. 在某个治疗过程中，老师每隔30秒就会给患有发展障碍的孩子一个行为指令	孩子开始发脾气	老师让这个孩子休息一下	当老师再次让孩子进行训练计划时，孩子很可能会发脾气
3. 一个不会说话的孩子穿的鞋子太紧，让她脚趾疼	孩子在家长面前大叫，指着自己的脚趾头	家长帮她脱下鞋子	将来，孩子其他部位疼痛时，很可能会制造出更大的噪声，并更快地指出疼痛部位
4. 慢跑者在慢跑时感到嘴唇干痛	慢跑者把润唇膏涂在嘴唇上	痛感消失了	慢跑者可能会在慢跑前使用润唇膏
5. 动物园管理员在猴笼的地板上遇到一堆猴子的粪便	管理员没有清理就走开了	管理员避开了令人讨厌的气味	将来，管理员很可能见到臭气熏天的猴笼就会走开

■ 思考题

1. 什么是逃避性条件作用？它在乔安娜的例子中是如何发挥作用的？

2. 逃避性条件作用与惩罚有何相似点？在程序上有何不同点？两者产生的效果有何不同？

3. 举两个日常生活中有关逃避性条件作用的例子，其中一个没有在本章中出现过。

4. 逃避性条件作用的另一个名字是什么？为什么给它起这个名字？

5. 负强化与正强化在程序上有何不同？它们的效果相似吗？

第 6 章中我们讲述了操作性消退的原则：在某个情境中，如果个体做出了一个先前被强化过的行为，但这个行为不再有强化物了，那么再遇到类似情况时的个体不太可能做出同样的行为。

在逃避性条件作用（负强化）之后也会发生消退，我们称之为逃避性消退。比如，乔安娜学会了用挺胸抬头来逃避刺耳的声音，但如果挺胸抬头不再能让噪声消失，那么乔安娜在面对噪声时可能就会减少好体态出现的频率。LaRue 等人（2011）用逃避性消退来解决 5 个孩子的喂养问题。父母在给这几个患有进食障碍的孩子喂食时，他们可能会表现出拒绝的行为（例如，哭泣、拍打勺子）。在这种情况下，如果父母倾向于不喂食或延迟喂食，实际上他们就是在通过逃避性条件作用强化孩子们的这种拒食行为。于是，LaRue 教父母使用一种逃避性消退的方法，具体过程是将勺子放在孩子的嘴唇上，直到孩子张开嘴，然后把食物放在孩子的嘴里。如果孩子没有把食物吃下而是吐了出来，就立即重复上述过程。这个方法对 5 个孩子都起到了很好的效果。

回避性条件作用

逃避性条件作用有一个缺点，那就是必须有厌恶刺激才能产生预期的反应。在乔安娜的案例中，在她调整好姿势之前，装置一直会发出刺耳的声音。因此，逃避性条件作用通常不作为维持行为的最终方案，而是作为回避性条件作用的准备训练。上述案例中，乔安娜在表现出逃避性行为后，又受到了回避性条件作用的影响。

回避性条件作用是一种应对性行为，是指个体通过做出某种行为来防止厌恶刺激发生，从而导致行为频率的增加。乔安娜的案例中，良好的站姿防止了噪声的产生。逃避性条件作用和回避性条件作用都涉及了厌恶刺激，但它们的第一个不同之处在于，逃避反应会移除已经发生的厌恶刺激，而回避反应则会阻止厌恶刺激的发生，这一点会帮你更好地区分二者案例。比如，你在购物中心逛街，一个你很讨厌的人走到你面前开始说话。你找了个借口，说你约会要迟到了，必须离开，然后从他身边摆脱了。这就是一个逃避性条件作用，因为厌恶刺激已经发生了，你在想办法逃离。假设第二天，你再一次走在那个购物中心，又见到了那个讨厌的人，不过那个人还没有看到你，于是你赶紧躲进商店避开那个人。这就是一个回避性条件作用。

逃避性条件作用和回避性条件作用的第二个不同点在于，后者通常包含一个

警告刺激（warning stimulus），或者说条件厌恶刺激，它预示着厌恶刺激的出现[1]。在购物中心的例子中，你看到那个讨厌的人在远处，这就是一种警告刺激，让你冲进商店躲避那个人。当乔安娜出现驼背情况的时候，仪器会先发出"咔嗒"的声音，这也是一种警告刺激——你如果放任不管，那么 3 秒后就会发出刺耳的声音，所以乔安娜很快就学会了在听到"咔嗒"声时就调整姿势，以避免产生厌恶刺激，也就是尖锐的声音。这种类型的回避性条件作用包含一个警告信号，使个体能够辨别即将到来的厌恶刺激，所以又被称为差别回避条件作用（discriminated avoidance conditioning）。

与逃避性条件作用一样，回避性条件作用在日常生活中也很常见，比如说学生们为了避免考砸而在考前复习。我们的法律体系很大程度上也是基于回避性条件作用：我们纳税是为了避免坐牢；我们主动付停车费以避免罚款；我们支付停车罚款以避免被法庭传唤等。研究者们已经证明了回避性条件作用对驾驶人员的有效性。在一项研究中，Clayton 和 Helms（2009）观察了一个中等规模大学校园前面的单向出口，记录路过司机系安全带的情况。在对照条件下，一名学生在出口处举着"祝你今天愉快"的牌子，另一名学生记录司机是否系安全带。在实验条件下，学生举着一块牌子，第一组写着"请系好安全带——注意安全"，第二组写着"请系好安全带——违者罚款"。结果发现，"安全"组系安全带的比例比对照组提高了 14%，而"罚款"组则提高了 20%。在另一项研究中（Van Houten et al.，2010），选取了 101 名北美司机，研究者会在司机的车里安装一个装置，如果司机没有系安全带，该装置就会发出铃声，并让司机在最多 8 秒内无法换挡。司机也可以选择在离开停车位之前就系好安全带，以避免铃声出现和换挡延迟。结果发现，这个装置将司机使用安全带的次数提高了 84%。

心理学家对回避的理论解释曾进行过激烈讨论。正强化和负强化增加行为以及惩罚减少行为都可以用它们的直接刺激结果来解释。然而，回避行为的结果是刺激不出现，为什么事情不发生也会建立一种行为呢？行为学家们很不喜欢这样的悖论，他们的想法是：是不是有一种回避行为的结果被我们忽视了，而恰恰是这个结果维持了回避行为呢？

似乎的确有这种可能性。其中一种可能是，回避行为终止了已经发生的警告刺激。例如乔安娜的例子，刺耳的声音是一种厌恶刺激。但由于咔嗒声总伴随着随后而来的噪声，咔嗒声也变成了厌恶刺激。当乔安娜在咔嗒声一响就挺直站好的时候，直接的结果就是咔嗒声停止了。乔安娜的这种行为是对噪声的回避反应，但同时也是对咔嗒声的逃避反应。这种理论就解释了表 14-2 中第一个回避性条件作用的例子。

表 14-2 回避性条件作用的例子

情景	警告刺激	回避反应	直接结果	避免的厌恶刺激
1. 开车时，你超速了	你注意到前方有个警车	你立即拐进一条小街	你看不见警车了	你避免收到超速罚单
2. 一个小孩在她家的院子里玩耍，听到邻居家的狗在叫（这条狗以前大声叫吓坏了小孩）	小孩感到害怕	小孩进屋了	小孩的恐惧感降低了	小孩避免听到狗叫
3. 这个人正要离开办公室回家	他想起他的儿子正在家里练习打鼓	他给家里打电话让儿子别练了	回家后会听到鼓声的想法没有了	避免了回家时听到噪声

第二种可能的解释是，在某些情况下，回避反应使人立刻逃离焦虑情绪。表 14-2 中的第二个例子说明了这一点。听到狗叫，孩子感到焦虑不安。在回避反应之后，她立刻感到不那么焦虑了。这一点我们还会在第 15 章详细讨论。

第三种可能的解释是，在某些情况下，回避反应可以让不愉快的想法立刻消失。这可以解释表 14-2 中第三个例子的回避反应。听到他儿子烦人的敲鼓声这一想法对这个人来说是很烦躁的，但这些想法在打完电话后立刻停止了。这个例子的另一种解释涉及规则控制，我们将在第 17 章讨论。

虽然这些解释都很合理，但它们都是推测性的。由此你也可以看出，为什么行为矫正的研究者们对于回避反应的直接结果感到困惑。（更多有关逃避反应和回避反应的研究，可以参阅 Hineline & Rosales-Ruiz，2013。）

■ 思考题

6. 什么是回避性条件作用，并说明在乔安娜的例子中是如何应用的。

7. 警告刺激还可以叫什么？

8. 涉及警告刺激的回避性条件作用叫什么？

9. 警告刺激与惩罚性辨别刺激（S^{Dp}）有何不同？

10. 逃避性条件作用和回避性条件作用有何区别？

11. 举两个日常生活中回避性条件作用的例子。

12. 三种可能保持回避反应的直接后果是什么？

应用逃避和回避性条件作用的陷阱

部分知识误用的陷阱

人们常常在不知不觉中通过让某种行为逃避或避免厌恶刺激来强化他人的不良行为。表 14-1 中的示例 2 就说明了这一点。Addison 和 Lerman（2009）研究了对自闭症儿童进行训练的三名特殊教师，如果一个孩子在教学训练中有不良行为，教师应忽略这一行为，继续教学过程。但他们观察到的是，在孩子出现问题行为后，教师通常会停止教学并提醒他至少 10 秒钟。

另一个例子是 Snyder 等人（1997）对家庭互动的研究，他们观察后发现，那些被贴上"反社会"标签的孩子的父母经常会在孩子发生攻击性行为时退缩或让步，从而强化孩子的攻击性行为。在父母教训孩子时，为了逃避这种惩罚，孩子常常会说："好的好的，我不会再这么做了。"当这种认错成功时，实际上强化了这种"认错"行为。最终的结果是孩子认错认得更勤快了，而实际上做出的问题行为并没有什么减少。

再举一个囚犯的例子：当囚犯做出"我认错"的口头声明，以获得假释时，法官们一般很难弄清囚犯究竟是口头说说，还是真的在行为上有所改变。各种罪犯的道歉、忏悔、负罪的表情，都可以追溯到类似的情景中。他们把撒谎、歪曲事实当作了一种逃避惩罚的方式，只要这些手段确实能帮他们逃避惩罚（其他由逃避性条件作用所维持的不良行为我们将在第 23 章介绍）。

我们还可能在无意中建立起警告刺激或厌恶刺激，然后让其他人以回避或逃避的方式对其做出反应。比如，如果教练对运动员大喊大叫、批评和嘲笑，运动员可能会暂时提高成绩，主要是为了逃避或避免教练发怒。但在这个过程中，教练已经成为运动员的一种警告刺激，所以他们现在会倾向于避开教练。如果教练做得太过分，甚至会把与这项运动有关的一切都变成厌恶刺激，一些运动员甚至会彻底退出这个行业。

误用的第三种类型是，在某些情况下，一个人可能会无意中受到逃避性条件作用的影响，从而强化他人的不良行为，比如表 14-1 中的第一个例子。在这个例子中，为了避免更烦人的刺激发生，当事人强化了已有的不良行为：孩子威胁父母不给糖就哭，父母就给了孩子糖。

有效应用逃避性条件作用和回避性条件作用的准则

任何使用逃避性条件作用和回避性条件作用的人都应遵守以下规则：

1）如果要在逃避和回避两者间做出选择，那么后者更好，有两个原因。首先，在逃避性条件作用中，厌恶刺激先于目标行为出现；而在回避性条件作用中，厌恶刺激只在目标行为未发生时出现。其次，在逃避性条件作用中，厌恶刺激不存在时就不会有目标行为；而在回避性条件作用中，当厌恶刺激不再出现后，目标行为只会缓慢减少。

2）目标行为应该先通过逃避性条件作用来建立，然后再进行回避性条件作用阶段。在乔安娜的例子中，乔安娜在学习如何避免噪声之前先学会了如何逃避噪声。

3）在回避性条件作用过程中，需要一个警告刺激来发出即将到来的厌恶刺激的信号，告诉个体如果不做出反应将导致厌恶刺激。例如，在停车场的自动投币机上，印着"小心罚款"，这表示如果司机没有在计时器中放入硬币，就可能收到停车罚单。在乔安娜的案例中，轻轻的咔嗒声就是警告刺激。如果在3秒钟内站直，她就可以避免噪声。类似地，在停车场投币机内付款就可以消除警告字样并防止罚款。

4）矫正过程中涉及的惩罚应该谨慎使用。无论逃避性条件作用还是回避性条件作用都会涉及厌恶刺激，这就可能导致一些有害的副作用，比如攻击性、恐惧、倾向于避开任何与矫正方案有关的人和事等。

5）对目标行为的正强化应该与逃避和回避性条件作用一起使用，这不仅有助于强化我们所期望的行为，还能减少上述的不良影响。在乔安娜的案例中，如果加入对良好站姿的正强化，效果可能会更好（之所以没有这样做，是因为实验者只对逃避性和回避性条件作用感兴趣）。

6）正如本书所讲到的其他行为矫正程序一样，应尽量将可能发生的后果告知个人，并让其尽可能理解。再次申明，全如上述部分，逃避和回避性条件作用不需要特定的指令[2]。

■ 思考题

13. 人们如何在不知不觉中通过允许他人的不良行为成功避免厌恶刺激来强化他人不良行为的？

14. 举例说明如何在无意中建立厌恶刺激，然后导致个体逃避这些刺激。

15. 用你自己的例子解释为什么一个人可能在不知不觉中强化另一个人的不良行为？（请参阅表 14-1 中的第一个示例。）明确识别所涉及的行为原则。

16. 一个成年人如何通过逃避性条件作用在不知不觉中让一个孩子变得不敢出去进行正常社交？

应用练习

（1）涉及他人的练习

经常的回避行为意味着一个人可能已经习惯于对警告刺激做出反应，以避免出现另一种厌恶刺激。这意味着，即使环境发生了变化，厌恶刺激不再出现，这种回避行为也可能会一直持续下去。举一个你在别人身上观察到的例子来说明这种情况。

（2）自我矫正练习

做一个类似于表 14-1 的表，写出影响你行为的 5 个例子。给出每个例子的厌恶情境、逃避反应、厌恶刺激的消除以及可能产生的长期影响等。

进一步学习的注释

1. 不是所有回避性条件作用都涉及警告刺激，其中一种是希曼回避（以默里·希曼的名字命名，他对低等生物进行了广泛的研究，Sidman，1953），实验中，每隔 30 秒对老鼠进行一次短暂的电击，但没有警告刺激。如果老鼠做出指定的行为，电击将被延迟 30 秒。在这种情况下，老鼠学会了定时做出该反应以避免电击。

希曼回避也被称为无歧视的、无暗示的、可自由行动的回避性条件作用。希曼回避在人类身上也得到了验证（Hefferline，Keenan，& Harford，1959），并且，它似乎是一些日常预防行为的基础。比如，一些老型号的汽车不能显示出还剩多少防冻液。为了避免防冻液用完，即使没有提示，很多司机也会定期把防冻液加满。正如第 17 章所讨论的，对人类来说，这种行为也可以解释为受到了规则控制。所以，对于希曼回避如何在不涉及规则控制的情况下更深入地解释仍然有很多争论，比如在没有语言行为的动物身上发生的希曼回避（Baum，2012）。

2. 即使是那些神经系统与我们大不相同的动物也会表现出逃避或回避性条件作用。比如寄居蟹——一种背着贝壳的蟹类，如果最初的壳受到了一个电击，它就会离开它的壳，而且在之后也会选择另一个壳而不是回到原来的壳（Elwood & Appel，2009）。

进一步学习的思考题

1. 什么是希曼回避？
2. 如何用希曼回避来解释涂防晒霜或是驱虫剂；再举一个日常生活中的例子（提示：现在一些软件的"计时器"功能就符合希曼回避的定义）。
3. 寄居蟹是如何表现出回避性条件作用的？这项研究是否也体现了逃避性条件作用？

第 15 章

应答性条件作用和操作性条件作用

我必须写完论文!

在截止日期前赶完作业

詹妮斯是一名普通的大学生,在一门课程刚开始时,同学们被要求在期中前上交一篇论文。和许多学生一样,詹妮斯很喜欢出去玩。论文交稿前一周,詹妮斯还没开始写。在截止日期的前五天,她开始有点担心了。但当她的朋友叫她去酒吧时,她想:"管他呢,我还有 5 天时间。"在酒吧里,她对朋友们说:"接下来的 4 天不要给我打电话,我要写论文了。"虽然詹妮斯第二天就开始写论文了,但截止日期也快到了。随着时间一天天过去,她对能否按时完成工作感到越来越紧张。终于,在连续工作三天三夜后,詹妮斯完成了论文,心里重重的担子终于放下了。

应答性条件作用和操作性条件作用的区别

应答性条件作用和操作性条件作用的原理构成了行为矫正的基础。在第 3 章中,我们描述了应答性条件作用的原理和步骤。在第 4 ~ 14 章中,我们描述了操作性条件作用的原理和步骤。在继续讨论詹妮斯和其他案例之前,我们将简要回顾一个应答性条件反射的例子，然后比较一下应答性条件作用和操作性条件作用的差异。

在第 3 章中，我们描述了苏珊的例子：她是一个年轻的花样滑冰选手，但是害怕尝试双周跳跃。图 15-1 展示了苏珊恐惧条件反射的示意图，正如我们在第 3 章中提到的，应答性条件作用的反应行为是由先前的刺激引起的而不受其后果的影响。比如，当你快要期末考试时感到焦虑；当你闻到食物的味道时流口水；当你走出洗手间后，有人告诉你拉链没拉上，你会脸红。

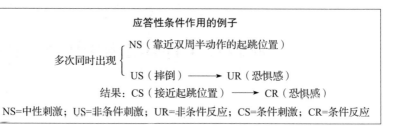

图 15-1 苏珊的恐惧条件反射的示意图（Martin，2015）

而对于操作性条件作用，行为会影响环境产生不同后果，反过来，又受到这些后果的影响。比如，打开手机或者让别人把盐递给你。在阅读本章其余部分之前，我们建议你先认真学习表 15-1，该表总结了应答性条件作用和操作性条件作用之间的一些主要区别。

表 15-1 应答性条件作用和操作性条件作用的比较[1]

	操作性	应答性
行为类型	－ 由结果控制 － 自愿行为 － 一般只涉及骨骼肌 － 由个体做出	－ 对先前刺激的自动反应 － 反射性的或非自愿的 － 会涉及胃肠道、血管的平滑肌和腺体 － 由先前的刺激引起
条件反应过程	－ 在有刺激存在的情况下，一个反应之后会有一个强化物[2]	－ 在反应前将中性刺激与诱发刺激配对
条件反应结果	－ 对先前刺激的反应更可能发生，把这一刺激称为 S^D	－ 对中性刺激的反应更可能发生，把这一刺激称为 CS
消退程序	－ 反应后不再有强化物	－ CS 与 US 不再配对
消退结果	－ 对先前 S^D 反应的概率降低	－ CS 失去了引发 CR 的能力

①此表原始版由 Martin（2015）编制。

②正强化只是操作性条件作用的程序之一。如前几章所述，还有逃避性条件作用，回避性条件作用、惩罚等。

■ 思考题

1. 举一个本章中没有出现的应答性条件作用的例子。
2. 描述应答性条件作用和操作性条件作用之间的 3 个区别。
3. 描述通过应答性条件作用和操作性条件作用（正强化）强化一个行为的过程和结果。
4. 描述通过应答性条件作用和操作性条件作用消退一个行为的过程和结果。

应答性条件作用和操作性条件作用的相互影响

任何行为建立的过程都可能同时包括应答性条件作用和操作性条件作用。在詹妮斯的例子中，她很可能有过因为未能按时完成任务而受到惩罚的经历，而惩罚又会引起焦虑——一种应答性反应。这种配对让一切与错过截止日期相关的刺激（CS）都会引起詹妮斯的焦虑（CR）。越靠近截止日期，与错过截止日期相关的刺激就越强烈，引发的焦虑也就越强烈。那么，如何用条件作用的框架解释詹妮斯完成期中论文这件事呢？与写论文相关的行为，比如查阅文献、阅读背景资料、做笔记、写大纲、最后完成论文，是操作性反应。当这些行为发生时，詹妮斯就会意识到她可能能在截止日期前完成任务，焦虑就会降低。总的来看，与截止日期相关的刺激会让詹妮斯感到焦虑，这是一种应答性条件作用；詹妮斯为了应对截止日期而做出的种种努力，则是操作性条件作用，并由负强化（移除焦虑）来维持这些行为。这个例子中，虽然其他因素无疑也对詹妮斯的行为有所影响，但上述分析表明了应答性条件作用和操作性条件作用是如何同时发生而且相互影响的。

我们再举一个涉及应答性条件作用和操作性条件作用的有关行为序列的例子：一个小孩跑去抚摸一只大狗，这孩子现在并不害怕狗。然而，如果这只狗开玩笑地跳起来把孩子撞倒，孩子可能会因为大狗这种"粗暴"的行为而感到惊讶、害怕，并且开始哭泣。对于这个例子，如图 15-2 所示，让我们先来看看它是怎样一个应答性条件作用的例子。某个刺激（看到狗的样子）之前并不能引起任何特定反应（哭泣以及其他恐惧行为），但它和"扑倒"这一 US 配对后，就成为引起恐惧的 CS。

现在，我们再来看看它是怎样一个操作性条件作用的例子：孩子走近狗，紧接着出现一个厌恶刺激（孩子被狗撞倒），按照惩罚的原理，这个孩子将来就会倾向于不再接近狗。而且，看到一只狗很可能成为一种条件惩罚物（因为与被撞倒配对）。

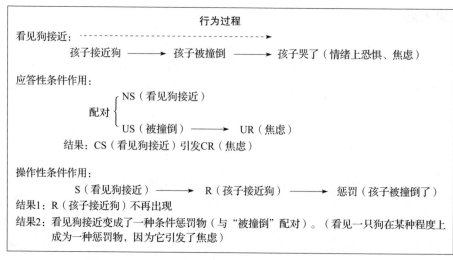

图 15-2　涉及应答性作用和操作性条件作用的一个过程，并导致刺激发展为条件惩罚物

　　这种操作性条件作用和应答性条件作用共同生效的结果是，可能会导致儿童在未来逃避（第 14 章所讲）或回避狗类。也就是说，如果孩子看到附近有一只大狗，它很可能会作为 CS 引起焦虑。如果孩子跑开了，焦虑感就会降低。因此，"看到大狗就跑"这一行为会通过负强化和回避性条件作用所维持，因为孩子一方面避开了视线里逐渐靠近的大狗（条件性厌恶刺激），另一方面降低了自己的焦虑感。

　　在涉及正强化的行为中，操作性条件作用和应答性条件作用也可能同时发生。图 15-3 所示过程中，铃声将成为应答性条件作用的 CS 和操作性条件作用的 S^D。

行为过程

冰激凌车伴随铃声驶近：- ->

　　　　　孩子跑去买冰激凌 —→ 孩子吃冰激凌 —→ 冰激凌在嘴里时孩子流口水

应答性条件作用：

　　　　　配对 { NS（铃声）

　　　　　　　　US（嘴里的冰激凌）—————→ UR（流口水）

　　　　　结果：CS（铃声）引发 CR（流口水）

操作性条件作用：

　　　　　S^D（铃声）—————→ R（孩子跑去买冰激凌）—————→ 强化物（嘴里的冰激凌）

结果 1：下次出现 S^D 时，更可能表现出 R

结果 2：铃声变成了一种条件强化物（因为和冰激凌搭配）

图 15-3　涉及应答性条件和操作性条件作用的一个过程，并导致刺激发展为条件强化物

■ 思考题

5. 解释为什么接近最后期限（CS）会让我们焦虑（CR）？

6. 詹妮斯是如何在应答性条件作用和操作性条件作用的共同影响下完成论文的？

7. 举出一个包含厌恶刺激的行为序列，同时涉及应答性条件作用和操作性条件作用，用图 15-2 和图 15-3 的形式来描述。

8. 举出一个包含正强化物的行为序列，同时涉及应答性条件作用和操作性条件作用，用图 15-2 和图 15-3 的形式来描述。

在第 3 章的案例中，我们主要关注的是应答性行为。在第 4 ～ 15 章的案例中，我们主要关注的是操作性行为。然而，这些案例中的个体可能同时经历了这两个过程。虽然，我们作为行为矫正的操作者，选择仅关注某一方面，但我们也不能忽视，在大多数情况下，一个行为过程中这两者都会涉及，完整的行为解释有时需要同时考虑这两个方面（Pear & Eldridge，1984）。有一个研究领域必须要同时考虑反应性和操作性条件作用，那就是情绪方面的研究。

情绪的条件作用

情绪研究者很早就意识到，任何情绪都是由几部分共同组成的：①主观体验部分，它是内部的、私密的、主观的；②客观感受部分，它是公开的、大众的、客观的（Damasio，2000；Hoeksm，Oosterlaan，& Schipper，2004；Scherer，2000）。情绪在我们的生活中扮演着重要的角色，为了充分理解这一重要话题，我们需要从四个方面考虑应答性和操作性条件作用：①一个人在经历一种情绪时的反应（比如在一次重要的工作面试前感到反胃）；②一个人向外表达或掩饰情绪的方式（比如拥抱朋友以表达爱意，紧紧地握住自己的手以掩饰紧张）；③一个人如何体会到并描述自己的情绪（比如在经历某种情景时明白自己是"紧张"而不是"生气"）；④产生情绪的原因。

如何体验情绪：应答性条件作用

情绪的应答性条件作用部分主要体现在 3 个方面（第 3 章）：消化系统、循环系统、呼吸系统。这些反射是由我们的神经系统控制的，我们称之为自主神经系统。在极度恐惧的时刻，你会有什么体验？你的肾上腺会分泌肾上腺素，这会唤醒并激发你的身体。你的心率急剧上升（循环系统），呼吸得更快（呼吸系统），为血液提供更多的氧气。这些氧气会在你的身体内涌动，为你的肌肉提供更多能量。你可能会开始出汗，这是一种冷却机制，说明你的身体在为提高能量输出做准备。在这些变化发生的同时，你可能会感到反胃（消化系统），这是因为胃和肠道的血管收缩，消化过程中断，血液从内脏流向肌肉。由于唾液腺的活动受阻，你的嘴会变得干燥。你甚至可能会暂时失去对肠道或膀胱的控制。对于我们的祖先来说，这些内在反应会让身体做好战斗或逃跑的准备，在我们的进化史上发挥了显著的生存作用，但这些反应可能并不适应现代社会。

自主神经系统并不会参与所有的反应行为，一些反应行为是骨骼反射（也称为运动反射）的一部分。在正常发育的新生儿身上就会出现骨骼反射，比如吮吸反射，指在刺激婴儿口腔周围区域时会开始吮吸；抓握反射，指婴儿会握住放在自己掌心的手指或其他类似物体；莫罗反射，指婴儿遇到突然撤回的动作会做出惊讶的表情并且张开双臂；惊吓反射，指婴儿遇到突然出现的噪声时会张开双臂；踏步反射，指婴儿双脚接触到坚硬表面时就会做出迈步的动作；游泳反射，指把婴儿放在水中会做出游泳的动作；眨眼反射，指婴儿眼睛被触摸或强光照射时会眨眼；咳嗽反射，指婴儿气管受到刺激时就会咳嗽；呕吐反射，指触摸婴儿的喉咙或嘴巴后部时，会出现呕吐现象；喷嚏反射，指婴儿的鼻腔受到刺激时会打喷嚏；打哈欠反射，指当婴儿氧气摄入量减少时会打哈欠（Goldenring，2011；Woody，2012）。除了最后5种反应，其余的反应通常会在几个月内随着孩子长大而消失，最后5种情况会持续个体的一生。

骨骼反射不像自主反射那样容易被应答性条件作用调节，几乎所有由自主神经系统控制的器官和腺体都很容易受到应答性条件作用的影响（Airapetyantz & Bykov，1966）。参与情绪主观体验的主要是自主神经系统。

情绪还分为主要情绪和次要情绪。研究者提出的主要情绪一般包括恐惧、愤怒、喜悦、快乐、悲伤、感兴趣、期待、兴奋。次要情绪一般包括嫉妒、焦虑、内疚、羞愧、放松、希望、沮丧、骄傲、爱、感激、同情（Lazarus，2007）。次要情绪是在主要情绪之后产生的，一些研究者还认为次要情绪来源于主要情绪（Plutchik，2001；Walsh，2012）。

我们在苏珊的案例中可以看到（如图15-1所示），恐惧的感受会受到应答性条件作用的影响。大量研究着眼于证明应答性条件作用可以引起对特定刺激的恐惧和焦虑（Craske，Hermans & Vansteenwegen，2006；Mineka & Oehlberg，2008；Mineka & Zinbarg，2006）。当然，还有很多情绪也会受到应答性条件作用的影响。比如，在家庭聚会上，你和亲人们经历了一段快乐的时光。几周后，当你看到聚会上拍的照片时，这些照片很可能会让你产生"开心"的感觉。

当然，情绪不只是自主反应，还有其他部分。让我们看看操作性条件作用是如何参与的。

如何表达情绪：操作性条件作用

当某一事件引发了你的某种情绪时，你的身体会立即做出生理反应并伴有面部表情。然后你会做些什么？这取决于你的操作性学习经验。在引起愤怒的情况下，一个人可能会用别的东西出气（见图 15-4），而在同样情况下，另一个人可能会数到十然后走开。情绪表现出来的行为取决于每个人过去的条件作用历史，情绪的这种次要表现因人而异，也因文化而异。在美国举行的一场体育比赛上，球迷们可能会用"嘘"声来表示对比赛的不满，而欧洲球迷则会吹口哨。我们表达情绪的方式是我们在过去的各种条件作用中习得的。

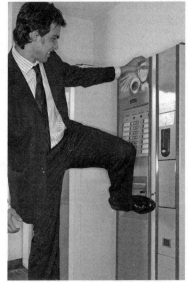

图 15-4　用别的东西出气

注：之前得到了强化的行为现在没有了强化，就会导致愤怒。愤怒的操作性成分和应答性成分分别是什么？

如何知觉和描述情绪：操作性条件作用

当我们需要知觉和描述自己的情绪时，操作性条件作用也参与其中。随着我们的成长，我们周围的人会教我们给自己的情绪贴上标签。根据我们的不同行为，爸爸妈妈会问我们这样的问题："你为什么生气啊""你玩得开心吗"或者"你还难过吗"。从这些经历中，我们学会了什么是"生气""开心"和"难过"。到 9 岁时，大多数孩子已经学会识别自己和他人的情感表达（Izard，1991）。

然而，很多情绪是不容易描述和定义的。我们可以通过情绪的不同根源来在一定程度上解释这个问题。比如说，你看到一个女孩的哥哥拿着她的玩具在前面跑，女孩大声叫着，跟在后面追。于是，你得出结论：这个女孩很生气。第二天，你又看到了这一幕，你可能再次断定她生气了。然而，第二天的时候，两个孩子可能只是在追着玩。因此，在判断别人的情绪时，我们不可能总是知道情绪的根源、体会到对方的内心体验、了解对方表达情绪的方式，这就导致了我们对情绪的理解出现偏差。

情绪的原因

强化物的呈现与取消、厌恶刺激的呈现与取消，会产生四种主要的情绪。

强化物的出现会产生"快乐"。考试得了"A+"、得到表扬、发工资、看了一部有趣的电影，这些都有积极的奖励因素。取消强化物会产生"愤怒"。引起愤怒的事件我们都经历过，自动售货机收了钱但不出东西、新买的钢笔考试考到一半坏掉了、买票的队伍刚排到你票卖完了。呈现厌恶刺激会产生"焦虑"。在漆黑的巷子里，看着一辆汽车高速朝你开过来，或者听到身后有狗叫，这些都可能让你感到焦虑。而厌恶刺激的消退会产生"放松"的情绪。当一个女人收到乳房肿块测试的结果，或者一个男人收到前列腺肿大评估的结果，如果他们被告知不是癌症，他们可能会感到轻松。

情绪的强度是一个从低到高的连续变量。比如说，不同程度强化物的出现会引起从稍稍开心到剧烈狂喜的情绪，取消强化则会导致从轻微烦恼到极度愤怒的情绪。厌恶刺激的出现会引起从轻微的忧虑到极度的恐惧，厌恶刺激的消退可能会出现从微微释怀到大彻大悟。其他情绪可能是这些基本情绪的混合（Martin & Osborne，1993；Mason & Capitanio，2012；Plutchik，2001）。

总而言之，我们的许多情绪都是由强化物和厌恶刺激的呈现或消退而引起的。我们的情绪有三个重要组成部分：①自主反应，主要受应答性条件作用的影响；②表达情感的方式，主要受操作性条件作用的影响；③对情绪的知觉和描述，这也受操作性条件作用的影响。在第27、28章中，我们会讨论如何用应答性和操作性条件作用来改变我们的情绪。

■ 思考题

9. 请描述我们在极度恐惧时所经历的几种主要生理活动。

10. 描述三种新生婴儿会终生保持的非条件反射。

11. 导致快乐、愤怒、焦虑和放松的主要原因是什么。

12. 总结我们情绪的三个主要组成部分，并说出每个组成部分所涉及的条件作用类型。

思维的条件作用

就像情绪一样，我们在日常语言中所说的"思维"也会涉及应答性条件作用和操作性条件作用。

想象：应答性条件作用

尝试以下练习：闭上你的眼睛，想象你正看国旗，你脑海中应该会形成一个清晰的国旗图像[1]。因此，思维似乎可以对文字做出某种栩栩如生的想象。这种情况可能是通过应答性条件作用产生的。当你真的看到国旗时，这个情景会刺激你的视觉系统并引起它的活动，就像巴甫洛夫的狗分泌唾液一样。而在生活中，你会经历很多次上述的"练习"，让"看国旗"这一活动和"国旗"这个词联系在一起。因此，当你闭上眼睛想象国旗时，"国旗"这个词就在你大脑的视觉系统中引起活动，让你体验"看国旗"的行为。这种情况被称为条件视觉（Skinner，1953），见图 15-5。

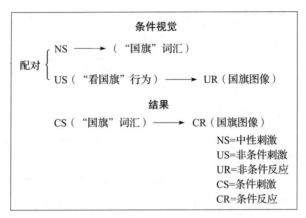

图 15-5 条件视觉的一个例子

将条件视觉推广，我们可能会想到条件感觉。也就是说，正如我们通过应答性条件作用获得条件视觉一样，我们也有条件听觉、条件嗅觉和条件感受。Martin 和 Osborne（1993）讲过一个例子：一个人经常和另一个人寻欢作乐，而对方一直用着某种香水。有一天，当一个用同样香水的人在商场里走过这个人身边时，他立刻想象自己看到了那个人（条件视觉），浑身燥热（条件感受），甚至好像听到了那个人的声音（条件听觉）。这些事情都是幻想的一部分（Malott & Whaley，1983）。从这种意义上说，看一个故事就是身处这个故事当中。你可以看到故事里的人看到了什么，感受到他们的感受，听到他们的声音。我们之所以能做到这一点，就是因为大量的应答性条件作用。我们在生活中，文字与真实景象、声音、气味、感受的长期杂糅使我们能够体验到作者的文字所描述的场景。

当我们想象的时候，我们的内心活动就是真实的——当我们读到那些故事的时候，我们真的看到、感受到、听到了这个故事（Malott & Whaley，1983；Pear，2001）。这不是说每个人都经历相同条件感受，这种感觉是因人而异的。

自言自语：操作性条件作用

想象是思维的一个部分。而思维的另一个重要内容是自我导向的语言行为，也就是自言自语。正如前几章中指出的，我们的对话行为是由他人通过操作性条件作用教给我们的，我们学习说话是因为这样做能得到强化。当我们还是孩子的时候，我们学会说一些想要的东西，比如最喜欢的食物或是最喜欢的动画片，我们就真的能得到这些东西。我们还学会了说一些让父母和其他大人高兴的话。

我们思维的大部分内容其实都是自言自语。很小的时候，我们就学会了"大声思考"，因为这能帮助我们更有效地完成任务（Roberts，1979）。孩子们刚上学的时候，在面对困难的任务时经常会把想法说出来（Roberts & Tharp，1980）。在孩子长到 5～6 岁时，开始小声对自己说话，这就意味着孩子的自言自语能力开始发展了（Vygotsky，1978）。

我们之所以在很小的时候就学会了自言自语，很大程度上是因为我们在出声思考的时候遇到了惩罚物（Skinner，1957）。比如，学校的老师要求孩子们安静地思考，因为出声说话会干扰其他学生。我们的真实想法伤害了别人，教会了我们有些想法不能说出来。你在聚会上见到了宴会的女主人，你的第一反应可能是："哇，她的裙子也太丑了吧。"但你并不会大声说出来。沉默的自言自语还有一个原因是，与出声思考相比，这种发生在内心的思考更省力而且效率更高。

心理活动：应答性条件作用和操作性条件作用的交互结果

我们在日常生活中所谓的"思维"和"情绪"，很多都是在别人无法察觉的层面上进行的。如第 1 章所讲，它们属于我们私下的心理活动。这些内在过程虽然难以觉察，但行为矫正的基本假设是，它们与外在行为相同，也就是说，和外在行为一样，应答性条件作用和操作性条件作用同样适用。

一般情况下，心理活动都涉及应答性条件作用和操作性条件作用两方面。比如这个例子（Martin & Osborne，1993）：盖瑞在一个小镇外的农场长大。他在镇子里上学，很想融入镇上的同学圈子里。威尔夫是镇上的一个孩子，他经常取笑盖瑞是一个农民。他总是说："看呀，农民盖瑞来了。""盖瑞，你靴子上是不是有牛粪？"周六下午，盖瑞和家人们正准备进城，他打算和朋友们去看电影。盖瑞很兴奋，因为他在乡下连电视都没有。盖瑞想到："我得知道威尔夫在不在。（操作性思维）"盖瑞能清晰地想象出威尔夫是什么样子（条件视觉），也能想象出威尔夫会如何取笑他（操作性思维、条件听觉），这些对厌恶刺激的想法引起了盖瑞不愉快的感觉（应答性条件作用）。盖瑞的做法是把自己打扮得像一个镇上的孩子（操作性条件作用），让威尔夫无话可说。

我们可以再想一些涉及思考和情绪的包含应答、操作两方面内容的心理活动的例子。足球比赛中，冲刺的前锋在心中自言自语："冲啊！我要把对面的头拧下来！我会创造历史！"这种自言自语（由操作性条件作用所建立的思维）很可能会让前锋感到更自信、更有攻击性（由应答性条件作用所出现的情绪）。或者是一位短跑运动员，他在等待发令员的枪声时，心里想着"开火"；或是一位花样滑冰运动员，对自己说"要优雅，去感受音乐"，来帮助自己制造恰当的氛围。在这种情况下，运动员的心理活动（操作性思维）构成了一种 CS，激发了某种内心体验——回应性情绪。

现在你知道了，与一些心理学科普文章给人的印象相反，行为矫正并不是只关注外部行为表现而忽略内部心理体验。虽然大多数行为矫正的研究都关注可观察的外部行为，但还是有很多这一领域的研究者对内部心理活动感兴趣。比如 Cautela 和他的同事们认为思维和情绪同样是行为矫正的研究对象，并且可以根据应答性条件作用和操作性条件作用原理进行分析（Cautela & Kearney，1993）。在第 27、28 章中，我们将讨论有关克服恼人想法和情绪的心理策略。更多关于行为矫正领域对思维和情绪的讨论，可参阅《行为分析家》（*The Behavior Analyst*）2011 年秋季刊。

■ 思考题

13. 举一个本章中没有出现的条件视觉的例子。
14. 举一个本章中没有出现的操作性思维的例子。
15. 行为矫正领域所说的"心理活动"是指什么？
16. 作者对外在行为和心理活动的基本假设是什么？
17. 举一个本章中没有出现的例子，说明操作性思维是如何作为 CS 来激发某种回应性情绪的。
18. 讨论：行为矫正是否需要研究内部心理活动。

应用练习

（1）涉及他人的练习

选择一种情绪（比如愤怒），观察你身边的两个人对这种情绪的反应。他们对这种情绪的表达方式有何不同？

（2）自我矫正练习

选择一种你经常经历的情绪，从应答性条件作用和操作性条件作用两方面描述你对这种情绪的体验。

供进一步学习的注释

1. 许多行为矫正技巧都依赖于想象。有一种技术叫作内隐致敏法（Cautela，1966），这本质上是一种厌恶疗法，将厌恶刺激与不良强化物匹配。回想一下第 3 章，厌恶疗法是建立在对抗条件作用的基础上，它假设如果不良强化物和厌恶刺激匹配，会引起和厌恶刺激相同的结果，它的强化作用也就会被削弱。在内隐致敏法中，来访者同时想象不良强化物和厌恶刺激。这种技术之所以如此命名，是因为不良强化物和厌恶刺激的匹配只发生在来访者的想象中（换句话说，它是内隐的）。而这种内隐匹配过程的预期结果是，不良强化物变得令人厌恶。

正如 Irey（1972）所说，这种方法已经成功应用于希望戒烟的来访者。治疗师会让来访者想象去餐厅用餐，吃完后点了一支烟。来访者吸了一口烟，然后突然开始呕吐，桌子上、衣服上、手上全是呕吐物，直到把胃里的东西吐完，餐厅的客人们用鄙夷又恶心的眼神看着你。总之，要想象一个非常现实而又令人厌恶的场景。当来访者感到最大程度的厌恶时，要求他想象把香烟扔掉，然后整个场景立刻好转。更多关于内隐致敏法的信息可参阅 Cautela 和 Kearney（1993）的研究。

进一步学习的思考题

1. 内隐致敏法的基本原理是什么？
2. 详细描述一个内隐致敏法的例子。

第 16 章

将行为迁移到新的情境中并使其维持下去：
行为改变的泛化

两周后就要答辩了，该怎么办呢？

帮助卡罗尔准备答辩[⊖]

　　卡罗尔是曼尼托巴大学心理学系的毕业生。像其他学生一样，她必须向荣誉学位评审教师和其他同学做一场有关她的荣誉学位研究的口头答辩。答辩有 15 分钟，卡罗尔已经做了充足的准备，包括详细的大纲和幻灯片，还对着镜子计时模拟，练习了好几遍。然而，在今年早些时候的论文主题的答辩中，卡罗尔得到的分数很低，她很害怕到时候又被打一个低分。所以，她向指导老师寻求帮助。

　　在进行了一些讨论后，之前选修过运动心理学课程的卡罗尔决定采用一种运动员常用的训练方式进行练习。这种训练方式的核心是，通过想象来模拟真正比赛时的环境。比如，高尔夫球选手在练习场训练的时候，她会想象自己在一场高尔夫球锦标赛中打满 18 个球洞。假设这位选手很熟悉球场的布局，她就可以假装自己在练习场向每一个球洞击球。她会想象场上的每一棵树、每一个沙坑、每一片水洼、每一个球洞，然后想象自己向比赛的那个球洞里击球。很多运动员都会使用这种类似的训练方式，这能帮助他们更好地将训练成果转移到真正的比赛中。

　　⊖　这是作者某个学生的例子。

为了实施上述策略，卡罗尔预定了她答辩的教室，进行实地排练。排练的时候，她坐在教室的椅子上，想象着班上其他同学和老师们坐在教室里；想象着老师喊出她的名字，念出她的汇报题目。之后，她走到讲台上，上面放着她提前准备好的播放幻灯片的电脑，她面对着想象中的观众，用眼神示意想象中的老师，然后开始她的讲述。在练习中，卡罗尔想象着与观众眼神交流，适当使用激光笔引导观众的注意力，用合适的速度讲话，想象着同学、朋友点着头支持她。在结束后说"谢谢"的时候，她还想象着观众会给她热烈的掌声。

在卡罗尔答辩前的两周里，她这样排练了至少三次。到第三次排练结束时，她的自信心已经大大增强了。在答辩的当天，她的表现与最后一次的排练非常相似，得到了观众热烈的掌声，并获得了高分。

泛化

在讨论类似卡罗尔的案例时，我们主要关注两个环境：训练环境，最初进行行为强化的环境；目标环境，行为真正发生的环境。对卡罗尔来说，训练环境是她的卧室和空教室，目标环境是有老师和同学的教室。使用泛化的方式改变行为需要满足以下几点。①刺激泛化：训练后的行为从训练环境转移到目标环境；②反应泛化：训练中产生了新的反应行为；③行为维持：训练后产生的行为能在目标环境中持续存在（Baer，Wolf，Risley，1968）。

"训练环境"和"目标环境"中的"环境"一词是指某一特定的刺激或是特定的场景设置，或是两者都指。比如，在阅读教学中，当孩子学会阅读一篇文章（训练环境）后，我们希望他能够阅读没学过的文章（目标环境）。同样地，当孩子在教室里（训练环境）学习阅读后，我们希望他能够在家里（目标环境）阅读。

泛化训练针对应答性条件作用和操作性条件作用的实施程序是不同的，所以我们将分别介绍。

操作性条件作用的泛化训练

操作性泛化训练包括刺激泛化、反应泛化和行为维持三部分。

操作性条件作用的刺激泛化

如第 9 章所述，刺激泛化是指对某一刺激做出特定的行为反应形成后，而对类似的刺激也会做出同样的行为反应[1]。训练环境和目标环境越相似，两者之间的刺激泛化程度就越高。操作性条件作用的刺激泛化主要有四种策略。

在目标环境中训练　行为矫正师进行刺激泛化程序的第一步，就是要让训练环境和目标环境尽可能地相似，最好的方法就是在目标环境中训练。在卡罗尔的例子中，她在真正答辩的同一个房间里进行训练，想象着真正答辩时的各种情形，这种训练能最大化地接近目标情景。

另一个例子是 Koege 等人（2012）对一群自闭症孩子的训练，训练目标是让这些患有自闭症的孩子在课间休息时能和普通孩子们一起在操场上进行社交游戏。因此，课间休息时，研究者在操场上对自闭症孩子的社交游戏行为进行教学和强化。在目标环境中，研究者不在操场上，而自闭症儿童们还是成功地参与到了正常儿童的社交游戏中。不过，研究者还没有验证这一现象是否能长期存在。

调整训练环境的各种状况　如果在训练环境中，控制各种刺激的产生，那么很有可能其中的某一个刺激也出现在了目标环境中，此时，泛化的概率就会增加。比如，一个高尔夫球手会在寒冷、刮风、炎热、安静或是嘈杂时练习击球。这样，如果比赛时遇到这其中的一种或是多种状况，他就可以更快地适应这种状况，做出理想的反应。

安排目标环境中出现的刺激　第三种策略是特意安排在日常生活中会出现的刺激，让个体在训练环境中对特定刺激发展出特定行为，再确保这些特定刺激也会出现在目标环境中。比如，Walker 和 Buckley（1972）讲述过一个项目，这个项目是在特殊儿童训练班级中教授孩子们在社会环境、学术课堂中应有的表现。为了确保儿童能将学习到的在一般学术课堂中的表现泛化，该项目在特殊儿童训练班级中选择了与一般学术课堂一致的教学材料。Bergstrom、Najdowski 和 Tarbox（2012）进行过一个项目，旨在教育自闭症儿童在超市迷路时向售货员进行求助。在训练环境中，孩子们学会了向真实情景中经常出现的刺激——真实售货员寻求帮助。结果显示，这些孩子寻求帮助的行为向各类超市售货员产生了泛化。

这种思路的常用方法是，为学习者制定一套在训练环境和目标环境都适用的规则（Guevremont，Osnes，& Stokes，1986；Lima & Abreu-Rodrigues，2010；

Stokes & Osnes, 1989）。当特定情况发生时，可以让学习者通过这套规则来指导自己的行为。比如，Lima 等人（2010）的研究表明，在一致性训练中，口头上的规则对 3 ～ 5 岁儿童产生了显著效果。在这个训练中，研究者让儿童背诵规则，然后按照自己说的话去行动。结果发现，背诵规则能帮助儿童更好地完成任务，并将训练结果泛化到其他事情上。另一个例子是 Martin（2015）指导一位年轻的花样滑冰运动员，通过背诵规则的方式，将训练结果泛化到了真正的比赛中。这位选手在训练中可以做出两次连续翻转，但在比赛中因为过于紧张滑得太快而往往错过第二次起跳。为了解决这个问题，在训练中，研究者要求她在起跳前慢慢地念 "easy" 这个词以提醒自己放慢速度。在训练和比赛中不断使用这个词，可以提高她在比赛中的表现（对行为的规则控制将在第 17 章进一步讨论）。

提供足够多的刺激范例 如第 9 章所述，共同元素刺激类是一组具有共同物理特征的刺激。共同元素刺激类（例如，狗）可能有许多组成部分（例如，各种各样的狗），称为该类的范例。Stokes 和 Baer（1977）认为在训练环境中提供足够多的刺激范例是最有效的刺激泛化方式之一。比如，在教给一个孩子什么是 "狗"时，可以向他展示各种各样的狗，并告诉他这些都是 "狗"，孩子再见到其他的狗类时也倾向于把它叫作 "狗"。另一个例子是教自闭症儿童分享东西（Marzullo-Kerth, Reeve, Reeve, & Townsend, 2011）。最初，研究者发现，自闭症儿童在学会分享一个东西后，会更倾向于分享其他同种类的东西。因此，研究者教孩子们分享了蜡笔、彩笔、马克笔，结果发现，这些孩子学会分享后更可能分享自己的彩色铅笔。Silber 和 Martens（2010）在教孩子们读书时发现，教给孩子们读足够多的短小的段落，这些段落的总字数和大段落的字数相当，孩子们就能很快学会读很长的一大段话。

Horner 和他的同事研究了一种类似的训练方式，称为普遍范例法（Horner, 2005; Horner, Sprague, & Wilcox, 1982）。在这种方法中，教师需要先确定学习者需要进行应对的各种相关刺激的范围，以及可能发生的变化，然后在训练环境中呈现这些刺激及其变化并让学习者进行反应。Sprague 和 Horner（1984）使用这种方法教授有发展障碍的孩子使用自动售货机，具体方法是向他们讲授各种不同售货机的使用方式。这种训练方法有效地产生了泛化，让孩子成功掌握了各种类型的自动售货机的使用。

■ 思考题

1. 本章讨论的训练环境和目标环境是什么意思？

2. 行为如何改变才能被称为泛化？

3. 卡罗尔的例子是如何表现行为泛化的？

4. 什么是刺激泛化？举一个本章中没有出现的例子。

5. 列出 4 种操作性条件作用的刺激泛化方式并举例说明。

6. 如何通过制定规则的方式来促进刺激泛化？陈述实施一个泛化程序的一般要素，并举例说明。

7. 讲述上文提到的那位将自我作为泛化的中介手段的滑冰运动员的例子。

8. 举例说明如何通过普遍范例法进行泛化。

操作性条件作用的反应泛化

反应泛化是指在存在某种刺激的情况下加强某种反应，使得出现其他类似情况时更有可能做出另一反应。

DeRiso 和 Ludwig（2012）做过一项应用环境中的反应泛化研究，在餐厅里贴一张海报，提醒员工打扫厨房和补充食物。当他们完成这些任务后，就在绩效反馈表上给他们做一个标记来强化这种行为。这一举措使得目标行为大大增加。整个过程中，并没有提到任何针对卫生间的清洁和补货的事情，但员工们的这些额外行为还是随着目标行为的增加而增加了。

反应泛化的出现也需要几个条件。首先，两种反应在物理上越相似，它们之间的反应泛化程度就越高。如果你在壁球中学会了正手击球，你就很可能在网球中也学会正手击球，因为这两个反应非常相似。

其次，如果不同的刺激有相同特征，那么反应泛化也有可能发生。比如，一个正在学习英语的孩子，当他学会在复数后面加"-s"后，他会倾向于对所有满足"复数"特征的词后面加"-s"，即使是错误的，比如"foots（feet）"。[2]

最后，当个体学会针对某一刺激的等效行为（产生相同后果的行为）后，可能会表现出反应泛化。比如，如果让你去生火，你可以用火柴、打火机、从已有的火苗上借火，甚至可以钻木取火。另一个例子是，一个"诚实"的孩子会做出诚实的行为：说真话、不抄作业、把捡到的东西物归原主。所有这些"诚实行为"在功能上都是相同的，会让孩子得到别人的表扬。

研究者们对反应泛化的关注似乎少于对刺激泛化的关注，不过，仍然有一些形成反应泛化的策略。

提供足够多的反应范例 类似于训练足够的刺激样本来建立刺激泛化，这种方式是通过提供足够多的反应样例来建立反应泛化（Stokes & Baer，1977）。Guess 等人（1968）曾使用这种方法教育一个有发展障碍的女孩正确地使用复数名词。他们先准备了单个杯子（a cup）和两个杯子（two cups），教女孩正确命名它们并进行强化。他们继续这样做：提供范例、教女孩命名，整个过程提供了大量范例。最后，研究者只提供某一物体的单数形式，女孩已经能够自己命名它的复数形式，表现出了反应泛化。在前面描述的关于教会自闭症儿童分享的研究中，每个孩子都被教导在开始分享时使用言语反馈（反应范例）。结果发现，孩子们在分享时会使用一些没学过的句子，老师告诉一个孩子在分享时说"你想试试这个吗"，这个孩子分享彩笔时，他偶尔会说"你想画画吗"，尽管老师并没有教他这么说（Marzullo-Kerth et al.，2011）。

在培训期间改变可接受的反应 第二种策略是在培训期间改变可接受的反应。比如，在一个培养创造力的项目中，Goetz 和 Baer（1973）对幼儿园里玩积木的孩子们进行训练，在他们搭出和之前不同的积木时进行强化，这种策略让孩子们搭出了各种各样的富有创造力的新积木。也有其他研究者发现（Esch，Esch & Love，2009，Miller & Neuringer，2000），强化儿童行为的变化可以导致新的反应，提高孩子的创造力。也有研究表明，在某些间歇性强化计划（FR 或 FI，不包括 CRF）中对于反应的强化可能会产生新的行为，从而提高创造力（Lee，Sturmey & Fields，2007）。

借助行为惯性 第三种策略是利用行为惯性，就像物理学中的惯性（Dube，Ahearn，Lionello-DeNolf & McIlvane，2009；Nevin & Grace，2000；Nevin & Shahan，2011；Nevin & Wacker，2013）。行为惯性理论指出，当某个刺激诱发了某种行为，并且一旦这个刺激出现时这个行为经常发生，那么当再次出现这一刺激时，就很可能诱发类似行为，除非有其他干扰因素（分心刺激、消退等）。比如解决孩子不听话的问题。为了让孩子遵从那些他不太可能会遵从的指令，在开始的时候，可以多次给孩子下达一些他会做的指令，并在孩子遵守指令后进行强化。孩子的依从性就会由此开始出现，如果一开始就给孩子下达一些他不会遵守的指令，这一改变就根本不会发生。在如此训练一段时间后，再给孩子下达之前不太可能遵守的指令，孩子听话的可能性就会大大增加（Mace & Belfiore，1990；Mace et al.，1988；Singer，Singer & Horner，1987）。这就像推一辆抛锚的汽车，起步时可能不太容易，但当你把这辆车推动时，就会越推越快，甚至是孩子们一开始不会完成的指令，也会维持这一行为。

■ 思考题

9. 什么是反应泛化？

10. 举一个本章中没有出现的未学习反应泛化的例子。

11. 举例说明：当不同的反应有共同的特征时，就会出现反应泛化。

12. 举一个靠等效行为实现反应泛化的例子。

13. 描述形成反应泛化的 3 种策略并举例说明。

14. 行为惯性是什么意思？举例说明。

操作性条件作用的行为维持

从上述内容我们可以看出，对新的刺激进行刺激泛化和对新的行为进行反应泛化其实是一回事。另一件事是要让行为的改变持续下去。行为的维持主要取决于行为是否会被持续强化。实现方式主要有以下 4 种。

行为陷阱：利用偶联强化　行为陷阱是指用自然发生的偶联强化来维持行为（Baer &Wolf，1970；Kohler & Greenwood，1986）。这是一种非常有效的方法，需要治疗师仔细观察识别自然环境中的各种事件，并将行为结果与这些事件联系起来，构成一个"陷阱强化"。一个很典型的例子就是谈话。在治疗中，可以建立将谈话作为强化物，因为实际生活中处处充满了谈话，甚至有时候只需要将特定的一些声音、单词作为强化物就可以。帮助小孩子克服与他人交往时的害羞中常常涉及这一理论。让害羞的孩子和其他小朋友一起玩耍是一种被逐渐塑造起来的反应。然而，一旦克服，治疗师就不必考虑这种克服的维持了。因为孩子与其他小朋友的交往会自发地强化并维持这种改变。读书、健身也是同样，这些活动给个体带来了好处，这些好处就是对这些行为的天然强化。图 16-1 也是一个行为陷阱的例子。

行为陷阱从伦理或是道德角度来看是非常重要的。有人认为，一种行为矫正的社会效度（即对社会的重要性）的一个主要指标是该矫正带来的行为改变在自然环境中的持续性（Kennedy，2002a，2002b，2005；Carter，2010；本书第 24、30 章）。

在自然环境中进行矫正　这种方式是在目标环境中改变学习者的行为，以此维持学习者在训练环境中泛化过的反应。这种方式比第一种要复杂，它需要目标环境中相关的其他人——父母、老师、邻居等——的配合。治疗师需要告诉大家如何对学习者的目标行为进行强化、如何对学习者的不良行为进行消退，还需要对这些人的行为进行适时的监督和强化。

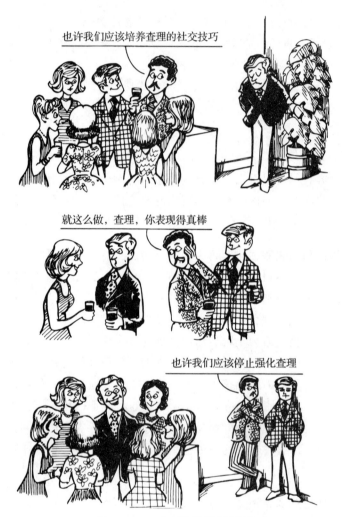

图 16-1　一个行为陷阱的例子

　　Rice 等人（2009）有过一个帮助经理和员工一起改善商店服务质量的例子。首先，经理根据要求按照一个服务指南来教员工正确地服务顾客。然后，研究者训练观察分辨员工的行为，并对正确的反应给予表扬。培训结束后，该店的服务质量显著提高，后续数据显示，经理在培训后的 48 周内持续保持了员工的良好行为。

在目标环境中进行间歇强化

在将行为泛化到目标环境后，在目标情境中使用间歇强化通过间歇强化让行为在目标环境下持续更久直到它能被自然强化物继续维持。还记得第 8 章提到的"计时器游戏"吗？也叫"良好行为游戏"，帮助一位作者的两个孩子在一次公路旅行中保持良好表现。在 VI/LH 程序中，计时器响的时候，如果男孩们在车后座安静地玩，他们晚上到达酒店时就会获得额外的看电视的时间。VI/LH 程序可以帮助我们在各种情境下保持各种行为。

自我管理　行为矫正领域专有一个研究方向，就是帮助个体自己矫正自己的行为，被称为自我管理、自我矫正或是自我控制。这一领域已经出版了许多书，包含很多易于执行的自我管理方法。相关内容我们会在第 26 章深入讨论。自我管理主要有两种方式：第一，可以指导个体对自己的行为进行评估分析并对特定行为进行强化；第二，正如 Stokes 等（1977）所提出的，可以让个体在做出目标行为后告诉别人，以此获得强化来维持反应。比如，Hildebrand 等（1990）进行过一个提高患有发展障碍的工人工作效率的项目。研究者让这些工人完成工作任务后就喊管理人员来检查他们的工作成果。这种行为导致了管理人员对工人行为的强化，提高了工人的工作效率。

■ 思考题

15. 举例说明什么是行为陷阱。

16. 简述操作性条件作用中行为维持的 4 种策略，并举例说明。

17. 设计一个 VI/LH 计划，来帮助一家快餐店老板提升并维持员工的服务质量。

18. 如何用自我管理的策略来维持个体行为，如何帮助他们从周围环境中获得强化？

应答性条件作用的泛化训练

在应答性条件反射中，将中性刺激（NS）与无条件刺激（US）配对，使之成为条件刺激（CS），引发原本由 US 所引发的反应。这样，一个条件反射就建立了。然而，不仅是这个条件刺激会引起对应的条件反应（CR），相似的条件刺激也会引发相同的条件反应。比如，如果将一张人脸的照片与会引起恐惧反应的电击刺激匹配，那么这张人脸的照片也会引起恐惧反应。而其他的与这张人脸相似的照片也会引起恐惧反应，虽然不如原始照片强烈，但比其他非人脸照片强烈

（Haddad，Pritchett，Lissek & Lau，2012）。

如上所述，操作性条件作用的泛化训练包括刺激泛化、反应泛化和行为维持三部分。在处理应答性行为时，刺激泛化也很重要。比如，你去求助治疗师消除恐惧症，你肯定不想把恐惧减少到针对某个特定的刺激（见图16-2）。

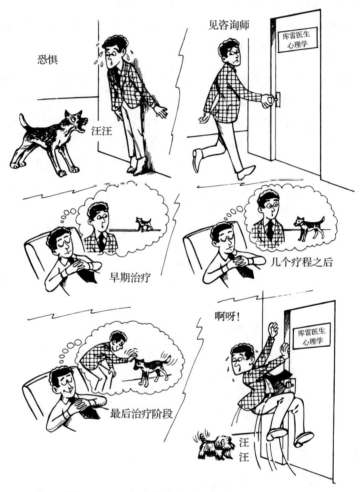

图 16-2   一个未能成功建立刺激泛化的例子

不过，在很多涉及条件反应作用治疗时，我们主要关心的一般是如何维持行为反应。让我们回顾一下第 3 章的内容，其中有一个关于治疗便秘的例子。在这个例子中，治疗师通过条件反应作用，让某个特定的时间成为条件反应，这个特定的时间会引起个体的排便反应，也就是条件性反应。在这个例子中，他们希望建立刺激泛化，来让个体在白天的其他时间排便吗？这显然不太方便。我们需要建立反应泛化，来让个体在某个时刻使用各种方式排便吗？这个似乎也不太现实。

还有一个关于治疗尿床的例子。同样是通过条件反应作用，让孩子膀胱的压力刺激唤醒孩子的条件反应，这样孩子就可以去洗手间小便而不是尿床了。在这个例子中，我们需要建立刺激泛化，让孩子的膀胱稍有压力就醒来吗？根本没这个必要，膀胱有一定压力是正常的，建立刺激泛化反而会影响孩子的睡眠质量。那么有必要建立反应泛化吗？这也没必要，只要在正确的时间醒来，怎么醒来并不重要。

正如这些例子所说明的，在涉及条件反应作用的治疗中，一般不必考虑刺激泛化和反应泛化。重要的是，如何将正确的条件反应维持下去。如果不能用一个无条件刺激来维持条件刺激的效果，那么随着时间的推移，条件将失去诱发条件反应的能力。因此，在应答性条件作用的项目中将条件刺激和无条件刺激定期进行匹配才是关键。

应用泛化的陷阱

无意识误用的陷阱

有时，某一反应会对不适当的刺激产生刺激泛化。比如指导患有发展障碍患者通过问候、拥抱等方式表达爱意。这些行为在适当的情况下产生是很好的，但当他拥抱街上的一个陌生人时，结果就不那么好了。解决这个问题的方法是教会他们如何区分不同的场景并使用不同的问候方式。另一个例子就是不恰当竞争，我们很多人都会偶尔表现出这种行为。这种行为的根源可能是我们文化中那些"成王败寇"之类的思想对我们进行的强化。

我们还可能会将不良行为从一种环境泛化到另一种环境。比如，一个被爷爷奶奶过分溺爱的孩子，在学习走路时，每次摔跤爷爷奶奶都会给予大量关注，这实际上等于强化了孩子的摔跤行为。在孩子回到父母身边后，他可能会将在爷爷奶奶身上习得的摔倒行为泛化到父母身上。

我们可能会偶尔强化一些不良行为，因此引发了更多类似的不良行为。有些孩子在第一次说脏话时，父母可能会觉得这一举动很天真、很可爱，这就是一种强化行为，引起了这个孩子在今后说更多的脏话。

部分知识误用的陷阱

正如第 4 章所述，行为矫正的程序一般都非常复杂，需要专业知识或培训，没有接受过系统训练的个体是很容易出问题的。这一点可以从那些在考试前一晚死记硬背的学生的学习习惯中看出。他们全靠背题目和答案来复习，却忽略了需要将答案泛化到更广泛的问题中，而不仅仅是一两道原题。很多人在学习第二语言时也有这个问题。本书的两位作者在中学的四年里一直在学习第二语言，但最后也没能熟练掌握。他们只关注如何翻译原文和各种答题技巧，却没有考虑过将语言知识泛化到真正的语言使用环境中。

在一些父母和孩子之间的互动中，也可以看出父母缺乏对孩子理想行为的刺激泛化。在不同的社交场合，比如餐馆，一些父母对他们的孩子并没有表现出和在家里一致的刺激或是强化。因此，孩子也不会把在家里学到的社交礼仪泛化到其他场合。很多家长都会对孩子抱怨："我教过你怎么好好吃饭吧。"我们希望这部分家长在读完这本书后，能够在刺激泛化方面做得更好。如果还是不行的话，您可能会听到我们抱怨："我教过你怎么进行行为矫正吧。"

关于定期强化的陷阱，我们在第 8、12 章进行过描述。

有效使用泛化的准则

为了保证刺激和反应从训练环境向自然环境的泛化和维持，泛化操作应尽可能遵守以下规则：

1）选择对学习者明显有用的目标行为，因为这些行为最有可能在自然环境中得到强化。

2）在与你希望行为发生的环境尽可能相似的环境下，训练目标行为。

3）改变训练条件，让行为能最大限度地泛化到各种环境中，并有机会强化各种理想行为。

4）在各种可能的条件下，依照从易到难的顺序依次建立目标行为。

5）设置可能有助于转移到新环境的常见刺激（比如规则）。

6）在训练环境中尝试各种可接受行为。

7）在训练环境中逐渐减少强化的频率，直到低于自然环境中出现的频率。

8）当改变到一个新环境时，增加这种环境下强化的频率，以抵消学习者区分新环境与旧环境的倾向。

9）确保目标行为能在自然环境中得到足够的强化。在将目标行为从训练环境转移到自然环境的早期阶段，这一规则尤其需要关注。在必要时可增加强化，包括对那些负责在自然环境中维持目标行为的人（如家长和老师）进行强化，然后缓慢地减少这种强化，以防止目标行为消退。

■ 思考题

19. 简要说明为什么反应性行为和操作性行为中对于泛化的注意事项有所不同。
20. 举两个关于刺激泛化的无意识误用陷阱的例子：①将适当的行为推广到不适当的情况；②不良行为出现刺激泛化。
21. 举一个关于反应泛化的无意识误用陷阱的例子。
22. 陈述错误应用陷阱，并举一个关于没能达到目标泛化的程序的例子。

应用练习

（1）涉及他人的练习

选择一个书中之前讲过的没有用到泛化训练的案例，为它设计一套可行的泛化方案。

（2）自我矫正的练习

1）请描述一个你自己最近发生的习得良好行为的泛化过程。指出其中的行为、训练环境（行为最开始被强化的环境）和目标环境（行为被泛化的环境）。

2）请描述一个你自己最近以一种不良的形式产生泛化的环境（换句话说，最终结果是不良的），指出其中的行为、训练环境和目标环境。

3）想象那个你在第 7 章针对其拟定了矫正计划的行为问题，假设这一计划成功了，讨论你会如何将其结果泛化。（参考本章提及的影响泛化有效性的因素）

供进一步学习的注释

1. 在 Welch 和 Pear（1980）的一项研究中，将一些物品、这些物品的图片，以及这些物品的照片作为刺激，让 4 名严重发展障碍儿童进行命名训练。研究发现，在使用实物训练时，4个孩子中有3个在自然环境中对训练结果表现出了相当大的泛化。第4个孩子，也是最精通语言的孩子，无论使用哪种训练刺激，都表现出了实质性的泛化。Salmon等人（1986）的一项后续研究表明，针对同样的物品，用实物训练比用图片训练产生了更大的泛化。这一结果说明，患有发展障碍的孩子的家长和老师应尽可能多地使用实物作为训练刺激。

2. 反应泛化比我们在本章开头给出的定义要复杂一些。在本例中，出现了反应泛化，也就是对特定反应的强化产生了某些相似的反应。也出现了针对新刺激（多个物体）的新反应（物体的复数形式）。因此，这个案例也涉及刺激泛化。有关反应泛化更深入的讨论，请参阅《组织行为管理杂志》（*Journal of Organizational Behavior Management*，JOBM，2001，21（4））。

进一步学习的思考题

1. 在对有发展障碍儿童进行物体和图片命名教育的研究中，是如何进行刺激泛化的？

第三部分

基于早先经验的控制

Behavior
Modification

第 17 章

基于早先经验的行为控制：规则与目标

我怎么才能滑好呢？

帮助苏珊滑冰[○]

　　12 岁的苏珊是一名花样滑冰新手，她站在教练和运动心理学家的旁边，等待着轮到自己在省级花样滑冰锦标赛上表演。苏珊表现出极度紧张的迹象，她对她的心理医生表达了自己的担忧："我希望我待会儿做两周半跳的时候千万别摔倒。我希望我别最后上场。如果我滑得不好怎么办？"她的心理医生可以看出，苏珊消极的自言自语让她感到焦虑，这种焦虑可能会影响她的发挥，但是已经没有时间进行冗长的行为矫正程序了。心理医生对苏珊说："我想让你跟着我重复一遍，然后专注于你说的这句话——'我在训练中已经完成了每一个动作，我会在这儿再完成一遍'。"苏珊跟着重复了一遍。"如果我一次做一步，如果我能专注于那些让我在训练时滑得很好的事，我也能在这里滑得很好。"苏珊又跟着重复了一遍。"我会微笑着、自信地向评委完成我的表演。"在苏珊复述完最后一句话后，心理医生教她用深呼吸法放松：先缓缓吸气，气沉丹田，然后呼气的时候轻声告诉自己"放松"。通过积极的自我鼓励和深呼吸放松法，苏珊感受到了平静与自信。

　　○　本案例基于 Martin 和 Toogood（1997）的实例。

就在这时，前一名选手完成了她的表演。片刻之后，苏珊踏上冰面，滑向了她的起始点，出色地完成了表演。

基于早先经验的行为控制

由于我们对一些预先经历过的刺激（人、地点、语言、气味、声音等）的反应已经得到了强化、惩罚或是消退，所以这些刺激一旦出现，就会对我们的行为产生影响。在进行一个包含着塑造、链接等程序的复杂冗长的行为矫正方案之前，我们有必要先想一想：我们能用已经建立的刺激手段来控制行为吗？苏珊的心理医生就是运用她之前强化反应的历史在短时间内达到了目标。这种聚焦于个体之前经历过的刺激的治疗思路有很多具体策略，可分为规则、目标、示范、身体引导、情境诱导和动机。我们将在本章中讨论前两类，在接下来的两章中讨论其他几类。（更多关于问题行为的先行干预的讨论，见 Smith，2011。）

规则

在行为矫正领域，"规则"是指某种行为将导致某一结果的情况。宽泛地说，就是某一特定行为会在某种特定情况下产生好的或坏的结果。当我们还是婴儿的时候，规则是没有意义的。随着年龄的增长，我们逐渐明白了遵守规则往往会带来奖励（比如，"如果你把蔬菜都吃了，你就可以吃甜点了"），或者让我们避免受到惩罚（比如，"如果你不安静，我就把你关禁闭"）。因此，规则可以作为 S^D——做出规则中指定的行为会受到规则所规定的强化，或者不做出规则中指定的行为会受到规则所规定的惩罚（Skinner，1969；Tarbox，Zuckerman，Bishop，Olive，& O'Hora，2011；Vaughan，1989）。（正如下一节和第 19 章所述，规则也可以起到动机激励操作的作用。）

有时候，规则会清楚地规定强化物或惩罚物，如前面的例子所示。但有些时候，并不是这样。一位家长激动地对孩子说："哇！快看快看！"这时，孩子朝大人指的方向看，可能会看到一些有趣的东西。强化物也可以隐含在以建议形式出现的规则中。比如，家长建议道"你应该接受良好的教育"，这句话隐含的强化物是，你在接受良好教育后会得到一些喜欢的东西，比如一份高薪的工作。或者，以命令或威胁的形式给出的规则往往隐含着不遵守将受到惩罚，比如，"不要碰那个花瓶"的命令意味着触摸它会导致惩罚，比如训斥。

没有明确描述强化过程的三个方面的规则被称为部分规则。前文所述的部分规则集中于对行为的描述上。有些部分规则只描述了特定情况（如"前方校园区域"的标识），而特定行为（降低行驶速度）和结果（避免撞到孩子或是避免罚单）则是隐含的。有些情况下，部分规则只描述了结果（如"回报率98%"），而情景（在这间赌场）和行为（把钱放进老虎机）则是隐含的。由于我们不同的学习经验，部分规则也会控制我们的行为。

结果塑造的行为和规则控制的行为

如前文所述，在行为学术语中，规则是指能控制行为的言语刺激，因为它陈述了在特定情境下进行特定行为所产生的特定结果。然而，并不是所有的规则都有相应的语言刺激。和父母去教堂的时候，鲍比和妹妹悄悄说话。结果，妹妹没理鲍比，妈妈狠狠地瞪了他一眼。在将来，鲍比去教堂就不太可能会再悄悄说话了，尽管没有人教会他"不要在教堂里窃窃私语，否则妈妈会瞪你一眼"的规则。现在，假设鲍比在冰球队里悄悄和队友开玩笑，教练正在讲解战术，队友们笑了起来，鲍比在教练讲话的环境下和队友说悄悄话的行为就被强化了，尽管没有人教他这个规则："教练讲话的时候和队友说些好玩的，他们会笑。"在这些例子中，我们会把鲍比的悄悄话称为"结果塑造的行为"，因为行为的发展取决于做出这个行为的真实后果而不是某条具体说出来的规则。

如果在下一次训练开始的时候，鲍比的教练说："鲍比，我说话的时候好好听着，不要和大家说话，如果你做到的话，就多给你5分钟的自由活动时间。"鲍比在训练中一直谨记这条规则并且严格遵守，最终获得了强化物。在这个例子中，鲍比认真听教练讲话而没有说话的行为，我们称为"规则控制的行为"，因为它是由一条具体的规则控制发生的。

结果塑造的行为通常会有一个直接的结果——强化或是不强化，行为通过不断地试错而改变。鲍比悄悄说话，最开始是由队友（S^D）所引发的，在多次尝试后，发现每次做出这一行为都会得到强化（队友的笑），而做出其他行为得不到强化，所以这一行为最终增加了。鲍比去教堂不说话，是因为在多次尝试中，妹妹和母亲（S^Δ）对他的行为进行了消退和惩罚，所以这一行为最终减少了。

与此相反，规则控制的行为结果往往是延迟的，而行为的改变立刻发生。当鲍比的教练告诉他上课不要说话时，鲍比的行为立刻改善，而给鲍比的强化物却是行为之后才兑现的。

对规则的认识使我们对之前的一些案例理解更充分了。回想一下第 12 章开头，汤米在课堂上说话的案例。当老师告诉他：如果他在 50 分钟的课上只说了不超过 3 次话，他将在一天快结束时有 5 分钟的自由活动时间。于是，汤米上课说话的行为得到了有效改善。这个案例中，强化并没有直接作用于汤米的行为，因为额外的自由活动时间发生在很久之后。是汤米对规则的复述（"如果我不说话，我就能在额外的娱乐时间里好好地玩"）控制了他的行为。

在第 16 章关于一致性训练的案例中，我们注意到，孩子提醒自己一段时间后要做的事比提醒自己马上要做的事更有可能使之真正做这件事。同样，许多研究发现，如果让孩子们重复"等待是有意义的"这一规则，那么他们可能更倾向于延迟的更大的强化物而不是马上就有的较小的强化物（Anderson，1978；Binder，Dixon，& Ghezzi，2000；Grey，Healy，Leader，& Hayes，2009；Hanley，Heal，Tiger，& Ingvarsson，2007；Vollmer，Borrero，Lalli，& Daniel，1999）。在一项没能得出这一结果的研究中，孩子们可能没有在延迟期间充分重复规则（Newquist，Dozier，& Neidert，2012）。

不过很多时候，看起来是被强化直接作用的行为也是规则控制的行为。比如，小女孩刚打扫完自己的房间，父母和她说："你打扫屋子了呀，真是个好孩子。"她的这一行为就可能增加。在这种情况下，"打扫房间的好女孩"这一刺激似乎起到了强化作用，但同时，孩子也被赋予了一个规则——如果我打扫我的房间，我就会成为一个好孩子。这句表扬不仅仅起到了强化作用，还起到了规则控制的作用。这就是为什么行为描述性表扬（"打扫房间的好女孩"）——表扬某一具体行为，也被称为行为具体化表扬——优于行为一般性表扬（"好女孩"）。不过，也有少部分研究对这两种表扬进行了比较，结果表明二者的效果没有显著区别（Polick，Carr，& Hanney，2012；Stevens，Sidener，Reeve，&Sidener，2011）。Polick 等人（2012）曾教两名自闭症儿童回答一些基础知识性的问题，比如"牛奶是从哪来的"，并对反应进行行为一般性表扬（"你答对了！"）或是行为区别性表扬（"你答对了！这个问题的答案就是牛！"）。结果发现，虽然行为区别性表扬的教学效率略好，但在行为维持方面的差异并不显著。Stevens 等人（2011）也发现了类似的结果。可能是因为这些研究中的孩子语言能力较差，不足以理解区别性表扬所构建的规则，所以区别性表扬的优点无法体现。

■ 思考题

1. 什么是行为矫正领域所谓的"规则"？举一个本章中没有出现的例子。
2. 本章开头例子中，滑冰运动员赛前制定的规则是什么？
3. 一位老师向你抱怨道："当我告诉孩子们坐在座位上学习时，他们从不听我的话。"老师制定的这一规则可能会导致什么偶然事件？
4. 举一个本章中没有出现的例子。说出你所举的这个例子包含了强化过程三要素中的哪些要素？哪些要素被省略了？
5. 什么是结果塑造的行为，举一个本章中没有出现的例子。
6. 什么是规则控制的行为，举一个本章中没有出现的例子。
7. 结果塑造的行为和规则控制的行为有哪两个主要差别？
8. 举例说明强化物对行为的间接影响。

规则什么时候有用

在前几章中我们能看出，行为矫正方案中的各种指令总是蕴含着某种形式的规则，即使对那些语言能力有限的人也是如此。在第 30 章中，我们讨论了为什么行为矫正计划应该向来访者清楚解释的伦理原因。不过，在下列针对语言能力正常个体的情况下，在行为矫正程序中加入规则尤其有效（Baldwin & Baldwin, 2000；Skinner, 1969, 1974）。

当行为需要快速改变的时候

正确地使用规则通常会比塑造、行为链或是其他方法见效更快。在花样滑冰比赛中帮助苏珊的心理医生给了她一个基本的规则："在比赛中，我按照训练中的步骤一步一步做，并将注意力集中到正在做的每一个动作上，我就可以完成得和训练时一样好。"这一规则起到了类似 CS 的作用，提醒苏珊将注意力集中于正在做的动作，也就是下一个动作的线索。

当结果有延迟的时候

如果父母想让孩子在一周内每天晚上学习 1 小时，一个不错的强化方法是让孩子周末熬夜看电影。然而，对于周一晚上学习的孩子来说，这个强化延迟了整整一周。所以，就需要制定一条规则："如果你这周每晚学习一小时，你可以在周末晚上熬夜看电影。"这一规则让遥远的强化变得及时有效。

当自然强化物是高度间歇性的时候

我们身边就有一个常见的例子：推销员的口号。对推销员来说，卖出去一个东西是一种即时强化，因为意味着直接到手的钱。但是，推销员也不知道什么时候才能把货卖出去，不知道接触多少人才能遇到一个买家。用行为矫正的话来说，就是这一行为的强化物间隔时间不定，而且强化比率也是随机的。所以，经理就必须和销售员们制定好规则——销售公司的各种口号："坚持！下一个顾客可能意味着一笔交易。"

当行为会导致惨痛惩罚的时候

用规则控制行为的一个好处就在于不需要反复试错，因为试错的成本有些时候是很昂贵的。比如，尽管看起来很奇怪，但一些学生确实没有意识到：抄论文的后果是很严重的。所有学生在上大学之前都应该学会这条规则："不经引用地复制其他论文是一种剽窃行为，会受到严重的学术惩罚。"再举一个例子，酒后驾车是严重交通事故的重要原因之一，如果酒后驾车被发现，将会受到严重惩罚。然而，如果经常去酒吧的话，很难保证每晚都能留一个人不喝酒。为了在佛罗里达州立大学的学生群体中鼓励这种"待会儿我开车，今晚我不喝"的行为，Kazbour 和 Bailey（2010）在当地报纸、电台，以及酒吧附近的海报发布了以下规则："晚间不喝酒的司机可在某酒吧领取免费香烟，该车乘客可享用免费比萨。活动从今日起到 11 月 21 日，每周四、五晚间。"结果发现，酒吧里从上午 12 点到凌晨 2 点，顾客中有专人驾车的比例平均增加了 12%，而在这段时间里，该规则还没有生效。

为什么规则能控制我们的行为

很容易理解为什么人们会遵守那些会指出直接行为后果的规则。"试试这种新口味的冰激凌，很好吃的"，遵守这一规则，你会体验到冰激凌的美味作为强化；"别碰火，否则你会被烧伤"，不遵守这一规则，你马上就会受到惩罚。但是，我们为什么要遵循那些结果似乎遥不可及的规则呢？有以下几种可能。

第一，尽管有些规则中规定的强化因素可能会产生延迟，但如果该个体遵守或是违反规则，其他人可能会提供一些即时后果。比如，家长规定："如果你这周每晚学习一小时，你可以在周五晚上熬夜看电影。"周一晚上，如果你做到了学习一小时，父母可能会鼓励你："真棒！继续坚持下去，星期五你就能晚睡了。"

第二，虽然实际的强化可能是延迟的，但个体会一直想着这个强化，产生一种自我强化的效果（这一点会在第 26 章深入讨论）。在汤米上课说话的例子中，在完成了规则声明的行为要求后，汤米会考虑如何利用放学前自由活动的那段时间。相对地，如果不遵守规则可能导致某种即时的自我惩罚。

第三种可能是，我们之前经历过的各种条件作用，让我们的心理对"遵守规则"产生了自动强化，以及对"违反规则"的自动惩罚。假设你给自己制定了一个规则："从现在起开始复习，否则之后的考试会不及格。"也许是因为你之前因挂科而受到惩罚的经历，违反规则引发了你这种厌恶情绪，表现出来的就是你因为不复习而感到焦虑。当你遵守规则时，你的焦虑就会减少，这种行为也会通过逃避性条件作用而得以维持。在日常生活中，临近截止日期会让你感到焦虑，但按照规则去为截止日期做准备会让你感觉好很多（Malott，1989）。当然，这种自动的后果能否持续生效，取决于之前受到的惩罚的痛苦程度。

尽管我们给出了很多例子来说明规则是如何影响并维持行为的，但在使用规则改变行为的案例中也不乏例外。制定规则会引入很多额外的刺激和行为，有些时候，这些刺激和行为会通过偶联塑造而影响整个规则的作用过程和效果，产生某些意想不到的结果。

有效和无效的规则

我们已经说过，规则是一个线索，按照规则中指定的行为去做可以获得强化或是避免惩罚。但并非所有的规则都是有效的，有些规则比其他规则更容易遵守。让我们来看看影响是否遵守规则的五个条件。

具体的行为与模糊的行为

一条描述了具体行为的规则比描述模糊行为的规则更容易被遵循。比如，你给自己定了一条规则：为了在行为矫正课程中取得好的成绩，你需要仔细学习这本书。这一规则的效果不如定下这样的规则：学完 20 道题，这让自己玩一个小时 Facebook。

具体的环境与模糊的环境

一条描述了具体环境的规则比描述模糊环境的规则更容易被遵循。比如，告诉孩子"记住说'请'"不如告诉孩子"当问别人要什么东西的时候记得要说'请'"。

可能的结果与不可能的结果

一条描述了可能结果的规则比描述不可能结果的规则更容易被遵循。如果规则的结果是必然的，即使这个结果被延迟了，规则依然能被遵守。如果父母对孩子说"周一的时候你把家里打扫干净，周六我们就给你 20 元钱"。如果父母一直信守承诺的话，这个规则的结果就是必然的。即使这个强化被延迟了一个星期，孩子也会遵守规则，并在星期六获得 20 元钱。但如果规则中的后果发生的概率很低，即使它是一个会立即发生的结果，人们也往往不会遵守（Malott，1989，1992）。比如说，大多数人都知道骑自行车时戴头盔可以在事故中保护自己。那么，为什么还是有很多人骑车不戴头盔呢？其中一个非规则性的原因是，戴头盔会带来一些直接的厌恶刺激，比如头盔不舒服、戴着很热。另一个规则性的原因是，骑自行车时发生事故是一个概率很低的后果，很多人认为这不会发生。要使这些低概率后果的规则有效，可能需要辅以其他方法，如示范（见第 18 章）、自我监控（见第 26 章）或是行为契约（见第 26 章）。生活中常见的方法是，以高概率发生的法规处罚代替低概率发生的自然后果，比如罚款。这是因为医疗费用和事故造成的伤残抚恤金会导致更高的税收，从而以糟糕的公共关系和失败的选举的形式惩罚政客。

一次性的大后果与累积性的小后果

相对于后果是一点一点累积起来的规则，后果直接显著的规则可能更有效。比如，刚才提到的那个打扫房间的例子中，20 块钱对那个孩子来说是一个相当大的后果。如果在按要求完成规则后，后果却很小，规则的有效性就会降低。假设一个人下定决心——"我要停止吃甜点"（见图 17-1）和"我要每周锻炼三次"，他定下的这种规则往往是无效的。因为这些规则中规定的行为存在直接的、强烈的、与规则本身目的相反的结果。吃甜点会立刻感受到美味作为强化，锻炼身体会立刻感受到疲累、无聊、不适作为惩罚，而与此相反，遵守行为所获得的强化很微小，需要长期积累才能见效（Malott，1989，1992）。如果不采取一些第 26 章所讨论的自我管理方法的话，这些规则很难起效。

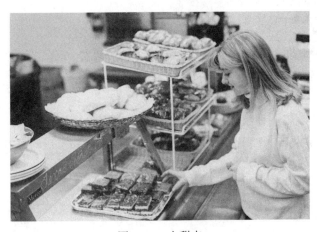

图 17-1　吃甜点

注：为什么有些规则（比如控制住不多吃甜点）很难遵守呢？

有最后期限与没有最后期限

假设一个幼儿园老师想让一个孩子把玩具收好，她可以用这两种方式说："如果你把所有的玩具都收起来，我下周会给你一个礼物"或"如果你马上把所有的玩具都收起来，我下周会给你一个礼物"。指定了时间"马上"，结果会有不同吗？令人惊讶的是，它确实会。Braam 和 Malott（1990）发现，对 4 岁的孩子来说，如果强化物有一周的延迟，那么给规则指定一个最后期限的效果要好于没有指定最后期限。在很小的时候，我们就明白，在最后期限前完成任务可能会得到奖励，如果不能，就可能受到惩罚。

总而言之，描述特定情况和特定行为的有最后期限的规则往往是有效的，即使结果是延迟的 [1]。相反，那些模糊的、没有最后期限的、产生的结果很小或不可能的规则往往是无效的。

有效使用规则的准则

下面是一些有效使用规则的一般指南。

1）规则应在对方的理解范围内。

2）规则应该清楚地声明：

①行为发生的环境；

②个体要做或不要做的具体行为；

③完成行为的最后期限；

④遵守规则的具体后果；

⑤不遵守规则的具体后果。

3）规则的后果应该是可能的、可见的，而不是不太可能的、微小的（描述不太可能或微小结果的规则需要补充第 26 章所述的一些步骤）。

4）复杂的规则应该被分解成易于遵循的步骤。

5）规则应该以一种愉快、礼貌、平静的方式传达。

6）必要时可以对规则进行消退，以允许其他刺激物来控制行为。

■ 思考题

9. 简要描述四种在行为矫正程序中加入规则后非常有效的情况，并给每个情况举一个例子。

10. 举例说明我们遵守那些结果有延迟的规则的三种解释？

11. 联系第 9 章的内容，解释下命令的语气如何影响对命令的执行？

12. 为什么有些人明知道头盔可以在事故中保护他，但还是不戴头盔？

13. 为什么"我要停止吃甜食"这种相对规则没用？

14. 用几句话来区分那些在行为控制方面经常奏效的规则和效果微弱或无效的规则。

目标

目标是个人或团体努力达到的某一水平或结果。目标设定是为自己或其他人指定一个预期结果的过程。比如，销售行业会给推销员制定销售目标；工业界会把产量、安全性、服务质量等作为目标（Latham & Arshoff，2013；Locke & Latham，2002；Pritchard，Young，Koenig，Schmerling，& Dixon，2013；Saari，2013；Schmidt，2013）。目标设定已经被用于让肥胖的学龄前儿童锻炼身体（Hustyi，Normand，& Larson，2011）、帮助新手司机进行驾驶训练（Arnold & Van Houten，2011）、提高手术质量（Cunningham & Austin，2007）、提高学习成绩（Morisano，2013）、促进健康行为（Shilts，Townsend，& Dishman，2013）、促进个人发展（Travers，2013）。在体育运动中，目标设定被用于赛跑、篮球、网球、足球、射箭等运动项目（Gould，2010；Ward，2011；Williams，2013）。

目标是有动机的（第 19 章将进一步讨论）。从行为的角度看，目标是一种规则，通过某种激励来实现某些特定的期望行为。比如，一个篮球选手说："我要去健身房练习投篮，直到我可以连续投中 10 次。"在这个目标中，包含了特定环境（在健身房）、行为（练习投球）、强化物或预期的目标（连续投中 10 次，以及隐含的强化物：在比赛中表现更好）。就像在前一节中所讨论的规则，目标通常用来在强化被延迟时改善个体的表现（比如，在完成工作目标后才能获得奖金），或者强化物是直接但间歇的（比如，篮球运动员最开始训练时平均投 30 次才能中 1 次）。

应用目标设定的情况和规则有些不同。上一节我们说到，规则通常用来进行短时间的行为改变。苏珊的例子中，心理医生的目的只是帮苏珊渡过眼下的难关，而不是一些行为的长期改变。与此相反，目标设定常常被用来让个体朝某个方向长期努力，让一个篮球运动员能立刻实现连续投中 10 次显然是不可能的。但在这种情况下设定一个练习目标可能会比球员在没有特定目标的情况下练习，提高得更快。

有效和无效的目标设定

当满足目标设定的基本要求时，这个方法是很有效的（Gould，2010；Locke & Latham，2013）。目标可分为两种：针对行为的目标，比如"我要少吃零食多锻炼"；针对结果的目标，比如"我体重要减掉 10 斤"。

具体的目标比模糊的目标更有效

如果一对夫妻想缓和一下夫妻间的矛盾，要是设置一个"我们要建立一个更好的夫妻关系"这种目标是没什么用的，不如设置一个"每天花半小时分享一下今天发生的三件事"。如果你想存钱，你最好把目标设置为"每个月存 1000 块"而不是"每个月存点钱"。

如果要学习某种特定技能，需要规定一套掌握标准

掌握标准是指关于某项技能的一套行为要求，如果你的行为达到了这一要求，就说明你已经掌握了这项技能。或者说，达到了技能掌握标准的个体充分地学习了这项技能，能在需要或必要时使用该技能。如果你要学习高尔夫球，掌握标准就是连续 6 次完成 4 英尺[⊖]推击；如果你要学习网球，掌握标准就是连续 10 次反手击球；如果你要学习篮球，掌握标准就是连续 10 次投篮命中。也有学术技能的掌握标准，比如准确无误地背诵元素周期表、莎士比亚十四行诗等。如果你最终要完成一个很宏大的目标，你最好先制定一个学习目标作为开始。比如说，你的终极目标是"创业成功"，这个终极目标是很难达到的。这个时候，你就需要先制定一个学习目标：掌握创业所需的知识（J. R. Baum，2013；Saari，2013；Seijts，Latham，& Woodwark，2013）。

明确行为发生的情景

现在你想让摔跤手去练习，你可以设置这样的目标：去练习摔跤吧，这显然太模糊了。那么我们再加一点细节：去练习背摔，直到能在 3 秒钟内使用背摔放倒对手。现在，我们在目标中添加了一个掌握标准，但还是不够：我们没有指出行为发生的情景。所以，理想的目标设置是：去练习背摔，直到能在中量级对手使用冲肩对抗你时，你能在 3 秒钟内用背摔放倒对手。不指定情景的目标设置是不够精确的，在最好的 2 个朋友面前做演讲和在 30 个陌生人面前做演讲的难度显然是不同的。

"力所能及"的目标好于"尽你所能"的目标

很多人都很喜欢说"尽你最大的努力"这句话：比赛前，教练对运动员说；在

⊖　1 英尺 =0.305 米。

音乐会上表演前，父母对孩子说；考试前，老师对学生说；谈判前，老板对员工说。然而，许多研究表明，"尽你最大的努力"这种目标不如设定具体指标的目标有效。第一，它太模糊了，"尽最大努力"这种说法根本无法告诉你，你要做什么。第二，有些人在听到目标是"尽最大努力"后，会给自己预设一些比较容易完成的事，而研究表明相对具体的、有挑战性的目标效果更好（Locke & Latham，2002，2013）。从行为学的角度来看，对于"是否尽己所能"这一要求是很主观的，也许计划执行者认为自己做到了，计划制订者却认为没有。因为我们不可能完全掌握个体的生理和能力信息，只能通过个体在其他类似行为上的表现来进行很不精确、不客观的推断。

关于目标的难度问题是一个值得深入研究的问题（Locke & Latham，2013）。甚至有人提出，在某些情况下，所谓的"延伸目标"——即不可能实现的目标——可以更有效地提高能力，尽管这个目标从未实现。但也有研究指出，这个延伸目标，或是难度很高的目标，会给执行者带来很大的挫折，产生相反的效果（Kerr & LePelley，2013）。

公开你的目标

研究者曾进行过这样一项实验：招募三组大学生，他们都被要求学习相同的材料。第一组学生为"公开目标"组：每个学生都给自己设定了一个目标，目标内容是学习的时间与最后要取得的测验成绩，这些学生向小组的其他成员公布了他们的目标；第二组学生为"个人目标"组：他们和第一组的人一样，只不过他们的目标是保密的；第三组学生为对照组，没有设定任何目标。三组学生的学习时间和最后测验的题目一样。结果显示："公开目标"组比其他两个组的测验成绩高出 17%，其他两个组成绩无显著差异（Hayes et al.，1985），Seigts 等人（1997）也发现了类似的结果。Hayes 认为，制定一个公开目标等于将你的努力成果置于公众的评价之下，产生了一种额外的社会性后果来督促个体完成目标（Klein，Cooper，& Monahan，2013）。

虽然将目标公开有助于个体更好地完成目标，但实施的时候尚须谨慎。假设你帮一个肥胖症患者制定了一项关于健身的目标，并把这个目标向另一个人公开。这个人需要温柔、体贴，在他没能完成目标的时候督促他，在他完成目标的时候鼓励他。如果这个人对他的目标冷嘲热讽，结果会适得其反（这一问题将在第 30 章深入讨论）。

设置一个截止日期

如果包含截止日期，目标设定就会更有效。我们每个人都有过各种在截止日期前完成目标得到强化物，或是没能完成目标受到惩罚的经历，利用这些经历可以提高目标设定的有效性。假设你在新的一年里给自己设定了一个目标：经常问候你的亲朋好友，目标最好包括具体的截止日期，比如在 2 月 1 日前给每个朋友发一条问候短信，完成后，再在 3 月 1 日给更多人发送。

在目标设置中加入反馈

在目标设定中加入反馈比没有更有效，因为每一个反馈都意味着你离实现目标更进一步（Ashford & De Stobbeleir，2013）。提供反馈的一种方法是绘制进度表。正如第 20 章所述，将自己完成目标的过程绘制成进度表，更容易发现自己的进步和可取之处。另一种提供反馈的方法是将长期目标分解成许多短期目标，并在每次实现短期目标时奖励自己一番。假设一对夫妇决定重新粉刷他们的整个房子，就可以分解为几个短期目标：在 2 月前粉刷卧室、在 3 月前粉刷客厅等，并在每一个房间完工时欣赏一番。

能坚持下去的目标才是好目标

只有当个体能将目标贯彻执行的时候，目标才是最有效的。虽然如何在目标的制定中实现让执行者坚持下去还存在争议（Klein et al.，2013），但我们能够确定的是，只有当执行者明白了目标的重要性，执行者才会坚持下去，并逐渐从中受益。其中一种方法是让执行者本身参与目标的制定，有研究发现自我选择的目标和受外部强化的目标一样有效（Fellner & SulzerAzaroff，1984）。另一种方法就是，对执行者进行不断地监督和提醒（Watson & Tharp，2007）。

有效使用目标的准则

许多人会在新一年的开始时为自己制定目标，这种行为不是很可取。因为新年的时候有那么多有意思的活动，你很难投入百分百的精力去制定一个冗长的为期一年的目标。而且，1 月 1 日这个环境的刺激和一年中其他时间有很大区别，不容易产生泛化。有很多有效的目标设置的手段，要比你的"新年计划"强得多。如果你的目标很模糊，充满了"尽力而为"，也没有截止日期和及时反馈，那你的目标很可能不会奏效。

好好学习下述的目标设置准则，在合适的时机，为自己准备最有效的目标。

1）设定明确的、现实的、有挑战性的目标。
2）确定具体的行为以及这些行为发生的环境。
3）清楚实现目标或不实现目标可能产生的具体后果。

4）把长期目标分解成几个短期目标。

5）如果目标很复杂，准备一个分步骤的行动计划。

6）设定完成目标的最后期限。

7）保证个体为了实现目标能坚持下去。

8）鼓励执行者向一个友好的支持者分享其目标。

9）监控实现目标的进程。

10）在实现目标的过程中提供积极的反馈。

■ 思考题

15. 举一个本书中没有出现的例子，来说明什么是目标。

16. 使用规则和目标有什么区别？

17. 列出 6 条能让目标设定有效的策略。

18. 举一个本章中没有出现的例子，来说明什么是掌握标准。

19. 从行为的角度来看，为什么现实的、有挑战性的目标比"尽你最大努力"的目标更有效？

20. 从行为的角度来看，为什么公开目标比私人目标更有效？

21. 本节所说的"坚持"是什么意思？

⊙ 应用练习

（1）涉及他人的练习

1）选择一个家长可能想让孩子改变的行为，这样就不会有明显的天然环境中的直接强化物。说一说父母该如何遵循有效使用目标的准则来通过规则管理的方式实现预期结果。

2）选择一个你熟悉的青少年运动的训练场景。说一说教练该如何利用目标设置让运动员在该设置下达到预期训练表现。说明教练该如何遵循有效使用目标的准则。

（2）自我矫正练习

1）考虑一个你自己身上想改变的行为，设计一套方案，用建立规则的方式改变这一行为。

2）从你自己身上选择一个结果塑造的行为。想一个办法测量你在这个行为上的表现如何，然后，做几次实验，用这一方法记录你行为的基线水平。接下来，向你想改变的方向制定一套控制该行为的规则，遵守这一规则并继续记录你的行为。最后观察你的行为发生了怎样的改变。

供进一步学习的注释

1. 对于失眠患者，一个选择是用药物治疗，而另一个是使用规则控制（Blampied & Bootzin，2013；Carney & Edinger，2010；Edinger & Carney，2008；Perlis，2012；Perlis，Jungquist，Smith，& Posner，2008；Smith et al.，2002）。一些大致的规则如下：

（1）定期锻炼，但不要在深夜；
（2）睡觉前放松；
（3）晚上不要摄入咖啡因或酒精；
（4）只有感觉困的时候才上床；
（5）如果10分钟内没有睡着，离开卧室去看看书，直到你感到困倦；
（6）避免在床上进行睡眠以外的活动；
（7）无论什么时候睡觉，每天早上都在同一时间起床。

在一份对总共470名失眠患者的21项研究的综述中发现，对于失眠问题，行为矫正的方法比药物更有效。更多关于睡眠治疗的内容，可参阅 Wirth（2014）的著作。

进一步学习的思考题

1. 列出失眠治疗的 5 条规则。

基于早先经验的行为控制：示范、身体引导、情境动机

詹姆斯，摸摸你的脚底。

基于正念的行为干预：针对攻击性行为[一]

27 岁的詹姆斯有轻微的智力缺陷，多年来他一直在政府安置区和精神病院之间奔波。他喜欢住在集体宿舍里，但他的攻击性行为导致他经常被送进精神病院。虽然尝试了各种攻击管理治疗，但作用都不大。最后，因无法控制暴力行为而被迫住院 12 个月后，詹姆斯同意尝试一种基于正念的自我控制方案。正念（我们将在第 27 章进一步讨论）可以理解为知觉自己的感官、思想、感受和每时每刻都可观察到的行为。

按照一种叫作"脚底"的程序，詹姆斯学会了在生气时将注意力从惹他生气的东西转移到自己的脚底。这样做可以让他感到平静，微笑，然后从导致他愤怒的情境中离开。为了教詹姆斯练习这个方法，治疗师使用了示范和角色扮演法。在治疗期间，詹姆斯会站着或者坐着，但他的脚总是平踩在地板上。然后治疗师会让詹姆斯回想过去某一次发火的经历，回想他对对方采取的暴力手段。当詹姆斯表现出愤怒的迹象时，比如呼吸急促，治疗师会一边示范一边说："感受你的

[一]　本例基于 Singh、Wahler、Adkins 和 Myers（2003）的报告。

脚。慢慢地，移动你的脚趾，感受你的袜子。你能感觉到它们吗？现在，把你的脚后跟紧贴你的鞋子后面，感受你的脚后跟摩擦你的鞋子。慢慢呼吸，感受你的脚，直到你感到平静。现在，微笑着离开，就像我正在做的这样。"然后，治疗师会陪詹姆斯微笑着走开。

这种长达30分钟的治疗每天两次，持续五天。之后的一周让詹姆斯回家练习。最后，詹姆斯被要求在实际情况下使用这个方法来控制他言语和肢体上的攻击行为，结果非常有效。在治疗前，詹姆斯平均每个月有10次严重言语攻击和15次身体攻击。治疗结束后，詹姆斯在精神病院达到了6个月无暴力行为的要求，然后被送回政府安置区。在一年的跟踪调查中，他没有任何攻击性行为。

利用现有的刺激进行行为控制

正如我们在前一章中指出的，行为矫正程序应该包含一些可执行的指令。然而，有时候指令是不够的，在这种情况下就要引入其他类型的前在刺激，就像詹姆斯的例子那样。本章内容就是一些利用现有刺激控制行为的方法。

示范

示范是指通过给个体展示一个行为样本，以诱导个体做出相似的行为。像规则一样，示范也是一种有效地改变行为的手段。比如：

1）如果你一直悄悄地说话，你周围的人也会开始悄悄说话。

2）你在别人面前打哈欠，他们也会开始打哈欠。

3）站在有很多行人的街角，看30分钟的天空，注意有多少人会停下来看天空。

在每种情况下，将获得的数据与没有对行为进行示范的情况下获得的数据进行比较。

就像规则一样，我们生活中常常用到示范，但很少有人知道它是一个行为矫正过程。家长们虽然没有系统掌握示范的方法，但是通过这种策略，向孩子们传授礼貌、关爱、语言和其他许多行为。当狗从父母和两岁的孩子身边走过时，父母可能会说："看，狗""跟我说'狗'"。当教孩子如何做三明治时，父母可能会说"像我这样做"。示范不仅影响幼儿，还会影响各个年龄段个体的行为。当青少年刚进入高中时，他们看到年长的学生如何穿衣和说话，他们很快就会穿同样的衣服，使用同样的表达方式。我们每个人在日常生活中都有很多机会观察别人的行为，我们经常模仿他们的行为。

什么决定了我们是否会模仿他人的行为？尽管有几个可能的因素，但一个关键因素是，我们之前模仿他人所受到的强化和惩罚的历史。正是因为我们这些不同的经历，决定我们是否进行模仿的具体因素在不同的人之间有所不同[1]。不过，对于大多数人来说，有几个影响示范有效性的一般因素（Bandura，1986，pp.53-55），如下所述。

让同伴示范

人们更有可能模仿与自己相似的人（年龄、社会经济地位、外貌等），朋友和同龄人比陌生人更容易被模仿。因此，在行为矫正方案中，尽量以同龄人为模仿对象。以一个幼儿园里极度孤僻的孩子为例，他几乎从来不和幼儿园里其他的小朋友互动。你应该让他观察一些其他孩子参加集体活动的范例（Prendeville，Prelock & Unwin，2006），这个集体需要对示范者以强化的方式给予回应，比如给他玩具、和他说话、对他微笑。为了确保这种示范效果良好，氛围适宜，必须让某个和他相似的孩子充当示范者，必须让集体中的孩子以一种明显有强化作用的方式对待示范者。另一种初见成效的方法是发育正常的兄弟姐妹作为示范者，引导自闭症儿童学习游戏行为（Walton & Ingersoll，2012）。

视频示范，通过视频录像展示一个或多个正常发育的儿童做出目标反应，也是一种有效的方法，可以引导自闭症儿童做出这些目标反应（Ganz，Earles-Vollrath，& Cook，2011）。还有研究者用视频示范的方法帮助正常人学习社会和职业技能（Rayner，Denholm & Sigafoos，2009）、游戏行为（MacDonald et al.，2009）、语言技能（Plavnick & Ferreri，2011）。

研究表明，向自闭症儿童传授社交技能的视频示范与真人示范一样有效（Wang，Cui & Parrila，2011）。视频示范的一个有趣的方面是，可以把模仿者自己做出正确行为的样子录下来，让他做自己的示范者，我们可以称为自我示范。视频示范和自我示范都可以有效地用于向自闭症儿童和青少年传授技能（Bellini & Akullian，2007）。

示范的行为是有效的

假设你想提高你的辩论技巧，你会模仿一个笨嘴拙舌的人吗？很明显，这时候你更应该模仿一个行为取得期待结果的例子（Bandura，1986，p.53），比如一个赢得了辩论比赛的人。孩子们也更倾向于模仿行为取得期望结果的例子（Schunk，1987）。因此，在行为矫正方案中使用示范时，要充分利用这一因素，安排模仿者观察示范者做出目标行为并且得到了强化。

社会心理学家认为，地位高、声望高的人比地位低、声望低的人更容易成为示范者（Asch，1948；Henrich & Gil-White，2001）。这可能是因为大家知道身居高位的人做出的行为使他们成功了。比如，在学校里，那些受欢迎的同学也经常是其他人的模仿对象。

安排多个示范者

35 岁的萨拉是一名房地产销售人员，也是一名非全日制的学生。她经常和其他六位女士在周五下午去当地的一家酒吧喝啤酒。她们几个都在上行为矫正课程，但萨拉并不知道自己的饮酒行为正在被研究。经过几个阶段的基线测量，我们发现萨拉在一小时内会喝大约 72 盎司[一]的啤酒。之后，研究者开始对萨拉的行为进行干预。在第一阶段，一位女士作为示范，只喝了萨拉一半的酒量。萨拉的饮酒行为没有受到影响。在第二阶段，两位女士作为示范，只喝了萨拉一半的酒量，萨拉的饮酒量也没有受到影响。然而，在第三阶段，其他四位女士作为示范，只喝了萨拉一半的酒量。此时，萨拉的饮酒量也下降了一半（DeRicco & Niemann，1980）。这项研究表明，对特定行为示范人数的多少是决定该行为是否会被模仿的另一个因素。示范数量的增加也就是刺激范例数量的增加，正如第 16 章所说，刺激范例的增加促进了行为的刺激泛化（Pierce & Schreibman，1997）。

将示范与规则结合

当与规则或其他策略相结合时，示范会更有效。以下内容节选自一次治疗会议的摘录（Masters，Burrish，Hollon & Rimm，1987）。一位来访者因不好意思约女孩出去约会而向治疗师求助。以下是治疗师如何教来访者练习约女孩出去的记录，注意治疗师是怎样把引导、塑造与示范相结合的。

来访者：顺便说一下，呃，你星期六晚上不出去玩吧？

治疗师：在你真正要求约会之前，你表现得都很好。但是，如果我是那个女

[一] 1 盎司≈28.3 克。

孩，可能会觉得你这一句"顺便说一下"有点不礼貌，就好像你约她出去很随意似的。而且，你提问的方式也像是暗示她不想和你约会。假设你是那个女孩，听到对方说："这周六有场演出，如果你没有别的安排的话，我非常希望你能和我一起去看。"你有什么感觉？

来访者：听起来不错。好像你对自己很自信，也喜欢那个女孩一样。

医生：现在换你来说。

来访者：周六有场演出，如果你没有什么更好的安排，我想让你跟我一起去看。

医生：嗯，听起来好多了。你的语气很好，但那句"如果你没有什么更好的安排"听起来好像和你看演出并不是什么很好的选择。我们再试着说一遍？

来访者：周六我想去看场演出，如果你还没别的安排，我想邀请你跟我一起去看。

医生：嗯嗯，很好。这次你表现得自信、坚强，又真诚，很好。

这种方法也叫行为预演或是角色扮演。在这种方法中，来访者在练习环境中预演特定的行为（扮演一个角色），让来访者在现实世界中也做出同样的行为。在上面的例子中，治疗师和来访者预演了邀请女孩约会的行为。在开头的詹姆斯的案例中，也用到了角色扮演，来帮助詹姆斯将注意力聚焦于脚底，从而取代冲突行为。指导、示范、行为预演和后果管理的结合，被广泛应用到社会技能训练（Huang & Cuvo，1997）、愤怒管理（Larkin & Zayfert，1996）、教自闭症儿童的父母饮食管理（Seiverling，Williams，Sturmey & Hart，2012）、训练工作人员，让他们体贴地照顾有各种身体残疾的儿童（Nabeyama & Sturmey，2010）等方面。

有效使用示范的准则

以下是有效使用示范的一般指导准则。也许你不能在每个具体情境中都符合以下所有准则，但符合的越多，示范的效果就可能越好。

1）选择模仿者认为有地位的朋友或同龄人作为示范者。
2）安排多个示范者。
3）示范行为的复杂性应该适合模仿者的水平。

　　4）将示范与规则相结合。

　　5）让示范者完成目标行为后受到强化（最好是通过自然强化）。

　　6）设计训练程序，让学习者正确模仿被模仿行为后能够得到自然强化。如果不能做到这一点，就为正确模仿安排普通强化。

　　7）如果目标行为相当复杂，那么示范过程也应该由浅入深。

　　8）为了促进刺激泛化，示范场景应该尽可能真实。

　　9）必要时对示范进行消退，以使用示范场景以外的刺激控制目标行为。

■ 思考题

1. 什么是示范？它是如何应用到詹姆斯的治疗中的？

2. 列出可能影响示范有效性的四个策略。

3. 举两个你最近的行为被示范所影响的例子，并说明以上四个策略是如何影响它的。

4. 使用示范设计一个矫正方案，从而帮助一个孤僻的孩子和同伴交往。描述这一方案的步骤、所用到的基本原理和具体程序。

5. 在上述来访者和治疗师关于约会困难的对话中，简要描述：①何处用到了示范；②何处用到了指导；③何处用到了塑造。

6. 定义或描述什么是行为预演（或角色扮演），并举一个例子。

身体引导

　　身体引导是指通过身体接触，来诱导一个人做出目标行为。一些常见的例子是：一位舞蹈老师带学生跳新舞步、一位高尔夫教练扶着新手的手臂教他击球、一位家长拉着孩子的手教他过马路。身体引导通常只是教学过程的一个组成部分。舞蹈教练和高尔夫教练也会使用指令（告诉学生该做什么）、示范（演示动作），以及强化正确行为（对学生说"好多了！""太棒了！"）。教孩子过马路的家长也会使用规则（对孩子说"看两边"）和示范（用夸张的姿势向两边看）。

　　身体引导一般作为一种辅助教学，帮助个体遵循指示或模仿行为，直到个体不再需要身体引导。比如一个孩子站立的例子。一开始，学生坐在椅子上，老师说："约翰尼，站起来。"然后扶着孩子站起来，并且立即给予强化，就好像孩子自己站起来一样。接着，老师说："约翰尼，坐下。"然后轻轻地把他扶回椅子上，并且给予强化。这个过程反复进行，而身体引导则逐渐消失（Kazdin & Erickson，1975）。在学习了这套"站起来，坐下去"指令之后，其他的指令（如"到这里来"和"到那里去"）也使用类似的步骤进行教学。学习其他指令所需的身体引导会越来越少，直到最后，即使是相当复杂的指令教学也可以在很少或没有身体引导的情况下进行。

我们再举一个例子：老师通过身体引导来帮助学生模仿摸摸头、拍拍手这类行为。开始时，老师说"做这个"，同时模拟这一行为，并且通过身体引导帮助孩子做出这一反应。孩子做对后，给予强化。在这个过程中，身体引导逐渐消失。这一过程促进了孩子的类化模仿：孩子在模仿了一些行为之后，可以自动模仿一些新的行为而不需要强化（Baer，Peterson，& Sherman，1967；Ledford & Wolery，2011）。

身体引导也可以作为一种提示。比如，老师在教孩子什么是狗，在桌子上放了四张照片，只有一张是狗，要求孩子把它指出来。老师可以使用各种提示，比如给孩子看另一张狗的照片，或是说一些狗的特征等。如果孩子对这些提示都没有反应，老师可以温柔地握住孩子的手，并把它移到正确的图片上。反复进行这个过程，并逐渐减少身体引导，最终孩子学会了在没有提示的情况下对正确的图片做出反应（Carp，Peterson，Arkel，Petursdottir，& Ingvarsson，2012）。

身体引导的另一个常见应用是帮助个体克服恐惧。帮助一个对水感到恐惧的人，可以慢慢地牵着他的手进入游泳池的浅水区，扶着他在水里漂起来。应该先让个体感受恐惧等级最低的那种情况，然后逐步体验更令其恐惧的情况。一旦个体感到过于害怕而不想体验，需要立刻停止，不能逼迫对方。个体越害怕，这个过程就越缓慢。对于一个非常害怕的人，你可能得花好几次谈话才能让他仅仅是坐在水池边。（我们会在第 28 章深入讨论有关克服恐惧的内容。）

有效使用身体引导的准则

以下是有效使用身体引导的一些一般准则。

1）确保学习者在被触摸引导时感到舒适和放松。

2）确定你想要控制行为的刺激，在引导过程中，控制行为的那个刺激必须存在。

3）在身体引导时使用一些口头上的提示语，以确保在撤去身体引导后能用这些语言刺激来提醒学习者。比如，在教高尔夫球新手挥杆时，教练可能会让初学者在上下挥杆时边挥边说"左肩对准下巴，右肩对准下巴"这样的提示语。

4）在引导行为成功完成后，立即给予强化。

5）引导的行为需要从简单的开始，逐渐增加难度。

6）必要时对身体引导进行消退，以使用其他刺激控制目标行为。

■ 思考题

7. 什么是身体引导？它和简单的手势提示有什么不同？

8. 举一个身体引导的例子，并说明这个例子中身体引导的作用。

9. 举例说明什么是类化模仿。

情境动机

由于大家在强化和惩罚方面有着很多相似的历史，所以我们在很多场合会表现出一致的行为。比如，我们在公共建筑内部，如教堂、博物馆、图书馆会轻声说话；我们参加一个聚会会很开心；我们听到朗朗上口的旋律会跟着哼唱；我们听到情景喜剧里设置的笑声会觉得此处是一个笑点。

情境动机是指利用能影响行为的特殊场合和环境来改变行为。这一技术有着悠久的历史。在古代部落中，人们已经明白，通过唱歌跳舞的聚会可以增进团队意识，我们至今还在沿用。几个世纪以来，教堂和寺庙也用于促进冥想与思考。超市也设置了许多促进购物的情景：突出的产品图画、引人注目的展示方式等。好的餐厅也会提供宜人的氛围，诱导顾客享用一顿舒适的晚餐。快餐店里，通过快节奏的音乐来诱导人们快速进食。

家里也有一些情景诱导的例子。许多人会在家里摆一些有趣的物件，这可以帮助主人在客人到来时打开话题。如果客人中有人不小心说错了话，主人可能会给大家沏茶来避免进一步的尴尬。

在行为矫正中，情境动机被用于许多富有想象力且有效的方式，以帮助增加或减少目标行为，或将其置于适当的刺激控制之下。情境动机可大致分为4类：①重置现有环境，②将活动迁移到新环境，③重新选择同伴，④改变行为时间。

重置现有环境

关于重置现有环境的方法，行为学家 Israel Goldiamond（1965）有一个有趣的案例。一对夫妻的关系出现了问题，于是向他咨询。但咨询进行不久，丈夫就忍不住了，开始大声指责自己的妻子和他的好朋友发生了关系。这次治疗的目标之一，就是用理智对话来取代大喊大叫。Goldiamond 认为，丈夫的吼叫可能是在家庭环境中受到特定刺激诱发的，一种解决方法就是改变这一刺激。因此，他让这对夫妇重新装修布置了自己的房子，让它看起来与之前大不相同。妻子还给自己换了一套新衣服。在这些与吼叫无关的新刺激出现的情况下，丈夫终于可以进行理性的沟通了（下一节将解释他是如何做到这一点的）。在新环境下尽快改变行为是很重要的，因为如果在新环境下，丈夫还是会有大吼大叫的行为，新环境中的某些刺激又会像旧刺激一样，成为大吼大叫的 S^D。

重置现有环境的另一个例子是改变房间里的物品，以促进更有效、更持久的学习行为。一个学生在学习一段时间后，可能会打开更多的灯、换一个更亮的灯泡、清理桌子上无关的材料、把床推得远离书桌，或者把书桌背对床等。从行为学的角度来看，床不应该和书桌放在同一个房间，因为床是有关睡觉的刺激。为了减少新环境与非学习行为的关联，学生在新环境中应该只做与学习有关的事（Goldiamond，1965）。重置现有环境的例子还包括：把薯片从上面和下面的货架转移到中间货架以增加薯片销量（Sigurdsson，Saevarsson，& Foxall，2009），戴上腕带来提醒个体不要咬指甲（Koritzky & Yechiam，2011），把垃圾箱放在教室来提醒大家回收塑料瓶（O'Connor，Lerman，Fritz，& Hodde，2010）。

将活动迁移到新环境

在 Goldiamond 的案例中，重新摆放家具可以消除一部分引起丈夫大喊大叫的 S^D。为了进一步消除这些 S^D，Goldiamond 安排了一个新的咨询地点。他让这对夫妇在重新布置家里的家具后，马上跟他去新的咨询地点进行谈话。Goldiamond 希望这对夫妇能将他们的文明对话行为从咨询室延续到家里，然后受到家里新环境的控制（Goldiamond，1965）。

以下内容引自 Goldiamond 的报告：

由于丈夫不能以文明的方式与妻子交谈，我们讨论了一个计划，在周一、周二和周三的晚上去一个地方进行咨询。

"哦，"他说，"你就是想让我们在一起对吧，我们星期四会一起去打保龄球。"

"恰恰相反，"我说，"我想要的是你让自己置身于一个可以文明对话的环境中。但在保龄球馆就不是这样了。"

我还问，他有没有什么可聊的话题，他提到了岳母干农活的事。然后，我给了他一张卡片，让他在上面写上"农场"，再把卡片和钱放在一起。这样，他在周四给服务员付小费的时候，就会看到这张卡片，来提醒自己和对方聊聊农场的事，并一直持续到回到家中。

改变行为的地点也是改进学习的一种方法（见图 18-1）。学生可以选择一个有利于学习的地方，并且有独特的刺激，这些刺激与给朋友发短信、上 Facebook 或其他学习以外的行为无关。最理想的环境就是去大学图书馆预订一个位置，找一个其他光线充足、安静、有足够工作空间的地方也很合适。根据学生学习行为

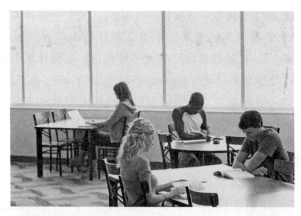

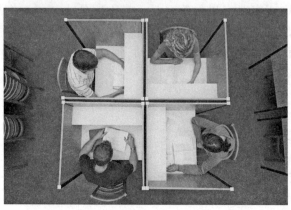

图 18-1　情境动机的例子

的抵触程度，可能有必要将改变行为地点与本章第二部分所讨论的一些基本步骤结合起来。对于实在不爱学习的学生，应该首先塑造他良好学习习惯的行为，然后将其置于特定的学习环境并给予一些低持续时间或是低频率的强化。然后逐渐增加强化的持续时间或频率，最终将行为维持在预期水平上。一些适当的强化，比如和朋友一起喝咖啡，应该在完成学习计划后立刻给予。如果学生在学习环境中走神或是有从事其他非学习行为的倾向，那么他应该赶紧改掉，做一些高效的学习任务，做完后立即离开，这样他就不会把走神作为学习环境刺激的条件反射。Goldiamond 的案例也是如此，她让丈夫一旦有生气的倾向——这会威胁到目前取代了大喊大叫的被强化过的平和谈话行为——就立刻去车库，坐在一张专用的"生闷气"椅子上。

这种方法还有效地用于帮助焦虑患者减少焦虑行为。McGowan 和 Behar（2013）让焦虑症患者识别出他们所担心的想法，选择一个特定的地方，专供他们去焦虑。去的时间要距离睡觉时间至少 3 个小时，这样就不会干扰睡眠。每天，焦虑症患者们都会去那个特定的地方，尽可能想那件让他们焦虑的事 30 分钟，并试图把一天中其他自发的焦虑期推移到这一阶段。该方法在临床上显著降低了患者的焦虑。

重新选择同伴

如果你还想和对方维持关系，重新选择同伴通常是最后的手段，不过这有时也是最实用的策略。如果你无法与一个不是必须要与之相处的人交往，那么为什么要努力让你们的关系变得更和谐呢？相互远离彼此，你们都会更快乐。而重新安置，也就是说，把人们聚集在一起，也可以产生相反的效果。比如，约会对很多大学生来说是一个问题。为了解决这个问题，治疗师经常建议来访者增加与其他潜在约会对象的非约会接触。

在中学，老师们会经常改变座位安排，让那些离得很近的学生分开。这种方法比其他行为矫正方案要直接、简单得多。比如，Bicard 等人（2012）发现，如果五年级学生自己选择座位，上课捣乱的概率是老师安排座位的 3 倍。

改变行为时间

情境动机的最后一种方法是利用某些刺激或行为倾向随时间的推移而改变来控制这一行为。比如，有些夫妻在早上进行性行为的体验比在晚上好。再比如，有些人在为家人做饭的时候会自己尝一些，然后再坐下来和家人吃一顿丰盛的晚餐，从而导致体重超标。这个问题的解决方案是，在吃完一顿饭还不是很有食欲的时候，就开始准备下一顿饭（LeBow，1989，2013）。

有效使用情境动机的准则

情境动机包含一整套设计好的程序。因此，它在使用的时候比本章介绍的其他方法更简单一些。简单来说，有效使用这种方法最需要的是你的想象力。以下是我们在使用时的建议。

1）明确指出需要加强的行为，并在适当的情况下减少不需要的行为。

2）集体讨论所有可能的环境安排，预期行为过去已经发生或可能发生，可能会涉及人、地点、时间等各种刺激。

3）从那些过去产生的能够控制行为的刺激中，选择那些可以简单使用的刺激。

4）让学习者在控制的情景下接触事先安排的刺激，避免那些不受控的情景。

5）确保设置的情景不会诱发不良行为。

6）当出现预期行为时，要给予强化。

7）必要时对情境动机进行消退，以使用其他刺激控制目标行为。

■ 思考题

10. 什么是情境动机？我们之前学过相似的概念吗？

11. 描述应用情境动机的 4 种主要方法。

12. 结合你自己的经历举例说明情境动机的 4 种方法。

13. 说明下述例子各运用了什么方法，并指出原因。

（1）星期六下午，一位健身爱好者似乎没有兴趣举重。为了诱导自己举重，他把哑铃放在健身房的中央，打开电视放体育比赛，翻开《肌肉海滩》杂志的一页，上面有一位著名的健美运动员。

（2）据说著名作家维克多·雨果为了控制自己的工作习惯，让他的仆人把他的衣服拿走，直到一天结束才把它们拿回来（Wallace，1971）。

（3）为了戒酒，一个酒鬼会把自己和戒酒互助会的成员聚在一起，不去见他的老酒友。

（4）一个胖子决定每晚睡觉前慢跑一公里。但每到深夜，好吃的零食、有趣的节目、舒服的沙发，这些使他的计划完成得并不怎么样。所以，三个月后，他的身材还是一如既往。最终，他听从朋友的建议，改变作息时间，每天一到家就开始慢跑，然后再吃晚饭。

（5）作者在学校里写这本书被多次打断之后，开始在他家中继续工作。

14. 规则、示范、身体引导，这三种方式使用了什么行为原则？这三种方式能和情境动机结合使用吗？

应用练习

（1）涉及他人的练习

设计一个矫正方案，教会一个两岁的孩子在听到"请把你的鞋递给我"时做出相应的反应，并说明你的计划如何使用规则、示范、身体引导，以及是如何遵循有效应用每种方法的指导准则的。

（2）自我矫正练习

从下列行为中选择两种：①饭后立即洗碗；②闹钟一响就起床；③体会到快乐；④每周打扫两次卧室；⑤每天做一些锻炼；⑥增加学习时间。

用以下至少 4 种方式帮助自己建立这些行为：规则、示范、身体引导、重置现有环境、将活动迁移到新环境、重新选择同伴、改变行为时间。

供进一步学习的注释

1. 许多神经科学家认为，灵长类动物脑中的镜像神经元系统（mirror neuron system，MNS）在社会行为中扮演着重要的角色。MNS 对模仿非常重要，当一个人看到某人做出指定行为，和这个人亲自做出这一行为时，MNS 都会做出相同反应。就好像当 B 看到 A 做出某一行为后，B 的 MNS 会对 A 的 MNS 做出回应。

一些认知神经科学家认为，这表明我们体内存在一种先天的模仿模块。因此，模仿并不依赖于学习（Keyers & Gazzola，2009）。但有些认知神经学家持相反的看法，他们认为，并不是 MNS 产生模仿行为，而是模仿行为产生了 MNS。模仿行为是习得的，MNS 是这一过程的副产品（Heyes，2010；Ray & Heyes，2011）。

前一组学者坚持认为，大脑中一定存在一个先天模仿模块，因为个体在出生后面临的刺激包含的信息不足，无法通过学习获得模仿。而后一组学者断言，出生后环境中的刺激包含足够的信息供学习模仿。许多行为学家同意后者的观点，他们认为，本书第二部分（第 3 ～ 16 章）所描述的学习原则可以说明个体是如何习得模仿行为的。

学习模仿行为有几种可能。第一，一个人在做出类似于另一个人做出的行为后，通常会得到强化。别人的行为就成为做出类似行为的 S^D。比如，一个孩子看到大人打开门出去了，他也学着打开门走了出去，结果得到了"去外面"作为强化。第二，在某种程度上，当其他人对我们进行强化时，他们的行为就成为某种条件强化物。当我们做出同样的行为时，我们会得到条件强化。第三，一旦我们学会模仿简单的反应，我们就能模仿更复杂的行为，只要这些行为是由简单的行为组成的。比如，一旦孩子学会模仿 "al" "li" "ga" 和 "tor" 这几个音，当他听到 "alligator" 这个单词时，就可以把它模仿出来（Skinner，1957）。第四，在婴儿时期，我们的母亲和其他人会模仿我们。在婴儿眼中，自己的行为和周围其他人的行为就建立了某种联系。这种说法可以很好地解释为什么我们看不见自己的行为，但还是可以模仿别人的行为。比如，即使没有镜子，你也可以模仿别人的表情。第五，模仿行为不仅仅是一组单独的刺激－反应联系，它也是一种操作性条件作用。一个孩子看到别人做出行为 A 后，自己也做出了行为 A，于是得到了强化。此时，孩子对这个强化可能有两种理解：要么做出行为 A 会得到强化，要么模仿别人的行为会得到强化。在经过多次尝试总结后，孩子会明白是后者受到了强化，也就习得了模仿。如本章之前所述，这种现象被称为类化模仿。

更多相关内容，请参阅 Masia 和 Chase（1997）、Pear（2001）或 Taylor 和 DeQuinzio（2012）的研究。

进一步学习的思考题

描述学习模仿行为的五种可能，并举例说明。

第 19 章

基于早先经验的行为控制：动机

为了"努力雏鹰"加油吧！

道森教练的动机计划[⊖]

"注意那边！不要错过任何一个运球上篮的机会！"道森在训练中喊道。吉姆·道森是一个初中篮球队的教练，他每次训练开始都让队员们先练习运球，他很关心队员们的运球表现。但训练中存在着态度问题。"其中一些人态度真的很差，"他心想，"根本就没有团队精神。"

在俄亥俄州立大学的达利尔·西登托普（Daryl Siedentop）教授的帮助下，道森设计了一个动机奖励系统：球员可以通过上篮练习、跳投练习和投篮练习，以及通过队员评价你在"团队协作"方面的表现来获得积分。如果道森教练觉得你不够努力或态度恶劣，就会扣分。会有志愿者作为管理人员为队伍计分。训练开始前，教练向球员们详细解释了这个激励系统。练习结束后，教练会表扬那些得分有进步或者得分很高的球员。而且，获得足够分数的球员，会把他的名字展示在运动场入口处的"努力的雏鹰"牌子上。展示最多的球员可以在赛季末的宴会上获得"努力雏鹰"奖杯。

⊖ 本例基于 Siedentop（1978）的报告。

结果表明，这个计划非常有效。上篮练习的成绩从68%提高到80%；跳投成绩从37%提高到51%；罚球命中率从59%提高到67%。然而，最引人注目的进步是在团队协作方面。队员会相互鼓励、相互帮助，进行一些有建设性的评价。道森教练说，这些评价一开始听起来都是些没什么用的场面话，但在赛季中期，他们的评价越来越真诚。到赛季末，球员们的比赛态度已经有了长足的进步。用道森教练的话来说："大家的成长远比我想象的要多。"

动机的传统观点

我们看一个苏西和杰克的例子：这是两个三年级的孩子。苏西坚持完成家庭作业，努力学习，认真听讲，和同学们友善相处。老师说："苏西是个好学生，因为她的学习动力很足。"杰克则相反，他很少完成家庭作业，在老师说话的时候胡闹，听课也不专心。于是，老师认为杰克缺乏学习动力。就像这个例子所说明的，很多人把"动机"理解为我们内心的某种驱使我们行为的动机。许多心理学入门教科书将动机描述为引起我们行动的内在驱动力、需求和欲望。

传统动机观一个逻辑上的问题是它涉及循环推理。苏西为什么努力学习？因为她有学习动力。我们怎么知道她很有动力？因为她努力学习。除了这种循环推理，将动机概念化为行为的内在原因还有几个实际问题。第一，将行为的动机归为内因与本书前面所说的依靠环境线索、外部刺激的矫正原则是相悖的，而有大量事实表明根据这些矫正原则做出的实践是有效的。第二，将动机定义为行为的内部原因可能会导致一些人将不良表现归咎于缺乏动机或懒惰，而不是试图帮助这些人改善行为。第三，将动机作为行为的内在原因，可能会让一些人将各种失败归咎于他们自己没有开始行动的动力（比如"我就是没有节食的动力"），而不是改变自己的自我管理策略（参阅第26章）。

■ 思考题

1. 非行为主义者是如何看待动机的？举例说明。
2. 传统动机观存在什么问题？用一个例子来说明。
3. 说明将动机作为行为的内部原因可能导致哪三个问题。
4. 如果说"让某人有做某事的动机"仅仅是指通过操纵各种前置条件来影响某人，使其做出特定行为，那么列举出第17、18章中的策略来完成这一任务。

动机的行为主义观点

对一个人来说，"知道怎么做"是一回事，"想要去做"是另一回事。传统的动机理论通过假设存在一个内部的驱动力来解决"想要去做"的过程。然而，行为主义并没有采用这种方法，而是采用了"激励操作"的概念，这一概念是由心理学家杰克·迈克尔（1982，1993，2000，2007）引入和发展的。我们在第 4 章提到了激励操作的概念，我们来更深入地讨论了它（有关"动机"的研究历史，请参阅 Sundberg，2004）。

激励操作（motivating operation，MO）是指某个事件或是某个操作，它将暂时影响强化或惩罚的有效性（效力改变作用），并影响产生强化或惩罚的这一行为（行为改变作用）的事件或操作（Laraway，Snycerski，Michael，& Poling，2003）。比如说，食物是一种无条件强化物。当我们饿了很久时，食物是一种强大的强化物，我们会竭尽所能地去得到食物。然而，刚吃完一顿大餐，食物就会暂时失去它作为强化物的效力，我们也就不太可能进行寻找食物的行为[1]。因此，对食物的剥夺和饱足就是 MO。

MO 也影响着惩罚者，比如第 13 章讨论的棒球惩罚。在棒球训练中，如果哪个选手做出骂人、扔球或其他不当行为，教练就让他进小黑屋里，进行 5 分钟的禁闭。假设在训练中，教练又制定了一个规则，训练中每次做出精彩表现可以得到积分，训练后积分最高的 5 人可以得到一张棒球赛的门票。此时，它就增加了惩罚物的效力，因为如果球员们因为行为不当而被关禁闭，他们就无法获得积分。

从这些例子中可以看出，MO 主要分为两种：激励建立操作和激励废除操作。激励建立操作（motivating establishing operation，MEO）会暂时提高强化物或惩罚物的有效性，增加导致强化物的行为的可能性，或降低导致惩罚物的行为的可能性。剥夺食物就是一种 MEO。棒球教练设计的奖励机制也是一种 MEO，因为它提高了强化的有效性。激励废除操作（motivating abolishing operation，MAO）会暂时降低强化物或惩罚物的有效性，降低导致强化物的行为的可能性，或增加导致惩罚物的行为的可能性。食物饱足就是一种 MAO。Lang 等人（2009）使用MAO 来暂时减少自闭症儿童教育过程中的干扰行为。自闭症儿童在教学过程中经常会出现这样一种刻板行为：把玩具放在桌子上转。于是，研究者在教学开始之前，让孩子随便转这个玩具，转很多很多次。这一做法就是一种 MAO，它降低了儿童在教学过程中做出这一行为的可能性。

无条件激励操作和条件激励操作

除了区分 MEO 和 MAO，我们还区分无条件激励操作和条件激励操作（Michael，1993），见图 19-1。在无条件激励操作（UMO）中，强化或惩罚效力的改变是先天的。比如，剥夺食物是一种无条件激励建立操作（UMEO），因为它增加了食物作为强化物的有效性，且无须事先学习。食物饱足是一种无条件激励废除操作（UMAO），因为它在没有事先学习的情况下降低了食物作为强化物的有效性。不过，UMO 所导致的行为的改变是习得的。比如，当一个人饿的时候，他会去看冰箱或者去快餐店，这些行为都是后天习得的。其他 UMEO 包括缺乏水、睡眠、活动、氧气和性行为等[2]。而这些需求的满足就是 UMAO。

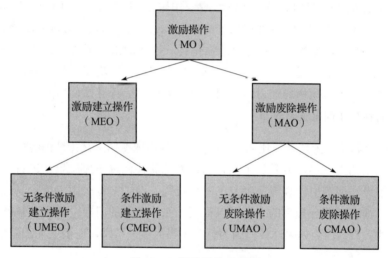

图 19-1   激励操作的类型

有些 MO 能改变强化或惩罚的效力是由于后天的学习，这种 MO 被称为条件激励操作（CMO）。道森教练向球员们宣布积分规则，提高了积分作为强化物的有效性，更具体地说，这一行为是一个条件激励建立操作（CMEO）。如果球员们之前不知道什么是积分规则，也没听说过教练宣布规则是什么意思的话，这个行为将不会起到任何激励作用。

Martin（2015）报告过一个年轻的高尔夫球手激励自己练习击球的例子。这位高尔夫球手通过想象来给自己制造压力。在练习击球时，他会想象自己在打全美公开赛，比赛正处于赛点，他这一球打好就能获胜。在 18 次击球练习中，他都会假装需要击中才能保持领先。在这个例子中，通过使用假想压力，这位高尔夫球手实际上在对自己建立 CMEO。击球击中是练习中的一种强化物，而他的这种想象加强了这种强化的效力。

如上所述，UMO 的效力改变作用是先天的，而行为改变作用是后天习得的。然而，在 CMO 中，这两种作用都是后天习得的。正如 Sundberg（2004）所指出的，心理学入门书籍中关于动机的讨论，如"获得性动机"或"社会动机"，都涉及 CMO。

CMEO 和 S^D

在考虑刺激对行为的控制时，很容易混淆 S^D 和 CMEO 的概念。S^D 是一种与特定行为的强化物是否出现相关的刺激。如果要通过给予 S^D 来影响一个人的行为，说明与 S^D 有关的那个强化物还没有出现。在日常用语中，S^D 通常作为一个提示，告诉你怎样做才能得到你想要的东西。比如说，一家人出去露营，夜晚很冷，父母可能会对瑟瑟发抖的孩子说："把你的睡袋靠近营火，你会觉得暖和。"这句话可以让孩子把睡袋搬到离营火更近的地方，而孩子这样做之后，就能得到"温暖"作为强化物。CMEO 类似一种催化剂，它能暂时增加条件强化物的效力，并提高导致强化物的行为的可能性。在日常用语中，CMEO 一般是告诉你如何完成某件事，并让你想去做这件事。比如，父母对女儿说："每次你修剪草坪，你可以得到 3 分。每次你修建灌木，你可以得到 2 分。当你积累够 20 分，你就可以周末开车出去玩。"在这个例子中，父母给出的规则是 CMEO。这条规则告诉了孩子如何获得这些分数，并让她想去获得这些分数。

CMAO 和 S^Δ

S^Δ 和 CMAO 之间的区别类似于 S^D 和 CMEO 的区别。S^Δ 的出现意味着你做出这个行为后不会得到强化。在日常用语中，S^Δ 会告诉你做出某个特定行为不会出现你想要的东西。比如，之前和孩子一起购物时，当孩子尖叫喊"我想要糖果"时，父母给他买了糖果。现在，父母想让他改掉这个坏习惯。于是，同样的事情发生时，父母告诉孩子："如果你尖叫的话，我们不会给你买糖果。"如果父母按这个规则去做的话，这个规则就是一个 S^Δ。而 CMAO 会暂时降低条件强化物的效力并降低导致强化物的行为的可能性。在日常用语中，CMAO 会让某人不再想要某一特定结果，并减少导致该后果的行为。比如，查理很喜欢去一家特定的杂货店购物，因为这家店会赠送奖券，奖券可以兑换电影票。有一天，这家商店发布公告：从此以后，奖券只能兑换西部乡村乐队的 CD。查理不是西部乡村的粉丝，这个奖券对他来说就没什么吸引力了，他开始在另一家商店购物。这家商店的公告就是查理的 CMAO，降低了奖券的强化效力，减少了获得奖券的行为。

■ 思考题

5. 什么是激励操作？举个例子来说明定义的两个方面。

6. MEO 和 MAO 有何区别？

7. UMO 的效力改变作用和行为改变作用分别是先天的还是后天的？为什么？

8. CMO 的效力改变作用和行为改变作用分别是先天的还是后天的？为什么？

9. 道森教练的案例采用的是 UMEO 还是 CMEO？为什么？

10. 一支足球队在烈日下训练了一个小时没喝过水。教练对其中一个队员说："这是我的车钥匙。从后备箱里拿瓶水来。"这个要求是 S^D 还是 CMEO？为什么？

11. 一位钢琴家为练习一段曲子设定了一个目标："在休息之前，我必须练习这段曲子 10 遍，而且不出错。"这个目标是 S^D 还是 CMEO？为什么？

一些激励操作的案例

教自闭症儿童表达需求

通过将基本的强化干预与斯金纳（Skinner，1957）的言语行为分析相结合，众多研究者成功实现了提高正常儿童、自闭症儿童、发展障碍儿童的语言技能（Carr & Miguel，2013；Sundberg & Michael，2001；Sundberg & Partington，1998；Verbeke，Martin，Thorsteinsson，Murphy，& Yu，2009）。斯金纳感兴趣的是个体的言语行为，而不是群体的语法习惯。他将言语行为定义为一种会被经过专门训练提供这种强化物的人所强化的行为。与此相对地，斯金纳认为言语行为是一种被自然环境强化的行为，并指出了几种基本的言语行为，其中三种是：模仿、命名和表达需求。斯金纳的定义是技术性的。

模仿是一种由社会强化所产生和维持的对声音的模仿行为。比如，父母说"水"，孩子跟着说"水"并得到表扬，孩子的这一行为就是模仿。

命名是一种由社会强化所产生和维持的对刺激的命名行为。比如，父母指着一杯水问："那是什么？"孩子说"水"得到表扬，孩子的这一行为就是命名。

表达需求是一种通过给予强化物或移除厌恶刺激来进行强化，并受激励操作所影响的语言行为。[3] 比如，孩子渴了，向父母说"水"，孩子的这一反应就是表达需求。这三个例子中孩子表现出来的行为虽然相同，但属于三种不同的语言行为。

观察表明，表达需求是儿童获得的第一种语言行为（Bijou & Baer，1965；Skinner，1957）。因此，在训练言语行为时，从表达需求开始是很自然的。MO已被有效地用于教导自闭症和发展障碍儿童表达需求（Sundberg & Michael，2001）。结构化的需求表达训练一般从高动机的强化物（如食物、喜爱的玩具）开始。比如，为了教孩子喝果汁，父母可能会在第一次训练中给孩子喝一小口果汁。接下来，当着孩子的面，父母把果汁藏在桌子下面，问孩子："你想要什么？说'果汁'。"如果孩子回答正确，就能再喝一口果汁。在这一点上，你可能已经察觉到，孩子表现出模仿的语言行为。在随后的训练中，父母把果汁藏起来后，他们只会说："你想要什么？"如果孩子回答正确，就能喝到更多的果汁。在经过一系列的这种训练后，孩子很可能会把说"果汁"的行为泛化到其他情况下，只要他们有喝果汁的动机。Sundberg（1998，2004）和 Partington（1998）的研究详细描述了其他使用 MO 进行表达需求训练的方法。

研究人员还使用 CMEO 来教自闭症儿童询问信息。比如，一个藏东西的研究中，一个孩子和实验者玩一些玩具。当孩子不注意的时候，他最喜欢的那个玩具就被藏了起来（Roy-Wsiaki，Marion，Martin，& Yu，2010）。然后实验者会说："我藏了些东西。"之后，实验者会给孩子一些提醒，直到孩子问出"什么"，实验者就会把玩具拿出来给他。继续进行训练，直到提示逐渐消失，但孩子还是能正确做出提问反应。最后，孩子还将这种提问行为泛化到关于其他事物的提问上。类似的矫正方法还被用于教导自闭症儿童询问"哪里"（Marion，Martin，Yu，Buhler，& Kerr，2012）和"哪个"（Marion et al.，2012）。

让驾驶员系安全带

"橡树园"是弗吉尼亚州的一处高级住宅区，那里住着很多退休的老年人，他们经常开车去附近的景区玩。研究人员发现，汽车事故是橡树园 65～74 岁人群意外死亡的主要原因，而 30% 的司机和乘客进出橡树园时没有系安全带。弗吉尼亚大学的心理学家 Brain、Amanda 和 Daniel 决定进行一个简单的矫正方案，鼓励这里的居民坐车时系上安全带。这些研究人员在小区的停车场里，张贴了很多"系好安全带，注意安全"的标语。"安全"对于老年人来说是一个重要的问题，所以研究人员认为这些信号会起到 CMEO 的作用，增加系安全带的行为。结果显示，张贴标语后，系安全带的老年人比例从 70% 增加到 94%。6 个月后，仍然有 88% 的老年人继续系安全带（Cox，Cox，& Cox，2000）。研究者还利用类似方法提高了大学校园（Clayton & Helms，2009）、商业驾驶（Van Houten et al.，2010）中的安全带使用率。

减少注意力维持的自残行为

治疗师经常通过操纵 MO 减少问题行为，一般是为了防止该行为干扰正在进行的矫正程序，或是作为使用其他矫正程序（比如消退）进一步减少某行为的第一步（Simó-Pinatella，Font-Roura，Planella-Morató，McGill，AlomarKurz，& Giné，2013）。比如下面的案例说明了这一点。布伦达是一名 42 岁的患有严重智力障碍的妇女，她住在一所为发育障碍患者设立的公共宿舍里。她有很长的自残行为（self-injurious behavior，SIB）史，包括用头撞墙等。令人意外的是，观察结果表明，她的自残行为是由好心的工作人员维持的。在做出自残行为后，工作人员可能会说：“布伦达，别那样做，你会受伤的。”这种来自工作人员的关注强化了布伦达的自残行为。Vollmer 和他的同事们拟定了一个治疗方案来减少布伦达的自残行为。研究者安排了一个定时强化，让工作人员每 10 秒钟给予布伦达一次关注，这使得布伦达对他人关注的需求得到了满足，而她的自残行为由于不会得到强化而降到了非常低的水平，这一过程也用到了消退的技术。在几个疗程后，工作人员关注的频率从最初的每 10 秒一次逐渐减少到每 5 分钟一次，而自残行为的频率仍处于非常低的水平。另外两个案例（Vollmer，Iwata，Zarcone，Smith，& Mazaleski，1993）也得到了类似的结果。为了正确使用 MO 来减少问题行为，必须要先确定这里的 MO 影响的是什么行为以及如何影响这一行为（Simó-Pinatella et al.，2013），这一点将在第 23 章深入讨论。更多关于 MO 对智力障碍儿童行为矫正的研究，请参见 Simó-Pinatella 等人的作品（2013）。

激励操作与行为矫正

在本章中，我们讨论了一个前在变量——MO，它会暂时影响强化物或惩罚物的有效性，从而暂时改变产生这些结果的行为。在行为矫正方案的设计中考虑加入 MO 可能会提高其有效性。

■ 思考题

12. 语言行为中的“模仿”是什么意思？举一个本章中没有出现的例子。

13. 语言行为中的“命名”是什么意思？举一个本章中没有出现的例子。

14. 语言行为中的“表达需求”是什么意思？举一个本章中没有出现的例子。

15. 研究人员是如何通过 MO 来教育孩子学会表达需求的？

16. 研究人员是如何通过 CMEO 来让司机系安全带的？

17. 研究人员是如何通过 MAO 来减少智力发育障碍患者的自残行为的？

应用练习

自我矫正练习

假设你想促进自己的学习行为，现有以下方法：

1）从现在开始到期末考试结束，把日期贴出来，每过一天就划掉一天。

2）定期安排与朋友一起学习。

3）与朋友或亲人签订规则，规定如果你达到了特定的学习目标，你将得到特定的强化物。

4）重新安排学习环境，建立促进学习的线索，减少互斥行为（如看电视）的线索。

选择三种方法并简要说明每种方法是如何起作用的，说明它们所涉及的 S^D、S^Δ、CMEO 或 CMAO 分别是什么。

供进一步学习的注释

1. 正如 Poling（2001）所指出的，给定的 MO 可能会影响许多行为，而给定的行为可能受到许多 MO 的影响。比如，缺乏食物不仅增加了食物作为强化物的效力，导致各种各样的寻求食物的行为；它还增加了滥用药物的强化效力，可能导致药物使用的增加；它还增加了水的强化效力，从而增加了水的摄入量。因此，为了最大限度地发挥 MO 的作用，我们必须先研究单一的某个 MO 对各种行为的影响。

2. 摄入或注射药物也能起到激励操作的作用（Pear，2001）。比如，苯丙胺类作为一种 UMAO，能降低食物的强化效力；春药作为一种 UMEO，能增强性行为的强化效力。不过，本书主要关注的是个体外部环境中常见的动机变量。

3. 根据斯金纳（Skinner，1957）对语言行为的分析，父母问孩子"你想要什么"，孩子回答"果汁"。孩子的这一行为满足"互动"的定义（"互动"也是斯金纳指出的一种言语行为的基本类型，它的定义是对谈话中听到的内容做出言语反应，包括回答问题和参与对话两种形式）。但同时，它也是由于口渴而做出的反应，这样回答是为了解除"口渴"这一厌恶刺激。因此，这一行为也满足"表达需求"的定义。由此可见,斯金纳理论中不同类型的言语行为可能是存在重叠的。在进行表达需求的训练时,最开始进行的往往是一些言语互动训练。最终,孩子学会在没有先行的言语刺激的情况下,纯粹因为自己的生理或心理状态而提出要求。此时,孩子的行为才属于纯粹的表达需求。

进一步学习的思考题

1. 举例说明为什么一个给定的 MO 可能影响多个强化物的效力,并影响各种行为的发生。
2. 举例说明药物如何发挥 MO 的作用?它属于哪种 MO(见图 19-1)?
3. 用本章中没有出现的例子说明什么是"表达需求"和"互动"。

第四部分

处理数据

Behavior

Modification

第 20 章

行为评估：最初的注意事项

纵观全书，大量的例子说明了行为矫正程序的有效性。其中，有许多例子用图表辅助的形式，呈现出应用特定程序时发生的行为变化（增加或减少）。其中一些图表还包括后续的观察结果，表明在程序终止后仍保持了改进。呈现图表并不仅仅为了使你能更好地理解结果，对行为的精确记录也是行为矫正程序不可分割的一部分。的确，有些程序已经进行到一定程度，甚至可以说，行为矫正程序最主要的贡献在于，坚持精确记录特定的行为，并基于这些记录在案的数据做决策，而不是仅仅基于主观的印象。

正如第 1 章所指出的，行为矫正程序中被改善的行为常被称为目标行为。行为评估包括收集、分析信息和数据，是为了：①识别和描述目标行为；②识别导致行为的可能原因；③选择合适的治疗策略来矫正行为；④评估疗效。

程序的典型阶段

成功的行为矫正程序至少需要四个必要阶段。在这四个阶段中，目标行为被识别、定义和记录：①筛选或登记阶段；②预程序评估或基线阶段；③治疗阶段；④随访阶段。在这一章节中，我们概述了这些阶段。

筛选或登记阶段

来访者和从业者或机构之间的最初互动，构成了筛选阶段。在这一阶段，来访者需完成登记表，要求填写一般信息如姓名、住址、出生日期、婚姻状况等。机构或从业者还会要求来访者陈述来寻求服务的理由。

筛选阶段的一个作用是决定一个特殊的机构、行为治疗师或应用行为分析家去处理一个潜在的来访者是否合适（Hawkins，1979）。如果不合适，这个阶段的结果应该告知机构或从业者谁应该为这名来访者工作。例如，关注学习困难儿童的机构或从业者，可能不仅仅会根据学校提供的平常表现，还会筛查这些孩子的学业技能是否达得到测试要求。筛选阶段的第二个作用是告知来访者关于机构或从业者所提供服务的政策和程序。第三个作用是筛除存在危机情况（虐待儿童、自杀风险等）、可能需要即刻干预的个体。筛选阶段的第四个作用是通过来访者面谈和心理测验（例如智力测验）收集到足够多的信息，并根据精神障碍的标准化分类。例如那些被列在《精神障碍诊断与统计手册》（第五版），又称为 DSM-5（American Psychiatric Association，2013）上的障碍，来诊断来访者。正如书中第 1 章供进一步学习的注释提到的，诊所、医院、学校和其他机构，可能要求在治疗前有类似的诊断，健康保险公司也可能会有这个要求。筛选阶段的第五个作用是提供关于什么行为应该被评估的特定信息。为了实现这一最初评估，应用行为分析家和行为治疗师使用所有上述信息，再加上其他信息例如老师的报告、各种传统的测验结果以及其他评估工具，来帮助确定特定的要处理的目标行为。

预程序评估或基线阶段

在评估或基线阶段，行为矫正家评估目标行为，以确定其在引入项目或治疗之前的水平，并分析个人的当前环境，以确定行为的可能控制变量。

需要进行预程序评估是因为，应用行为分析家和行为治疗师强调直接测量有关行为，以及用测量中的变化作为最佳预测指标，第 1 章已对此做出解释。举个例子，如果一个孩子在学校里有困难，行为矫正师特别感兴趣的是获取特定过度行为或行为缺陷（例如学习缺陷或破坏行为）的基线水平，正是这些行为构成了他们的问题。我们将在本章节后面谈到更多有关预评估阶段的细节信息。

治疗阶段

在进行精确的预程序评估后，应用行为分析家或行为治疗师将设计一套程序带来理想的行为变化。在教育环境下，这样的程序通常被称为训练或教学计划。在社区和临床环境下，常指干预策略或治疗计划。

行为矫正程序在治疗阶段通常需要对目标行为进行频繁观测和监控。在某些情况下，行为矫正和其他治疗方法在这点上的区别主要是在"度"上。传统的教学训练，一般也会包含周期性评估以监控学生的表现。临床治疗程序也包含定期的临床评估。此外，一些打着"行为矫正"名号的项目，只关注前后测，在治疗过程中缺乏持续性的精确记录。而行为矫正师则会在整个治疗或干预过程中，不断强调并实施非常频繁的行为评估，这种频繁程度在其他治疗方法中是非常罕见的。并且，应用行为分析师和行为治疗师经常强调，当评估结果表明行为并没有在预定的周期内发生预期改变时，应该及时调整矫正方案。

随访阶段

最后进行的随访阶段，是为了确定这些在治疗中取得的改善是否维持到计划终止后。当可行时，这将包括在自然环境中或在希望行为发生的环境中，进行准确观测或评估。

■ 思考题

1. 术语"目标行为"是什么意思？用一个前面章节中的例子阐述。
2. 定义"行为评估"。
3. 列出行为矫正程序的四个必要阶段。
4. 行为矫正程序中筛选阶段的五个作用是什么？
5. 哪两件事通常发生在行为矫正程序的评估阶段？
6. 术语"训练程序""干预策略"或"治疗计划"分别代表哪类情境下的使用？
7. 行为矫正程序进行随访阶段的目的是什么？

预程序评估的信息资源

用明确、完整、可测量的术语定义目标行为，是设计和实施行为矫正程序的一个重要前提。根据收集信息和监控目标行为的方式，可将行为评估程序分为三类：间接评估、直接评估和实验性评估。

间接评估程序

在应用行为矫正程序时，许多情况下，行为矫正家可以直接观察感兴趣的行为。然而，假设你是一名行为治疗师，和其他专业治疗师一样，在你的办公室里定期约见来访者。在目标行为发生的情况下，定期观察来访者可能是不切实际的。此外，如果你的一些来访者想要改变他们的一些想法和感觉，而其他人却无法观察到，那该怎么办？正如在第15和27章中所讨论的，大多数应用行为分析家和行为治疗师认为思想和情感是私人的或隐蔽的行为［例外情况见 Baum（2011）、Rachlin（2011），对于一些相反的观点，可参阅 Schlinger（2011）的文章］。

对于这种变化，行为治疗师使用了大量且可取的间接评估方法，最常见的是对来访者及其重要他人的访谈、问卷调查、角色扮演、来自咨询专业人员的信息和来访者的自我监控。间接评估程序的优点是方便，不需要大量的时间，并可能提供关于隐蔽行为的信息。然而，它们的缺点是那些提供信息的人可能难以准确地记住相关的观察结果，或者存在的偏见会影响他们提供不准确的数据。

与来访者和重要他人的访谈　在访谈来访者和重要他人（配偶、父母或任何与来访者的福祉直接相关的人）时，行为治疗师试图与来访者和重要他人建立并保持融洽的关系。开始时，治疗师可能会简单描述一下他所擅长解决的主要问题类型以及他所使用的一般方法。然后，治疗师可能会问一些关于来访者背景的简单问题，或者可能要求来访者填写一个简单的人口统计学表格。治疗师关注来访者描述问题的同时，会避免过度表达自己的个人价值观，以免可能影响到来访者，并在与来访者的沟通中表现出共情，理解来访者的感受，并强调医患关系的保密原则。

在初始访谈中，行为治疗师和传统治疗师通常使用类似的技术，例如积极倾听、尽量问开放式的问题、要求澄清，以及承认来访者感受和问题的有效性。除了与来访者建立融洽的关系之外，行为治疗师还试图从初始访谈中获取一些信息，这些信息将有助于识别目标行为和当前控制它的变量（Sarwer & Sayers，1998；Spiegler & Guevremont，2010，pp.84-85）。表 20-1 显示了行为治疗师通常会在初始访谈用的问题类型。

表 20-1　行为治疗师在入组访谈中常用的一些访谈问题示例

1. 对你来说，问题是什么？
2. 你能描述一下：当你遇到问题时，你通常会说些什么或做些什么吗？
3. 问题多长时间发生一次？
4. 问题持续多久了？
5. 在什么情况下，问题通常会发生？换句话说，是什么因素导致这个问题的发生？
6. 当你经历了这个问题之后，会立即发生什么？
7. 当问题发生时，你通常的想法和感受是什么？
8. 到目前为止，你是如何处理这个问题的？

问卷调查表　精心设计的问卷量表提供的信息可能有助于评估来访者的问题，并为来访者制定合适的行为程序。有大量的问卷量表可供选择，包括用于夫妻、家庭、儿童、成年人的，可以在 Fischer 和 Corcoran（2007 a，2007 b）编译里找到，有几类问卷量表很受行为治疗师欢迎：

生活史调查问卷提供人口学信息如婚姻状况、职业状况和宗教信仰，提供背景信息如性、健康和教育史。一个有名的例子是多样生活史调查问卷（Lazarus & Lazarus，2005）。

自我报告问题清单需要来访者从详细的列表中，指出那个（些）适用于他的问题。这样的问卷在帮助治疗师明确来访者寻求治疗的问题特别有用。举个例子，为帮助年轻的花样滑冰运动员识别出可能需要运动心理学咨询的问题（见图 20-1），Martin 和 Thomson（2010）研发了一个自我报告行为清单。Asher、Gordon Selbst 和 Cooperberg（2010）研发了一系列检查清单，用于经过广泛诊断的儿童和青少年的临床工作中，包括注意缺陷多动障碍和情绪障碍。[1]

姓名_____	日期_____				
你觉得需要帮助或需要改进的：	如果不确定请在这里打钩	完全不		有可能	完全确定
在自由式花样滑冰练习中，					
1. 为每一个练习设定具体的目标？	____	1	2	3	4	5
2. 在每一个练习中都全力以赴去做到最好？	____	1	2	3	4	5
3. 在练习踩到冰上之前，会持续或者一直拉伸和热身吗？	____	1	2	3	4	5
4. 在跳和旋转的时候要更加专注？（如果你经常以一种随意的方式进行跳跃或旋转。而不尽力做到最好，回答"是"。）	____	1	2	3	4	5
5. 当你做了一个糟糕的练习时，保持积极的心态，不让自己失望？	____	1	2	3	4	5
6. 更好地利用全部的练习时间？	____	1	2	3	4	5
7. 克服对高难度跳跃的恐惧？	____	1	2	3	4	5
8. 提高你已经可以着陆的跳跃的一致性？	____	1	2	3	4	5
9. 对自己进行困难跳跃的能力更有信心？	____	1	2	3	4	5
10. 不用担心其他选手在做什么？	____	1	2	3	4	5
11. 弄清楚如何监控你正在学习新跳跃的进展，当进展缓慢时，你不会感到气馁？	____	1	2	3	4	5
12. 执行更完整的排练计划（在计划中尝试所有内容）？	____	1	2	3	4	5
13. 在计划排练过程中关注你的着陆百分比？	____	1	2	3	4	5
14. 在学习新的跳跃时，更好地利用视频反馈？	____	1	2	3	4	5
15. 为了表现得更好，在缓冲的时候更使力？	____	1	2	3	4	5
16. 记录你在实现目标方面所取得的进步？	____	1	2	3	4	5

图 20-1　一份调查问卷

注：用以评估在季节性运动心理学项目中，需要帮助的花样滑冰运动员。

资料来源：经 Martin 和 Thomson（2010）批准后重印。

你觉得需要帮助或需要改进的：	如果不确定请在这里打钩	完全不		有可能		完全确定
在自由式花样滑冰比赛中，						
1. 在比赛中，当你看到其他选手的动作时，仍保持自信？	＿＿＿	1	2	3	4	5
2. 在比赛中，忘记其他的滑冰者，只专注于自己的滑冰？	＿＿＿	1	2	3	4	5
3. 在比赛中，当你看到其他选手的动作时，避免给自己施加额外的压力？	＿＿＿	1	2	3	4	5
4. 学习如何不去关注其他的滑冰者？	＿＿＿	1	2	3	4	5
5. 学习如何不去担心你将落在哪里？	＿＿＿	1	2	3	4	5
6. 对整个比赛有一个更好的时间管理，这样你就有很好的规律，吃得健康，得到充足休息？	＿＿＿	1	2	3	4	5
7. 和比赛前的 2 到 3 周一样，能在比赛中滑冰（换句话说，就是滑冰取决于你的潜力）	＿＿＿	1	2	3	4	5
8. 在比赛前 30 分钟或大概 6 分钟的热身之前保持放松（不太紧张）？	＿＿＿	1	2	3	4	5
9. 在 6 分钟热身的时候保持放松（不过分紧张）？	＿＿＿	1	2	3	4	5
10. 在 6 分钟热身后等待轮到你时，保持放松（不过分紧张）？	＿＿＿	1	2	3	4	5
11. 当你在冰上滑行时，保持放松（不过分紧张）？	＿＿＿	1	2	3	4	5
12. 在 6 分钟热身之前，对你的滑冰感到自信吗？	＿＿＿	1	2	3	4	5
13. 不被其他的滑冰者而吓倒？	＿＿＿	1	2	3	4	5
14. 在 6 分钟热身运动中，对你的滑冰有信心吗？	＿＿＿	1	2	3	4	5
15. 在 6 分钟热身后等待轮到你滑冰时，对你的滑冰有信心吗？	＿＿＿	1	2	3	4	5
16. 在你的计划中，每次只考虑一个因素（以及不超越自己，或者只考虑困难的因素）？	＿＿＿	1	2	3	4	5
17. 专注于简单的元素还是困难的元素？	＿＿＿	1	2	3	4	5
18. 在项目的休息期间仍保持滑冰的良好状态，即使你摔倒了，也保持积极的心态？	＿＿＿	1	2	3	4	5

图 20-1　一份调查问卷（续）

　　日程安排调查表　提供了需要对来访者进行特定治疗的治疗师信息。表 4-2 中所示的调查表提供了正强化程序中有帮助的信息。其他类型的调查表被设计为运用其他行为程序提供准备信息（Asher et al.，2010）。

　　第三方行为清单或评定量表　允许重要他人和专业人员主观地评估特定来访者行为的频率和质量。例如，离散试验教学评估表（Fazzio，Armal & Marin，

2010），可用于可靠评估行为矫正家和自闭症患儿一对一训练课程的质量（Jeanson et al.，2010）。

角色扮演　如果在问题真实发生的情境下，治疗师对来访者进行观察不可行，那么替代选择就是在治疗师的办公室里重新创设这个情境，或者至少包括某些关键方面。这就是角色扮演背后的基本原理——来访者和治疗师扮演与来访者相关的人际互动（如第 18 章所述）。例如，来访者可能会扮演一份工作的面试者，而治疗师扮演的是面试官角色。角色扮演经常被用在评估问题和治疗过程中［Spiegler & Guevremont（2010，pp.77-80）］。

来自咨询专业人士的信息　如果其他专业人士（内科医生、物理治疗师、教师、护士、社会工作者）曾以任何方式处理过来访者的相关问题，治疗师就应该从他们那里获得相关信息。一个来访者的问题可能与生物学因素有关，而他的医生可提供相关处理医学因素的重要信息。而治疗师必须在得到来访者的许可后，才能要求得到此类信息。

来访者自我监控　自我监控——由来访者直接观察他自己的行为——是仅次于治疗师直接观察的最好的监测。我们在间接评估程序中提此，是因为治疗师并没有直接地观察到行为。因此，就像其他的间接评估程序一样，治疗师不可能对观察结果有足够的信心，否则一个受过训练的观察者就可以做到。

除了隐蔽的行为，可能会自我监控的行为，与训练有素的观察者直接观察到的行为是一样的。这些都在第 21 章有过描述。自我监控也可能有助于发现问题行为的原因，如同第 23 章所讨论的，第 26 章还提供了自我监测的其他例子。

直接评估程序

在第 4 到 14 章每章开头的案例中，目标行为可由其他个体直接观察到。直接的评估程序包括对一个人行为的观察。直接评估程序最大的优点是比间接评估程序更加准确，缺点则是耗时、需要受过专业训练的观察者，而且不能用于监测隐蔽行为。第 21 章会专门讨论直接评估程序。

实验性评估程序

实验性评估程序可显示控制和维持问题行为的前因后果。这类程序又被称为实验性函数分析。更简单地说，函数分析，可用来证明行为发生是某些控制变量的函数。第 23 章会详细地讨论函数分析。

计算机辅助的数据收集

从 20 世纪 90 年代初，计算机技术开始以私人电脑、笔记本电脑、私人数字助理（PDAs）、智能手机和平板电脑等设备的形式出现，可用于直接观测并记录（Farrell，1991；Haynes，1998；lce，2004；Kahng，Ingvarsson，Quigg，Seckinger & Teichman，2011，pp.117-118；Thompson，Felce，& Symons，2000；Whiting & Dixon，2012）。在网上可找到或定制手持设备的应用程序，用于从单个或多个客户端收集直接观测数据，并被直接传输到计算机进行分析。

Brown 等人（2006）、Bush 和 Ciocco（1992）、Hile（1991）、Mclver、Brown、Pfeiffer、Dowda 和 Pate（2009）、Raiff 和 Dallery（2010）、Richard 和 Bobicz（2003）均对直接评估程序的计算观测系统进行过分析。Brown 等人和 Mclver 等人描述了一种手持系统，在这个系统中，观察者将一支光笔移到不同的条形码上，以实时记录不同组别的儿童生理活动的发生情况。关于用来收集观测数据的计算机系统的概述，可见 Ice（2004）及 Kahng 及 Iwata（2000）。手持设备也被用来促进来访者的自我监控。例如，在 Taylor、Fried 和 Kenardy（1990）的一项研究中，来访者记录了恐慌和焦虑症状、认知因素和设定值，而在 Agras、Taylor、Feldman、Losch 和 Burnett（1990）的一项研究中，肥胖的来访者使用手持设备监测他们的体重、热量摄入、锻炼、日常目标及其达成的情况。

自动记录行为的设备也正在被开发和应用于环境中。例如，已经开发出生理活动（Loprinzi & Cardinal，2011；Sirard & Pate，2001）、面部运动（Lancioni et al.，2011）以及使用安全带的自动记录设备（Van Houten、Malenfant、Austin & Lebbon，2005）。

■ 思考题

8. 设计和实施行为矫正程序的前提是什么？

9. 简要区分直接和间接评估程序。

10. 说出可能导致使用间接评估程序的两种情况。

11. 简述间接评估程序的优点和缺点。

12. 列出五种主要的间接评估程序。

13. 列出并简述适用于行为评估的四种问卷。

14. 简要描述直接评估程序的优点和缺点。

数据！数据！数据！数据为什么如此重要

之所以要准确记录数据有很多原因。第一个原因，正如本章开头提出的，一个精确的行为预程序评估可以帮助行为矫正家判断他是不是治疗计划的最佳设计人选。在第 24 章将更详细地描述与此相关的注意事项。

第二个原因是，精确的基线有时能反映出某人所认为的问题，在事实上并不是问题。例如，一个老师可能会说："我不知道该如何对待约翰尼了，他总是在打其他的孩子。"但在记录该行为的基线之后，老师可能会发现，这种行为实际上很少发生，以至于它不值得用特别的程序去处理。我们其中两位作者都不止一次地经历过这种现象，其他人也有，Greenspoon（1976）的例子如下所示。

> 一次偶然的观察，让一个女人向一位心理学家抱怨，她的丈夫在吃饭的时候很少和她说话。她说，丈夫不和她说话使她烦恼渐增，因此她想要做点什么。这位心理学家建议她准备一张图表，在上面记录她的丈夫先发起谈话或回应她言语行为的次数。她同意了。在一个星期快要结束时，她打电话告诉心理学家说她感到惊讶，她很乐意报告自己是错的，因为记录的结果表明，她的丈夫常常主动发起谈话，并以很高的频率回应她的口头言语（p.177）。

第三个原因是，在预程序评估阶段的数据收集，通常有助于行为矫正家识别出行为的原因和确定最佳的治疗策略。例如，确定个体的过度行为是否因他人关注而得到强化，确定能否让个体摆脱一项不愉快任务的要求，或者确定是否存在其他的控制变量，确定这些对发现潜在强化物并设计有效的干预计划都有所帮助。如前所述，通过基线收集到的信息分析行为的成因被称为功能评估，这将在第 23 章进一步讨论。

在整个程序中准确收集数据的第四个原因是，它提供了一种方法，可以清楚地确定程序是否产生了预期的行为变化。有时人们声称，他们不需要记录数据，就能知道行为是否发生了令人满意的变化。毫无疑问，这通常是正确的。一位母亲显然不需要任何数据或记录图表来告诉她，她的孩子已经完全接受了如厕训练。但并不是所有的情况都会如此清晰——至少不是立即就知道。假设一个孩子正在练习如何上厕所，但进度非常缓慢，他的父母可能就会认为这个程序不起作用，并过早地放弃它。有了准确的数据，就可以避免这种类型的错误。下面的例子很好地说明了这一点[⊖]。

一位母亲因 6 岁的儿子向林恩·考德威尔（Lynn Caldwell）医生咨询，她说："每次他从厨房出来的时候，总是把厨房的门砰的一声关上，把我推到墙边。"考德威尔医生要求母亲记录这个目标行为的基线次数，通过一张放在冰箱上的纸记录每次发生的事件。在 3 天的时间里，摔门行为的总次数是 123。然后，考德威尔医生指导母亲，每次男孩经过而没有摔门时给予他赞许；然而，每次他砰的一声关上大门，她都要给他一个短暂的休息时间：他要回到他刚离开的那个房间里待上 3 分钟。母亲在这段时间里不能理睬他，然后要求他在不摔门的情况下离开。在进行该程序 3 天后，这位母亲把记录单交给了考德威尔医生。她指着数据表上的大量数字标记，抱怨说："这种行为修正的东西不起作用，他和以前一样坏。"然而，当这些标记被计数时，在 3 天的治疗中该行为的总次数是 87，与 3 天的基线中该行为的总次数 123 相比，明显减少。受到这一观测结果的鼓舞，母亲继续进行这项治疗计划，这个目标行为很快就降到了一个可接受水平内：大约每天5 次。

如果没有准确的数据，人们也可能会犯与之对立的另一类错误。任何人都有可能会推断该程序有效并继续进行，但事实上它是无效的、应该被舍弃或被修改。例如，Harris、Wolf 和 Baer（1964）描述了一个学前班实验室男孩的案例，他有一个捏掐大人的坏习惯，这令人恼火。他的老师决定使用行为矫正程序来鼓励他去轻拍，而不是捏或掐。在这个程序进行一段时间后，老师们一致认为，他们已经成功地通过用拍来代替捏或掐的行为，使之减少。然而，当他们查看外部观察者记录的数据时，他们清楚地看到，尽管轻拍的次数远远高于基线记录时的次数，但掐或捏的次数并没有从基线水平下降。也许是专注于行为矫正程序或轻拍的行为，分散了老师们的注意力，因此他们没能和进行程序之前那样，那么关注捏或掐的行为。在任何情况下，如果没有准确记录的数据，老师们可能会浪费大量的时间和精力在无效的程序中。

需要准确记录行为数据的第五个原因，是公开发表的结果——最好是以图或表的形式呈现——可以提示和强化行为矫正家们实施程序。例如，在发育性残疾人士的训练中心，当更新后的图表清楚地显示程序有明显效果时，工作人员往往会更加认真地进行程序（参见 Hrydowy & Marin，1994）。同样地，在行为数据的

⊖　这一案例是由林恩·考德威尔在第一次马尼托巴行为改变会议上提出的，该会议于 1971 年在加拿大的马尼托巴省波蒂奇拉大草原上进行。

图示中，家长和老师们可能会发现他们的努力卓有成效，因此更加努力去矫正孩子们的行为。

记录数据的最后一个原因是，数据可能会显示，导致学习者的改善与任何进一步的治疗程序无关。这种现象被称为反应性（Tyron，1998）：当人们知道他们的行为是在被他人观察或在进行自我记录时，他们可能会改变那些被观察的行为。例如，那些通过记录每天所学习的段落数或页数或花在学习上的时间，来绘制学习行为表的学生们，可能会发现，正在被强化的行为在图表上增加（见图 20-2）。即使对年幼的孩子来说，适当的数据展现也可以加强他们的行为。例如，关于一个 7 岁的小女孩的行为问题，一名在学校工作的专业治疗师向我们请教，小女孩每天早上都要花过多的时间脱下外套并把它们挂起来。当她在衣帽间时，老师们似乎不得不去关注那个孩子。作者建议治疗师尝试通过某个方法，画出那个孩子每天早上花在衣帽间的时间图表，从而影响孩子的行为。治疗师设计的程序十分具有独创性，也被证明是有效的[⊖]。将一张绿色的大图表挂在墙上，绿色代表草地，在接近底部的地方有一个胡萝卜块，代表胡萝卜地。图表的底部，也就是横轴表示天数，图表的侧边，也就是纵轴表示在衣帽间的时间。每天，在图表上标出一个圆圈，表示小女孩早上在衣帽间待的时间，以及一只小的纸兔子被放在最新的这个圆圈上。治疗师用简单的语言向孩子解释了这个过程，并总结说："现在让我们看看你是否能让兔子吃到胡萝卜。"当兔子降到胡萝卜地的水平时，鼓励孩子把兔子留在那里。"记住，兔子待在胡萝卜地里的时间越长，它就能吃到越多的胡萝卜。"随访研究表明，这个改进后的行为持续了 1 年。

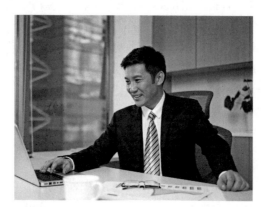

图 20-2　监测和图表记录至少可以起到六个作用。你能说出它们吗

⊖　我们很感激 Nancy Staisey 提供了这个过程的细节。

记录个人行为有助于矫正它，行为矫正家并不是第一个发现此结论的人。和其他被认为是"新"的心理学发现一样，真正发现这点的荣誉应该属于那些伟大的文学著作家。例如，小说家欧内斯特·海明威（Ernest Hemingway）用自我记录的方式帮助自己坚持产出文学作品。一位采访者报道了以下情况（Plimpton，1965，p.219）。

> 他记下自己每天的进度——这样就不会欺骗自己——"用一个纸板盒的侧面制作出一个大的图表，然后挂在墙上一个裱好的羚羊头的鼻子下面"。图表上的数字显示，每天的字词产出量从450、575、462、1250到512不等，这是海明威在额外工作中增加的量，这样在接下来的日子里，他将去墨西哥湾流钓鱼，他也不会感到愧疚了。

作家欧文·华莱士（Irving Wallace）甚至并未意识到其他人做过同样的事情，他也使用了自我记录方法。在一本涉及他写作方法的书中（1971，p.65-66），他发表了以下评论。

> 当我19岁时，我正在写我的第一本书——尚未出版，我记录了一个工作图表。我在写前四本已经出版的书时，也保持记录工作图表。这些图表显示了我开始写每一章的日期、完成它的日期，以及在那个期间内我写的页数。在我写第五本书时，我开始记录一个更详细的图表，还能显示我在每个工作日结束时写的页数。我不清楚为什么我开始保持这样的记录。我怀疑，这是因为作为一个自由作家，我完全靠我自己，没有雇主或最后期限，我想为自己创建纪律，忽视这种纪律的时候是有罪的。墙上的图表作为一种纪律，图表上的数据斥责我或者鼓励我。

看看 Wallace 和 Pear（1977）的图表样例。

■ 思考题

15. 在评估基线阶段以及在整个程序中，都要收集准确的数据，请给出6个理由。

16. 考德威尔医生和摔门者母亲的个案例证了什么错误？解释说明精确的数据记录是如何抵消这个错误的。

17. 捏掐大人的小男孩个案例证了什么错误？解释说明精确的数据记录是如何抵消这个错误的。

18. 在行为评估中，反应性意味着什么？请举例说明。

19. 为带兔子到胡萝卜地的孩子制作图表，简要描述一下细节。

20. 简要描述一下欧内斯特·海明威和欧文·华莱士是如何利用自我记录来帮助他们坚持写作行为的。

比较行为评估与传统评估

正如第 1 章的供进一步学习的注释所指出的，传统心理诊断评估的一个主要目的是，确定被认为是异常行为的精神障碍的类型。在 20 世纪 60 年代和 70 年代，行为评估开始出现，以回应行为导向心理学家对传统心理诊断评估方法基本假设的批评（Nelson，1983）。Barrios 和 Hartmann（1986）描述了行为和传统评估方法的目标、假设和应用的一些差异（参见表 20-2 中的总结）。

表 20-2　行为评估法和传统评估方法之间的差异

行为评估法	传统评估方法
基本假设	
• 清单上的表现是一个人对特定刺激反应的样本	• 测试表现被看作一种持久的、内在的特性或个人变量的标志
• 隐性行为（思想和感觉）就像公开的行为（在控制变量方面），并且没有被赋予特殊的地位	• 隐性行为（例如，认知）被认为与公开行为有本质上的不同
评估目的	
• 识别行为过度或缺陷	• 对个人进行诊断或分类
• 确定引起当前问题行为的环境因素	• 识别行为的内在或特征原因
评估方法	
• 倾向于对特定行为的直接观察	• 对内部因素和潜在特征的直接评估是不可能的（根据定义）
评估频率	
• 倾向于干预前、干预过程和干预后的持续评估	• 典型的基于标准化测试的前后治疗评估

■ 思考题

21. 关于测试或检查表表现的基本假设，行为评估法与传统的评估方法有何不同？

22. 描述行为评估法与传统的评估方法在评估目的方面的两个不同。

23. 描述一个行为评估法与传统评估方法的不同之处。

应用练习

自我矫正练习

选择一个你自己的过度行为，这个行为是你想要减少的。设计一个自我监控数据表，可以用来记录行为在 1 周内的实例，并作为基线。在你的数据表上，设置好行为基线，这样你就可以记录每个行为实例的前因、行为本身、以及每个行为实例的后果。

供进一步学习的注释

1. Martin、Toogood 和 Tkachuk（1997）开发了一份运动心理学咨询的自我报告问题清单手册。例如，篮球运动员的运动心理学清单会问这样的问题："你说你需要排除消极想法，保持放松，而不是在比赛前或比赛中都过于紧张吗？""你需要在识别和应付对手的弱点，以及随着比赛进程做出调整这些方面进行提高吗？"

该手册包括 21 项运动的自我报告问题清单。每个清单都包含 20 个项目用于识别一个运动员比赛之前或期间可能需要改善的领域，5 个项目用于识别一个运动员可能需要改进赛后评估的领域，以及 17 个项目用于识别一个运动员可能需要提高实践的领域。这些行为清单不像传统的心理测试，如韦氏成人智力量表（Wexler，1981）或 16 种人格因素问卷（Cattell，Eber，& Tatsuoka，1970）。行为清单没有标准，也不需要用于衡量性格或个性特征，而是在补救个别运动员特定情况下的行为缺陷或过度行为时，这种行为评估工具为设计有效的干预方法提供了必要的信息。尽管对这些工具的正式研究是有限的，但是那些经过正式研究的检查清单已经显示出了较高的重测信度和表面效度（Leslie-Toogood & Martin，2003；Lines，Schwartzman，Tkachuk，Leslie-Toogood，& Martin，1999）。对于在这里提及的、各种各样的手册和清单，那些使用过的运动员和运动心理咨询师们的反馈，都一致高度地肯定了在获得有用的行为评估信息方面的价值。

进一步学习的思考题

1. 运动特定行为清单的主要目的是什么？
2. 行为清单和传统心理测试有什么区别？

第 21 章

直接行为评估：记录的内容和方法

　　假设你已经选择了一个特定的行为进行矫正。你会如何直接衡量或评估这个行为？正如第 20 章中提到的，行为分析师更倾向于直接测量，而不是间接的测量。在直接测量行为时，应该考虑六个一般特征：模式、数量、强度、刺激控制、延迟或潜伏，以及质量。

需要记录的行为特征

行为模式

　　正如第 7 章所指出的，反应模式就是做出反应所涉及的特定动作[1]。例如，Stokes、Luiselli 和 Reed（2010）将高中足球中有效铲球的动作分为 10 个部分（头向上，双臂包围持球员的大腿，等等）。

　　有时候，图片提示有助于帮助观察者识别反应模式的变化。我们中有一位作者研发了一份包含图片提示的详细检查表，用于评估年轻游泳运动员的泳姿。请参见图 21-1 的仰泳检查表。

行为数量

　　频率和持续时间可以衡量一个给定行为的数量。

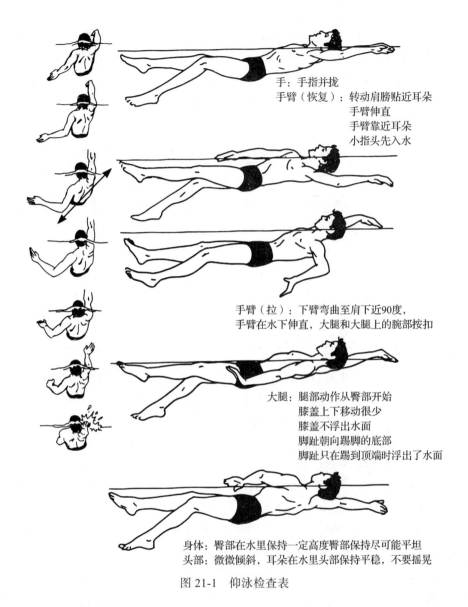

手：手指并拢
手臂（恢复）：转动肩膀贴近耳朵
　　　　　　　手臂伸直
　　　　　　　手臂靠近耳朵
　　　　　　　小指头先入水

手臂（拉）：下臂弯曲至肩下近90度，
手臂在水下伸直，大腿和大腿上的腕部按扣

大腿：腿部动作从臀部开始
　　　膝盖上下移动很少
　　　膝盖不浮出水面
　　　脚趾朝向踢脚的底部
　　　脚趾只在踢到顶端时浮出了水面

身体：臀部在水里保持一定高度臀部保持尽可能平坦
头部：微微倾斜，耳朵在水里头部保持平稳，不要摇晃

图 21-1　仰泳检查表

行为频率　行为频率（或速率）是指在给定时间内发生行为例子的数量。例如，如果你想提高花样滑冰选手的练习成绩，你可以检查他们进行各种跳跃和旋转的频率。这是米歇尔·休谟（Michelle Hume）所采用的方法，她是马尼托巴省的圣安妮花样滑冰俱乐部的花样滑冰教练（Hume, Martin, Gonzales, Cracklen & Genthon, 1985）。休谟首次对跳跃和旋转下明确定义，这样观察者可以确定哪些反应发生了。一次跳跃的定义是，当一个滑冰运动员在空中跳跃时，两个冰鞋

都离开了冰面，至少有一场完全的旋转发生在空中，滑冰者单脚着地，面对着相反的方向而没有摔倒。一个旋转被定义为在一个冰面上旋转至少三圈，同时保持一个平衡、静止的位置。当观察者知道要寻找什么样的行为时，下一步就是在几个练习中，对每一个滑冰选手的跳跃次数和旋转次数进行基线测试。观察者使用表 21-1 中显示的数据记录格式。

表 21-1　在花样滑冰练习中，用于记录跳跃和旋转的样本数据表

日期：1月3日			观察者：比尔K	
学生：凯西		观察结果		
	出现计数	总计次数	时间	补充信息
跳跃：	++++ ++++ ++++ ++++ ++++ ++++ ++++ ++	35	25min	凯西花了5分钟和其他滑冰者聊天
旋转：	++++ ++++ ++++	15	20min	

在许多情况下，观察者没有时间或助手拿纸和笔来记录数据。幸运的是，其他衡量行为数量的方法需要的时间很少。一个简单的方法是使用高尔夫计数器。有了这些计数器，你只需按下每个行为实例的按钮，就可以数到99。你也可以在每次行为发生时，使用计算器并按下"+1"。如前一章所述，像掌上电脑、智能手机、平板电脑这样的设备，用适当的应用程序获得在线或私人的定制，可以用来记录多个行为；多个个体的行为；以及每个行为例子发生的次数（Brown et al., 2006；Kahng, Ingvarsson, Quigg, Sckinger & Teichman, 2011；Mclver, Brown, Pfeiffer, Dowda & Pate, 2009；Paggeot, Kvale, Mace & Sharkey, 1988；Repp, Kash, FeLce & Ludewing, 1989）。

在休谟教练的项目中，其中一个花样滑冰运动员的基准表现如图 21-2 所示。这种类型的图表称为频率图。每个数据点代表一个滑冰选手在练习阶段中完成的元素（跳跃加上旋转）总数，在测量基线后，为每个滑冰者准备一张图表，包含他应该练习的所有跳跃和旋转的清单。这些图表被张贴在滑冰场的一侧。休谟教练指着这些图表对滑冰者说："在每一个练习环节中，先做图表上的前三个元素，然后在这上面记录。接着再练习下三个元素，并记录它们。继续这样的做法，直到你练习了所有的元素。在之后的每个练习环节，都重复这样的过程，直到全部的练习结束。在

练习的最后，我会检查你的图表，看看你是怎么做的。"在每次练习结束时，自我记录图表与休谟教练的积极反馈相结合，对于提高跳跃和旋转的数量是有效的（参见图 21-2）。有趣的是，当自我记录图表和教练反馈被中断时，滑冰者的表现下降到接近于基线水平。当自我记录图表和教练反馈恢复时，滑冰者的表现再次提高。

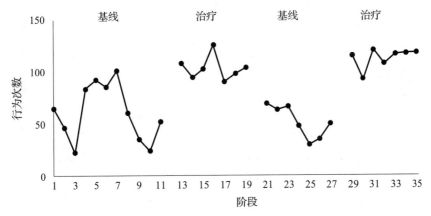

图 21-2　在基线和治疗过程（自我记录）中，一个花样滑冰运动员在每个阶段的动作（跳跃和旋转）频率图

有时，频率图并不能最有效地呈现数据。想一想 Mulaire-Cloutier、Vause、Martin 和 Yu（2000）的这项研究。研究者们探究给予工作任务的选择权（喜欢）和没有选择权（不太喜欢），对严重智残人士的影响。在每天三次会谈中的第一次，每个参与者都可以选择两项任务中的任意一项。在剩下的两个日常会谈中，参与者被随机地给予他们在第一次会谈上喜欢或者不太喜欢的任务。因为参与者无法用语言描述他们对不同任务的感受，一个因变量是幸福指数，包括一系列诸如是微笑、大笑还是欢呼等行为。在这三种条件中，一个参与者显示的幸福指数的频率图如图 21-3 中 a 所示。由于这三个条件的影响很小，而且有些不一致，所以很难看出这个数据在不同条件下有明显差异。

现在看图 21-3 中 b，是使用图 21-3 中 a 的相同数据。然而，图 21-3 中 b 是一个累积图。在这种类型的图中，在一个会谈中，对任一条件的每个反应都是累积的，或者加到之前在那个条件下所有会谈的总反应数中。举个例子，在无选择的不太喜欢的任务（底线）中考虑幸福指数。前三次会谈没有任何幸福指数，因此累积的零值与会谈一、二和三相对应。第四次会谈有 3 个幸福指数，累积到第四次会谈总数为 3 个。第五次会谈有两个幸福指数，加上之前的 3 个，总共有 5 个幸福指数，累积总数被绘制到第五次会谈。在第六次会谈中，增加了 5 个幸福指数，在前六个会谈中累积了 10 个幸福指数，因此放置在第六次会谈的数据点为 10。通过这种方式，在任何一个条件的任何一个会谈期间的次数，都需加上之前该条件的所有会谈的次数，呈现在累积图上。

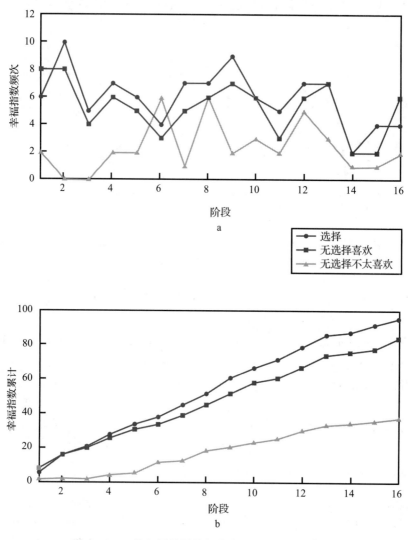

图 21-3　一份相同数据的频次表（a）与累积表（b）

需要注意的是，在累积图上，区间的平均斜率表示在这段时间内发生了多少反应。换句话说，在累积图中直线的斜率表示反应速率。在无选择条件下，这条线的低斜率表明了幸福指数的低比率。在选择条件下的最高斜率，表示幸福指数的最高比率。还需要注意累积图有另一个特征：这条线永远不会下降。如果一个参与者在无选择条件的前三次没有任何幸福行为的表现，那么就没有任何反应次数被累积到已有的状态，并且这条线是平的。简而言之，一条陡峭的线表示反应率很高；一条平坦的线表示零反应。

当比较两个或多个行为或条件时，以及当差异很小时，累积图常常比频率图更受欢迎。在图 21-3 中 a 的频率图中，你可以看到，在选择、无选择喜欢和无选择不太喜欢三种任务之间，幸福指数的差异是很难被发现的。然而，当这些相同的数据在图 21-3 中 b 中累积起来时，逐渐扩展的累积结果显示了这三种条件之间的明显差异。要求工作者进行不太喜欢的任务时，幸福指数最低；与之相比，允许工作者选择这些任务的时候，幸福指数最高。

有时，设计一个记录表也很方便，还可以作为最终的图表。考虑以下情况：有一个孩子在教室里经常咒骂教师和教师助理。老师决定使用图 21-4 所示的图表来记录这种行为。每当老师或助理们观察到一个咒骂的例子时，他们就会忽略这个孩子，然后走到前台，在图表的适当位置打上一个"X"。

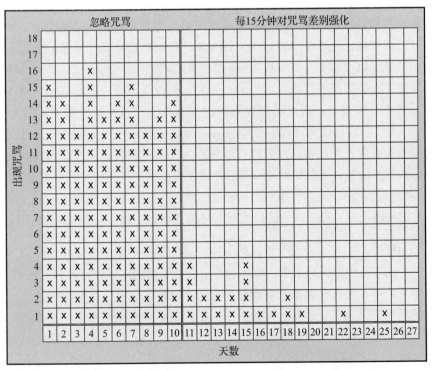

图 21-4　杰克的咒骂行为，每个 X 代表出现一次咒骂

将咒骂的具体例子记录在图表一侧，在图表底部记录进行程序的日期（见图21-4）。每当有一个咒骂的例子发生时，工作人员就在当天简单添加一个"X"，一直达到特定日期，计算已经在图表上的"X"数量。图表清楚地表明，许多咒骂的例子发生在程序最开始的10天。显然，除了教师或助理们的注意观察之外，还有一些别的因素在帮助维持这种行为。在第11天，正如图表里的双垂线显示，对孩子进行以下行为的差别强化（DRO）：在没有发生咒骂行为的情况下，每15分钟快结束时给予强化。结果显而易见：咒骂行为立即下降，最终降为零。（注意：这些数据是假设的，用来说明绘图过程。）这种类型的图表对于一类人很有用：那些没有时间将行为记录从数据表重新绘制到图表上的人。

每个依据频率记录的行为实例中，例如为花样滑冰运动员定义的跳跃或旋转，是一种显而易见的、独立的行为，在给定时间内容易计算。行为矫正家还记录了这些行为的频率，比如说一个特定的词、咒骂、扔东西、完成算术问题、咀嚼一口食物、吸一口烟、表现出紧张的抽搐。每一种行为都有自己的特征，使得连续发生给定行为的时间间隔比较短暂，并且不论什么场合表现该行为所需的时间几乎是相同的。

行为的相对持续时间　虽然频率或速率是行为数量的一个常见度量，但行为的相对持续时间，或者更准确地说，行为总的持续时长除以总时间，有时在测量行为的数量上也很重要。在一段时间内，该行为发生的时间长度，是行为的相对持续时间。在处理诸如发脾气之类的行为时，你可能更关心它的持续时间，而不是它的频率。事实上，当试图用频率描述发脾气时，可能是模糊不清的（Pear，2004）。我们应该把什么算作一个单独的发脾气的反应？每个哭泣、尖叫或踢地板的行为？或者我们把每一次的脾气爆发作为一个单独的反应可以吗？因为这些问题通常很难回答，所以我们可以通过专注于发脾气的持续时长来避免这些问题。其他一些行为，例如坐在教室自己的位置上专心听讲、看电视、打电话、喝咖啡等，在这种情况下，描述行为的持续时间可能比行为的频率更合适。

如果你关心的是在连续会谈或数天内，追踪某些活动的相对持续时间，你可能很容易就将这些数据列出来，放在一个组合数据图表上进行有效的可视化呈现。举个例子，一个关注电视观看情况的人可能会准备一张图表，在图表侧边显示看电视的累积分钟，在底部显示天数。这张图的斜率表示这个人看电视的相对持续时间，就像累积频率图的斜率表示反应率一样。行为的持续时间是用计时器、秒表或时钟来测量的。

■ 思考题

1. 什么是行为的模式？举一个本章中没有出现的例子。
2. 说出通常用来测给定行为总体数量的两种度量。
3. 什么是行为的频率？举一个本章中没有出现的例子。
4. 描述三种方法，用来跟踪一天中某一特定反应发生的次数。
5. 根据连续的治疗期间观察到的以下行为实例数据，制作一个频率图和一个累积图：3、7、19、0、0、0、27、12、12、6。
6. 同一组数据的累积图与频率图有何不同？至少说出四点。
7. 在累积图中出现以下情况，你能从中推断出什么？
   ①高或陡的斜率；②低的斜率；③平直的线。
8. 根据频率记录的行为通常有哪两个特征？
9. 我们所说的行为的相对持续时间是指什么？给出一个相对持续时间可能比频率更合适的例子并说明。

行为强度

有时我们关注测量反应的强度、大小或力度。我们经常使用仪器来评估强度。例如，当关注的行为是声音时，分贝水平可以通过一个叫作"胎心仪"的装置来测量。为了测量握压的力度（比如在握手时），可以使用一种叫作"测力计"的装置。在各种运动技能中，力量的测量是很普遍的。现在，机器可以用来评估一个投手扔棒球或者一个冰球运动员击打冰球的力度。通过确定一个物体的速度，这些设备可以推断它被推动的力。

行为的刺激控制

通常，我们是根据可观察到的情况来评估行为。正如我们在第 9 章中指出，"刺激控制"这个术语是指刺激和反应之间的关联程度。刺激控制程度的一个评估性工具的例子，是基础学习能力评定修订版（ABLA-R；De Wiele, Martin, Martin, Yu, & Thomson, 2012），ABLA 最早是由行为学家先驱南希·克尔和李·迈尔森（Nancy Kerr and Lee Meyerson）开发的，这是一个修订版本。ABLA-R 评估智力障碍人士学习 6 种刺激 – 辨别水平的难度：等级 1 是模仿，测试员把一个物体放入一个容器中，并要求来访者也做同样的事情；等级 2 是位置辨别，测试员将一个红色的盒子和一个黄色的罐子呈现在固定的、左右两个位置上，并且要求来访者一直将一个物体放到左边的容器中；等级 3 是视觉辨别，当红色盒子和黄色罐子随机出现在左右两个位置时，要求来访者一直在黄色罐子的位置上放一个中性的不匹配物体，当老师说"把它放进去"时，物体可以独立于它的位置；等级 4 是样本匹配的视觉辨别，当来访者看到黄色罐子和红色盒子在随机左右位置上出现时，他一直把黄色圆柱体放在黄色罐子里，把红色立方体放在红色盒子里，就说明来访者可以示范样本匹配的视觉辨别行为；等级 5 是样本匹配的视觉非同一性辨别，当来访者看到黄色罐子和红色盒子随机出现在左右位置时，呈现一种形状像"CAN"的紫色木材和一种形状像"BOX"的银色木材，若来访者一直将"CAN"的紫色木材放进黄色的罐子、"BOX"的银色木材放入红色盒子里，那么来访者就演示了这种类型的辨别；以及等级 6 是听力 – 视觉组合辨别，当容器的位置随机交替时，测试人员随机地说，"红盒子"或"黄罐子"，来访者正确地将一个与之不匹配的物体放入黄色罐子或红色盒子中。第 6 级是一种听觉 – 视觉的辨别，因为来访者必须先听到单词（"红盒子"或"黄罐子"），然后查看容器的位置，才能将物体放入正确的容器中。

在评估每个 ABLA-R 级别时，强化正确的反应，而错误的反应随后是错误的校正过程。在一个级别上进行测试，直到来访者满足连续 8 个正确反应的合格标准，或累积 8 个错误反应的失败标准。对 ABLA 和 ABLA-R 的研究表明，根据困难程度将这 6 个级别从 1 级（最简单）到 6 级（最困难）进行排序，这对教师和康复工作者来说，是一种有价值的工具，可以对智力障碍人士和自闭症儿童进行筛选和工作任务排序（重度、中度和轻度），并对其进行训练（Martin，Thorsteinsson，Yu，Martin & Vause，2008；Sakko，Martin，Vause，Martin & Yu，2004；Vause，Yu & Martin，2007；Yu，Martin，Vause & Martin，2013）。这方面的一个例子是，来访者若通过了 ABLA-R 等级 4，就能很容易地学会身份匹配任务。这在社会生活中用得上，例如将袜子分类成对，或者在快餐店重新安排沙拉吧。

与前语言和言语能力发展有关的行为矫正程序，通常是在评估来访者的言语刺激控制之前。可以通过测试来确定来访者的合适要求、发出声音模拟或辨别物体的情况（即如第 19 章中所述的祈使句、拟声或技巧；也参见 Marion et al.，2003）。在许多培训项目中，衡量行为的关键标准是，来访者能否正确识别一些绘画的或印刷的刺激（详见 Verbeke，Martin，Yu & Martin，2007）。在这种情况下，来访者的辨别反应被认为是由来访者正在识别的刺激所控制的。关于这一点，任何类型的测试，只要涉及有人回答问题，都是对行为的刺激控制的测试。这些测试是在控制问题的情况下来评估正确答案的。

行为的潜伏或延迟

行为的潜伏或延迟是从刺激发生到行为开始之间的时间。例如，尽管孩子在教室里一开始就可能进行有效的学习，但从接到这项作业后，孩子似乎总是在开始之前无所事事。这个孩子开始学习的潜伏期很长。就像评估持续时长一样，可用计时器、秒表或时钟来评估延迟或潜伏期。

行为的质量

在日常生活中，我们经常遇到不同的人关注行为质量。老师们可能会把孩子书写的质量描述为好、一般或差。在诸如跳水、体操和花样滑冰这样的评判性运动项目中，运动员基于自己表现的质量得分。我们都下定决心要将各种各样的事情做得"更好"。但是，我们这里所说的行为质量，并不是之前提到那些行为的附加特征；不如说，它是对其中一个或多个的提炼。有时，质量判断的差异是基于模式的，就像单脚着陆的花样滑冰跳跃被认为比双脚着陆的更好；有时它是频率和刺激控制的结合。例如，一个好学生最有可能表现出很高的学习和正确回答问题的频率；一个被称为"听话"的孩子，会表现出高频率地遵守父母和老师的指示。在潜伏期或延迟方面，当起跑发令响后，很快离开起跑点的赛跑运动员可能被认为有一个"好"的开始，而表现出更长潜伏期或延迟的运动员"开局不利"。因此，本质上，行为反应的质量是一个或多个先前提到的行为特征的任意指定，这些特征具有一定的功能或社会价值。

■ 思考题

10. 反应强度的另一个说法是什么？举个例子说明衡量这个行为强度的重要性。

11. 定义什么是刺激控制，并举个例子。

12. 说出 ABLA-R 评估的 6 个级别。

13. 详细描述在 ABLA-R 等级 4 视觉识别样本匹配辨别评估中的刺激控制。

14. 详细描述在 ABLA-R 等级 6 听觉 – 视觉组合辨别评估中的刺激控制。

15. 我们所说的反应的潜伏期或延迟是指什么？举一个本章中没有出现的例子。

16. 行为的质量如何成为行为的一个或多个其他维度的细化？用一个例子说明。

记录行为的策略

每当任何给定的目标行为发生时，你可以尝试观察和记录；但在大多数情况下，这是不切实际的。一个更实际的选择是，指定一个特定的时间段来观察和记录这些行为。当然，这个时间段被选择用于观察，是因为这些行为在这期间很有可能发生或是特别值得关注，比如训练期间、吃饭期间或者休息期间。在特定的观察期间内，三种记录行为的基本技巧是连续记录、间隔记录和时间采样记录。

连续（也称为事件频率）记录是在指定的观察期间内，对每个行为实例的记录。当连续的反应在持续时间内非常相似时，通常会使用一个连续的记录系统，比如吸烟的数量，一个孩子捏另一个孩子的实例，或说"你知道"的频率。但是，如果连续的反应持续时间一直在变化，比如看电视、浏览 Facebook 或者在教室里表现出非任务行为，那该怎么办？在这种情况下，通常使用间隔记录。

间隔记录是对行为是否发生在指定观察期（如30分钟）内的相等间隔的短区间内（例如，10秒的区间）的记录。有两类间隔记录过程，分别是部分间隔和全间隔。部分间隔不管行为在每个间隔内发生多少次，也不考虑行为的持续时间，目标行为的记录每个间隔最多一次。观察者可能会使用设备或应用程序，发出一个可听的信号比如嘟嘟声，表示一个间隔的结束和下一个间隔的开始（这些设备或应用程序可以在网络上使用关键词"重复间隔计时器"或"循环计时器"搜索）。假设一个幼儿园儿童的两个受关注的行为是孩子经常不恰当的触摸和大声叫。分别、独立记录这两个行为。对于每个行为，如果在10秒的时间间隔内发生一次实例，则在数据表上进行计数（对于样本数据表，参见图21-5）。如果在10秒的间隔内发生该行为的几个实例，观察者也只做一个计数。直到哔哔声指示下一个10秒间隔的开始时，如果行为在下一个间隔开始前就已经发生，该行为将被记录在该间隔内。全间隔记录认为，只有当行为在整个间隔期间持续存在时，目标行为才会发生。这种类型的间隔记录不太常用，用部分间隔或全间隔记录过程，记录的行为通常以观察间隔的百分比来绘制，在这些时间间隔内，目标行为被记录为发生。

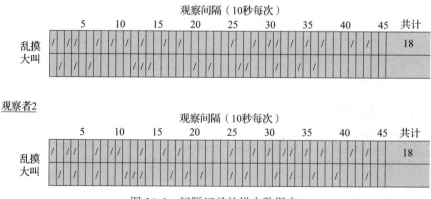

图 21-5　间隔记录的样本数据表

　　时间采样记录是在非常短的观察时间间隔内，这些观察时间间隔彼此相隔更长的时间，标记行为是否发生。例如，学龄前儿童的父母可能会担心孩子在坐着时来回摇摆（一种自我刺激的行为）的频率。记录下这种行为发生的时间点，以及在孩子醒着的时间里发生多久，可能都是有用的，但这通常不现实。另一种选择是让父母每隔 1 小时去寻找孩子，并记录在 15 秒的观察间隔中，孩子是否出现任何摇摆行为。每个观察间隔离下一个大约 1 小时。这种观察技术使一个观察者能够记录一个或多个个体的一个或多个行为，即使观察者在白天有许多其他事务。图 21-6 是一个时间采样的数据表示例。一种特殊的时间采样方法被称为瞬时采样，在这种采样中，行为被记录为是否发生在特定时间点上，例如每小时整点，而不是在特定的时间间隔内（例子见 McIver，Brown，Pfeiffer，Dowda，& Pate，2009）。（为了比较瞬时采样记录和部分间隔记录，见 Meany-Daboul，Roscoe，Bourret，&Ahearn，2007。）

日期＿＿＿＿＿	行为			地点			补充
时间	坐	站立	摇晃	厨房	客厅	卧室	
8:00 上午							
9:00							
10:00							
11:00							
12:00 中午							
1:00							
2:00							
3:00							
4:00							
5:00							
6:00							
7:00							
8:00							
9:00 下午							

图 21-6　一份记录经常坐着摇晃的孩子行为的时间采样数据表

　　通常情况下，观察者使用的记录过程，同时具有间隔记录和时间采样记录的特征。例如，观察者可能在特定的时间间隔内（比如 10 秒）观察学习者，然后在接下来的 10 秒内记录行为。这种观察（10 秒）和记录（10 秒）的策略将在一定时间内持续（例如，30 分钟）。通过这种方式，一个观察者可以记录几个学习者的行为。在这种情况下，观察者可能会观察一个学习者 10 秒钟，然后记录一个行为是否发生（发生或不发生），观察另一个学习者 10 秒钟，再记录一个发生或不发生的行为，诸如此类，直到所有的学习者都被观察过一次。在整个观察期间，所有的学习者都会被观察到第二次，第三次，等等。这样的程序很可能被称作时间间隔记录程序，尽管严格地说，它也可以被描述为在观察间隔之间非常短的时间采样。

Himle、Chang、Woods、Pearlman、Buzzella、Bunaciu 和 Piacentini（2006）进行了一项关于连续记录和部分间隔记录的有趣研究。研究人员在两个门诊专科诊所和儿童各自的家庭中，对 43 名患有慢性痉挛疾病的儿童进行了 30 分钟的录像。观察是通过在电视上观看录像，而不是直接观看儿童。这算是直接观察，因为目标行为的所有基本方面都是直接记录的。使用连续记录的观察者按下一个指定的键，在笔记本电脑上记录一个痉挛，它包含一个程序，用来记录和总计指定的按键。然后，观察人员使用部分间隔记录观看录像。结果表明，连续记录和部分间隔记录之间的得分具有较高的相关性，表明部分间隔记录可以与连续记录一样有效。研究结果还显示，在诊所和家中录制的录音之间存在高度相关性，这表明准确的直接记录可以在诸如家庭等自然环境中，有效地进行。有趣的是，直接记录获得的数据与使用一种称为耶鲁全球痉挛严重性量表（YGTSS）的间接痉挛评估工具获得的数据之间没有相关性，从而支持了前一章所讨论的直接评估相比间接评估的优越性。

关于上面讨论的各种记录策略的摘要，请参见表 21-2。

表 21-2　记录策略类型总结

类型	观察间隔	记录标准
连续	观察周期相等	记录每一次的行为
部分间隔	短而等间隔的观察周期	行为在间隔期间至少发生过一次，记录行为发生一次
全间隔	短而等间隔的观察周期	行为发生在整个时间间隔内，记录行为发生一次
时间采样	在一个更大的观察周期内的一个短时间间隔（通常是重复的）	行为在间隔期间至少发生一次，记录行为发生一次
瞬间采样	观察间隔缩短为一个时间点	行为发生在特定时间观察点，记录行为发生在观察期间内
采样间隔时间	在观察周期内相同长度的小间隔	只在间隔的某些部分记录行为（例如，每四次间隔记录一次）

■ 思考题

17. 定义什么是连续记录，举一个本章中没有出现的例子。
18. 定义什么是间隔记录。区分部分间隔记录方法和全间隔记录方法。
19. 什么时候更可能选择连续记录的方法？
20. 什么时候会选择间隔记录方法，而不选择连续记录方法？
21. 定义什么是时间采样记录。举一个本章中没有出现的例子。
22. 简要描述瞬时采样记录。

观察准确性的评估

　　Hawkins 和 Dotson（1975）确定了三类可能影响观察准确性的误差。第一，对反应的定义可能是模糊的、主观的或不完整的，因此观察者很难做出准确的观察。第二，在观察过程中可能有干扰或其他障碍，或者由于所观察的行为太过微妙或复杂，在这种情况下，观察者难以准确地观察。第三，是观察者可能缺乏充分训练、没有动力或者是有偏见的。我们觉得还可能存在另外两类误差：设计糟糕或不良的数据表和烦琐的记录程序。Kazdin（2011，pp.114-120）详细描述了五个可能影响观察者偏差和表象的来源：反应性、观察者漂移、观察者期望、反馈和观察的复杂性。

　　反应性是指观察的准确性是观察者信念——是否相信自己正在被监视——的一个方向函数（因此，如果观察者认为他没有被监控，观察就不那么准确了）。观察者漂移是指观察者对目标行为的定义逐渐偏离观察者最初定义的倾向。观察者期望指的是观察结果不准确地显示了目标行为改善的倾向，这种改善是观察者期望行为得到改善的作用。反馈是指观察者受监督者影响的倾向，监督者无意中给观察者提供的正面或负面的反馈，会影响观察者观察的准确性。最后，观察的复杂性指的是如果目标反应的定义有许多部分，或者观察者需要同时观察多个行为，那么观察结果的准确性会降低。

　　因为任何的行为矫正项目，都可能存在上述误差和误差来源中的一个或组合，行为矫正家经常进行观察者间信度（interobserver reliability，IOR）估计（也称为观察者间一致性，或者 interobserver agreement，IOA 估计）。两个独立的观察者可能会在给定会话期间对同一个体的相同行为进行记录。当他们在记录时，尽量小心不去影响或干扰对方。问题是，考虑到他们使用现有的行为定义，并记录程序时所做的最大努力，以及考虑到他们的训练，他们的分数会有多接近？几种 IOR 过程可以评估一点，但是有两种比其他的都更常见。

为了说明一个常见的 IOR 的过程，我们回到观察者记录花样滑冰选手的元素数量（跳跃加旋转）的例子。假设第二个观察者站在第一个观察者的滑冰场的对面。第二个观察者熟悉跳跃和旋转的定义，并使用与第一个观察者所使用的相同的数据记录表。在观察结束时，第一个观察者记录了 20 个元素，第二个观察者记录了 22 个元素。通过将较小的数除以较大的数，再乘以 100%，就可以转换成一个 IOR 值：IOR=20÷22×100%=91%。这个 IOR 的分数意味着这两个观察者对观察结果相当一致，但并不是说他们对 20 个具体元素达成一致，第二个观察者计算出 2 个额外的，因此总数是 22 个。很有可能，第一个观察者记录了第二个观察者遗漏的元素，第二个观察者数出第一个观察者忽略的元素，这在整个观察期间都可能发生。在这种情况下，两名观察员对具体的个人反应会完全不一致。不过，他们在总数上的基本一致使我们相信，实际总数接近于每个观察者所统计的数字，即使在具体的个人反应上可能存在不同。当两个观察者在一段时间内计算某一特定反应的频率时，计算两个总数，将较小的数除以较大的，再乘以 100%，这个计算 IOR 值方法是很常见的。然而，这种方法受到了批评。一些学者主张尝试逐点一致性测量，为了更好地确保所测量的一致和不一致，是关于行为的具体实例。关于逐点一致性和测量方法的讨论，请参见 Kazdin（2011，p.103-105），Yoder 和 Symons（2010，p.141-182）。

另一个 IOR 程序和间隔记录一起使用。回想一下，在一个较长的观察期中的每一个短暂时间内（通常是 5 或 10 秒），间隔记录程序可以记录一个，而且是唯一的一个反应（见表 21-2）。如果我们有两个独立的观察者记录相同的行为，并且每个人都使用间隔记录过程，那么问题是，该如何比较他们对应的间隔和那些包含反应的以及没有反应的间隔。让我们假设有两个观察者需要记录同一个孩子的两种社会互动行为，这些行为是故意碰其他孩子和向其他孩子喊叫。他们的间隔分数如图 21-5 所示。

正如你所看到的，两个观察者都计算出相同数量的触碰实例：18 次。然而，这两位观察员只同意这 18 次中的 16 次。每个人都计算出对方遗漏的 2 次，总共产生了 4 次不一致。如果我们使用之前描述过的计算过程，将得到 100% 的 IOR 值。然而，在第二种计算程序中，IOR 是通过将两个观察者一致认为行为发生的间隔数除以记录的行为总间隔数（一致数除以一致数、不一致数的相加）乘以

100% 而获得的。因此在这种情况下，第二种计算过程的 IOR 值是 80%。[2]

按照惯例，通常在行为矫正程序中，IOR 得分在 80% 到 100% 之间都是可以接受的。然而，计算过程的潜在变化，使最终的 IOR 值在单独考虑时具有潜在的误导性。我们建议读者在阅读行为矫正文献时，综合考虑反应性定义、观察者训练程序、记录系统、计算 IOR 的方法和最终的 IOR 值，来判断报告数据的可靠性，其中任何一点问题都会影响结果的准确性。

■ 思考题

23. 描述可能影响观察准确性的 5 种误差。

24. 列出可能影响观察者偏见和表象的 5 个来源，并简要描述它们。

25. 用一两句话解释什么是观察者间信度。（描述这个过程，但不用给出计算 IOR 的过程。）

26. 使用上文所描述的用间隔数据计算 IOR 值的程序，根据观察者 1 和 2 记录的 "喊叫" 数据（图 21-5）计算 IOR 值。写出你所有的计算步骤。

27. 根据惯例，什么是行为矫正程序中可接受的 IOR？惯例指什么？

⊘ 应用练习

（1）涉及他人的练习

选择一个不足或过多的行为（例如，彼得的发脾气行为），正如其他章节所述，成功地矫正它。针对该行为：

1）设计一个看似合理的数据表，包括一列会谈和一列每次会谈中行为的实例。

2）准备一些有代表性的数据（真实或假设的），这些数据是在 6 次会谈中收集到的，并写在你的日期表中。

3）根据你的数据，绘制一个频率图。

4）根据你的数据，绘制一个累积图。

（2）自我矫正练习

选择一个你自己的有不足的或过度的行为。对于这个行为，回答之前练习中的所有选项（1 至 4）。

⊚ 供进一步学习的注释

1. 研究人员在使用直接观察法进行观察时，通常尽量做到不太突兀。当观察方法影响观察到的行为时，我们认为观察是突兀的。不突兀地观察并记录，是说观察不会导致那些被观察到的行为偏离它们的典型行为。你可以通过几种方式确保你的观察不突兀。一种可能的方法是从单向窗户后面观察行为，就像在第 4 章的达伦案例中说明的那样。另一种可能的方法是在远处不起眼地观察个体，比如研究酒吧内顾客的饮酒习惯的人员（Sommer，1977）。还有一种方法是，让一个同伙（共同观察者）在正常的工作环境中与来访者一起工作（Rae，Martin，& Smyk，1990）。其他的选择包括用隐藏的摄像机记录行为，并评估来访者行为的产物（比如在公共露营地丢下的物品；Osborne & Powers，1980）。然而，这样的策略引发了一个道德问题：在未经个体同意的情况下，观察他们是否合乎道德？美国心理学会在心理学家的道德原则和行为准则中，包括 2010 年的修正案，制定了一套伦理准则，指导心理学研究者进行各类实验。特别与此条标准相关的"条例 8.03 关于在研究中记录声音和图像的知情同意"：心理学家（必须）先获得研究参与者的知情同意，才能进行数据采集、记录他们的声音或图像；免知情同意仅限于以下情况：①自然观察的研究只包括在公共场所，并且有理由认为使用录音的方式不会造成个人身份泄露或伤害；②研究设计中包括必要的隐瞒或欺骗手段，并在研究结束后向参与者做出适当说明，并获得使用录音或录像的同意。任何想要记录他人行为的人，都应该参考他所在专业组织的道德准则，以及与隐私和保密有关的适用法律（参见第 3 章）。

2. 我们所建议的在间隔记录期间计算 IOR 的过程，是将观察者们同意行为发生的间隔数，除以每个观察者记录到的行为发生的不重复的间隔总数（一致加不一致），再乘以 100%。一些研究人员包括观察者们一致同意，有些行为并没有出现，换句话说，在行为空白的间隔上达成一致。然而，当很少有行为被记录下来时，这就大大增加了信度分数。例如，我们看到图 21-5 中给出了 45 个观察间隔。假设观察者 1 在间隔 5 中记录了一个触碰的实例，观察者 2 在间隔 6 中记录了一个触碰的实例，没有其他触碰的例子被记录下来。在这种情况下，两个观察者也对该行为的记录不完全一致，并且，仅对行为发生的实例进行一致性计算，IOR 将是零。但是，如果包含了空白间隔一致，IOR 值等于 43 个一致除以 43 个一致和 2 个不一致相加的 45，再乘以 100%，等于 95.6%。由于这种扭曲，许多研究人员不计算空白间隔上的一致，换句话说，忽略观察者评定没有行为发生的间隔。一个可以接受的例外是，当关注一个人行为的减少时，重要的是要对此达成一致，即行为没有发生。然而，这需要做出一些在许多情况下可能是主观和武断的决定。也许最好的解决方案，是在例行、单独地报告目标行为的发生的 IOR，以及目标行为不发生的 IOR。关于以上几点和计算 IOR 复杂性的其他评论，请参考 Bailey 和 Burch（2002，pp.127-128）。

进一步学习的思考题

1. 突兀与不突兀的观察之间有什么区别？
2. 在计算 IOR 时，什么时候会出现扭曲，尤其是空白间隔内包含一致行为的误导？举一个例子。
3. 在你的 IOR 的计算中，什么时候可以接受包含空白区间的一致？为什么说这是可接受的？

第 22 章

行为矫正的调查研究

正如第 20 章所述，行为矫正程序至少有四个阶段：筛选或登记阶段，是为了澄清问题并决定谁应该治疗它；预程序评估或基线阶段，是确定问题行为的成因及其在程序开始前的初始水平；治疗阶段中开始进行干预策略；随访阶段，评估理想的行为变化在程序结束后的持续性。许多行为矫正项目远不止这些阶段，并有力地论证了这确实是一种可以导致行为发生特定变化的治疗。下面这个假设的例子很好地说明了这种论证的价值。

凯利读小学二年级，在解决加法和减法的问题上，她的表现比数学课上的其他任何一个学生都要差很多。此外，她在课堂上搞破坏。这位老师推断，如果提高凯利在完成老师指定的数学问题上的表现，可能会让凯利在解决这些问题上感到快乐，也可能减少她与附近学生的破坏性互动。在一个为期 1 周的基线阶段，老师给班级布置了一定数量的题目，并记录了每半小时内凯利顺利作答的数量。凯利平均每半个小时就正确做出 7 道题，在同样的时间内，班级平均正确完成 16 道题，凯利比班级平均水平的一半还低。老师接下来引进了一个强化程序，老师告诉凯利，她每正确做出一道数学题，都将在周五下午给全班增加一分钟的休息时间。凯利的表现在程序进行后的第一周有所改善。在第二周期间，凯利超过了班级的平均水平，每半小时完成了 16 道以上正确的数学题。

老师能把凯利行为表现的提高归功于治疗吗？我们最初可能会倾向于说

"是"，因为现在的表现比原来的基线表现要好得多。然而，考虑到这种改善有可能是其他因素造成的。例如，重感冒可能会抑制凯利的基线表现，而程序开始后，感冒好转可能会提高数学表现。治疗阶段中分配指定的问题，可能比基线期指定的问题要容易得多。又或者，也许是老师可能不知道的原因提高了成绩。行为矫正研究试图充分地证明它是一种治疗，并对目标行为的任何改变负责，而不是一些不可控因素在影响着目标行为的变化。

逆向重复（ABAB）设计

假设这位老师希望验证，治疗计划确实是凯利进步的原因。除了满足老师的好奇心之外，还有几个实际的理由可以解释为什么这样的验证是值得的。这样的验证可以表明，是否要尝试类似的程序，来解决凯利可能有的问题，是否对其他学生尝试类似的程序，甚至是否应该向其他老师推荐类似的程序。因此，在强化程序进行到第二周快结束时，老师决定取消强化并回到基线条件。假设老师操纵条件的结果如图 22-1 所示。

回到基线条件后接近两周时，凯利的表现接近她的基线水平。然后，教师重新介入治疗阶段，凯利的表现得到了提高（如图 22-1 所示）。老师已经复制了原始的基线和最初的治疗效果。如果有一些不可控的变量在运作，我们必须假设它恰好在治疗程序有效的同一时间神秘发生，并且在没有治疗程序时不会发生，每成功复制一次疗效后，它就变得越来越不可信了。我们现在确信，正是教师的治疗程序导致了理想的行为改变。因此，老师验证了特定行为和治疗程序之间的因果关系。

在研究术语中，行为的测量被称为**因变量**，治疗或干预被称为**自变量**。在前面的例子中，正确作答数学题的题数是因变量，而老师对凯利的治疗程序是自变量。评估可能的因果关系时需要考虑两个因素：内部效度和外部效度。如果一项实验或研究充分地证明了是自变量使观察到的因变量产生变化，那么就说它具有**内部效度**；一项研究或实验是否具有**外部效度**，取决于将其结果推广到其他行为、个体、设置或治疗的程度。

凯利的老师所采用的这类研究策略被称为"逆向重复设计"，这是一种实验设计，包括步骤如下：一个基线阶段后，跟着一个治疗阶段，随后是逆转回到基线条件阶段，再跟着复制一个治疗阶段。我们通常用 A 代表基线，用 B 代表治疗，因此，这个研究设计也被称为 ABAB 设计。因第二个基线阶段时，治疗被撤回，它又被称为"撤回设计"（Poling，Methot，& LeSage，1995）。对于该设计在实际研究中应用的例子，参见 Kadey 和 Roane（2012）。

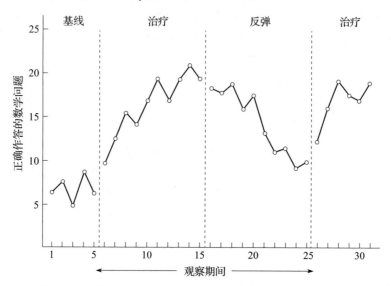

图 22-1　假定数据，显示了对凯利的逆向重复（ABAB）设计

尽管逆向重复设计乍一看似乎很简单，但正在做行为矫正研究的初学者很快就发现，有一些问题回答不上来。假设对反应的定义、观察者的准确性和数据记录（详细见第 21 章）这些问题已经解决了，第一个疑问是：基线阶段应该持续多长时间？通过观察图 22-2，你可以更好地理解回答这个问题的困难。在这个图中，你认为哪一个基线是最合适的？如果你选择了基线 4 和基线 5，我们赞同。基线 4 可以接受，是因为它的行为模式看起来是稳定的，且可预测。基线 5 也可以接受，是因为观察到的行为趋势与自变量预测因变量的方向相反。理想情况下，基线阶段应该持续下去，直到行为的表现模式稳定为止，或者直到它表现出与自变量所要预测的方向相反的趋势。

在应用研究项目方面的其他考虑，可能会导致缩短或延长基线期。首先，应该科学、系统地回顾与自变量、因变量相关的研究进展。相比一个研究不太深入的领域，我们在一个得到众多研究的领域内，对新的行为研究进行较短的基线期，可能会感觉更舒适。其次，现实考虑可能会限制基线观察期的长度。研究人员的可用时间、观察者的可用性、学生在按时完成项目上的限制，以及一些其他因素而非科学原因，可能导致我们限制或延长基线期。最后，伦理方面的考虑经常影响到基线期的长度。例如，当试图减少一个发育障碍儿童的自我虐待行为时，延长基线期是不符合伦理的。

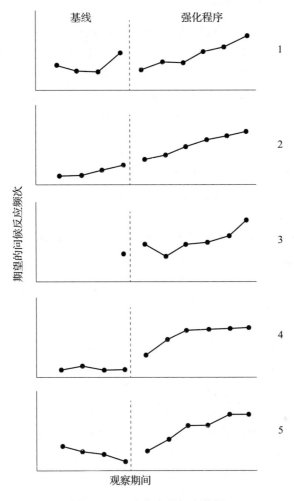

图 22-2 5 个儿童的假定数据

另一个从事行为矫正研究的初学者会遇到的问题，涉及需要多少次的逆转和复制。又来了，这个问题没有简单的答案。如果当我们引入自变量后，观察到一个非常大的效果，并且这个区域是之前被探索过的，一次重复试验可能就足够了。其他因素的组合可能会引导我们进行几次重复试验，以充分地证明因果关系。

尽管逆向重复设计是一种常见的行为矫正研究策略，但它也有局限性，在某些情况下，这类设计是不合适的。首先，可能在治疗阶段后，再次逆转到基线条件，这是不可取的。例如，当治疗一个孩子的自我虐待行为时，为了证明治疗是行为改变的原因，在成功的治疗后撤回到基线阶段，这是不符合伦理的。

其次，由于行为陷阱，可能无法"撤回"。在第 16 章中，我们叙述了改良行为是如何被"困住"的。一旦教授害羞的孩子与同伴互动，这种互动行为可能因受到同伴关注而持续下去。一旦高尔夫球专家教新手击球超过 200 码⊖的距离，那么这位新球手就不太可能回到之前击球只有 150 码的水平。

■ 思考题

1. 简要说出并描述行为矫正程序的四个必要阶段。
2. 用两到三句话解释，在行为矫正最少的程序中，为什么我们不能断定行为的改变是由治疗引起的。
3. 在两到三句话辨别最简行为矫正程序和行为矫正研究。
4. 什么是因变量，并举例说明。
5. 什么是自变量，并举例说明。
6. 定义什么是内部效度。
7. 定义什么是外部效度。
8. 参考一个例子，简要描述逆向重复设计的四个要素。该设计还有什么别的名称？
9. 理想情况下，逆向重复设计的基线阶段应该持续多长时间？
10. 用一两句话解释，图 22-2 中的基线 1、2 和 3 为什么都不合适。
11. 哪些科学、现实和伦理方面的考虑可能导致某人延长或缩短基线期？
12. 在逆向重复设计中需要多少次逆转和复制？
13. 明确逆向重复设计的两个限制，各举一个例子说明。

多重基线设计

有时，可能无法将行为恢复到基线水平，即使是短时间内，撤回对行为的改善也常常是不可取的。多重基线设计不需要恢复到基线条件，就可用于证明特定治疗的有效性。

⊖   1 码 =0.9144 米。

多基线行为间设计

　　假设凯利的老师想要证明强化程序对孩子学业表现的作用，但不想撤回到基线期，因为这需要冒风险：失去凯利已表现出的进步。这个老师可以通过使用多基线行为间设计，来证明这个治疗的效果，设计包括为个体的两个或更多行为建立基线，随后依次引入治疗到各个行为。在应用这个设计时，凯利的老师第一步可能是记录凯利在数学课上解决数学问题的表现，以及记录在语言艺术课上拼写和句子写作的表现。老师所得到的基线可能如图 22-3 所示。接着在数学课上，对凯利引入强化程序：每一道正确作答的数学题，全班就多出一分钟的课间休息，同时在语言艺术课上的其他行为可能仍处于基线期。若结果如图 22-3 所示，那么接下来老师可能会为对凯利的第二个行为引入强化程序：每正确拼写一个单词，全班就多出一分钟的课间休息。最后，老师可能也对凯利的第三个行为——句子写作引入治疗程序。若凯利的表现如图 22-3 所示，则说明行为只有在引入治疗时，才发生改变。这个假设的例子说明了疗法对几个行为的控制。具体在研究中应用多基线行为间设计的例子，可参见 Gena、Krantz、MeClannahan 和 Pulson（1996），以及 Axe 和 Saino（2010）。

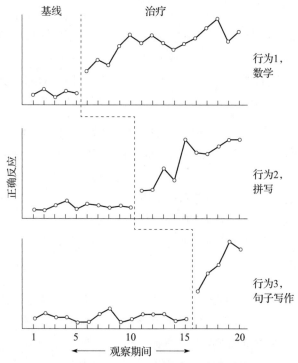

图 22-3　假定数据说明对凯利进行的多基线行为间设计

这种设计有个潜在的问题，这些行为可能不是互相独立的（例如 Nordquist，1971）。如果凯利的老师对其中一个行为进行了治疗程序，同时另外两个行为都保持在基线条件；以及如果观察到所有（三个）行为都得到改善，老师可能就无法自信地将行为的改进归因于治疗效果，因为其他两个未接受治疗的行为也得到了改善。该设计的局限性还有，可能很难找到两个或更合适的行为，或足够的观察者来收集关于多个行为的必要数据。此外，如果只对一个人应用治疗程序，我们只能推论这种治疗仅在该个体的内部是有效的。我们必须对结果是否适用于其他个体保持谨慎。

多基线跨情境设计

多基线跨情境设计包括为个体在两个或多个情境的同一行为建立基线，随后分别在这些情境中，依次引入对行为的处理。例如，Allen（1973）关注的是减少一个 8 岁轻微脑损伤男孩的古怪言语行为。在参加一个无眠夏令营时，这个男孩数个小时里都在幻想他假想的宠物企鹅，称之为"拖轮拖车"和"小波尔卡圆点"。这些话语干扰了男孩与同伴和营地辅导员的互动。在最初的基线阶段，收集了以下四个情境里的言语表现数据：在傍晚的小道散步时、在餐厅里、在男孩的小木屋里，以及在和女孩子们相处时。治疗是一个忽略言语表达的消退程序，接着在第一个情境（散步小道）中引入治疗，而对其余三个情境下的言语表现继续维持在基线水平（不做干预）。在成功减少散步小道情境中的言语表现之后，将治疗引入第二个情境，即餐厅，其余两个情境的行为继续维持在基线期（不做干预）。最后，在其余两个情境下相继引入治疗。在对每个情境引入治疗处理后，小男孩在这个情境下的古怪言语数量都减少到接近零的水平。使用这种设计的另一个研究的例子，见 Graff 和 Karsten（2012）。

与多基线行为间设计的潜在问题类似，在多基线跨情境设计中，当治疗施加于第一个情境下的行为时，这可能导致随后在所有情境中的行为都好转（即跨情境的刺激泛化）。当这种情况发生时，研究人员不能推断出行为的改善与治疗之间存在因果关系。其他潜在局限性是，行为可能只发生在一种情境中，或者可能缺少足够的观察者来收集必要的数据。此外，如果该程序只适用于一个个体，我们也只能得出结论：治疗对这一个体是有效的。我们必须对结果是否能推论给其他人保持谨慎。

多基线个体间设计

多基线个体间设计包括为两个或多个人的一个特定行为建立起基线，同时依次向每个人引入治疗。例如，Wanlin、Hrycaiko、Martin 和 Mahon（1997）使用多基线个体间设计来论证组合程序（称为"打包治疗"）的有效性，旨在提高四名女子速滑运动员的练习表现。在最初的练习中，记录了四名滑冰选手每次练习的平均滑冰圈数。第一名滑冰者被给予治疗方案，同时其他滑冰者继续在基线期。接触到治疗方案后，第一名滑冰选手的练习表现提高了。在不同的练习中，依次引入治疗方案给第二名滑冰者、第三名滑冰者，最后是第四名，并且每一次都能提高每次练习的滑冰圈数。这种随着时间顺序接受治疗的个体依次得到改善的例证，能充分论证组合治疗程序的有效性。对于这个设计最近的应用，见 Kraus、Hanley、Cesana、Eisenberg 和 Javie（2012）。

　　多基线个体间设计有一个潜在问题，第一个个体可能对治疗做出解释，或向其他个体示范理想的行为改变，使得他们在没有经过治疗的情况下，行为表现也得到提高（见 Kazdin，1973）。同样地，不可能总是找到两个或更多个体都具有相同的问题行为，或者找到收集数据所需的额外观察者。成功地在个体之间复制这种疗效，既证明了内部有效性，也证明了一定程度上的外部有效性，因此我们有一定的自信将治疗结果推断至其他个体身上。

■ 思考题

　　14. 阐述多重基线设计优于逆向重复设计的地方。

　　15. 根据一个例子，简要描述多基线行为间设计。

　　16. 多基线行为间设计存在哪三个可能的局限性？

　　17. 根据一个例子，简要描述一个多基线跨情境设计。

　　18. 多基线跨情境设计的三个潜在局限性是什么？

　　19. 根据一个例子，简要描述一个多基线个体间设计。

　　20. 多基线个体间设计的三个潜在局限性是什么？

改变标准的设计

　　改变标准的设计是通过用于实施治疗连续变化的行为标准，来评估治疗对个体行为施加的控制。如果每次应用治疗的行为标准发生变化后，行为持续地发生相同的变化，我们就可以得出结论，治疗是导致行为改变的原因。

　　DeLuca 和 Holborn（1992）使用了一个改变标准的设计，来证明一个代币制强化系统对 1 岁男孩（其中一些男孩是肥胖的，而另一些则不是）运动的影响。在第一阶段（基线期），包括几个 30 分钟的锻炼课程，对每个男孩在固定自行车上的踏板速度进行评估。根据这些数据，他们为每个男孩设定了一个强化标准，这个标准比他的平均基线速度高出大约15%。在第二阶段，当一个男孩达到这个标准时，他会获得一些分数（由铃声和灯光发出的信号），这些分数可以在之后兑换奖励。当一个男孩的表现稳定在这个新的较高水平的踏板运动之后，第三阶段开始，它的强化标准变成比第二阶段的平均踏板率高出约15%。类似地，每个后续阶段都将强化标准提高到比前一阶段的平均水平高15%。图22-4所显示的是其中一个男孩的数据，每一次强化标准的改变后，行为表现都有改善。这一模式在三个肥胖的男孩和三个不肥胖的男孩身上都得到了证实。为了进一步论证强化程序的实验控制，如图22-4所示，在这个研究中包含了撤回到基线阶段的过程。尽管这种逆转提供了确认信息，但这种逆转并不是改变标准设计的一个决定性特征。

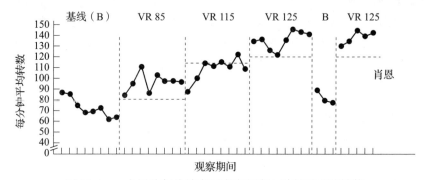

图 22-4   一个男孩每分钟在固定自行车上踏板的平均转数

注：基线阶段之后，根据渐增的变化比率（VR）标准，给予代币制强化（即平均反应需求变得越来越大）。

交替治疗（多因素）设计

前面的实验设计用于证明"特定治疗导致特定行为发生变化"再适合不过了。然而，如果我们想比较不同的治疗方法，对单一个体单一行为的治疗效果呢？多基线设计并不适合这个目的。针对这个目的的另一个设计，是由 Barlow 和 Hayes（1979）最先提出的**交替治疗设计**，也称为**多因素设计**。它涉及交替进行两个或多个治疗条件，每个疗程一个条件，以评估它们对个体单个行为的影响。例如，Wolko、Hrycaiko 和 Martin（1993）关注如何提高年轻的体操运动员在平衡木练习中完成技术的频率，并比较了三种治疗方法的效果。第一种治疗方法是体操教练通常采用的标准训练。第二种是标准训练配合公共目标的设定、监控以及教练的反馈。在这种情况下，教练为这个体操运动员制定目标，记录她的练习成绩，张贴在体育馆的图表上，并在每次练习结束时进行反馈。第三种是标准训练配合个人的自我管理，包括这个体操运动员设定自己的目标，并在笔记本中记录自己的表现。这三种条件在练习中随机交替地出现。将其中一个体操运动员的结果绘制成三个累积图（见图 22-5），结果表明，标准训练配合个人的自我管理，比标准训练配合公共自我管理或仅有标准训练（基线条件）更有效。另一个使用交替治疗设计的例子，见 Shayne、Fogel、Miltenberger 和 Koehler（2012）。

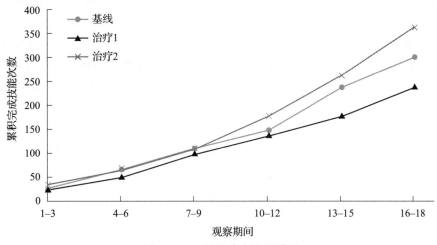

图 22-5　三种治疗方法的效果

注：在标准训练（基线）、标准训练配合公共自我管理（治疗 1）和标准训练配合个人自我管理（治疗 2）的条件下，体操运动员完成的平衡木技能的频率。每种条件持续 6 个疗程，这些条件随机交替出现在 18 个疗程中。

资料来源：改编自 K. L. Wolko，D. W. Hrycaiko，and G. L. Martin，"A Comparison of Two Self-Management Packages to Standard Coaching for Improving Practice Performance of Gymnasts," *Behavior Modification, 17*（1993），p. 209-223.

正如 Sidman（1960，p.326）建议，可以用交替治疗设计来研究特定的自变量对不同行为的效果。例如，Ming 和 Martin（1996）使用交替治疗设计来研究自言自语对两种不同的花样滑冰行为的效果。

交替治疗设计有一个潜在的问题，几种治疗的效果可能会相互影响。也就是说，其中一个治疗产生效果的原因，可能要么是在交替治疗期间与其他治疗形成对比，要么是在疗法之间刺激泛化。许多使用交替治疗设计的研究中，都发生过交互作用（例如，Hains & Baer，1989）。

数据分析和解释

在行为矫正研究中，研究者采取本章所描述的实验设计并分析数据时，通常不需要对照组和统计技术，[1]在心理学的其他领域中，这些技术将更为常见。不过，这并不意味着，行为分析家就不需要计算组平均值或统计组间差异的显著性。只是总体上，行为分析家更感兴趣的是理解和改善个体的行为，而不是群体的平均水平（参见 Blampied，2013；Sidman，1960，为此方法的经典辩护和阐述）。对特定治疗的效果评估通常基于两大标准：科学性和实用性。科学标准作为方针，指导研究者评估是否存在有力的论据证明，治疗对因变量产生了可信的效果，一般根据视觉上检查研究结果的图表做判断。要判断一种疗法是否对一个因变量产生可信的影响，最好通过检查图 22-6。这五张图的大多数观察者可能都会赞同以下说法：图 22-6a 产生了明显的、较大的效应，图 22-6b 产生了小却可信的效应，而其余图的效应则值得怀疑。

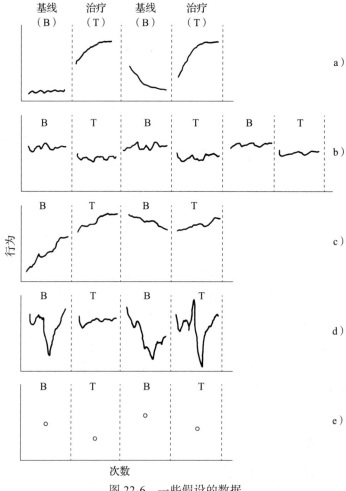

图 22-6　一些假设的数据

以下这七个标准，通常能增强我们对治疗起效的信心：

（1）效应被重复或重复的次数越多；

（2）基线和治疗阶段之间的重叠点越少；

（3）在治疗开始后观察到的效果越早；

（4）效果越大；

（5）定义治疗程序越精确；

（6）对反应的测量越可信；以及

（7）这些结果与现有的数据和公认的行为理论越一致。

关于视觉检查程序的更多细节，参见 Bourret 和 Pietras（2013）。关于数据的视觉检验问题，参阅 Fisch（1998）。为了提高单一个案设计视觉检查的信度和效度，进行视觉辅助和员工培训计划，相关叙述参考 Fisher、Kelley 和 Lomas（2003）。

从科学的角度判断一个作用是否被证明是一回事，而从实际上，评估行为改变对来访者及其生活中的重要他人甚至整个社会的意义，这是另外一回事。在评估治疗的实际影响时，我们必须考虑得更多，而不只是考虑到判断治疗是否对行为起作用的科学标准。如果图 22-6b 是一个自我虐待行为的图表，那么可靠的因果关系得到证实，但这可能没有任何临床意义。如果这个人在治疗阶段仍然进行自我虐待，他的照顾者以及监护人都会不满。关于判断行为改变的实际重要性，称为临床有效性或社会意义的判断。

一个与实际重要性相关的概念是社会有效性。Wolf（1978）认为，行为矫正家至少需要在三个层面上进行社会性检验：①目标行为对来访者和社会实践真正重要的程度；②来访者对特定程序的可接受程度，尤其当替代程序能够达到大致相同的结果时；③目标群体（来访者或他们的照料者）对结果的满意程度。一种社会性检验程序涉及主观评价，来访者或其重要他人会被问及对目标、程序和结果的满意程度。另一种社会检验程序是进行测试，确定来访者喜欢两个或多个备选方案中的哪一个。第三种程序是将治疗后来访者的平均表现和一些比较组（如正常同龄人）的平均成绩进行比较，从社会的角度检验治疗的目的和效果。Kennedy（2002a）提出，社会检验方法，如上面所列，还应补充关于维持治疗效果的信息。他推断：①与已提出的许多其他方法相比，这种测量社会有效性的方法更加客观，②不能维持的行为改变，很难说是社会有效的，不管来访者周围环境中的人对疗法的主观评价有多高。不过，在来访者的生理和社会环境中，维持来访者的行为变化是一个很好的迹象，说明行为变化对来访者和社会起了作用。关于问题行为的减少，Kennedy（2002b）还提出了一系列其他的社会有效性指标。社会检验让行为矫正家尽其所能，帮助个人在社会中充分发挥作用。第 30 章讨论了确保治疗专家责任的其他策略。

■ 思考题

21. 参考一个实例，简要描述改变标准的设计。

22. 参考一个实例，简要描述交替治疗设计。这个设计又可以称作什么？这个名字在什么时候可能更合适？并解释一下为什么。

23. 简要描述交替治疗设计的潜在问题。

24. 用一到两句话，说明评估特定治疗效果的科学标准和实践标准，并确保你的回答将它们区分开来。

25. 解释一下，对于图 22-6c、图 22-6d、图 22-6e 的治疗效果，为什么说很难得出结论。

26. 哪七个标准能让你最大限度地相信，ABAB 设计中的治疗对因变量产生了影响？

27. 社会检验有哪三个层次？为什么说它们是重要的？

◉ 应用练习

（1）涉及他人的练习

假设你正在教学生做一些研究，这些研究使用了逆向重复和多基线设计。你的学生需要在一个研究设计中选择一个因变量，并评估一些治疗方法对那个因变量的影响。作为老师，你的任务是分析这一章的内容，提供一份指导语，帮助学生选择合适的实验设计。你应该采用一系列"如果……那么……"的语句形式，形成特定构思的指导语。例如，如果满足（a）和（b），则选择逆向设计；但是如果符合（c）、（d）和（e），就选择一个多重基线设计，诸如此类。

（2）自我矫正练习

正如第 20 章所述，若没有任何额外的行为过程，自我记录有时会产生反应性——也就是说，自我记录这一动作本身就会导致行为改变。假设你已经决定用自我记录，作为一种自我矫正程序的治疗进行研究。采取一个合理的多基线设计，能够让你评估自我记录（作为一种自我控制治疗）的有效性。

⊚ 供进一步学习的注释

1. 本章中描述的实验设计被称为单一个案、单被试或被试内的实验设计。这些大部分的设计中，个体作为他本身的对照，将个体没有接受治疗的表现，与个体在治疗期间的表现相比较。在心理学的许多领域，更常见的设计是控制组或被试间设计。控制组的设计通常涉及至少两组，一组接受治疗，另一组不接受治疗。然后根据适当的统计程序比较两组的平均表现。出于若干原因，单一个案设计比控制组设计更受欢迎（Hrycaiko & Martin，1996）。

首先，行为矫正家们关注的是在多次会谈中，对个体行为表现的重复测量，从而提供关于个体表现变化的潜在而有价值的信息。组间设计，强调群组的平均成绩，通常是在一个时间点收集数据，而不是随着时间的推移去不断地监视个体。其次，使用单一个案设计的研究人员，通常只需要找到几个具有相同行为问题的个体，就可以评估干预措施了。而使用组间设计的研究人员经常发现，要找到足够多的且具有相同行为问题的个体，来形成不同的组别是很困难的。再次，因为所有在单一个案设计中的个体，只需要接受某个时间段的干预，所以这些设计不太容易受到拒绝治疗等伦理问题的影响，而且研究人员也不会面临诸如来自来访者（或其重要他人）拒绝参与无治疗控制组的情况。最后，由于单一个案设计依赖于重复逻辑，而不是组间设计的取样逻辑（Smith，1988），所以它们不会受到组间设计所需的统计假设的阻碍。通常在使用组间设计的研究中，这些假设要么没有被评估，要么没有得到满足（Hoekstra、Kiers，& Johnson，2012）。由于这些和其他原因，行为矫正家更倾向单一个案的设计。关于单一个案设计，有许多很好的书籍，包括 Bailey 和 Burch（2002），Barlow、Nock 和 Hersen（2009），Johnston 和 Pennypacker（2009），Kazdin（2011），Morgan 和 Morgan（2009）以及 Richards、Taylor 和 Ramasamy（2014），参见 Martin、Thompson 和 Regehr（2004），Barker、Mellalieu、McCarthy、Jones、和 Moran（2013）的文献综述研究，以及 Virues-Ortega 和 Martin（2010）为运动心理学应用单一个案设计提供参考。关于单一个案设计的一些常见误解的讨论，请参见 Hrycaiko 和 Martin（1996）。关于使用组间设计的相关原因和讨论，见 Poling、Methot 和 LeSage（1995）。有关单一个案研究的统计技术，Brossart、Parker、Olson 和 Mahadevan（2006），Ma（2006），Parker（2006），Parker 和 Hagan-Burke（2007）进行了讨论说明。在行为分析研究中，关于使用统计推理过程的利与弊的讨论，请参见 *The Behavior Analyst*，2000，Vol.22，No.2。关于单一个案研究的元分析，请参阅 *the Journal of Behavioral Education*，2012，Vol.21，No.3。

进一步学习的思考题

1. 列出四个理由说明，为什么许多行为矫正家更喜欢单一个案设计而不是组别设计。

第五部分

整合起来，制订有效的行为计划

Behavior
Modification

第 23 章

问题行为的功能评估

在这本书的第二部分，特别是在"陷阱"的相关章节中，我们一再指出，行为准则的误用或滥用会导致问题行为。换句话说，如果这些原则不是为你工作，它们就会对你不利。越来越多的应用行为分析家和行为治疗师试图理解问题行为的成因，以便进行更有效的治疗。

对问题行为的功能评估包括两个问题：①行为的前因是什么和②行为的直接后果是什么？更具体地说，我们会问：这种行为是由特定的刺激诱发的，还是直接引起的？它被强化了吗？如果是这样，那么强化物是什么？这种行为是否会导致人们逃离令人厌恶的事件？从来访者的角度来看，行为起了什么样的作用或功能？这些问题的答案对规划有效的治疗方案具有重要的意义。

功能评估程序

功能评估这一术语，涉及试图确定问题行为的前因和后果的各种方法。在本章节中，我们考虑了某些程序，这些程序能识别出控制特定问题行为的变量，并讨论了对这些变量的了解是如何帮助我们设计出有效的治疗方案的。这里介绍的信息，从逻辑上遵循前几章讨论过的基本原则和程序。

问题行为的功能分析

功能分析是系统地操纵环境事件，用实验方法来检验它们在维持或控制该问题行为中的前因或者后果中的作用。这个过程也被称为实验性功能评估——指评估者直接评估潜在控制变量对问题行为的影响。在行为矫正的早期，不管是什么因素导致了或维持了问题行为，人们常常认为，适当使用正强化物或惩罚可以胜过任何可能导致或维持问题行为的因素。这种策略通常很奏效。然而，要找到足够强大的正强化物，以矫正极端严重的问题行为往往是困难的。对于发育障碍患者的自残行为来说，尤其如此。他们的很多行为，比如乱挖眼睛、乱撞头、自咬行为等，都对他们和照料他们的身边人非常有害。毫无疑问，他们的这些行为必须被消除。如果要控制这些极其有害的自残行为，行为矫正者似乎别无选择，只能采取强烈的惩罚，如电击惩罚。[1]

随后在 1982 年，布莱恩·岩田和同事发表了一篇论文，到 1994 年，这篇论文变得如此有影响力以至于它被重印了多次（Iwata，Dorsey，Slifer，Baum，& Ricman，1982，1994），现在，它仍然被广泛引用。这些研究人员决定采取一种功能分析的方法，来找出发育障碍儿童自残行为的成因。他们使用了前一章所提及的多因素设计。

研究中包括了 9 名发育迟缓、有自残行为的儿童。因为这项研究针对表现出自残行为的儿童。医护人员对儿童进行了仔细的检查，以确保任何自伤都不会过于严重，如只有轻微的割伤或擦伤等自残行为。这些轻微的割伤或擦伤通常出现在儿童日常活动中。在整个研究过程中，医护人员随时都在医治任何自伤。此外，在与医护人员协商后，我们规定了严格的标准，如果自伤超过了这一规定的程度，则终止疗程。在这项研究里，每名儿童平均持续了大约八天的疗程。

在他们的研究中有四种条件。在一个通常用于治疗的房间里，每名儿童每天以随机顺序接受两次治疗，一次 15 分钟。注意条件是想看看成年人的关注是否维持了这种自我伤害的行为：行为矫正家和儿童一起走进房间，这个房间里摆放了各种各样的玩具。然而，行为矫正家假装在做日常文书工作，并且只在儿童出现问题行为时，才与他互动。每次儿童有伤害自己的行为时，行为矫正家都会看着儿童并表达关注，比如"不要那样做，你会伤害到你自己"。要求条件是想看看这些自我伤害的行为，是否通过逃避要求而得以维持的：行为矫正家和儿童一起走进房间，行为矫正家提示儿童去做一些他觉得困难的任务。如果儿童出现问题行为，行为矫正家就有 30 秒不会对孩子提出要求。单独条件是想看看在儿童独自一人时，这种自我伤害的行为是否成为一种感官强化的形式：通过单向玻璃观察，儿童自己一个人在房间里，没有玩具可玩。控制条件是想测试在没有前三种条件的情况下，儿童是否会出现自伤行为：儿童和行为矫正家一起在房间里，地上有各种各样的玩具，而行为矫正家强化儿童的适当玩耍行为。

结果表明，在9名儿童中，有6名儿童的自伤行为是由不同类型的强化物控制的。在注意条件下，2名儿童表现出更多的自伤行为，表明社会关注和社会正强化维持了他们的自伤行为。在要求条件下，2名儿童表现出更多的自伤行为，表明逃避要求、社会负强化在维持他们的自伤行为。在单独条件下，2名儿童表现出更多的自我伤害行为，表明非社会性强化会维持他们的自伤行为，这可能是自伤行为的某种内在感觉的强化。内在感觉强化是指一种反应生成的感觉所产生的强化，比如，当你按压眼球时，你可能会感受到闪光。在控制条件下，没有一个儿童表现出更多的自我伤害行为。结果表明：①4名儿童在自我强化（独自）条件下的自残行为频率相对较高；②2名儿童在要求条件下的自残行为频率最高；③3名儿童在所有的刺激条件下的自残行为频率都相对较高。

功能分析对治疗的启示　岩田等人（1982，1994）的研究结果发现，即使一个人与另一个人的自伤行为在形式上可能非常相似，但在功能上可能很不一样。这一发现意味着，治疗应该基于行为的功能，而不是其形式。举个例子，我们假设，在两个表现出自我伤害行为的孩子身上，进行岩田等人的四种条件，每个孩子有五个疗程。我们进一步假设，对两个孩子进行多因素设计的结果如图23-1所示。由于儿童A的数据显示，该儿童的问题行为是由成人的注意所维持的，建议不对该名儿童的问题行为加以关注，而是关注恰当的行为。另一方面，在图23-1中，由于B儿童的数据表明，该儿童的问题行为是通过逃避要求来维持的，因此建议在与该名儿童一起相处时，有更多或更长的无要求时间，如果一个问题行为是发生在要求之后（逃避要求行为的消退），也许需要坚持进行要求。尽管图23-1中的数据是假设的，但在本章后面一些例子中你会看到，对问题行为的原因进行功能分析，通常与基于功能分析的有效治疗方法一起结合应用。

在岩田等人的里程碑式研究（1982，1994）之后，超过2000篇的文章和书籍章节对他们原始开发的功能分析程序进行了讨论和推广（Beavers, Iwata, & Lerman, 2013）。功能分析已经广泛用于多种不同的设置，包括不同类型的问题行为，以及不同类型的个人（例子参见 Cipani & Schock, 2007；Steege & Watson, 2009；Sturmey, 2007）。通常称功能分析程序为功能评估的"黄金标准"，因为其他的功能评估程序（稍后讨论）还未能有效地识别出维持问题行为的变量。

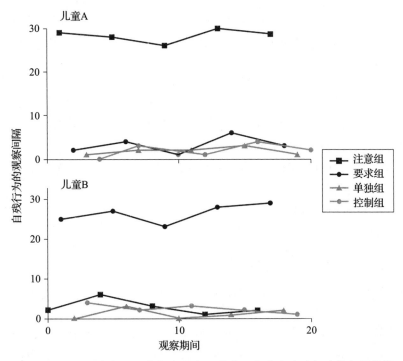

图 23-1　在四种条件下观察每名儿童，其中两名儿童自残行为的假设数据

功能分析的局限性　虽然功能分析有力地证明了控制问题行为的变量，它也存在一些局限性。第一，进行功能分析所需的时间，可能会给现有的工作人员带来巨大压力。例如，岩田等人（1994）对 152 个功能分析进行总结，发现对个别来访者的评估时间从 8 到 66 次疗程不等，或从 2 到 16.5 小时不等，这对于训练有素的工作人员来说，可能需要占用其他任务的时间。第二，功能分析不能应用于极端危险的行为。第三，许多问题行为的发生频率低于每天一次甚至低于每周一次。对这些低频行为进行功能分析需要比高频行为用更多时间，才能获得足够的数据得出有效的结论。为了尽量减少第一个关于所需时间的限制，研究人员发现，有些条件只需要重复一至两次，并减少会谈的长度至 5 分钟，往往也可以提供有效的数据（Northup et al., 1991; Tincani, Gastrogiavanni, & Axelrod, 1999）。另一种减少功能分析所需时间的方法，是当怀疑内在感觉强化是控制问题行为的变量时，将单独条件作为一个筛选阶段。如果在单独条件的几个观察中，问题行为没有减少，那么能强有力（虽然不是完美）地指出，问题行为是由内在感觉强化维持的，如此一来，节省了时间，也不再需要进行深入的实验（Querim et al., 2013）。关于第二个限制，一些危险的或极具破坏性的行为，往往发生于

不危险的或不那么具有破坏性的行为之后。一个例子是在变得咄咄逼人之后开始尖叫。研究表明，在某些情况下，如果对这些先前行为进行功能分析，并将结果用于治疗和消除这些先前行为，之后更严重的行为也将被消除（Fritz, Iwata, Hammond, & Bloom, 2013）。关于第三个限制，将功能分析观察的时间延长到几周、几天，甚至几小时都是不可行的，甚至可能被认为是不道德的，因为这将要求来访者在非治疗过程中花费大量的时间。然而，有研究已经发现，等待问题行为的发生，并在发生时刻采取功能分析，可以重新产生有意义的结果（Tarbox, Wallace, Tarbox, Landaburu, & Williams, 2004）。因为根据低频问题行为的定义，这些问题行为不经常或很少发生，所以，也不需要经常进行功能分析会谈。因此，尽管功能分析有局限性，但由于功能分析已被证实有效，研究人员仍不断尝试克服这些局限性。

用访谈和问卷调查进行功能评估

为识别控制问题行为的前因和后果，另一种方法是访谈来访者或那些熟悉来访者的人。如果是用口头阐述，来访者也许能够说出他为什么会做出某一特定的行为。如果来访者不愿意口头阐述，熟悉来访者的人也可能会提供必要的信息。找出问题行为的原因还有一种更结构化的方法，就是施测一份问卷，在这份问卷中，来访者或熟悉来访者的人需要回答一系列标准化的相关问题。为此目的而开发的调查问卷，例如行为功能相关问题清单（QABF；Matson & Vollmer, 1995），动机评估量表（MAS；Durand & Crimmins, 1988）以及功能分析筛选工具（FAST；Iwata, Deleon, & Roscoe, 2013）。

很不幸的是，与进行功能分析程序相比，目前已研发的问卷调查中，没有一个具有良好的信度或效度（Iwata et al., 2013；Iwata, Kahng, Wallace, & Lindberg, 2000；Sturmey, 1994）。这就是现实，即使是岩田等人基于明确的功能分析方法而研发的 FAST 调查工具。但这不是说调查问卷就不该被使用。岩田等人指出，诸如像 QABF、MAS、FAST 这样的调查工具，至少有三个用途：①提供了快速且一致的途径来收集信息；②收集到的信息可作为随访信息的基础，如果来访者某些独特事件或特殊事件的信息出现，这些信息可能是有用的；以及③当几个提供信息者就同一份问卷具有高度一致性，可能可以通过排除一些问题行为的潜在强化物，来节省进行功能分析的时间。遗憾的是，尽管有这些局限性，许多临床医生和教育工作者仍使用问卷调查作为主要的功能评估方法（Desrochers, Hile, & Williams-Mosely, 1997；Ellingson, Miltenberger, & Long, 1999；Knoster, 2000；Van Acker, Boreson, Gable, & Potterton, 2005）。与功能分析相比，建议广泛使用调查问卷的可能原因是：①施测方便，②不需要很长时间，③不需要直接对研究者关注的行为进行观察（Dixon，Vogel，& Tarbox，2012，p.20）。

基于观察的功能评估

另一种试图识别维持问题行为的变量的方法，是进行观察或描述性评估。在这一评估中，一个人仔细观察并描述了在自然环境中该问题行为的前因和直接后果。（例子见第 4 章的表 4-3）从这些描述中，对控制问题行为的先前刺激、动机变量和后果形成假设，然后根据这些假设设计并实施治疗方案。如果治疗是成功的，说明分析是有效的。但是，就像访谈和问卷调查一样，观察评估并不像功能分析那样准确，无法确定问题行为的成因。一个困难是，问题行为通常会导致某人的注意和关注。因此，很容易得出社会关注强化了问题行为这样错误的结论，因为事实往往并非如此。（关于观察评估的其他讨论和实例，见 Iwata 等人，2000。）

■ 思考题

1. 对问题行为的成因进行功能评估，需要问哪两个问题？
2. 术语"功能评估"指什么？
3. 什么是功能分析？
4. 简要描述岩田等人（Iwata，Dorsey，Slifer，Bauman，& Richman，1982，1994）使用多因素设计对自残行为进行功能分析的四种条件。
5. 通过一个实例，简要说明岩田等人的研究结果对治疗严重自残行为有何启发。
6. 描述功能分析的三个局限性。
7. 简述试图克服功能分析的三个局限性的处理方式。
8. 简述功能评估的三种方法，即识别问题行为控制变量的三种方法。

问题行为的主要成因

明确了问题行为成因的识别方法后，我们现在来检验问题行为的主要成因，并用一个例子来说明用于该成因的治疗类型。这些成因可以分成两类：操作性和应答性或称引发性。操作性问题行为的成因可以进一步细分为图 23-2 所示的类别。我们首先考虑操作性问题行为的子分类，其次是应答性或引发性的问题行为。

由社会正强化维持的问题行为

正如我们在前几章的"陷阱"部分里看到的，行为过度通常是由行为本身引起的社会关注维持和发展的（见图23-2）。由注意维持的行为指标包括：①注意是否确实紧随行为；②在做出该行为之前，个体是否会观察或接近照顾者；③个体在做出行为之前是否会微笑。其他人的注意也可以作为问题行为的 S^D（例，Bergen，Holborn，& Scott-Huyghebart，2002）。

	社会性	自我刺激	非社会性
正强化	A	B	C
负强化	D	E	F

图 23-2 操作性问题行为的成因

如果一项功能分析显示，这种行为是通过注意来维持的，那么我们建议采取包含社会强化的治疗方法，如以下案例所示。

一个频繁发表妄想性言论的案例 Travis 和 Sturmey（2010）对一个有多重残疾的人进行了功能分析，并治疗他的妄想性言论。琼斯先生是一名26岁的男子，他16岁时在一次车祸中遭受了创伤性脑损伤，目前住在一个法医机构。他经常说一些妄想性的话语。（例，"布兰妮这个周末要来看我"）显然这是假的，也与上下文没有任何联系。琼斯先生经常因高频率的妄想性话语而被同龄人取笑，也因此无法参加各种社区活动。在 Travis 和 Sturmey 的监督下，一名直接照顾他的工作人员对琼斯先生的妄想性话语进行功能分析，每隔一天，在一间私人治疗室进行四次12分钟的治疗，房间里有一张小桌子、两把椅子、一个挂钟和一个单向观察的窗口，为期一周。在单独条件下，琼斯先生独自一人在房间里。在注意条件下，琼斯和工作人员保持谈话，当琼斯先生发表了一个妄想性的言论时，工作人员以反对意见的形式提供大约10秒的注意（例，"这不是一个合适的话题"）。在要求条件下，工作人员交给他一项职业任务：收集和清点梳子的数量，并把它们放在塑料袋子里。当琼斯发表妄想性言论后，治疗师会在10秒钟内将任务撤走。在控制条件下，琼斯可以浏览有趣的阅读材料，这名工作人员每隔30秒就会不间断地给予关注，而对于妄想或非妄想性的言论没有任何表示。

结果显示，琼斯先生在注意条件下的妄想言论，要比在其他三个条件（单独条件、要求条件或控制条件）下多出很多。基于功能分析，治疗过程包括对合适评论的注意和妄想性言论的消退。更具体地说，如果琼斯根据适当的上下文说了非妄想性的话语，治疗师就会告诉他"你说的话听起来不错"。然后，要求琼斯详细谈论他刚刚说的内容。如果琼斯先生发表了妄想性言论，治疗师就会忽略他大约 10 秒钟。在治疗过程中，妄想性言论减少到很低的次数。6 个月、1 年、2 年和 4 年的随访观察表明，新的工作人员经过培训后，他们能够维持数据记录和消退干预，得以维持积极的治疗效果。

由内在自我刺激性正强化维持的问题行为

就如本章前面提到过的，行为常常会通过内部产生的感官刺激所强化，将此命名为内在感觉强化或自我刺激，也可称为自我强化（见图 23-2 中的 B）。内在感觉强化的另一个名字是自动强化，因为人们认为该行为本身会自动强化，而不会产生任何其他人可以控制或察觉的后果（见 Iwata, Pace, Kalsher, Cowedery & Cataldo，1990，p.12）。例如，按摩头皮会产生一种愉快的麻刺感觉。不幸的是，在一些人中，这种后果可能也会维持极端的自我刺激行为，甚至会造成自我伤害。维持这种行为的强化物可能包括感官或知觉上的反馈，包括前庭感觉、视觉形态、重复的声音和触觉或肌肉运动的感觉（Guess & Carr，1991；Lovaas, Newsom & Hickman，1987）。表明该行为是自我强化的一个指标是，尽管该行为对其他人或外部环境没有明显的影响，但是它仍保持稳定的频率和强度。如果自我伤害的行为看起来是由内在感官强化来维持的，那么，治疗的一个重要组成部分可能是丰富个人的环境，从而减少感官刺激的剥夺（注意，这会是一个 MAO，具体见第 19 章）。另一种选择是，通过改变行为产生的感官影响，可能可以有效地消退自我刺激行为，如以下案例所示。

一个面部抓挠的案例　Rincover 和 Devaney（1982）阐述了一例观察评估和治疗，这个案例由内在感觉刺激来维持问题行为。萨拉是一个有智力残疾的 4 岁半孩子，她经常用指甲抓挠自己的脸。虽然她的指甲被剪得很短，短到不可能划伤她的皮肤，她的撕抓仍然导致皮肤过敏和擦伤。在一个发育障碍患者治疗中心持续 5 小时的日常课堂上观察到，抓挠行为在白天频繁地发生：她开心时、心烦时、和别人互动时、独处时，以及是否对她提出了要求。很显然，这种行为似乎是通过内在自我刺激的强化来维持的，而不是通过社会强化。因此，治疗方法包括消除抓挠产生的触觉，从而消除抓挠的问题行为。每天，她双手都戴着薄薄的橡胶手套，这没有阻止她去抓，但确实消除了内在的感官刺激，也阻止了她抓伤皮肤。结果是抓挠次数立即大幅度减少。不到 4 天，抓挠行为就消失了。在随访会谈中，撤走手套，一开始每天只撤走 10 分钟，然后逐渐增加撤走的时长，直到最后不再需要手套。

有趣的是，这个案例连着同一篇文章的两个类似的案例都出现在了岩田等人（1982/1994）关于功能分析的研究报告中。Rincover 和 Devaney（1982）没有进行岩田等人（1982，1994）所描述的正式功能分析。然而，作为精明的应用行为分析师，他们对萨拉（和其他几个也有自残行为的儿童）做了大量的非正式观察。如果他们能进行正式的功能分析，他们会做的。他们表示："在每一个案例中，在社会关注和不关注时，当要求出现和不存在时，自我伤害都持续了一段时间，这种行为似乎与自然环境中任何明显的社会或环境事件都没有必然（正性或负性的）联系。"Rinsover 和 Devaney 因此得出结论，这些儿童的自残行为是通过自我刺激强化来维持的，而不是通过逃避要求或社会的积极强化。这表明，在某些情况下，由训练有素的应用行为分析师进行非正式的观察，也可以正确识别维持问题行为的强化物。

由外在感觉正强化维持的问题行为

若强化外部环境中非社会性的外观和声音，可能会维持某些问题行为（见图 23-2 中的 C）。一个扔玩具的孩子可能会享受玩具落地时的巨大噪声。反复把东西冲进马桶或让水溢出水槽的行为，都可能由制造出的外观所维持。这就是所谓的外在感觉强化，与先前讨论的内在感觉强化作区分。判断一个特定的问题行为，是不是由外在感觉强化来维持的一个指标是，记录个体是否在许多场合下持续地出现程度相当的行为，即使是这些行为看起来没有任何社会影响。如果功能评估表明，这种行为是通过外在感觉强化来维持的，那么，治疗计划的一个组成部分可能是对一种理想的替代行为进行感官强化。下面的案例说明了这一点。

一个把珠宝冲进厕所的案例 我们中的一位作者对此个案进行治疗，是一个住在家里的有智力障碍的孩子。它阐述了一种可能由社会关注维持的，也可能是来自非社会的外部环境中的感官刺激维持的，或二者共同维持的问题行为。白天，孩子时不时地趁着母亲在厨房忙碌时，跑到母亲的卧室里，从珠宝盒里拿出一件珠宝，拿到厕所去冲走。在这之后，这个孩子会去告诉她的妈妈她做了什么。为了评估和治疗，母亲的珠宝被"废弃"珠宝取代。一项观察评估提出了两种对问题行为的可能解释。第一，这些珠宝在消失前围绕马桶旋转的外观，可能起到了感官强化物的作用。第二，这些活动的整体序列可能是一条行为链，孩子进行一连串的步骤，然后告诉她妈妈做了什么，母亲的关注强化了这条行为链。接下来所采用的治疗程序，将这两种可能性都考虑在内。这个女孩接受了几次提示试验，在试验中，当母亲和女儿都在厨房时，母亲牵着女儿的手走进卧室，提示女儿从盒子里拿出一件珠宝，然后引导女儿把珠宝拿到厨房，扔进厨房桌子上的一个罐子里。人们认为，当珠宝掉进罐子里时，它发出的叮当声可能会起到一种感官强化物的作用，以取代珠宝消失在马桶里的视觉刺激。此外，表扬和偶尔的视觉盛宴高度强化了新的序列或行为链。

在经过几次有指导的试验后，当母亲和孩子都在厨房里时，母亲能够通过指导孩子来开启一条新的行为链了。在治疗的头两天，孩子没有机会进入卧室。从第三天开始，孩子被告知，当妈妈在厨房时，她可以随时到卧室里去拿一些珠宝，然后放在厨房的罐子里，并得到妈妈的表扬。为了提高这个新序列的可能性。母亲给女儿拍了一张"把珠宝放进厨房桌上的罐子里"的照片，然后把照片放在她卧室的首饰盒旁边。在接下来的三周里，孩子继续定期地带珠宝到厨房，并接受表扬和偶尔的视觉盛宴，她再也没有把珠宝冲进马桶。最终，她完全不再玩妈妈的珠宝了。

■ 思考题

9. 判断一个问题行为可能是由随之而来的社会关注维持的，有哪三个指标？

10. 对琼斯先生的过多妄想性言论的成因，功能分析的结果是什么？根据功能分析的结果，治疗该行为（妄想性言论）的方法是什么？

11. "感觉强化"又称作什么？基于什么样的假设才有的这个名字？

12. 判断通过自我刺激强化来维持问题行为的指标是什么？

13. 描述一下 Rincover 和 Devaney 是如何消退一个似乎是通过自我刺激强化来维持的问题。

14. 什么是问题行为正在被非社会的外在感觉刺激所强化的一个指标？举个例子说明。

15. 孩子把珠宝冲进马桶的行为有哪两个合理的解释？治疗过程中应如何考虑到这两种可能性？

由社会性负强化维持的问题行为

一些问题行为是由于逃避要求而得到了负面的加强（见图 23-2 中的 D；也见第 14 章）。例如，当被要求回答困难的问题时，一些儿童可能会发脾气，而这种发脾气的行为会因要求的撤回而加剧。在这一类问题行为中，一个强有力的指标是，只有提出某类特定要求或请求时，个体才会出现这样的行为。如果一项功能评估支持这种解释，那么，在怒火熄灭、出现服从行为前，坚持要求或请求可能是可行的。下面是一个自我伤害行为的例子。或者如第 14 章所述，对于非言语人士，你可以教一些其他的方法（比如敲击手指或举起手）来表明这项任务是令人厌恶的。这样，一个更可能接受的适应性反应就可以替代这个问题行为，因为其具有与问题行为相同或类似的功能（Mace，Lalli，Lalli & Shey，1993）。上述案例早于岩田等人做的研究（1982/1994）。但这具有教育意义，考虑一下，如何使用一项功能分析，来识别控制爱德华发出不需要的人猿泰山噪声的变量。我们至少需要四个条件：①在课后，米勒老师问了爱德华一些困难的问题，并允许他通过发出泰山噪声来逃避回答这些问题；②在课后，米勒老师没有向爱德华提问困难的问题；③在课上，米勒老师问了爱德华一些困难的问题，并允许他通过发出泰山噪声来逃避回答问题；④在课上，米勒老师没有向爱德华提问困难的问题。如果米勒老师和行为分析师得出的结论——控制爱德华发出不需要的泰山噪声的变量——是正确的，那么，他在条件③下发出的泰山噪声，应该比其他条件下更多。若治疗是有效的，则表明他们的结论是正确的。

一个由逃离要求维持的自我伤害行为的案例　参考 Iwata、Pace、Kalsher、Cowdery 和 Cataldo（1990）的研究中提及的案例。苏茜，一个有发育障碍的 5 岁孩子，因为她有频繁的自我伤害行为，包括撞击头部和拍打脸，她被推荐接受治疗。这是苏茜为获得成人关注而得到正强化的一种方式吗？（参见第 4 章）这是苏茜为逃避完成各种任务的一种方式吗（参见第 14 章）？或者这些有害的行为是通过自我强化维持的？为了通过实验来评估这些可能性，岩田和他的同事在一间治疗室里进行了几次观察，检查苏茜的自我伤害行为。在注意条件下，治疗师走近苏茜，并对她的自我伤害行为表示担忧（例如，"哦，苏茜，怎么了"）。在要求条件下，治疗师每隔 30 秒，就向苏茜提出要求，完成一种有教育意义的任务。在单独条件下，观察苏茜独自一人待在空的治疗室里或待在有很多玩具和游戏的治疗室里的情况。通过几次观察，结果显示，苏茜在要求条件下频繁出现自我伤害行为，但在其他两种条件下很少这样做。

有了这项功能分析，岩田和他的同事们一起设计了一套治疗方案，在苏茜出现自我伤害行为时，通过持续地要求，直到她消除这种逃避行为。当提出任务时，治疗师通过亲身示范，引导苏茜完成各种教育活动，而不会因为苏茜出现自我伤害的行为而放弃要求。在第五次疗程之前，苏茜的自残行为已减少到几乎为零，她也不那么抵触完成任务的要求了。因为治疗是有效的，我们可以推断，治疗师通过功能分析正确地识别出问题行为的成因。换句话说，成功的治疗验证了功能分析的结果。

就像这本书里介绍过的研究一样，苏茜参与的上述研究，也都遵守了所有的伦理原则，尤其是在自伤或任何类型的伤害可能发生时，这一点特别重要。研究人员在他们的文章中明确指出：

> 所有的被试在研究前都接受过体检，并确定在短暂期间内几乎没有进一步伤害的风险后，允许他们有不受限制的自我伤害行为。此外，医生和护士会定期监测被试的身体状况，包括在治疗期间和治疗后，以确保风险保持在可接受的水平。

由内在感觉负强化维持的问题行为

我们考虑一下萨拉的情况，这个孩子严重地抓伤了自己的脸。观察结果表明，这种行为没有潜在的医学成因，比如过敏、蚊虫叮咬或牙痛。然而，如果孩子抓挠是为了缓解由身体状况引起的不愉快感觉，这将是一个典型的通过内在感觉负强化维持的问题行为。（见图 23-2 中的 E。）在这种情况下，应由合适的医疗专业人员检查、治疗基本的身体状况，本章稍后将作讨论。在某些情况下，暴食行为可能是由内在感觉负强化所维持的问题行为。例如，Stickney 和 Miltenberger（1999）与 Stickney、Miltenberger 和 Wolff（1999）提供的证据表明，在某些情况下，暴食行为得以维持是因为它会减少（至少是暂时的）不愉快的情绪反应。这些个案可以由经过适当训练的行为治疗师进行治疗（见第 28 章）。

由外在感觉性负强化维持的问题行为

我们的许多行为，经由非社会性的负面强化或逃避外在感觉的厌恶刺激而习得，包括在强烈的灯光下眯着眼睛，或遮住耳朵以避开响声。一些问题行为也可以通过外在感觉的负强化来维持（参见图 23-2 中的 F）。一个孩子可能会反复脱掉鞋子，因为她的脚趾头被鞋子挤得太紧了；或者是一个习惯于穿宽松衣服的人，但他的工作要求他穿正装，他就可能经常松开上衣扣子和领带。如果外在感觉的负性刺激有可能维持一个不良的问题行为，安排逃避行为的消退可能起到有效的治疗作用：当一个孩子经常吐出食物、不吃足够的食物时，这样的安排也可用于治疗儿童的进食障碍。以逃避饮食的形式出现的负面强化物，已被证明是此类儿童维持进食障碍行为的变量之一（Piazza et al.，2003）。逃避行为的消退要么单独使用，要么与其他治疗成分结合使用，都被证明能有效地治疗儿童拒绝食物的行为。

应答性或引发性的问题行为

有些问题行为是应答性或引发性的（见第 3 章），而不是由行为的后果所控制。攻击行为可由厌恶的刺激引发（见第 13 章），或由阻碍先前反应的强化刺激引发（例如，消退；见第 6 章）。情绪具有引发性（见第 3 章和第 15 章）。例如，如果一个先前的中性刺激，与一种令人厌恶的事件发生紧密联系，这种刺激就可能会引发焦虑。如果要对引发情绪反应的特定条件刺激（CSs）进行问卷评估，可以使用一些已发表的行为清单，例如恐惧调查表（Cautela，Kastenbaum & Wincze，1972）和儿童恐惧调查表（Morris & Kratocwill，1983）。另外，还可以进行描述性功能评估或功能分析，以确定任何其他潜在的、引起情绪反应性的特定刺激、环境或者想法（Emmelkamp，Bouman & Scholing，1992）。引发的问题行为有两个主要的指标：一个指标是，它总是在特定情况下或在某些特定刺激存在的情况下发生，在这之后也没有任何明显得到强化的后果；另一个指标，正如这个词"引发"所暗示的，这种行为似乎是非自愿的（也就是说，个体似乎无法抑制这种行为）。如果一个问题行为好像是引发的，治疗可以确立一个或多个与该行为竞争的反应，以便这个（些）反应的发生妨碍、阻止了这个不良反应的发生（例，对抗性条件作用；见第 3 章），正如下面这个例子所述。

一种减少愤怒反应的应答性条件作用方法　在 Schloss、Smith、Santora 和 Bryant（1989）的个案研究中，报告了一名 26 岁的男子——乔尔。他有轻微的智力障碍，最近因愤怒的爆发而丢了洗碗的工作。对乔尔的母亲、乔尔所在的智力障碍公民协会的工作人员进行了问卷调查评估，同时对乔尔进行观察评估后，识别出了三类引发情绪反应性的条件刺激（CS），包括"笑话"（向乔尔讲的幽默逸事）、"批评"（尤其是关于乔尔的行为或外貌上的缺陷），和"性话题"（关于约会、婚姻等的讨论）。在每个类别中，确立引发愤怒的事件层级，从引起最小愤怒的事件到引起最大愤怒的事件不等。乔尔的愤怒反应包括呼吸急促、愤怒的面部表情和颤抖这些成分。研究人员也监测到了乔尔愤怒反应中的操作性成分，包括大声说话，避免与"批评者"的眼神接触。治疗主要聚焦于对抗性条件作用，首先教乔尔如何通过渐进式肌肉放松法（这将在第 28 章进一步讨论）来练习放松。接着，在乔尔放松的状态下，呈现出其中一个类别的愤怒条件刺激（愤怒事件）。例如，给乔尔描述了一种"有关笑话"的情况，要求他在保持放松的同时，想象一下这个情况。通过几次治疗之后，引入越来越多的愤怒条件刺激（CS），渐渐地在每一类的不同层级上进行，从引起愤怒最少的情况，上升到那些引起愤怒最多的情况（如第 28 章所述，这一程序被称为系统脱敏）。除了基础程序的临床治疗，治疗师还要求乔尔在家听一段能让肌肉松弛的录音，并在日常生活中遇到愤怒的条件刺激（CS）时练习放松。总的来说，这个方案是成功的。在治疗期间，与愤怒相关的反应减少到非常低的水平，并普遍适用于社会环境中的每个类别。

问题行为的医学成因

通常，行为矫正家关注的控制变量是在个人的环境中。然而有时候，一个看起来有问题的行为，可能有医学上的成因。举个例子，非言语人士可能会用头撞击硬的物体来减轻内在感觉的痛苦，比如耳部感染（如图 23-2 所示）。如果问题是突然出现的，而且似乎与个人环境中的任何变化无关，那么就可能会有医学成因。

为了鼓励行为矫正家收集和问题行为成因相关的所有可能信息，Jon Bailey 和 David Pyles 提出了行为诊断的概念（Bailey & Pyles，1989；Pyles & Bailey，1990）。通过这种行为评估方法，治疗师在检查了前因、后果，医学和营养变量作为潜在成因后，诊断该问题是否属于问题行为。根据诊断，治疗师制订了治疗计划。在控制条件下试测该计划，若结果是成功的，则实施该治疗计划。

有了行为的诊断模型，在诊断阶段中可能收集到的数据包括：健康或医学变量（例如，月经周期或便秘）、营养变量（例如，热量的摄入或食物过敏）、药物信息，当然还有这一章提到的关于不同种类的行为前因和后果的信息。行为诊断的概念比功能评估的概念还要更广泛些，与此一致的是，影响许多个体的问题行为的变量如表 23-1 所列。对于发育障碍个体的问题行为，通常的前因或后果的变量请参见 Demchak 和 Bossert（1996）。

如果行为问题有任何医学成因的可能性，在治疗该问题之前，应先咨询一个合适的专业医护人员。这并不是说，如果存在医学成因的话，行为技术起不了效果了；相反，它们往往可以起效。例如，多动症通常以行为和医疗手段相结合的程序进行治疗（Barkley，2005）。然而，这种治疗应与医生协商进行（关于医学问题的行为方法的讨论，见第 2 章）。

进行功能评估的指导准则

以下总结了功能评估的几个重要准则。

1）用行为的术语来定义问题行为。

2）识别始终发生在问题行为之前的先前事件。

3）确定紧跟着问题行为的后果（尽管可能是断断续续的）。

4）按照行为诊断的建议，考虑任何可能会导致这个问题的健康或医学变量。

5）根据准则 2）、3）和 4），就维持问题行为的结果事件、引起或唤起问题行为的先前事件，以及使问题行为恶化的健康、医学、人体变量等，形成假设。

6）收集有关行为、行为的前因和它在自然环境中后果的数据，以及健康、医学、人体的变量，来确定准则 5）中哪些假设可能是正确的。

7）如果可能的话，通过直接验证准则 5）中提出的假设，进行一项功能分析。一定要认识到功能分析的特殊伦理问题。具体而言要认识到，在功能分析中，你不是在处理行为，你是在刻意设法产生它，如果成功了，甚至可能加强它。因

表 23-1　评估问题行为成因时应考虑的因素

一般的环境变量
强化物的整体水平较低
引起不舒服的条件（如热、吵、拥挤）
特定人群在场或不在场

机体变量
健康状况（如流感、头痛、过敏）
动机状态（如饿、渴）
情绪状态（如生气、嫉妒）
临时的身体状态（如疲劳、经期疼痛）

任务变量
太困难
节奏不适当（太快、太慢）
缺乏多样性
缺乏选择
缺乏感知到的重要性

特定的先行刺激
眼前环境的突然变化
引入新任务
要求过多
指示不清晰
移除可见的强化物
抑制紧随先前反应的强化物
呈现厌恶刺激
"等待"的指令
"强制遵守他人"的指令

特定的后果：问题行为导致的
逃避要求
他人的注意或关注
同情
为所欲为
有形的强化物
内在感觉反馈
外在感觉反馈

此，功能分析的观察次数和时间长度应尽可能少且短。合格的医疗人员必须清楚功能分析中的所有程序，并在合格的行为分析师或行为治疗师的直接监督下进行应用。如果来访者有任何自残的可能，医疗人员必须随时提供即时的医疗服务。最后，基于准确的、有理有据的对功能分析结果的解释，来访者应当接受治疗并从中获益。正如下面的准则8）和9）中所述。

8）将本书第二部分讨论的原则合并，并遵循第24章中设计治疗方案的指导方针，根据准则6）和7）的规定，基于最有可能正确的假设来制定治疗方案。

9）如果治疗是有效的，接受之前确认过的功能评估的结果。如果治疗无效，则重新做评估，或者基于本书第二部分的原则尝试一种解决方案，并遵循第24章的指导方针。

■ 思考题

16. 正在以逃避要求的方式维持问题行为的一个强有力的指标是什么？举一个例子来说明。

17. 假设一个不会说话的孩子大声尖叫，作为一种在各种训练环境中逃避成年人要求的方式。描述成年人在处理问题行为时可能采取的两种替代性策略。

18. 简要描述一项功能分析是如何表明苏茜的自我伤害行为之所以得以维持，很可能是因其能够逃避成年人对她的苛求。治疗条件如何能证实这一功能分析？

19. 描述内在感觉的负强化如何可能成为一些暴食案例的原因。

20. 举一个例子来说明，外在感觉负强化是如何能够产生不良行为的。

21. 判断一个问题行为，是由先前刺激引起的反应性行为，还是通过强化后果来维持的操作性行为，有哪两个主要的指标？举例说明这些指标。

22. 描述对乔尔的愤怒情绪进行治疗时的主要成分。

23. 什么是行为诊断？从什么意义上来说，这一术语比功能评估更广泛？

24. 各自用一句话来概述，本章提到的问题行为的六个主要成因。

◉ 应用练习 ———————————————————————◦

（1）涉及他人的练习

从一个你熟悉的人身上，找出或确定一个过度行为（不要给那个人贴标签）。

试图确定那个行为的控制刺激和维持它的后果。根据你的功能评估，要减少或消除这种行为，你认为最佳的治疗方法是什么？

（2）自我矫正练习

找出你自己的某个过度行为。试图找出控制它的刺激和维持行为的后果。根据你的功能评估，要减少或消除这种行为，你认为最佳的治疗方法是什么？

ⓐ 供进一步学习的注释

1. "行为的功能分析"这一术语，有广义和狭义之分。狭义的是指发现控制某个体给定行为的特定前因和后果。但是也有更广泛的含义，是指系统科学地发现两个变量之间的函数关系，一个称为自变量，另一个是因变量。例如，当医生论证了树的高度（自变量，IV）和在这个高度某物撞击到地面的力（因变量，DV）之间有一种函数关系时，他们进行了第二种意义上的功能分析。

同样地，在本书第二部分中讨论到的所有原则，都是自变量 IV 和因变量 DV 的函数关系。例如，巴甫洛夫进行了第二种意义的功能分析，他将一个中性刺激 NS（按下铃铛）和一个无条件刺激 NS（呈现食物给狗）配对，导致中性刺激 NS 成为一个引发条件反应 CR 的条件刺激 CS（导致狗在听到铃声时分泌唾液）。在广义的功能分析中，巴甫洛夫证明了反应性行为（因变量，DV）可以由条件刺激（自变量，IV）来控制。通常，当行为矫正家对一个操作性问题行为进行功能分析时，他们正在从这个术语的两种意义上进行功能分析：在第一种意义上，他们在证明个体某个给定的操作行为，会导致特定的积极强化物，或导致从消极强化物中逃避；在第二种意义上，他们在总体上证明，操作性行为的后果（自变量，IV）会增加或维持操作性行为（因变量，DV）。

还应注意的是，对问题行为的功能分析的方法，不同于许多传统心理学家和精神病学家所使用的。他们经常关注行为的模式，而不关注原因。功能分析方法有利于识别出问题行为的控制变量，而一种行为的模式几乎不或很少能告诉我们行为的原因。例如，两个人可能表现出类似的自我伤害行为，但潜在的原因是完全不同的。反过来，两个人可能表现出完全不同的行为，但在这两种情况下，他们行为的原因可能是一样的。就第一组个体而言，即使问题行为的表现是相同的，行为疗法也会有所不同；至于第二组个体，即使问题行为的表现不同，治疗也会是相似的。关于功能分析的历史和意义的进一步讨论，请参阅 Dixon、Vogel 和 Tarbox（2012）；Schinger 和 Normand（2013）。

进一步学习的思考题

1. 陈述"行为的功能分析"这一术语的两种含义。

2. 描述一个符合第二种行为的功能分析意义的行为准则，而不是应答性条件作用，并解释它如何符合第二种而不是第一种意义。

3. 讨论应用行为分析师和行为治疗师的功能分析方法，与许多传统心理学家、精神科医生的方法有何不同，以及它们为何不同。举个例子。

第 24 章

行为程序的计划、应用和评估

"我想待在里面！"辛迪惊恐地说，"外面有一只狗。"

克服辛迪对狗的恐惧[一]

辛迪，一个 5 岁的正常女孩，由于几次被狗追赶的经历，她患上了狗恐惧症。因为她的恐惧，她回避去有狗的朋友家里玩，并限制了她在户外有狗出现时的玩耍时间。她的父母把她带到一位应用行为分析师那里接受治疗。治疗包括一系列建模、塑造和消退的组合。治疗开始时，辛迪模仿了行为分析师抚摸一只被牵着的小狗的行为，并得到了表扬和贴纸作为强化物，可以最后兑换为奖品。在前 8 次疗程中，让辛迪逐步地接触，从被拴着的小狗、绳索松了的小狗、一只普通体形的狗，到一只比较亢奋的小狗，然后是一只更大的狗。第 9 到 12 次疗程发生在狗狗公园里，并让她接触这些狗。起初，她表现出一些犹豫，并在一只狗扑向她时，她要求父亲把她抱起来。然而，到第 13 次疗程时，辛迪已经能够独自在狗狗公园里散步，接近并抚摸各种各样的狗。

本章提供了在设计行为程序时应该遵循的一般准则。这些准则假定你已遵循

[一] 这个例子摘录于 May、Rudy、Davis Ⅲ 和 Mason（2013）的一篇文章。

了前几章提出的关于原理和程序的知识。来访者可能是任何人——一个患有自闭症或智力障碍的人，一个有精神问题的病人，一个在押少年或犯罪儿童或青少年，一个在家中、教室里或社区环境中正常发展的孩子或少年，或者是一个正常的成年人。在这样的情况下，作为一名行为矫正家或一名干预者（父母、老师等），你将负责实施主要的治疗方案或干预措施。我们将参考辛迪的案例，来说明这些准则。

接受转介的病人之后，决定是否设计一个程序

行为上的问题有各种各样的成因，这些成因有多种形式和类型，并且在复杂性和严重性上有很大程度的差别。事实是，这个被推荐的问题，并不总是有充分的理由能着手进行程序设计和实施。在行为评估的筛选阶段中回答以下问题，有助于你决定是否开始以及从哪里开始（见第 20 章）。

（1）**这个被推荐的问题，从根本上说是为了来访者的利益吗？**　如果这个问题是其他人提的，你必须判断，这一目标的实现是否有益于来访者，而对辛迪来说，这显然是有的。如果目标的实现是为了其他人的利益，那么这个目标对来访者来说，至少应该是保持中立的。出于伦理或道德的考虑，可能会要求一些推荐仅在这里中止。

（2）**这个问题对来访者或重要他人来说，是重要的吗？**　为了评估这个问题的重要性，你可能会问：解决这个问题，是否会让来访者或重要他人得到更少的厌恶强化或更多的积极强化？解决这个问题，可能直接或间接地引起其他理想的行为吗？如果这两个疑问中任何一个的答案是否定的，你都应该重新考虑这个问题。解决辛迪的问题，不仅是让辛迪喜欢跟狗玩，这也增加了这种可能性：辛迪和她的家人拜访那些有狗的朋友和家庭。

（3）**是否能明确地指定问题和目标，以便你处理一个特定的或一组可用某种方式衡量的行为？**　许多介绍就诊的问题是模糊的、主观的和普遍的，比如，"克里斯是一个贫困生""我的孩子把我逼到了墙边""我真的是一个没有条理的人"。如果问题最初是模糊的，你必须指定行为组成是定义问题的和可以测量或客观评估的。但在这种情况下，询问委托代理或机构、处理这个已定义的行为组成，是否能解决它们眼中的普遍问题，是很重要的。如果在定义行为的系列问题上不可能与机构达成一致，那么你应该可能就此停止。如果你们达成协议，它应该以书面形式指定。辛迪的具体目标行为包括冷静地在狗狗公园散步，

然后接近并抚摸狗等。

（4）你有没有排除过这个问题涉及共病的可能性？如果共病的话就可能需要把它转介给另一位专家？　换句话说，你是处理这个问题的合适人选吗？[1]如果有任何可能的问题，有医疗并发症、严重的心理影响如自杀风险，或者你没有资格治疗一个 DSM-5 的诊断（关于 DSM-5 的信息，见第 1 章），这时，你应咨询适当的专家。然后按照专家建议的方法来处理这个问题。在辛迪这个案例中，在治疗之前，辛迪的父亲曾表示辛迪目前或以前没有任何医学问题，而且没有服用任何药物。

（5）这个问题看起来是容易控制和管理的吗？　要回答这个问题，你应该考虑以下几点：如果问题是为了减少一个不良行为，那么这个行为是否已经在单一的刺激控制下，且没有间歇性强化的短时间内发生？具有这些特征的问题，可能比长期存在的、受多种情况控制的，并具有断断续续的强化历史这样的不良行为更容易解决。此外，你应该找出可以替代不良行为的理想行为。如果程序需要教来访者一种新的行为，你应该评估来访者是否具有必备的技能。如果有不止一个问题，你应该根据他们治疗的优先次序给他们排序，然后从最优先的问题开始。在辛迪的案例中，她的父母表示，她是在 3 到 5 岁之间发展形成了狗恐惧症，这是一段漫长的时间。然而，在治疗开始时，辛迪自己表达了她想要养宠物狗的愿望，因此这位应用行为分析师相信这种恐惧症能够得到管理。

（6）如果出现了理想的行为变化，它能轻易地在自然环境中得以推广和维持吗？　要回答这个问题，你应该考虑一下，你的受训背景是怎么渐渐融入于社会环境中的？你还应该考虑的是：社会环境中是否会发生什么突发事件，可以维持改善后的行为；你是否可以影响环境中的人们，来帮助维持改善后的行为；以及来访者是否可以学习一种自我控制的程序（将在第 26 章讨论），这个程序将有助于理想行为的维持。在辛迪的案例中，通过进行最后阶段的治疗，让辛迪在狗狗公园里与各种各样的狗玩，应用行为分析师推广了这一程序。

（7）你能在来访者的自然环境中，识别出对来访者重要的他人吗（亲戚、朋友和老师）？[2]这些人可以帮助记录、观察、管理以及控制刺激物和强化物。在为孩子设计程序时，你应该考虑他们的父母能否顺利地开始并坚持这一程序。如果你每周只有 1 小时能用于这个计划，而孩子的父亲或母亲是做全职工作的，家里还有其他 4 个孩子需要照顾，且没有其他成年人可以实施这个计划，那么，接受这样一个每天需要 2 小时的、单亲家庭的孩子的介绍就诊是没有意义的。

（8）如果某些人可能会妨碍这个程序，你能找出将他们的潜在干扰减到最小的方法吗？　如果人们想方设法地，比如，通过强化你想要消退的不良行为，来破坏或妨碍这个程序，那么设计这样一个程序对你来说也没有什么意义。

基于你对这 8 个问题的初步回答，根据你的培训资格、你的日程安排，以及你的可用时间，这些是否能让你胜任参与并完成这个计划？你应该只接受那些，你受过适当培训并有合适时间进行一个有效计划的介绍就诊。

当一个行为矫正家第一次进入需要干预的环境时，比如发育障碍患者之家、问题儿童之家或者一间教室，行为问题以及可能的破坏性影响的数量和复杂程度，往往令人震惊。由于一些显而易见的原因，最好从简单的步骤开始，在小范围内成功，而不是冒着失败的风险，一下子尝试太多。从这些问题和考虑因素来仔细地评估最初的介绍就诊，这通常会极大地促进行为程序的成功。

■ 思考题

1. 行为矫正家如何评估一个问题的重要性？
2. 如果给出了一个需要操作的模糊的问题，比如"攻击"，行为矫正家会做什么？举一个例子来说明。
3. 行为矫正家如何评估一个可能容易解决的问题？
4. 行为矫正家如何评估一个理想的行为改变在自然环境中的推广和维持的难易程度？
5. 假设你是一名专业的应用行为分析家或行为治疗师，列出四种可能的条件，在这些条件下，你不会处理这个已转诊给你的行为问题。

预程序评估程序的选择和实施

假设你已经决定去治疗一个转诊给你的问题。然后，你可能会按照第 20 章中介绍的，通过以下步骤来进行一个预评估程序：

1）为得到可靠的基线，用严格的行为术语来定义问题。
2）选择一个适当的基线程序（详见第 20、21 和 23 章），使你能够：
①监控问题行为。
②确定控制当前问题行为的刺激。
③识别出维持问题行为的后果。
④监测相关的医学、健康、个体变量。

⑤确定一个可供替代的理想行为。

3）设计记录程序，使你能够记录专业人员（诸如教师或教养院的工作人员）在这个项目上所花费的时间。这将帮助你做一个成本效益分析。

4）确保观察者们在识别行为的关键特征、记录程序的应用和绘制数据等方面，接受了适当的培训。

5）如果基线可能得以延长或持续很久，选择一个程序，来增加和保持正在记录数据的人所记录的行为强度。

6）开始收集基线数据之后，小心仔细地分析数据，选择合适的治疗或干预策略，以及决定什么时候结束基线阶段和开始进行干预。

我们在第20、21和23章中，回顾了行为评估的指导方针，在这里将不再重复。不过，作为行为矫正家，你应该在预处理期间的评估阶段回答一些额外的问题。

相关的干预人员为这个程序安排投入的日常时间是什么时候？　如果一个老师只在每天的午餐前有10分钟的时间来进行这个项目，那么在设计一个要求老师全天持续评估行为的时间采样数据表，或者收集老师没有时间去检验的数据，都没有任何意义。

在这种情况下，其他人是否会帮助或阻碍数据的收集？　如果一个孩子的祖父母、阿姨、哥哥或其他亲戚，会给这个孩子一块糖来阻止他发脾气，那么设计一个基线程序来记录孩子在家里发脾气的持续时间，是没有意义的。另外，受到良好指导且积极主动的亲戚和朋友们常常会非常有帮助，要么直接记录数据，要么提醒他人这样做。如果要充分利用好这些重要他人的帮助，可以张贴数据表和程序记录的简要信息，并让每个参与项目的人都能看到它们，这是一个很好的做法。

周围的环境会使你的评估变得困难吗？　如果你想确定一个孩子全天在墙上涂画频率和时间的基线，而这个房子里有许多房间，孩子在这些房间中乱跑，你可能很难立即察觉到行为发生的实例。或者假设，你想得到某人吸烟行为的基线，但是在基线期间，那个人会到一个不抽烟的朋友家里待上一段时间。显然，这是不理想的评估程序。如果你想用适当的指令，来评估孩子基本的自我穿衣技能，但同时，所处的环境中在播放着孩子最喜欢的电视节目，那你的评估不太可能是准确的。

问题行为的发生有多频繁？　这是一个每天时常会发生的问题吗？还是每隔

几周才发生一次？在某些情况下，你对这些问题的回答可能会影响你退出这个项目。如果你可用于这个项目里的时间有限，一个很少发生的问题行为就会非常难治疗。当然，你所感知到的行为频率将决定记录程序的类型，如第 21 章所描述。

行为的改变应该有多快？ 这种行为是否由于其固有的危险，而需要立即加以注意（例如，自我伤害）？或者对那些相关人员来说，这个行为的直接改变仅是为了方便（例如，父母想在度假前训练孩子上厕所）？如果行为（例如，吸烟）已经持续了好几个月，如果能再过几天或几周，你可能会更努力地设计一个详细的数据记录系统，以便可靠地评估行为表现的基线水平。

呈现出的问题是一种行为缺陷，还是可以进行重新定义的？ 即使问题是需要减少的过度行为，你也应该尝试找出一个理想的替代性行为来增加。在辛迪的案例中，应用行为分析家在与辛迪父母的半结构化面试中，使用了焦虑障碍访谈表和儿童行为检查表，作为详细的预程序评估的一部分，这确保了辛迪对狗的特定恐惧症的诊断，以及确定辛迪没有其他重大的情感和行为问题。在第一次会谈中，也进行了辛迪对狗的恐惧的基线观察。

■ 思考题

6. 一个适当的基线过程应该使你能够监测或识别哪五个变量？

7. 在预程序评估阶段，行为矫正家应该回答哪六个问题？

程序设计与实施策略

有些行为矫正家擅长在头脑中设计有效的程序——也就是说，确定那些对起效至关重要并能很快见效的程序细节。没有任何一种指导方针能马上把你变成那样的行为矫正家，也没有任何一套指导方针，严格到你应该在每个设计的程序中坚持。对现有的突发事件进行计划的微调，可用于成功管理许多行为；也有一些行为需要很大的创造性。下面的指南将帮助你在大多数情况下设计一个有效的程序。

1）识别出问题行为的目标及其期望的数量和刺激控制。然后回答下面这些问题。

①描述准确吗？②你选择这一目标的依据是什么，以及它如何符合来访者的最大利益？③来访者是否得到了关于目标的所有可能的信息？④是否已经采取适当的措施，来增加来访者实现这一目标的承诺？（我们在第 17 章中讨论过坚持，

也将在本章后面进一步讨论。）⑤实现这一目标对来访者和重要他人来说，可能有什么副作用？⑥对以上问题的回答是否表明你应该继续？如果是，那就继续。

2）识别那些可以帮助管理控制刺激和强化物的人（朋友、亲戚、老师和其他人）。也要确定那些可能阻碍该程序的人。

3）研究前提控制的可利用性。你能使用：

①规则；②设定目标；③模型；④身体引导；⑤情境诱导（重新安排周围环境、将活动移至一个新的地点、调动人员或改变活动的时间）；⑥激励操作。

4）如果你正在发展一个新的行为，你会使用塑造、消退或行为链吗？你会使用什么 MEO（见第 19 章）呢？

5）如果你正在改变现有行为的刺激控制，你能选择 S^D 控制，以便它们：

①在多个维度上不同于其他刺激；②主要是在应该发生理想的刺激控制的情况下遇到的；③引起注意行为；④不引发不良行为。

6）如果你正在减少行为过度：

①你能为了问题行为而移除 S^D 吗？②你能抑制住那些维持问题行为的强化物，或呈现对于那些强化物的 MAO（见第 19 章）吗？③你能应用 DRL 把行为的比率降到一个很低但可接受的比率吗？④你能应用 DRO、DRI、或 DRA 吗？（请注意，其中每一项都假设你可以识别和抑制住维持它的强化物，因此都将包括问题行为的消退。）⑤你应该使用惩罚吗？请记住，如果使用惩罚的话，只能接受在适当的专业监督下且获得适当的道德批准，（如果真的要用）将此作为最后的手段。

7）通过回答这些问题详细说明强化系统的细节。

①你将如何选择强化物？（见第 4 章）②你会用什么样的强化物？你能使用当下同样的强化物来维持一个问题行为吗？（见第 23 章）③如何持续监测强化物的有效性，以及由谁来监测？④如何储存和分配强化物，以及由谁来做？⑤如果使用代币制，具体实施代币制的细节是什么（见第 5 和 25 章）？

8）指定培训设置。为了最大化地实现预期行为，最小化地出现错误和竞争的行为，并最大限度地由直接进行该程序的干预人员，进行恰当的记录和刺激的管理，重新安排什么样的环境是必要的？

9）描述你将通过什么来证明行为改变程序的普遍性（第 16 章）：

程序刺激的普遍性。你能做到：①在试验情况下进行培训；②改变训练条件；③程序的共同刺激；④训练足够的刺激范例；⑤设立一个刺激等级。

程序反应的泛化。你能做到：①训练足够的反应样本；②在培训期间改变可接受的反应；③利用行为动机来增加反应类别中的低概率反应。

程序维持行为（随时间推移的普遍性）。你能做到：①使用自然突发事件中的强化物；②在自然环境中培训人；③在培训环境中使用强化时间表；④将控制权交给个体。

10）指定日常记录和程序绘图的详细信息。

11）收集必要的材料（比如强化物、数据表、图表和课程材料）。

12）为该程序的所有参与成员（工作人员、教师、家长、同事、学生、来访者和其他人等；见图 24-1）制定规则和责任清单。

13）指定数据和程序检验的日期，将其列入说明里，并确定那些将出席的人。

14）确定一些需要增加行为矫正家和干预人员的突发情况（除了对相关数据和程序检验的反馈）。

15）对设计程序的潜在成本（材料成本、教师的时间、专业咨询的时间等）进行评估，判断其价值。在此基础上，必要时则按需修改程序。

16）签署一份行为协议。**行为契约**是一份书面协议，它明确了哪些个体的什么行为会产生什么样的强化作用，以及谁来分发这些强化物。行为契约最初是计划安排两个或多个个体之间交换强化物的一种策略，例如在老师和学生之间（Homme，Csanyi，Gonzales & Rechs，1969），或者在父母和孩子之间（Dardig & Heward，1976；DeRisi & Butz，1975；Miller & Kelley，1994）。行为治疗师和来访者之间的治疗契约也被建议签

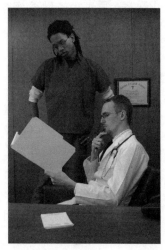

图 24-1　行为矫正高度重视参与行为矫正计划的每个人的责任感

署，以确保行为治疗师对来访者负责（Sulzer-Azaroff & Reese，1982）。总的来说，**治疗协议**是来访者与应用行为分析师或行为治疗师之间的书面协议，明确地概述了该协议的目标和治疗方法，提供服务的框架，以及给行为矫正家可能带来报酬的意外情况。当协议签署时，来访者和行为矫正家都得到了他们权利的基本保护。我们建议，在实施程序之前，行为矫正家与相关合适的个体准备这样一份书面协议。

17）实施这个程序。实施你的程序中也需要大量的考虑。这可以分为两部分。第一个方面的程序实施是，你必须确信，那些进行这一程序的人——干预人员——理解并同意他们的作用和责任。这可能需要和干预人员进行更详细的讨论和会谈评估。这可能还包括一些建模和示范，或许干预人员也会根据程序的复杂性扮演角

色。在程序实际运作时进行一些监控和现场反馈。这确保了父母、老师或其他人受到鼓励参加该程序，并因这样做而得到强化（例子见 Hrydowy & Martin，1994）。第二个方面的程序实施是，以一种加强他对该计划承诺的方式介绍给来访者。非常重要的是，来访者与该程序的初步接触要高度强化，以增加进一步接触的可能性。要考虑的问题包括：来访者是否完全理解并同意程序的目标？来访者是否知道该程序将如何帮助自己受益？干预人员是否花了足够的时间与来访者沟通，以获得他的信任和信心（见第 20 章）？这个程序是不是为了让来访者很快就能体验到一些成功？来访者是否会在程序初期接触到强化物？对每个问题都有一个肯定的回答，这会大大增加程序成功的机会。辛迪的案例中出现了对这些问题的肯定回答。辛迪在所有的疗程中经常得到积极的强化；疗程最初由应用行为分析师主持，父母进行观察；后来，父母参与了每项任务的建模，并强化了辛迪的适当行为；辛迪在程序的早期就取得了成功，并成功地推广了程序的编制和完成。

■ 思考题

8. 你正打算设计一个治疗程序。在定义目标行为、确定其期望行为的发生和刺激控制的水平之后，在继续进行设计之前，你应该回答哪六个问题？

9. 如果你正在考虑利用前提控制，你应该考虑哪六种类型？

10. 如果你正在减少过度行为，你应该问自己哪五个问题？

11. 列出程序设计中刺激泛化的五个考虑因素。

12. 列出程序设计中反应泛化的三个考虑因素。

13. 列出程序设计中维持行为的四个考虑因素。

14. 什么是行为契约？

15. 什么是治疗协议，上面应该清楚地说明什么？

16. 哪五个问题应该得到肯定的回答，以增加来访者对该程序的承诺？

程序的维护和评估

你的程序有一个令人满意的效果吗？这不是一个容易回答的问题。根据某些标准或其他的指标，如果程序不能产生令人满意的效果，要决定该怎么办也并不容易。我们建议检验下列准则，以评估一个已实施的程序。

1）监控你的数据，以确定记录的行为是否正朝着你想要的方向发生变化。

2）咨询那些必须处理这个问题的人，并确定他们是否对这个进展感到满意。

3）查阅行为期刊、专业行为矫正工具，或者其他在类似问题上使用类似程序的相关经验，来确定在程序期间的行为变化量方面，你的结果是合理的且已经生效。

4）如果根据准则 1、2 和 3，你的结果是令人满意的，直接跳到准则 8 继续进行。

5）如果根据准则 1、2 或 3，你的结果不那么满意，回答下列问题，并对任何一个回答"是"的答案做出适当的调整。

①正在使用的强化物是否已经失去其有效性？换句话说，在使用的强化物方面是否发生了 MAO 反应？②是否强化了对立反应？③是否不适当地应用了程序？④来自外界的干扰是否干扰了程序？⑤是否存在任何主观因素——工作人员或来访者的消极态度、教师或来访者缺乏热情等，这可能会对计划产生不利的影响？

6）如果以上五个问题中没有一个答案为"是"，请检查你是否需要加上或撤掉额外的程序编制步骤。数据可能显示过高的错误率，这意味着需要更多的设计步骤。如果表现出非常高的正确反应率，这可能表明程序太容易了，以及正在发生固有强化物的"饱和"或"无聊"。必要时，添加、删除或修改步骤。

7）如果现在的结果令人满意，请着手执行准则 8；否则与同事商量或考虑重新设计程序的主要内容，或重新做一个功能方面的调整，以确定控制目标行为的前因和后果。

8）在实现行为的目标前，决定如何提供适当的程序维护（见第 16 章）。

9）在实现行为的目标后，概述、适当安排一个随访观察，并评估行为表现和评估社会效度（见第 22 章）。

10）在获得成功的随访观察结果后，根据行为改变发生所需的时间和资金来确定成本（称为**成本效益分析**）。

11）在可能且适当的情况下，分析你的数据，并与其他行为矫正者和感兴趣的专业人士沟通交流传达你的程序和结果。确保对来访者的身份进行保密。

在辛迪的案例中，经过每周一次共 13 次的治疗后，辛迪的父亲报告说，辛迪不再害怕她在治疗期间以外遇到的狗了。治疗后的 7 个月，当再次联系辛迪的父亲时，他表示，虽然辛迪没有经常和狗接触，但当她遇到它们时并不害怕。

■ 思考题

17. 在实施一个程序后，应该做哪三件事来确定它是否产生满意的结果（见准则 1、2 和 3）？
18. 如果一个程序不能产生令人满意的结果，详细描述应该遵循的步骤（见准则 5、6 和 7）。
19. 如果一个程序正在产生令人满意的结果，那么在成功结束之前，应该做哪两件事（见准则 8 和 9）？

应用练习

涉及他人的练习

假设你是一个应用行为分析师。一个四岁孩子的母亲请求你帮忙设计一个程序，以克服孩子的极端不听话。从现实出发构建这个行为问题的细节，但这是你假设的，并在设计程序的每个阶段中，完成下列所有步骤：

1）决定你是否应该设计一个程序来解决这个问题。
2）选择并进行一个评估过程。
3）制定程序设计与实施的策略。
4）建立项目维护和评估。

（注意：这个程序必须相当复杂，你才能在每一个阶段完成所有这些步骤。）

供进一步学习的注释

1. 你是不是处理某一特定问题的合适人选，在一定程度上，可能会受到你是生活在城市还是农村的环境影响。Rodrigue、Banko、Sears 和 Evans（1996）提出了在农村地区提供行为治疗服务相关的一些困难。虽然农村地区有相当数量的高危人群，但服务成本高昂（例如，老人、儿童、少数民族群体），他们通常不提供所需的全部心理健康服务，其特点是提供专业服务的低可得性和低使用性。换句话说，虽然你可能不是解决问题的理想人选，但你可能是最佳人选。然而，在接受在这种情况下设计程序的责任之前，你应该查阅相关的文献，关于你被要求提供帮助的环境类型。例如，Perri 等人的研究（2008）向农村社区提供了体重管理方案的良好模型。你还应该参考专业组织的人类服务道德准则。（另见本书第 30 章）

2. 即使重要他人不是实施程序所必需的，他们的可用性对于程序的普遍性来说也是非常有价值的。考虑制定一个适用于儿童的有效行为减肥计划（见 Lebow，1991）。Israel、Stolmaker 和 Adrian（1985）向两组超重儿童（从 8 岁到 12 岁）介绍了一个持续 8 周强度的多元行为减肥计划。

其中一组的家长还接受了一项关于儿童行为管理技能的简短课程。在为期 8 周的治疗程序结束时，这两组儿童都减少了大约相同的体重。然而，在一年的随访后，对那些接受儿童行为管理课程的父母来说，维持改善后的体重状况是最重要的。同样，许多研究表明父母和配偶的支持与建立和维持健康的身体活动密切相关（参见 Biddle 和 Mutrie，2008）。

进一步学习的思考题

1. 作为一个行为矫正家，地理环境如何影响你接受推荐就诊的决定？
2. Israel 和他的同事是如何证明，在一个程序中利用其他重要因素可以提高普遍性？

第 25 章

代币制

回顾第 5 章开头所描述的 "艾琳的积分计划"。艾琳想对她的朋友好一点，为了激励自己这样做，她拿到了一张索引卡和一支钢笔。每次对朋友说一句好听的话，都会在卡片上给自己加一分。那天晚上，她允许自己将分数兑换成逛 Facebook 的时间。她挣的分数越多，她能享受逛 Facebook 的时间越多。艾琳的分数被称为代币条件强化物，可以积累和交换商品和服务（Hackenberg，2009）。

代币制是一种行为程序，允许个体通过各种理想的行为赚取到代币，并将已挣得的代币交换为后援强化物。我们所处的现代社会中，人们为了赚钱而从事各种工作，并用这些钱交换各种物品，如食物、住所、衣服，交通、奢侈品和休闲活动，这也是一种复杂的代币制。人们购买公交或地铁代币以乘坐公共交通工具，是一种比较简单的代币制。代币制也被用作行为矫正程序中的教育和治疗工具。Hackenberg（2009，p.280）表示 "代币制是所有应用心理学中最古老和最成功的项目之一"。虽然可以为个人建立一个代币制，但 "代币制" 一词通常指的是群体的代币系统，这一术语在本章中就是这样使用的。

使用代币强化物有两大优势。第一，它们可以在理想行为发生后立即给予，并在以后的时间里兑换为后援强化物。因此，它们可以用来桥接目标响应和后援强化物之间的长期延迟，当在行为后不能立即提供后援强化物或这是不切实际的时候，尤为重要。第二，与许多不同的后援强化物配对的代币是普遍的条件强化物，因此，不要依赖于一个特定的激励操作来增强他们的力量。这使得在处理一组可能处于不同动机状态的个体时，更容易管理一致和有效的强化因素。

代币制作为行为程序的组成部分，已经在不同的环境中用于不同的个体和团体。它们已经被用于精神病病房、治疗中心，以及为发育障碍和自闭症患者开设的教室、针对注意缺陷多动障碍儿童和青少年的教室，[1] 从幼儿园到大学的各种常规教室、问题儿童之家、监狱、军队、成瘾者或酗酒者的治疗病房、护理院和疗养中心（见 Boniecki & Moore，2003；Corrigan，1995；Dickerson，Tenhula，& Green-Paden，2005；Ferreri，2013；Filcheck，McNeil，Greco，& Bernard，2004；Hackenberg，2009；Higgins，Siverman，&Heil，2007；Liberman，2000；Matson & Boisjoli，2009）。在一个由大学生组成的行为管理实验社区中，也使用了代币制（Johnson，Welch，Miller，& Altus，1991；Thomas & Miller，1980）。

在代币制中使用的技术也被推广到各种社区环境中，以减少乱丢垃圾和噪声污染，并增强废物利用、节能、公共交通的使用、种族融合、求职就业行为，以及在经济地位中处于弱势的群体的自助行为。在普通家庭中，代币制被用来控制孩子的行为和处理婚姻纠纷。在各种工作环境中，代币制被用来增加安全行为、减少旷工和提高工作表现（Boerke & Reitman，2011；Kazdin，1977，1985）。

在本章中，我们描述了建立和管理代币制的典型步骤。我们将说明许多关于"成就场所"的步骤，这是一个在堪萨斯州劳伦斯的教养院。[2] 在那里为有犯罪前科的青少年开发了一个非常有效的代币程序——从 10 岁到 16 岁的男孩中有来自困难家庭的，有因犯了小偷小摸和打架等轻微罪行而被法院移交的。该项目采用了所谓的家庭教学模式（Teaching-Family Model，TFM），其中 4 到 8 个人与一对已婚夫妇住在一家大型家庭居所。TFM 的主要特点包括：

1）一种代币制，指参与者可以通过适当的社会行为、学术表现和日常生活的技能来获得分数，并交换诸如零食、电视、爱好、游戏、零用钱等特权，以及得到外出参加活动的许可。

2）一种自治制度，指青少年参与日常生活规则的制定和项目的管理。

3）持续评估参加者的表现。

在 20 世纪 70 年代初发展起来的 TFM 项目，适用范围已经扩展到在美国和加拿大的各种环境，如家庭、学校和整个社区，以及各种各样的个体，如有情绪困扰的儿童、有自闭症或发育障碍的个体，以及由于早期虐待或忽视而接受治疗的青少年。尽管需要进一步的研究，以制定策略让参与 TFM 项目的个体能长期维持所获得的收益，但是这个模型已经被证明是一种对各种问题都有效的治疗方法。（Bernfeld，2006；Bernfeld，Blase & Fixsen，2006；Braukmann & Wolf，1987；Fixsen，Blasé，Timbers & Wolf，2007；Underwood，Talbott，Mosholder & von Dresner，2008）。

■ 思考题

1. 什么是代币？
2. 什么是代币制？
3. 使用代币作为强化物有哪两大优势？
4. 列出至少五个使用过代币制的场合。
5. 列出至少五个代币制旨在发展的行为。
6. 用一句话，描述需要设计成就场所来帮助的个体类型。

建立和管理代币制的步骤

决定目标行为

目标行为主要取决于①相关个体的类型，②要实现的短期和长期目标，以及③干扰或妨碍实现这些目标的具体行为问题。例如，如果你是一名课堂老师，你针对学生的目标行为，可能包括特定应用层面的阅读、写作、数学或建设性的社会互动。你的目标行为必须有明确的定义，这样学生才能知道他们被期望做些什么，这样你才能在这些行为确实可靠地发生时强化它们。因此，学生的目标行为之一可能是，当老师给出指令时，安静地坐着。更进一步的目标行为可能是正确地完成 10 个加法问题。

在之前描述过的初始成就场所 TFM（Phillips，1968）中，虞犯少年的目标行为将在社会方面自我照顾方面和学术方面之间选择，这些是对年轻人很重要的领域；不仅在成就场所中，也在他们离开这个群体回到的家中和未来的环境中。理想行为和不良行为都会被确定。例如两个理想行为是洗碗（每洗一餐的碗可以得到 1000 分），以及做家庭作业（每天挣 500 分）。两个不良行为例如不服从（每次表现会扣掉 100 到 1000 分不等）和使用糟糕的语法（每次表现要扣掉 20 到 50 分不等）。

采取基线并保存数据

正如在开始其他程序之前所做的那样，在开始进行一个代币制之前，应该获得关于特定目标行为的基线数据。可能你的团队已经达到了令人满意的水平，而建立一个代币制可能带来的好处，并不足以证明花费在上面的时间、精力或成本是合理的。在程序进行之后，继续收集目标行为的数据，同时把这些数据与基线数据进行比较，将使你能够确定程序的有效性。

选择要使用的代币类型

代币可以包括众多可能性，如玩具钞票、挂图上的标记、扑克筹码、贴纸或印章以及其他适合你对特殊代币制需求的物品。一般来说，代币应该是有吸引力的、轻巧的、便于携带的、持久耐用的、易于处理的，当然，不容易伪造（图 25-1）。如果使用了自动分配的后援强化物，你应该确保你的这些代币将操作这些设备。你还应该确保你有足够数量的代币。例如，Stainback，Payne，Stainback 和 Payne（1973）建议，当你在教室里开始用一个代币制时，你手头上的代币数量应该能保证每个孩子都能得到大约 100 个代币。

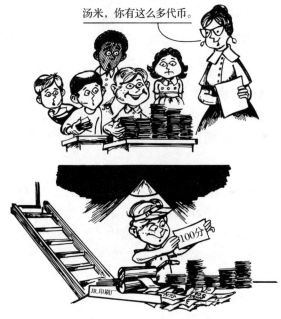

图 25-1　代币应不容易伪造

你还应获得必要的工具，以处理和存储代币。例如，中小学生可能需要文具盒或可密封的储物袋来存放他们挣来的代币。在成就场所，如前面所示，分数点被用作代币。每一天，在青少年随身携带的索引卡片上记录分数点。这样，这些分数点可以在适当的行为之后立即分配或在不适当的行为之后立即去掉。

选择后援强化物

选择后援强化物的方法，本质上与第4章描述的选择强化物的方法基本相同。请记住，一个代币制增加了你可以使用的实用强化物的种类，因为它们不局限于那些跟随在理想反应后，应立即给予的强化物。

当考虑通常可用的强化物时，要格外小心，以避免严重的伦理问题。各立法机构已颁布法律，保障精神病患者和治疗中心的住院患者在获得膳食、舒适的床位、电视等服务的权利。此外，一些法院判决维护了这些公民权利。因此，永远不要设计一个这样的程序：可能涉及剥夺个体的某些在法律和道德上属于他们个人的东西。

在成就场所中，后援强化物是物品和活动，并可以很自然地在小组里得到，这似乎对于青少年来说是重要的。他们每星期都有一次使用被称为特权的后援强化物。在每个周末，这些年轻人能把他们在那周挣到的分数换成下周的特权。例如，可以用1000分的价格购买一周能在就寝时间过后熬夜的许可，而一周游戏许可的价格为500分。

可能的反应成本惩罚执行者 使用代币提供了使用罚款手段作为对不适当行为的惩罚的可能（见Lippman & Motta, 1993; Sullivan & O'Leary, 1990）。与所有形式的惩罚一样，应该谨慎地使用它，并且只用于有明确定义的行为（见第13章）。

如果在代币制中使用了罚款，可能有必要增加对突发事件应急措施的培训，以教导个体如何以一种相对不那么情绪化、不那么咄咄逼人的方式，接受罚款。Phillips, Phillips, Fixsen和Wolf（1973）描述了代币制发生在成就场所的这种突发事件。在这种制度下，与罚款有关的突发事件，可能教会青少年一种重要的社会技能，就是如何接受执法者的责难。

管理后援强化物

你在确定打算使用的后援强化物以及将如何得到它们之后，接下来你应该考虑一下分发它们的一般方法。可以存储和分发后援强化物的仓库或小卖部，是大多数代币制的一个基本特征。在一个小规模的代币制，例如在教室中，仓库可以很简单，就比如说，老师桌子上的一个盒子。在一个更大规模的代币制中，这个仓库通常要大得多，可能占用一个或多个空间。不管仓库有多大，都必须制定一种能精确保存采购记录的方法，以便能够保持足够的库存（特别是高需求物品）。

必须确定购买后援强化物的频率。一开始，频率要高，然后逐渐降低。对小学生而言，Stainback 等人（1973）建议在最开始 3 天或 4 天内，每天都进行一次存放，然后逐渐减少，直到每星期只进行一次（例如，星期五下午）。

决定每个后援强化物的代币价格也是必要的。除了货币成本，是在分配代币值给后援强化物最明显的考虑之外，还应该考虑其他两个因素。一是供求关系，也就是说，若需求超过供给，则该商品的价格要提高，若供给超过需求，则该商品的价格要降低。这将有助于维持有效强化物的充足供应，也将促进每个后援强化物的强化率得到了最理想化的利用。另一个要考虑的因素是后援强化物的治疗价值。那些对某个体有好处的后援强化物，费用应该很低。这将有助于诱导个体参与强化物活动。例如，如果某个人的社会能力需要提高，他可能只需要付几个代币就可以参加一个聚会。因为这个活动可能有助于发展适当的社会行为。

■ 思考题

7. 列出并简要描述一下，在建立和管理代币制方面的五个初始步骤。

8. 识别出青少年在成就场所的四种目标行为：两种理想行为和两种不良行为。

9. 一个代币应该有哪六个特征？

10. 当教师在教室里建立一个代币制时，建议教师为每个孩子准备多少代币？

11. 列出两个在成就场所使用的后援强化物。

12. 解释在代币制中的"罚款"，如何符合反应成本惩罚的定义（你可能想要回顾第 13 章）。

13. 什么是代币制仓库？举例说明。

14. 对于中小学生来说，代币制的存储时间应该多久举行一次？

15. 决定每个后援强化物的代币价格有哪三个考虑因素？

识别可得的帮助

在一个小规模的代币制中，比如在教室里，来自其他个体的帮助可能不是必要的，但肯定是有用的，尤其是在程序的初始阶段。在一个规模较大的代币制中，比如精神病院或机构，这种帮助是必不可少的。

可以从若干来源获得帮助：①先前分配给重要个体并与之共事的人（例如，护士助理、助教），②志愿者，③在学校或机构里，一些行为成熟的人（比如被分配的高年级学生，以帮助年轻学生），以及④代币制本身的成员。在某些情况下，会教导他们根据干预对象的适当行为来交送代币。[3]

在代币制开始顺利进行之后，更多的成员将能够承担起帮助实现目标的责任。例如，在 TFM 里，一些年轻人监督其他人做日常家务（见 Fixsen & Blase，1993）。监督者或如年轻人所说的管理者，有权同时管理（如给予和拿走）同龄人行为表现所对应的代币。在挑选管理人员的几种方法中，根据青少年的表现和他们完成任务的有效性进行民主投票，这一方法被证明是最好的（Phillips，Phillips，Wolf，& Fixsen，1973；Wolf，Braukmann，& Ramp，1987）。在另一个成就场所实验中，一些年轻人通过为那些有语言障碍的人提供治疗来挣代币。尽管几乎没有成年人的监督和具体的培训，但年轻人仍然显著有效地履行了职责（Bailey，Timbers，Pillips，& Wolf，1971）。

在一些使用了 PSI 的大学课程中（包括 CAPSI），掌握一项作业的学生，会对其他学生在该作业中的表现进行评估，并做出即刻反馈。另一种会在大学或学院的 PSI 课程中使用的方法，是在学期开始时，给学生做一个关于课程材料前几部分的测验。若学生展示出能掌握该门课程材料的高超能力，将让他们负责管理一小部分的学生，并在课后时间进行指导和监督。

监督、培训工作人员以及助手

参与代币制的工作人员和助手也需要遵守行为准则，并确定他们自己的目标行为。例如，决定谁以及根据什么样的行为给予代币非常重要，且应该注意：确保总是在理想的行为发生后以积极、明显的方式立即给予代币。工作人员在管理代币的同时，配合友善温和、赞许的微笑，并至少在初始阶段告知接受代币的个体，他为什么会收到代币。

工作人员和助手也必须因适当的行为，而经常得到强化。如果代币制要有效地运行，就必须纠正他们不恰当的行为。当蒙特罗斯·沃尔夫（Montrose Wolf）和他的同事们在试图重复第一个非常成功的成就场所 TFM 计划却失败时，他们清楚地认识到培训工作人员的重要性（Wolf，Kirigin，Ficksen，Blase，& Braukmann，1995）。在他们最初失败的重复性尝试中，一对管理新建教养院的夫妇，完成了行为心理学硕士学位，但在涉及管理一个成就场所代币制的具体行为方面，没有接受过多少培训。在最初的重复失败后，为了便于后续成功重复积极的结果，该程序的开发者建立了教师家庭协会（TFA，Wolf et al.，1995）。在教师家庭协会的众多功能中，通过指定管理层夫妇的理想行为，监督他们的行为，并提供必要的技能教学，来促进每一个新的成就场所 TFM 的发展，以确保网站项目的成功（Wolf et al.，1995）。

处理潜在的问题

就像任何复杂的程序一样，在代币制的设计中规划潜在的问题是明智的。一些经常出现的问题是混乱，特别是在代币制开始后的头几天；工作人员或助手不够；个体试图得到他们没有挣到的代币，或他们没有足够的代币来兑换后援强化物；个体将代币当成玩具玩耍，并通过转移注意力的方式操纵控制它们；以及无法买到后援强化物。可以通过事先仔细的规划，来管理这些和其他可能出现的问题。

然而，正如最初推广 TFM 失败表明的那样，事先仔细的规划并不一定足够预防将发生的问题。为了成功克服各种重复性的问题，成就场所的发起人开发了主观反馈问卷，用于程序中的来访者和在线工作人员。这些能帮助发起人识别和解决不曾预料到的问题（Wolf et al.，1995）。

■ 思考题

16. 找出四种可能帮助管理代币制的来源。
17. 管理 PSI 课程有哪两种已经得到帮助的方法？
18. 应该怎么分发代币？
19. 描述五个在进行代币制初期可能发生的潜在问题。

准备一本手册

在实施代币制之前，需要完成的最后步骤是准备一本能精确描述代币制将如何运行的手册或是一系列明文规则。这本手册应该详细地说明有哪些行为将被强化，我们将如何用代币和后援强化物强化这些行为，还应说明强化物可使用的时间、哪些数据将被记录，记录这些数据的方式和时间，以及每个工作人员和助手的职责。每一条规则对于所有相关人员来说，都应该是合理的、可接受的。每个分发代币的人员都应收到一份手册的复印件，或者至少是得到清楚的、明确与他的具体职责相关的那部分复印件。如果个体阅读有困难，但能听懂口语，应向他对手册的有关部分做出明确解释。该手册中应包括一定的程序，用于评估、确保规则是否得到恰当、严格的遵守。该手册还应包括有关规则的仲裁纠纷方法，并在最大程度上提供可行的、与代币制目标一致的、参加仲裁程序的机会。

对于重复成就场所结果的困难，其中一个影响是，研究人员制定了明确而详细的培训手册，以便让父母知道如何在各种各样的情况下都能做些什么（Braukmann & Blase，1979；Phillips，Phillips，Fixsen，& Wolf，1974）。这些培训手册为制定培训手册提供了良好的模式，以便在各种环境中建立和运行代币制。

自然环境下的普遍性程序设计

虽然代币制有时只被当作在机构或学校环境中管理问题行为的手段，但其更重要的功能其实是帮助个体适应自然环境。Kazdin（1985）总结大量数据后指出，代币制对不同的人群都有效，并且在程序结束后的几年内，取得的成果通常保持不变[4]。然而，因为在自然环境中盛行的是社会强化，不是代币，应该设计一个代币能逐渐被社会强化所取代的代币制。

个体从代币中戒断的方法有两种。第一种戒断方法是逐步消除代币，可以通过逐步使代币交付的时间间隔越来越长，减少赚取代币的行为数量，或增加目标行为与代币交付之间的延迟。第二种戒断方法是逐渐降低代币的价值，可以通过逐步减少代币所能购买到的后援强化物，或者逐步增加获得代币和购买后援强化物之间的延迟。目前，我们还不能说哪种方法或哪些方法的结合产生了最好的结果。此外，所有涉及程序编制一般性的考虑（在第 16 章中讨论过的）都应加以审查。

逐步将控制权移交给个人，以便他们规划和管理自己的强化物，这是个体为适应自然环境做准备的另一个步骤。一个能够评估自己的行为、理性地决定需要做出哪些改变并为这些变化做出有效规划的个体，显然能够很好地应对几乎任何环境。我们在第 26 章讨论了建立这些技能的方法。

伦理考量

由于代币制涉及在相对较大的范围内，系统地应用行为矫正技术，滥用技术的可能性——即使是无意的——都会被放大，因此必须采取预防措施，以避免这种滥用。其中一种预防措施是让该系统完全公开地接受公众监督，但这种公开须经程序中的个体同意或其提倡者们的批准。例如，TFM 伦理管理的一个重要来源，是严格要求使用 TFM 的认证标准和程序。涉及所有行为矫正程序的伦理注意事项将在第 30 章中进行广泛讨论。

总结：在设计代币制时必要的考量

1）回顾适当的文献。
2）确定目标行为。

①列出短期目标和长期目标。
②按轻重缓急的顺序安排目标。
③选择那些对程序中的个体最重要的目标，而且这些目标是之后目标的前提条件。
④确定从若干优先考虑的几个目标开始，强调那些可以快速完成的目标。
⑤确定每个起始目标的若干目标行为。

3）测量目标行为的基线。
4）选择最合适的代币类型（它们应该是有吸引力，轻巧的，便携的，耐用的，易于操作的，并且不易被伪造）。
5）选择后援强化物。

①使用对感兴趣人群有效的强化物。
②使用普雷马克原理（见第 4 章）。
③从程序中的个体那里，收集关于他们强化物的言语信息。
④将能帮助个体识别强化物的一览表交给程序中的个体。
⑤询问程序中的个体，当他们不工作、有空闲时间时，他们喜欢做些什么或其他需求。
⑥识别可被程序化的自然强化物。
⑦考虑强化物相关的伦理和法律。
⑧设计一个适当的存储库来保存、陈列和分发后援强化物。

6）确定那些可以帮助管理该程序的人。

①现有的工作人员
②志愿者
③大学生
④机构里的住院者
⑤代币制的成员

7）决定具体的实施程序。

①设计适当的数据表，确定谁将获取到数据，以及如何、何时记录数据。
②决定谁将如何管理强化物，以及需要提供什么样的行为。
③确定每天可以挣到的代币数。
④建立"存储"过程，并确定后援强化物的代币值。
⑤警惕对意外事件的惩罚，保守地用于明确界定的行为，且只有在合乎道德伦理的情况下才这样做。
⑥确保清楚界定了工作人员及助手的职责，而且实施了理想的监测和强化计划表。
⑦为潜在的问题做计划。

8）为程序中的个体、工作人员和助手准备一个代币制手册。
9）建立代币制。
10）计划在自然环境中获得程序普遍性的策略。
11）每个步骤中监督和施行相关的伦理准则。

■ 思考题

20. 描述将行为迁移到自然环境时，个体从代币中戒断的两种通用方法。

21. 如果一个人决定通过逐步消除代币来使个体从代币中戒断，那么有哪三种方法可以实现呢？

22. 如果一个人决定通过逐渐降低代币的价值来使个体从代币中戒断，那么有哪两种方法可以实现呢？

23. 为确保代币制良好的伦理标准，一种可以帮助确保这个标准的预防措施是什么？

应用练习

涉及他人的练习

（1）对于你所选择的一群人，为一个代币制找出五个合理的目标。

（2）对练习（1）中列出的五个目标，再精确定义每个目标中的两个目标行为。

（3）描述你可能做些什么，来识别你在练习（1）中所选择人群的后援强化物。

供进一步学习的注释

1. 随着教室迷你经济体制的崛起，课堂中的代币制发生了新的变化，教师们用玩具钞票教孩子们经济学和个人财务的基本原则（例如，Day & Ballard，2005）。在教室的迷你经济体系里，孩子们挣的是玩具钞票，他们可以用这些交换之后班级商店里的项目，比如参与教室工作、经营教室生意、参与理想的学术和课堂管理行为。教室工作包括管理人员（清理书架），考勤人员（查每日的出勤情况）和园艺专家（照顾班级植物）。教室生意包括制作其他孩子可以购买的东西（例如手工艺作品，班级报纸）并为其他孩子提供服务（例如同伴辅导、清理办公桌、整理笔记本子）。理想的学术和课堂管理行为包括按时完成作业，表现出课业进步，安静地在走廊里排队。因此，虽然标准的教室代币制已经集中于理想的学术行为，教室迷你经济体制的目标更广泛，即让孩子们做好参与自然环境经济的准备。

2. 这一章的大部分材料在以下关于代币制的主要著作中，有更详细的介绍：Ayllon（1999）；Ayllon and Azrin（1968）；Glynn（1990）处理有关精神病患者的代币制问题；Stainback 等人（1973）讨论了小学课堂的代币制；Welch 和 Gist（1974），主要处理遮屏工作间的代币制；Ayllon 和 Milan（1979）描述监狱中的代币程序；以及 Kazdin（1977）对代币制研究进行全面综述。更多有关注意缺陷多动障碍儿童和青少年的代币体制信息，见 Barkley 和 Murphy（2005）。关于在大学和高中课程里使用代币制程序的更多信息，结合这些程序的系统有时被称为 PSI，参见 Keller 和 Sherman（1982）和本书第 2 章。与行为的一般原则有关的代币强化程序和概念的综述和讨论，见 Hackenberg（2009）。

3. Rae、Martin 和 Smyk（1990）设计了一个程序，向遮屏工作间的发育性障碍人士支付代币，以改善他们的工作表现。这些代币可以在车间自助餐厅兑换物品。然而，车间缺乏工作人员，不足以可靠地记录执行和不执行任务的人。一个解决方案，是教工人们如何自我监控工作表现。每一位工人面前都放着一支铅笔和一张方格纸，并被告知，当一次蜂鸣响时，如果他们在进行任务，就应该在一个其中方格上标记一个 X。将蜂鸣器设定为半天内随机地响 6 次。一挣到 6 个 X，工人就可以将它们换成代币。实践证明，对于提高工人在各种车间任务上的工作行为，总体程序是有效的。

4. 至于 TFM 项目的一般性，研究表明，在项目中管理虞犯青少年的行为是有效的（例如，Kirigin，Braukmann，Atwater，& Wolf，1982）。然而，有几项研究旨在表明，参加过 TFM 项目与那些参加过传统项目的人，再次犯罪率之间没有差别（例如，Fonagy，Target，Cotterll，Phillips，& Kurtz，2002；Jones，Weinrott，& Howard，1981；Kigrin et al.，1982；Wilson & Herrnstein，1985）。不过，Kingsley（2006）认为，这些研究在方法和统计上都存在缺陷，此外他还提到，最近的一些研究表明，TFM 项目确实有效地减少了再次犯罪行为（例如，Friman et al.，1996；Larzelere et al.，2001；Larzelere，Daly，Davis，Chmelka，& Handwerk，2004；Lipsey，1992，1999a，1999b；Lipsey & Wilson，1998；Thompson et al.，1996）。显然，这方面还需要更多的研究，以确定有效的方法，能将项目中所取得的成果迁移到个体离开这个项目之后生活的环境中。

进一步学习的思考题

1. 什么是教室迷你经济体制？描述下它的特征。
2. 与孩子们没有参加教室迷你经济体制相比，你是否更希望在教室迷你经济体制里，孩子们表现出在自然环境中或多或少的普遍性？请解释说明。
3. 描述一个代币制程序，其中个体在遮屏工作间自己管理代币。

第 26 章

帮助个体发展自我控制

阿尔和玛丽刚刚在学校的自助餐厅里享用完甜甜圈和咖啡。"我要再吃一个甜甜圈，"阿尔说，"它们看起来实在太好吃了！我无法抵抗。而且，"他一边拍着圆滚滚的肚子，一边朝着（甜甜圈）走去，补充道，"再来一个也不会有什么差别。"

许多自我控制的问题都涉及自我约束——学着减少那些能得到即时满足的过度行为——诸如过多的闲聊、喝酒、看电视和浏览 Facebook 等。其他自我控制的问题需要在对立方向上的行为改变——需要增加的反应，比如学习、锻炼、变得坚定、做家务等。许多人觉得我们的内心好像有某种神奇的力量——所谓的意志力——可以克服这些问题。人们相信这一点，部分是因为常听别人说"如果你有更多的意志力，你就能改掉这个坏习惯"或者"如果你有更多的意志力，你可以提高自己"，大多数人已经听到过很多次这样的建议了。不幸的是，这不是很有帮助，因为提供该建议的人通常没有告诉我们，怎样才能获得更多的意志力。更有帮助的，是看一看自我控制的问题，是怎么从一个行为的有效影响与无效影响之间的差异中产生的。从这一点出发，我们就开始了自我控制模式。最后，我们描述了大多数成功的自我控制程序，是如何通过五个基本步骤进行的。这些程序也被称为自我管理或自我矫正，是利用行为分析的原理，来改变或控制某个人自身行为的策略。

自我控制问题的成因

"我就是忍不住多吃了一块甜点。"

"我真的应该参加一个锻炼项目。"

"我的学期论文得交了，我有一个重要的期中考试，我必须完成我的实验作业。我还在 Facebook 上逛什么？为什么我不学习？"

这些听起来熟悉吗？如果你和大多数人一样，你可能已经说过很多次类似的话了。这些时候，我们会忍不住说自己没有足够的意志力。让我们来看看如何来解释这些问题：通过检验立即显著的、延迟的、累积显著的以及不可能的后果影响或无法影响行为的方式。

行为过度的问题

一种自我控制问题的类型包括行为上的过度——做太多的事情，例如暴饮暴食、过多地观看 YouTube 或喝太多的咖啡。所有的这些过度行为都会导致即时强化（例如，美味的食物，YouTube 上令人愉悦的场景）。尽管过度的行为最终可能会导致负面后果，但往往是无效的。让我们看看为什么。

行为的即时强化与延时惩罚　假如有一个青少年，他仍有作业没写，但想要和朋友出去玩。当父母询问有关家庭作业的事情时，他撒谎了就得到允许，可以和朋友一起离开。谎言得到了即时强化，直到后来这一谎言才被揭穿，随之而来的惩罚（例如，被禁足，未能完成作业）在撒谎后延迟了很长时间才发生的。如果一个行为导致即时强化，但延迟了惩罚，即时强化往往会胜出。许多自我控制的问题源于这一事实（Brigham，1989a，1989b）。在喝完一大罐啤酒后，朋友们会立刻报以掌声和大笑，这可能会让你不顾延迟到来的宿醉后果（作为惩罚）。

行为的即时强化与累积重大惩罚　考虑到暴饮暴食问题，容易导致肥胖和健康问题。味道会立即强化"吃额外的甜点"这一行为。虽然额外甜点的负面影响（过多的糖脂和胆固醇）是立竿见影的，但它们太小了而无法产生效果。更确切地说，是暴饮暴食在许多场合的积累导致了问题（例如，Ogden，2010；Pi-Sunyer，2009）。考虑一下吸烟的问题。尽管每吸一口烟就会立即将有害的化学物质沉积在吸烟者的肺部，但是，单根香烟的负面影响太小，无法抵消尼古丁立即产生的高度且积极强化的作用（尼古丁本身不仅是一种正强化物，也是其他强化剂的MEO；参见 Donny，Caggiula，Weaver，Levin，& Sved，2011）。相反，这是数百根香烟影响的积累，最终导致严重的疾病，如慢性阻塞性肺疾病、肺气肿和癌症。酒精是一种可立即强化的物质，同时它还具有延迟惩罚的效果和过量消耗时的长期累积效应（例如，McDonald，Wang，& Camargo，2004）。延迟惩罚的影响包括酒精中毒、肢体上或言语上的争吵和意外。这些累积效应包括肝硬化、癌症和其他严重疾病。因此，对于许多自我控制问题，消耗有害物质的直接强化，胜过不可察觉的直接负面影响，这种负面影响只有通过累积才会显著（Malott，1989）。

问题行为的即时强化与替代理想行为的延时强化　我们假设这是一个星期四晚上，你正在学习课程。你的室友刚下载了一部你想看的电影，但你明天要参加考试。你现在看电影并在之后的考试获得低分，还是你现在学习 3 个小时，然后获得更高的分数？考虑一下员工从公司获得巨额圣诞奖金的情况。员工们会把奖金花在一些马上就令人愉快的东西上吗，比如滑雪旅行，还是把奖金投资在免税的退休基金上？你会选哪个？对于涉及在两种替代行为之间做出选择的自我控制问题，这两种行为都有积极的结果，产生直接强化物的那种通常会胜出（Brigham，1989b）。

行为不足的问题

另一种类型的自我控制问题包括需要增加的反应，比如使用牙线和定期锻炼。这种行为通常会导致小的、直接的惩罚。即使当行为发生可能会产生积极的结果，或行为不发生时可能会产生重大的负面结果，但这两种结果往往都是无效的。让我们看看为什么。

行为的即时小惩罚与累积重大强化　对非锻炼者来说，最初的锻炼可以是相当不愉快的（比如，消耗时间、无聊累人、紧张压力大）。即使任何的一次运动可能会带来直接的好处，例如增加心血管健康，增强肌肉力量、耐力、弹性；更好的心理健康（例如，Agarwal，2012；Biddle & Mutrie，2008；Bize，Johnson，& Plotnichoff，2007），这样的结果通常太小，而无法被注意到或认为不值得注意。相反，在许多场合中锻炼的好处的累积，最终是显而易见的。人们往往不能遵循适当的健康习惯，如锻炼，因为这样做会导致直接的小惩罚，而积极的影响，虽然是直接的，但在许多努力和尝试中积累起来之前，因效果太小而无法有效（Malott，1989）。

行为的即时小惩罚与行为没有出现时不大可能发生的即时重大惩罚　大多

数人都知道，在打网球时戴上护目镜可以防止严重的眼睛损伤，骑自行车时戴头盔可以防止脑损伤。那么，为什么很多人在骑自行车或玩网球时不戴头盔或护目镜？首先，这些预防措施通常会导致即时轻微的惩罚（戴护目镜和头盔可能会很热并且不舒服）。其次，虽然不执行这些安全行为，可能会导致即时发生重大的厌恶事件，但它们是不太可能发生的。然而，根据概率法则，一个人从事这些行为越频繁，时间越长，这些令人厌恶的重大事件越可能发生。

行为的即时小惩罚与行为没有出现时延迟的重大惩罚 为什么很多学生会避免进行锻炼、推迟去做牙科检查，或者没有做好课堂笔记？这种类型的自我控制问题有即时的小惩罚。锻炼会让你感到炎热和不舒服，牙医诊所钻孔的噪声和疼痛都是惩罚，在做好课堂笔记的同时，你的手指会感到累。此外，所有这些活动都需要时间来强化。虽然严重的牙科问题等延误的后果可能极其令人厌恶，但这些后果，是在许多人错过预防机会之后很久才发生的。在这样的情况下，即时的惩罚后果往往会胜出。换句话说，通过现在避免一个微弱的厌恶刺激，一个人最终会在之后"收获"强烈的厌恶后果。

■ 思考题

1. 当人们谈论到意志力时，是在说什么？意志力是个有用的概念吗？为什么是或不是？
2. 描述一个行为过度的问题，这个行为的立即强化物胜过延迟惩罚。
3. 描述一个行为过度的问题，其中即时强化物胜过一个累积意义重大的惩罚行为。
4. 描述一个行为过度的问题，其中即时强化物胜过可选理想行为的延迟强化物。
5. 描述一个行为不足的问题，它发生的原因是这个行为导致的直接小惩罚会胜过累积的重要强化物。
6. 描述一个行为不足的问题，它发生的原因是如果行为没有发生，行为的即时小惩罚会胜过即时但极不可能发生的重大惩罚。
7. 描述一个行为不足的问题它发生的原因是如果行为没有发生，行为的直接小惩罚会胜过延迟的重大惩罚。

自我控制的行为模式

一个有效的自我控制模式必须令人满意地处理好上一节所述的自我控制问题

的根源。我们在这里描述的是一个行为模式，有两个部分。第一个部分要求将问题明确指定为需要控制的行为。第二个部分要求你运用行为技巧来管理问题。自我控制的行为模式是指当一个人以某种方式安排环境来管理他引发随后的行为时，自我控制就会发生。这意味着做出一种控制行为，来实现要控制的行为的变化（Skinner，1953）。见图 26-1。

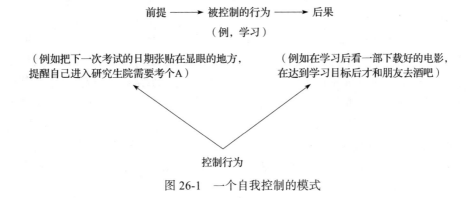

图 26-1　一个自我控制的模式

在前面章节的例子中，一个人自发做出了受控制的行为，另一个或多个其他人发出了控制行为——操纵前因并对行为施加强化或惩罚后果。然而，在自我控制的情况下，同一个人做出被控制的行为和控制行为。这就引起了控制受控行为的问题。也就是说，因为自我控制意味着一个人的某些行为控制着他的其他行为，所以出现了是什么控制或引起受控制行为的问题。

答案是社会。我们所生活的社会教会我们各种控制行为（见 Skinner，1953，p.240）。你可能已经被教导过做出控制行为，例如设定学习目标，提醒自己实现这些目标，以及跟踪自己的学习进度。如果你在做出这些行为方面的努力是成功的，并且你的行为实际上确实发生了（例如，你的学习进步了），那么社会就会为你的努力提供持续性的意外事件（例如，获得更好的成绩，得到你想要的工作，能够与他人明智地交谈）。

我们现在转向自我控制策略，这些策略对很多人来说都是成功的。

自我控制程序的步骤

在我们讨论自我控制策略时，"你"是任何想要改变自己行为的某些方面的人。假设你已经决定用行为矫正来处理你的一个自我控制问题。我们将通过使用以下步骤来描述要如何做到：具体说明问题并设定目标，做出改变的承诺，收集数据和分析成因，设计和实施治疗方案，和预防复发，保持收益最后。

1. 具体说明问题并设定目标

你想改变什么？你怎么知道你是否已经成功了？要回答这些问题，你需要尝试具体说明问题并设定一些量化的目标。对于阿尔（在本章开头），这是相对容易的，他的目标是减掉 12 公斤。更确切地说，他想每天消耗超过摄入大约 1000 卡路里⊖的热量，每周减重约 1 公斤。许多自我控制的问题可以相对容易地用数量来描述。例如，在体重控制和锻炼方面设定具体目标相对容易。相比之下，其他自我改善的目标，例如"对学校有更积极的态度""变得不那么紧张"或"改善关系"，这些都难以衡量。Mager（1972）将这种不明确的抽象概念称为"模糊"。"模糊"是确定自我控制目标的可接受的起点；但是，你必须通过识别一些表现来"解除模糊"，这些表现将会导致你同意你已实现目标的。Mager 为这一过程概述了一些有用的步骤。

1）写出目标。

2）把你应该说的或应该做的事情列一张清单，清楚地表明你已经达到了目标。那就是，有什么证据证明你的目标已经实现了？

3）在一群有着相同目标的人中，你将如何决定谁达到了目标，而谁没有达到目标？

4）如果你的目标是一种行为的结果——比如达到一定的重量，节省某一数量的金钱，或拥有一个干净的房间——列一张特定行为清单，以帮助你实现结果。

2. 做出改变的承诺

承诺改变是指做出你的陈述或行动来表示[1]，改变你的行为是重要的、能认识到这样做的好处，并且你会为这样做而努力。Perri 和 Richards（1977）证明，对改变的承诺和对改变技巧知识的了解，对于成功地完成本科心理学专业学生自我矫正项目的任务相当重要。Perri 和 Richards 发现，在饮食、吸烟、学习或约会等问题领域，相比于不成功的自我管理者，成功的自我管理者更倾向于改变和使用更多的行为改变技巧。

要想尽可能成功地改变你的行为，你需要采取行动来坚定你的承诺。第一，

⊖ 1 卡路里 =4.19 焦耳。

列出改变行为的所有好处。把它们写出来，并贴在显眼的地方。第二，做出改变公众的承诺（Hayes et al.，1985；Seigts，Meertens，& Kok，1997）。增加可以提醒你坚持计划的人数，会增加你成功的机会。第三，重新安排你的环境，能够频繁提醒你的承诺和目标（Watso & Tharp，2007）。你可以把你的目标写在便利贴上，然后贴在显眼的地方，比如冰箱门或汽车的仪表板上。或者你可以创造性地使用照片来提醒你的目标。还要确保这些提醒与实现目标的积极好处相关联。第四，投入大量的时间和精力来初步规划你的项目（Watson & Tharp，2007）。准备一份与你在项目投入相关的声明列表，以便你可以使用这些语句来帮助你加强和维护你的承诺（例如，"我已经投入了太多，现在退出将是一种耻辱"）。第五，相信你肯定会遇到要退出计划的诱惑，提前计划各种方式来处理它们（Watson & Tharp，2007）。

■ 思考题

8. 描述自我控制的行为模式。

9. 考虑图 26-1 所示的自我控制模式。在那个模式中，是什么在控制着受控行为？讨论一下。

10. 列出 Mager 所建议的步骤：如何解开一个模糊陈述的问题或自我控制目标。

11. 这本书如何定义承诺？

12. 描述你可以采取哪五个步骤，来加强和保持你对自我控制程序的承诺。

3. 收集数据和分析成因

下一步是收集问题行为发生的数据——发生的时间、地点和频率。当目标是减少过度行为时，这一点尤为重要。如第 20 章所述，追踪问题行为的原因有很多，其中最重要的是提供评估进度的参考点或基线。对于许多自我控制项目来说，智能手机或其他手持设备上的便利贴、铅笔或计数器应用程序可以用来记录问题实例，一天中，你可以使用一些技术，来增加保持记录问题行为的可能性。如果问题行为是吸烟，你应该在吸烟之前记录每支烟，这样行为将加强记录。你可以设置由其他人控制的外部强化物，例如，你可以把花钱的控制权交给一个能够长时间持续监控你的行为，并根据一致的数据记录返还你的资金的人。你还可以让其他人通过以下方式加强你的记录行为：①告诉朋友你的自我矫正项目，让其他人加强你的记录行为；②将你的记录表或图表保存在显而易见的位置，以增加来自朋友反馈的可能性；以及③让你的朋友了解项目和结果的进展情况。由他人调节的突发事件是你控制行为的重要维持来源。

在某些情况下（如第 20 章所述），记录和描述行为可能是实现进步所需的全部。Maletsky（1974）对此效果进行了令人信服的证明，他研究的五个案例中有三个成功完成，即使他小心翼翼地不引入任何治疗，除了计数和描绘不想要的行为。一个成功案例涉及一名 52 岁女性的重复抓伤，导致其手臂和腿部出现难看的病变；另一例关于一个 9 岁男孩在课堂上反复举起手，不管他是否知道问题的答案；第三个例子涉及一名 11 岁女孩在学校的离开座位行为。在所有三种情况下，由于每日自我计数和绘图，行为在 6 周内有所减少。在某些情况下，甚至可以计算在行为发生之前发出行为的每个想法、渴望或冲动。McFall（1970）报告了一项研究，在这项研究中，记录了每次想要吸香烟的欲望或冲动，这不仅降低了随后吸烟的可能性，而且降低了吸烟的次数。自我监测的有益效果的其他实例可以在 Cone（1999），Latner 和 Wilson（2002），以及 Wood、Murdock 和 Cronin（2002）中找到。

在这些初始观察期间记录问题的频率时，你应该仔细查看：前因可能是问题行为的 S^D 或 S^Δ，以及可能是维持问题的直接后果。成功设计策略的建议通常来自这一练习。

回想一下本章开头的阿尔，当他开始研究自己经常吃零食的情况时，他有一个惊人的发现。绝大多数的饮食事件之后，立即发生了一些其他强化事件：

- 咬一口甜甜圈然后啜一口咖啡。
- 在看电视时再吃另一片薯片——他最喜欢的篮球运动员刚进了个球。
- 阿尔在车上又打开一个糖果嚼着——信号灯变绿了，阿尔开走了。

阿尔一边喝咖啡，一边喝啤酒，一边和朋友聊天，一边打电话，一边开车，换句话说，同时接触到自然环境中的各种强化事件。正如我们在前面的章节中指出的那样，强化物的效果是自动的，并不取决于个人的意识。此外，不同环境的某些方面也成为阿尔过度饮食的线索。难怪阿尔在自我控制方面遇到麻烦。

因此，在初步观察期间，重要的是分析不理想行为的前因，消除可能维持不良行为的直接后果，以及它们对你希望发展行为的直接影响或不足。这些信息在程序的下一步可能非常有用。

4. 设计和实施治疗方案

在你的生活中，在某些前因的存在下，某些行为产生了一定的后果。这三个变量中的每一个都为选择自我控制技术提供了丰富的区域。

（1）管理前提刺激　如第 17、18 和 19 章所示，考虑控制我们行为前因的主要类别是有帮助的：指示，建模，身体引导，我们周围的环境，其他人，日常时光以及激励操作。

指示　Meichenbaum（1977）认为，几乎每一个自我矫正程序都应该包括一些自我说明。它们已被用于正式的自我管理项目，以增加锻炼和学习行为（Cohen，DeJames，Nocera，& Ramberger，1980），减少恐惧（Arrick，Voss，& Rimm，1981），减少咬指甲（Harris & McReynolds，1977），并改善各种其他行为（Watson & Tharp，2007）。在规划自我控制程序的指导之前，我们建议你回顾第17 章中，关于使用规则和目标的指南。我们还将在第 27 章中讨论进一步自我指导策略。

建模　建模行为是另一类刺激事件，在自我控制程序中很有用。例如，如果你想提高自己在社交聚会中介绍自己的技能，找一个擅长的人，观察那个人的行为，并模仿他。这种称为参与者建模的程序（将在第 28 章中更全面地描述），是减少恐惧的一种特别有效的方法。通过这个过程，恐惧的人观察到一个与恐惧诱导刺激相互作用的模型，然后模仿这个模型。

身体引导　在第 18 章中，我们描述了行为矫正家如何使用身体引导，来引起个体做完所需行为的运动。很难识别你用身体引导你自己行为的示例，因为如果你可以轻松地引导你的行为，你可能不会出现问题行为。然而，在他对自我控制的经典分析中，斯金纳（Skinner，1953）描述了个体如何利用身体约束来控制自己的行为。例如，你可以将双手放在口袋里以避免咬指甲，咬住舌头以避免做出粗鲁的评论，或者将双手合握在一起以避免在愤怒时刻殴打某人。

我们周围的环境　你在家里学习有困难吗？尝试去图书馆，在那里学习是一种高概率的行为（Brigham，1982）。在特定情况下，许多人都有他们希望减少的特定行为。一个有用的策略是重新安排环境，为理想的替代行为提供线索（见第18 章）。

其他人　正如我们之前所说的，观察模型是一种为你进行某种行为提供有力提示的方式。另一个策略就是改变你周围的人。你已经学会了与某些人以某种方式行事，并以其他方式与其他人行事。例如，当你和一个高度虔诚的人交谈时，你不太可能发誓，但更可能在和朋友闲聊时发誓。在某些情况下，你的自我控制计划将包括增加与某些人的接触或联系的，减少与另一些人的接触。

日常时光 有时通过改变活动的时间，来实现成功的自我控制是可能的，例如，许多学生在晚上更加清醒，但他们把时间花在社交上。通过把社交活动转移到早晨和把学习转移到晚上来，学生可以实现学习的自制力。

激励操作 回顾第 19 章，激励操作是一种强度事件，它会影响作为强化或惩罚物的后果，并影响受这些后果影响的行为。在自我控制项目中，增加理想行为的策略是为影响该行为的强化物引入 MEO。例如，当其中一位作者和他的妻子在结婚初期访问巴西时，他拍摄了他妻子在里约热内卢海滩上慢跑的照片。在后来的几年里，当他的妻子看着他们卧室衣柜门上张贴的放大照片时，这促使她继续慢跑计划，以保持苗条的身材。MAO 还可以用于自我控制程序，以减少不良行为的可能性。阿尔在校园自助餐厅和玛丽一起喝咖啡时，可以用来减少甜甜圈摄入的策略是，在去自助餐厅之前吃几块胡萝卜，这可以作为食物的 MAO，并降低他喝咖啡时购买甜甜圈的可能性。

（2）行为管理 如果关注的行为相对简单，比如说脏话，那么你很可能会更多地关注前因和后果。如果行为是复杂的，你需要花一些时间专注于行为本身。如果你的目标是获得一些复杂的技能，那么考虑任务分析和掌握标准会很有帮助。掌握标准是一种技能练习的表现要求，因此，如果达到了标准，行为就会被学习。例如，考虑学习打高尔夫球。Simek 和 O'Brien（1981）对高尔夫比赛的 22 个组成部分进行了任务分析。他们将这些内容安排在行为发展过程中进行指导，并确定了每个组成部分的掌握标准。第一部分的进展是 10 英寸[○]推杆，掌握标准是连续 4 个推杆。为什么他们从如此简单的回应开始？一个原因是一般规则从简单开始并进入复杂。另一个原因是，它结合了强大的自然强化物来正确地执行响应——将球击入球洞（注意这与使用反向链接的论点类似；参见第 11 章）。

塑造是关注行为的另一个过程，它对于自我改善的项目非常有用，在这些项目中，你的最终目标是从起点开始进行更大的行为改变。要记住的重要经验法则包括：从小步开始，在前进一个步骤之前达到掌握标准，并保持渐进的步骤是

○ 1 英寸 =2.54 厘米。

CMP BOOKS

打开心世界·遇见新自己

华章分社心理学书目

扫我！扫我！扫我！
新鲜出炉冒着热气的书籍资料、心理学大咖降临的线下读书会名额、
不定时的新书大礼包抽奖、与编辑和书友的贴贴都在等着你！

机械工业出版社
CHINA MACHINE PRESS

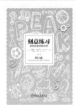

刻意练习
如何从新手到大师

[美] 安德斯·艾利克森
罗伯特·普尔 著

王正林 译

- 成为任何领域杰出人物的黄金法则

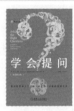

学会提问
（原书第12版）

[美] 尼尔·布朗
斯图尔特·基利 著

许蔚翰 吴礼敬 译

- 批判性思维领域"圣经"

内在动机
自主掌控人生的力量

[美] 爱德华·L.德西
理查德·弗拉斯特 著

王正林 译

- 如何才能永远带着乐趣和好奇心学习、工作和生活？你是否常在父母期望、社会压力和自己真正喜欢的生活之间挣扎？自我决定论创始人德西带你颠覆传统激励方式，活出真正自我

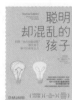

聪明却混乱的孩子
利用"执行技能训练"提升孩子学习力和专注力

[美] 佩格·道森
理查德·奎尔 著

王正林 译

- 为4~13岁孩子量身定制的"执行技能训练"计划，全面提升孩子的学习力和专注力

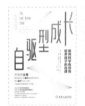

自驱型成长
如何科学有效地培养孩子的自律

[美] 威廉·斯蒂克斯鲁德
奈德·约翰逊 著

叶壮 译

- 当代父母必备的科学教养参考书

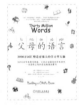

父母的语言
3000万词汇塑造更强大的学习型大脑

[美] 达娜·萨斯金德
贝丝·萨斯金德
莱斯利·勒万特 - 萨斯金德 著

任忆 译

- 父母的语言是最好的教育资源

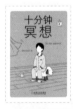

十分钟冥想

[英] 安迪·普迪科姆 著

王俊兰 王彦又 译

- 比尔·盖茨的冥想入门书

批判性思维
（原书第12版）

[美] 布鲁克·诺埃尔·摩尔
理查德·帕克 著

朱素梅 译

- 备受全球大学生欢迎的思维训练教科书，已更新至12版，教你如何正确思考与决策，避开"21种思维谬误"，语言通俗、生动，批判性思维领域经典之作

小的。例如，对节食者的研究报告称，那些为减少卡路里设定了小而渐进的塑造步骤的人，更有可能实现暴饮暴食的自我控制（Gormall，Black，Daston，& Rardin，1982；Hawkins & Clement，1980）。

另一种需要你关注行为的操作，是考虑执行行为所需的能量消耗，通常称为努力。减少问题行为的一种策略是安排条件，以便需要更多的努力来执行这种行为。例如，苏珊通常在图书馆的一个小阅读室中学习，她经常中断学习，打电话给朋友。在研究中，她的手机清晰可见，拾取和拨号只需要很少的努力。然而，将手机放在图书馆入口处的储物柜里，这将大大增加她拨打电话的努力，并可能减少这样做的情况。改变响应要求以减少做出行为所需的努力，也可用于增加理想行为。大卫认为他的日常饮水量太低，他设定了每天至少去四次饮水机的目标。但是，这样做需要付出相当大的努力，他很少能达到自己的目标。因此，他决定购买一个随身携带的水壶，这使得他的饮水量大大增加。虽然这些例子涉及操控响应努力，但请注意，它们也可以被描述为通过操作周围环境来管理前因。

■ **思考题**

13. 描述两种策略，以增加保持问题行为记录的可能性。
14. 举例说明如何记录和绘制问题行为是实现改进所需的全部内容。
15. 描述阿尔是如何在一天的进食中被多次不经意强化的。
16. 列出七类你在计划如何管理自我控制程序中的情况时，可能考虑的前因。
17. 举例说明激励操作是一种有效的自我控制策略。
18. 定义掌握准则，举一个本章中没有出现的例子。
19. 举例说明，执行行为所需的能量消耗或努力的操纵，是一种有效的自我管理策略。你认为这个例子涉及激励操作吗？为什么或者为什么不？

（3）后果管理　操纵后果事件的第一个策略，是消除某些强化物，这些强化物可能在特定情况下无意中加强了你特别不良的行为。当阿尔分析他的饮食问题时，他注意到，除了食物本身的味道，其他强化物（电视，令人愉快的谈话）通常与饮食有关。因此，阿尔的节食控制计划的一个主要特点，应该是将饮食与这些其他活动隔离开来。Le Bow（2013）提出的实现这一目标的建议包括：①在家中仅在厨房吃东西，②每顿饭都使用相同的餐具和垫子，③只在指定时间进食，以及④把食物放在远离房间（除了厨房）的地方。

操纵后果的第二个策略，是记录和描绘目标行为（见 Watson 和 Tharp 的例子，2007）。看到一个显示逐步改善的图表，可以激起对进度的积极想法。它也可以作为一个提示，让他人在你坚持自我控制计划时，给予你额外的社会关注。

操纵后果的第三个策略是，在你表现出改善时，甚至只是坚持计划时，安排接受特定的强化物（参见 Watson & Tharp，2007）。如果你想要的行为，将导致小但累积显著或不太可能的强化物，或者如果想要的行为没有发生会导致小而累积重要或不太可能的惩罚，这一点尤为重要。在自我控制计划中，安排强化物的三种方式包括：①要求其他人为你管理强化物，②提醒自己延迟的自然强化物，以及③自己管理强化物。考虑到我们谈论的是自我控制，这最后一种方式似乎是最明显的；然而，正如你将看到的，它有一个问题。

要求他人为你管理强化物，是在自我控制程序中获得强化的有效方式（Watson & Tharp，2007）。例如，当玛丽启动慢跑计划时，她决定在慢跑后立即收到钱。此外，如果她每天慢跑，她可以选择和丈夫参加几个可能的社会活动之一。如果她实现了自己的目标，玛丽的丈夫就分发强化物（Kau & Fischer，1974）。

接收强化物的第二种方式——在行为发生后，立即提醒自己该行为造成的延迟自然后果，这可以通过购买假日礼物的问题来说明。假设你的目标是在一年中提早购买礼物，而不是等到最后一分钟。这样做会有相当大的自然后果。你可以购买特价商品，省下一大笔钱。你可以避免假期匆忙，最大限度地减少假日购物带来的压力和麻烦，有更好的礼物可供选择。你有更多的时间为礼品清单上的每个人选择最佳礼物。然而，送礼物的积极后果，例如接收者的快乐反应，在早期购物行为之后被拖了很长时间。因此，解决方案是在要控制的行为之后，立即增加此类延迟强化物的显著性。例如，在秋季销售期间购买礼物后，你可以立即记录下所省的金额，并将其张贴在显眼的地方。你可以看一张礼物未来接收者的照片，并想象当礼物被打开时该人会多么高兴。你还可以列出在假期高峰期你将享受的非购物活动。

在自我控制程序中接受强化物的第三种方式，是让个人管理自己的行为序列（Watson & Tharp，2007）。例如，假设你决定在为考试而学习后才允许自己上网。这似乎是自我强化的一个例子。然而，在这种情况下，可以随时访问强化物，而不会做出所需要的行为（见图 26-2）。是什么会阻止你这样做？我们怀疑在这个和其他类似自我强化的例子中，除了自我强化之外，还有其他突发事件。也许就在你开始学习之前,你担心考试不及格的可能性,而学习使你能够摆脱这种担忧。也许,在学习之后,你想到了获得 A 的可能性。或许其他因素影响了你的学习。因此,虽然只有在你做了一些行为之后才有可能给自己一个强化物,但还不清楚是不是这种偶然性导致了行为的改善。因为这个问题,Catania(2011)断言"自我强化"是不恰当的词,并建议用自我调节这个词代替。关于涉及自我强化概念的逻辑问题,参见 Catania(1975,2011),Goldiamond(1976a,1976b)和 Mace、Belfiore 和 Hutchinson(2001)的进一步讨论。

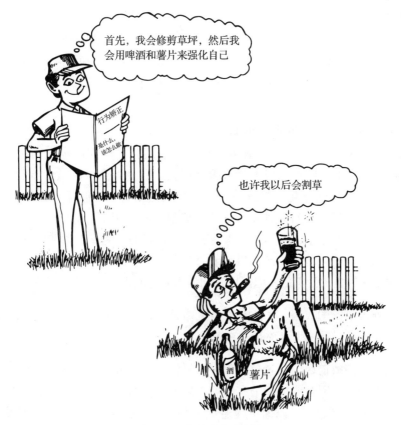

图 26-2 自我强化有效吗

将强化物纳入计划的一些指导原则包括:①使你每天有可能获得特定的强化物;②设置每周你可以为进步获得的奖励;③从一天到下一天、一周到下一周改变强化物,以防止对整个系统感到无聊;④如果可能且可取,让其他人因你实现目标而分发强化物,并告诉别人你的进步。

回顾第 4 章的普雷马克原理，该原理指出你可能执行的任何活动，都可用于强化你不太可能执行的行为。你可以在自我控制程序中使用该策略。在记录在案的自我改善案例中，使用的高频行为涉及打电话（Todd，1972）、如厕（Johnson，1971）、在办公室打开每日邮件（Spinelli & Packard，1975），以及坐在一张特定的椅子上（Horan & Johnson，1971）。

■ 思考题

20. 列出许多自我控制程序的五个步骤。

21. 用一两句话，描述三种不同的操纵自我控制程序后果的策略。

22. 用一两句话描述三种不同的方法，在一个自我控制程序中来安排接受强化。

23. 自我强化是一种有效的自我控制策略吗？讨论一下。

5. 预防复发，保持收益到最后

假设你在自我控制计划上取得了很好的进展：也许你已经成功减轻体重，3 个月内没有吸烟，或者你努力学习得到回报，在最近两次考试中都得到了 A。现在的问题是：这些变化会持续下去吗？从长远来看，你能保持你的这些收益吗？不幸的是，复发在自我控制程序中很常见（Marlatt Parks，1982）。"复发"，在一个自我控制程序中，我们的意思是回到不理想的行为，大致和你开始程序之前的水平相同。正如前因、行为和后果的三个变量是设计程序时需要考虑的重要领域一样，它们也为分析复发原因以及如何预防它们提供了有用的框架。

（1）前因复发的成因　预防复发的策略是，识别其可能的原因并采取措施将其最小化。让我们看一些涉及前因的例子。

可避免的失败前因　自我控制程序中复发的一个常见原因是，没能预测失败发生的前因——前因会增加一个人回到以前不想要的行为模式的风险。在你能够更好地应对它们之前，可以简单地避免一些失败的前因。例如，卡拉决定戒烟。一开始，她相信在周五晚上和朋友们一起玩扑克时，自己无法抵抗吸烟的诱惑，她的策略仅仅是在程序开始的第一个月里不玩扑克。又例如，弗雷德决定减肥，吃更健康的食物，摄入更少的卡路里。但他知道他无法抵抗在自己经常买杂货的超市里的香蕉船（甜点）。他的解决方案是改变购物的地方。如果你能成功地避免失败的前因，直到你的自我控制计划取得了一些成功，那么，你可能会更好地应对那些情况：为你的问题行为提供强有力前因的情况。

不可避免的失败先因 一些失败的前因根本无法避免。预防复发的策略是预测不可避免的失败前因，并采取措施应对它们。考虑约翰的案例。他忠实地执行他的锻炼计划一个半月，但他即将开始一次野营旅行。他知道，日常的彻底改变以及每天晚上在营地周围的工作，都不利于锻炼。他的解决方案是获得旅行同伴们的批准，每天晚上提前半小时停止旅行。当其他人在露营地放松时，约翰在锻炼，然后他们都分担了露营地的职责。在遇到失败之前，你越能意识到更多不可避免的失败前因，你计划应对策略的机会就越大。

对偶尔的失败反应过度 在忠实地坚持学习计划 2 周后，珍妮丝下载了 5 部电影并连续观看了 10 个小时。弗雷德，在成功减肥一个月后，连续 3 天都吃了香蕉船。在不经历偶然失败的情况下，很少有人能够成功地实现自我控制。但是，如果你重新回到计划里，暂时的失败不是问题。当你遭受失败时，不要纠结它。相反，回顾当你多次坚持计划时的许多场合和情况，并作为设定新目标和重新承诺的提示。

适得其反的自我对话 当人们试图改变的时候，他们肯定会遇到阻碍或者绊脚石。当这种情况发生时，适得其反的自我对话会恶化问题，并可能导致复发。节食有困难的人可能会说："我太饿了等不到晚餐，那我就吃点零食来渡过难关。"这样的自我对话就是吃东西的暗示。

在你的自我控制计划中，什么样的自我对话可能会导致复发？对于你能想到的每一个例子，都要找出可能产生相反效果的、合适的替代自我对话。例如，减肥者可能会告诉自己："我感到很饿，但我不会饿死。我会集中注意力，让我的思绪远离食物。"

（2）具体反应的复发原因 有时候，复发的发生是因为个体没有对自我控制程序中的反应成分给予足够的重视。让我们看看一些例子。

一个模糊的目标行为 特蕾西想提高她的高尔夫球技术。然而，在练习场进行了一个月的常规训练后，她不确定自己是否有进步。问题是"想要提高"太模糊了。她没有足够准确地说明她的目标行为。如果特蕾西的目标是连续击出 5 个 175 码以上的球，在距离 100 码界标 30 英尺内连续击中 3 个 7 号练习铁杆，或者是连续做 4 次 3 英尺的推杆，那么她将可以更容易地评估自己的进步（Martin & Ingram，2001）。正如我们在前面描述过的，模糊的目标是一个可以接受的起点，但是，你必须通过这样的描述方式来让你的目标不模糊，以便你和他人能够在它发生时轻易地识别出。

长期目标行为 假设你确立了一个长期目标，在某门课程上获得一个 A。你的目标很明确，但还有很长的路要走。对于这样的计划，你应该设置短期目标，以便在过程中提供特定的进度检查。关于你获得 A 的目标，你可以设定一个短期目标，即每天至少花 1 小时来学习该课程的材料。另一个短期目标可能是每天回答一定数量的学习问题。每天的短期目标应该是明确的和现实的，应该让你朝着你的长期目标前进。

尝试太多太快 一些自我控制计划太过于有野心以至于无法顺利进行。想要更健康的猫、更多的锻炼、定期用牙线、更明智的理财、取得更好的成绩，这些都是令人钦佩的目标，但是，试图在所有领域同时提高或改善是一个失败的公式。如果你已经确定了几个需要改进的地方，根据它们对你的个人价值来排列它们的优先次序。从最重要的两个或三个优先领域中，选择最容易的一个作为你的重点。从小处着手会增加你成功的可能性。

（3）导致后果复发的原因 回想一下我们的自控模式，包括做出控制行为来管理要控制的行为。对这两种行为中任何一种，如果后果不充分或计划不周，都可能导致复发。我们来看一些例子。

没有把日常奖励纳入你的计划 许多人带着极大的热情开始自我控制计划。一段时间后，记录、绘图、重新安排环境等额外的工作可能会很麻烦。防止复发的一种方法是，将你的自我控制计划与日常的奖励活动联系起来。我们认识的一个人，把他的锻炼计划和在 Netflix 上看电影联系起来。他的目标是每周至少锻炼 4 次。他每周还会下载大约 4 个晚上的电影。因此，他与妻子签了一份合同，承诺只有在附近步行至少 1.5 英里[⊖]时，他才会去看电影。研究一下你如何将日常的奖励活动，纳入自我控制计划的支持中。

那些只是累积性显著的后果 假设你的减肥计划成功了，你认为你的苗条身材可以轻松地处理或应付额外的甜点。一份甜点不是问题，然而，是在很多场合下积累额外的甜点会让你的体重反弹。如前所述，对于许多自我控制问题来说，摄入有害物质的即时强化，可能会胜过这些物质带来的负面后果。因为这些负面后果，只有在经过多次试验的积累之后，才会显现出来。有这种自我控制问题的人很可能会复发。在这种情况下防止复发的一种策略，是为后续或事后的检查设定具体日期，并列出在检查不顺利时要遵循的具体策略。例如，如果你的自我控

　⊖　1 英里 =1.62 千米。

制计划是减肥，你可能会和一个朋友达成一致，每周在他面前称一次体重。如果你的体重增加到指定水平，那么将立即回到你的计划。

（4）使计划持久的其他策略　预防复发和长期保持收益的其他策略涉及前因、反应和后果的所有三个因素。一种策略是练习本章概述的自我控制步骤，以改善其他行为。如果你在不止一个的自控计划上练习它们，你更有可能继续使用自控技巧（Barone，1982）。此外，如果你能熟练掌握首先带来改善的自我控制技巧，那么，你就更有可能处理复发的问题。

也许让你的收益持续下去最有效的方法，是让其他人参与你的计划并给予支持，无论是短期还是长期。一种策略是建立伙伴系统。当你开始计划时，你可能会找到有类似问题的朋友或亲戚，并设置共同的维持目标。每个月，你们可以聚在一起，彼此检查进展。如果你的进度得到了保持，你们可以用之前商定的方式来庆祝。在一项针对吸烟者的研究中，Karol 和 Richards（1978）发现，在 8 个月的跟踪随访调查中，与那些试图自己戒烟的人相比，那些和朋友一起戒烟、互相打电话鼓励的人吸烟量减少得更多。

一个特别有效的策略是，与支持他人签订行为合约。在第 24 章中讨论过的行为合约已被用于加强儿童（例如，Miller & Kelley，1994）和成人（例如，Dallery，Meredith & Glenn，2008；Leal & Galanter，1995）的理想目标行为。一份合约通常涉及两个或两个以上的人，尽管"自我合约"也被使用过（例如，Seabaugh & Schumaker，1994）。表 26-1 列出了你可能用于合约的表格。

表 26-1　行为合约

自我控制计划中我的具体目标是：
_____
_____
_____

自我控制计划中我的短期目标包括：
_____
_____
_____

为了观察、记录和描绘我的行为，我会：
_____
_____
_____

为了尽可能减少问题的成因，我会：
_____
_____
_____

（续）

我的治疗计划详情包括：

1. 管理情况的步骤：

_____

_____

2. 管理后果的步骤：

_____

_____

3. 处理复杂的变化行为的步骤：

_____

_____

4. 坚持并完成计划所能获得的奖励：

_____

_____

我将采取更多步骤，加强和维持对该计划的承诺，并防止复发，这些步骤包括：

_____

_____

回顾、检查进展的时间表：

_____

_____

所有合约相关方的签字和日期：

_____   _____   _____
（日期）   （签名）   （支持者签名）

一份合约至少有 4 个重要的刺激控制功能：

1）它确保所有相关方同意这些目标和程序，并确保他们在治疗过程中不会忽视这些目标和程序。

2）由于目标是通过行为来确定的，合约也确保了在整个计划中，所有相关方都会就"达到目标的程度"达成一致。

3）该合约为来访者提供了一个时间、精力和金钱方案的实际估算。

4）合约上的签字有助于确保各方忠实地遵守指定程序，因为在我们的社会中签署合约表明承诺。

正如我们在前几章中所强调的那样，当数据表明行为矫正程序没有产生令人满意的结果时，就应该以适当的方式对其进行修正。因此，你的合约应该随时接受重新谈判。如果你发现你根本无法履行合约中规定的某些承诺，你应该在下次与其他签署方会面时通知他们。你们可以讨论这个困难，如果看起来可取并合适，你可以起草并签署一份新的合约来取代之前的。然而，在这样做之前，你可能需要检查关于行为合约的下列故障排除指南。

故障排除指南[⊖]

下列提问可能会帮助你发现合约系统中的问题。

合约

1）是否明确地说明了目标行为？

2）如果目标行为是复杂的，合约是否对理想行为进行更小的划分？

3）是否为目标行为确定了具体的期限？

4）合约是否清晰指出了目标行为应该发生的情况？

5）合约是否提供了即时强化物？这些强化物对你来说仍然是重要的且有价值的吗？

6）强化物可以经常（每日或每周）赢得吗？

7）合约是否提倡并奖励成就，而不是服从或遵守？

8）合约的措辞是积极的吗？

9）你认为这份合约是公平的，而且符合你的最大利益吗？

中介人（你的签署者）

1）中介人理解合约了吗？

2）中介人是否能分发合约指定强化物的种类和数量？

3）中介人在合约规定的日期与你见面了吗？

4）需要新的中介人吗？

测量

1）数据准确吗？

2）你的数据收集系统是太复杂还是太难？

3）你的数据收集系统，是否清楚地反映了你在实现目标行为方面的进展？

4）你需要改进你的数据收集系统吗？

⊖　改编自 DeRisi and Butz, *Writing Behavioral Contracts: A Case Simulation Practice Manual*（Champaign, IL:Research Press, 1975）, pp.58-60.

治疗师的回避

　　显然，有些个人问题需要治疗师的帮助（将在第 27 和 28 章进一步讨论）。从本章的前几节可以清楚地看到，许多已经掌握了一些行为原理和程序的人，可以使用它们来控制自己的行为。一个已经掌握了这本书的人，可能不需要治疗师来帮助解决很多行为问题，比如减少吸烟、咬指甲、骂人、加强学习、锻炼或吃健康食品。这个人知道如何获取数据，如何规划一个程序并评估其有效性，如何应用大量的行为原理和技术 [2]，以及如何使用行为合约来维持控制行为。简而言之，许多人可以成为自己行为的矫正家。

■ **思考题**

　　24. 自我控制程序中的复发意味着什么？

　　25. 简要描述四种可能的复发原因，并说明如何处理每一种情况。

　　26. 在具体反应中简要描述三种可能的复发原因，并指出如何处理每种原因。

　　27. 简要描述两种可能导致后果复发的原因，并指出每一种可能是怎样的。

　　28. 什么是行为合约？

　　29. 行为合约有什么重要的刺激控制功能？

　　30. 很多人都可以成为他们自己的行为治疗师，这种说法可信吗？证明你的答案。

应用练习

（1）涉及他人的练习

　　描述一个你认识的人所经历的自我控制问题。这个问题最大的特征是行为不足还是行为过度？这个问题的可能原因是什么？

（2）自我矫正练习

　　使用本章节和前面章节的信息，描述一下，你可能会如何遵循自我控制程序的所有五个步骤，为你想要改变的行为带来成功的自我调整。

供进一步学习的注释

　　1. 口头承诺做某事是一种口头行为，这种行为对应于一个人在遵守承诺之后所做出的行为。关于训练叙述性意向（承诺）与后来行为之间的对应关系，已经进行过大量的研究（Lloyd，2002）。例如，Ward 和 Stare（1990）促使一群幼儿园的孩子表态说，他们将先在一个指定区域内玩耍，然后再去其他地方玩（一致性训练）。具体而言，孩子被提示说出"我今天要去工作台玩"。如果孩子发表了这样的声明，他们会收到一枚代币。经过四分钟的玩耍后，在工作台上玩耍的孩子收到了另一枚代币，表示他们会这样做。与一群只在指定区域内玩耍的孩子相比，接受一致性训练的小组中，有更多孩子表示他们愿意参与另一项活动（玩玩具），即使他们没有收到任何可以履行这一承诺的代币。结果表明，一种反应的一致性训练可以推广到一种新的反应。这种推广一致性训练的倾向，可能使我们能够对我们所做的行为改变做出承诺。一致性训练是人类学习自我意识或自我认知的一种方式（Dymond & Barnes，1997）。

2. 自助手册的效果如何？尽管 Rosen（1987）的综述发现其有用性有很大的局限性，但元分析——一种结合许多研究的数据分析的统计程序——表明有些更积极的结论是有意义的（Den Boer，Wiersma & Van Den Bosch，2004；Gould & Clum，1993；Gregory，Canning，Lee & Wise，2004；Hirai & Clum，2006；Scogin，Bynum，Stephens & Calhoon，1990）。这并不意味着书店里所有的自助书籍都得到过评估。然而，实验研究检验了基于行为原则的、复杂的自助手册，结果表明自我管理的治疗很有可能获得成功。最成功的改善目标包括学习习惯、抑郁、育儿技巧、社交技能以及克服焦虑和恐惧，而控制饮酒、吸烟和暴饮暴食的自我治疗方案不太成功（Gould & Clum，1993；Seligman，1994；Watkins & Clum，2008）。此外，许多研究表明，阅读 David Watson 和 Ronald Tharp 所著不同版本的有关自我矫正的书籍，比没有读过的大学生在完成自我矫正程序时更成功（Watson & Tharp，2007）。在一项或多项随机对照研究中发现的，对特定临床问题有效的特定自助书籍清单，请参阅 Malouff 和 Rooke（2007）。关于将自助模式纳入心理治疗的策略的讨论，请参见 Norcross（2006）。

🕮 进一步学习的思考题

1. 什么是对应训练？简述如何在幼儿园的孩子身上证明了普遍的对应关系。
2. 哪些行为问题的自助手册是最有效的？哪些是最无效的？

心理障碍的行为治疗

Behavior

Modification

第 27 章

行为治疗方法：认知疗法、自我指导、正念以及接纳

本书第六部分的两章讨论了行为疗法在心理治疗中的应用，或者说是心理障碍的临床治疗。正如本书副标题所说，我们会对这一过程进行详细的描述，但我们不会试图教你如何对有心理问题的人进行临床治疗。因为这种治疗必须由合格的专业治疗师进行。

如前几章所述，行为矫正出现于 20 世纪 50 到 60 年代（第 29 章将会进一步讨论行为矫正的早期历史）。在此期间，以行为为导向的治疗师开始治疗那些本来会接受传统心理治疗的来访者，比如精神分析。这种新方法的实践者选择使用基于行为原则的治疗（即第二部分——第 3 ～ 16 章——所涵盖的原则）。因此，这种新方法被称为行为疗法，使用这种方法的专业人士被称为行为治疗师。行为治疗最初的重点是治疗病人的恐惧和焦虑，但很快它就被用于治疗各种各样的临床问题——焦虑障碍、强迫症、压力相关问题、抑郁、婚姻问题和性功能障碍——这些将在第 28 章进行深入讨论。1966 年，行为治疗促进协会（the Association for Advancement of Behavior Therapy，AABT）成立。

20 世纪 60 年代和 70 年代出现了新的治疗手段，称为认知疗法（Beck，1970；Ellis，1962）。我们所说的"认知"或"认知过程"通常是指语言或意象，一般被称为信念、思考、期待或感知。认知疗法的基本假设是：需要心理治疗的问题是因为认知功能失调或错误的思维引起的。相应地，认知治疗师通常会帮助

病人摆脱那些无益的、徒增痛苦的想法或信念。

早期的行为治疗师注意到认知治疗师的目标和程序与他们自己的有一些相似之处，认知治疗师也采用了一些行为矫正的方法。因此，在这两个流派的交叠中产生了一个新的领域，后来被称为认知行为矫正或认知行为治疗。"认知行为矫正"这个术语在 20 世纪 70 年代和 80 年代是更为常见的（例如，Mahoney，1974；Meichenbaum，1977，1986）。而自此以后，"认知行为治疗"这一术语比认知行为矫正变得更为常见（例如，Bjorgvinsson & Rosqvist，2009；Hofmann & Otto，2008；Lam，2008）。2005 年，AABT 更名为行为和认知疗法协会（the Association for Behavioral and Cognitive Therapies，ABCT）。认知导向和行为导向的治疗师相互学习，并在许多问题上达成一致（参见 DiGiuseppe，2008；Dougher，1997；Hawkins & Forsyth，1997；Wilson，Hayes，& Gifford，1997）。并且，这两种流派的治疗师都认为，判断治疗有效性的标准是来访者行为是否得到了显著改善。

因此，心理治疗的行为治疗发展历史分为两个阶段：行为治疗和认知行为疗法。这两个阶段之后是第三个阶段，被称为行为治疗的第三次浪潮（Hayes，2004）或被其他人称为第三代行为治疗（Herbert & Forman，2013）。与第二代行为疗法不同的是，第三代疗法并不是试图直接改变患者的认知，而是试图改变患者对其认知的反应。

本章的目的是简要描述认知行为治疗或认知行为矫正的程序，以及第三代认知行为治疗的程序。第三代的两个代表疗法是 Steven C. Hayes 和同事发明的接纳和承诺疗法（acceptance and commitment therapy，ACT；Hayes，Strosahl，& Wilson，1999），以及 Marsha Linehan 开发的辩证行为疗法（dialectical behavior therapy，DBT；Linehan，1987）。

我们将行为治疗的不同疗法分为三类：①强调通过认知重组以减少不适应的思想，从而减少引起痛苦的情绪和行为；②学会自主应对策略来对待问题；和③第三代行为疗法强调改变来访者对待思想的不良反应，而不是思想本身。

认知重建疗法

认知疗法有两个基本的主要理论假设：①个体通过形成认知——信念、期望、态度——来解释和应对事件；②有缺陷的或不适应的认知会导致情绪和行为障碍。根据这些假设，心理治疗的主要焦点是从根本上改变病人的认知。简单地说，认知治疗师认为错误的思维是导致情绪和行为问题的原因，因此认知疗法的主要焦点是帮助病人认识和改变错误的思维。识别到不良的思维并将其替换为适应性思维的策略通常被称为认知重组。从本书的角度来看，认知疗法主要处理的应该是来访者的言语行为和意象（行为层面），而不是发生在非行为层面的事件（见第 15章）。这种观点属于行为取向。实际上，一个人的言语行为和意象很可能会影响情绪和明显的行为，所以认知和行为疗法之间的差异并不像想象的那么大（关于这一点，在本章末尾有更多介绍）。所以，使用认知技术的治疗师通常也会在治疗中加入行为矫正的成分。

■ 思考题

1. 认知过程是什么？
2. ABCT 代表什么？
3. 行为治疗的三个阶段是什么？
4. 认知疗法的两大假设是什么？
5. 简单地说，什么是认知治疗师通常认为的引起情绪和行为问题的原因，他们的治疗方法的主要焦点又是什么？
6. 什么是认知重组？

理性情绪行为疗法

你有没有发现自己说过："我总是把事情搞砸""我笨手笨脚"或"我从来没把事情做对过"？阿尔伯特·埃利斯（Albert Ellis）是著名的心理治疗师，他被认为是认知疗法的创始人。他认为，这种自我陈述是非理性的——毕竟，你不会总是搞砸，你也不会总是笨手笨脚的，而且你总会做对一些事情。埃利斯认为，这种非理性的想法会导致焦虑、悲伤、愤怒或其他令人烦恼的情绪。他的治疗方法是帮助人们识别这些非理性的想法或信念，并用更理性的自我陈述取代它们（例如，Ellis，1962；Ellis & Bernard，1985；Ellis & Dryden，1997）。

埃利斯的方法最初命名为"理性情绪疗法"（rational-emotive therapy，RET），其前提是大多数日常情绪问题和相关的行为都源于人们对生活中发生的事件的非理性解读。人们总会有一些不合理的思维倾向：以绝对的方式来思考（比如学生的思维方式，"我必须在所有课程中都取得好成绩"）；过度概括（比如一个学生在一次考试中得了一个很差的分数后会想——"我永远都不会是一个好学生"）；小题大做（比如告诉自己事情太可怕了，他们无法忍受。比如，吉姆睡过了头，上课就要迟到了，连忙起床准备出门。他刮胡子的时候割伤了自己，心里想："我真是走到哪儿搞砸到哪儿！"出门后，吉姆又遇到了堵车："为什么最糟糕的事总是发生在我身上？"并因此感到愤怒和沮丧）。埃利斯认为，"我真是走到哪儿搞砸到哪儿！"和"最糟糕的事总是发生在我身上"这样不合理的自我陈述是情绪问题（吉姆的愤怒和沮丧）的根源。

基本上，RET 方法是教来访者用更积极、更现实的说法来抵制这种非理性的自我陈述。这种治疗程序包含三个主要阶段。首先，治疗师帮助来访者识别那些基于非理性信念的令人烦恼的想法，比如吉姆认为他总是闯祸。其次，RET 治疗师通过一种非常对抗的、争论性的方式，积极地挑战来访者的非理性信念，这些信念被认为是自我妨碍的基础。例如，吉姆可能怀有一种非理性的想法，认为他上课绝不能迟到，这种非理性的想法被埃利斯称为"自我妨碍"。就吉姆这个案例而言，一位 RET 临床治疗师可能会对吉姆说："每个生活在城市里的人迟早都会遇上堵车，其他事情也会让他们迟到。你为什么这么特别？"或者"你总是把事情搞砸是什么意思？你上次电脑作业不是得了 A 吗？"最后，通过家庭作业来教授来访者以理性的陈述取代非理性的自我陈述。例如，治疗师会让吉姆告诉自己：还有比上课迟到更糟糕的事情，事情可能会更好，也可能会更糟。他的情况是暂时的，绝不是灾难性的。（不过，我们还是希望吉姆仍能意识到真正的灾难，不像图 27-1 中的卡通人物那样。）

埃利斯（1993）后来将"行为"这个词加入他的治疗中，现在被称为理性情绪行为疗法（rational-emotive behavior therapy，REBT）。他这样做是因为，尽管埃利斯是一名认知治疗师，但他经常使用行为疗法中的"家庭作业"。例如，每次吉姆完成复杂的任务（比如在电脑前工作）时，他可能会被要求记录下这次体验，以此向自己证明他不会把所有事都搞砸。作业的目的通常是帮助来访者挑战不合理的信念和面对棘手的情绪。（有关 REBT 的实用指南，请参阅 Dryden，DiGiuseppe，& Neenan，2010。）

理性情绪行为疗法的评价　埃利斯的方法之所以成功：到底是因为治疗师分析了来访者的非理性信念（"认知"成分）？还是因为来访者在面对现实生活中焦虑事件时受到了家庭作业任务的影响，进而导致焦虑（"行为"成分）的消失？

（参见第 28 章）或者说这种改进是纠正错误思维和家庭作业的综合结果？对未包含行为成分的理性情绪疗法理论的研究表明，理性情绪疗法理论的成功在很大程度上可能是由于家庭作业，而不是对于非理性信念的纠正（Gossette & O'Brien，1989，1992；Longmore & Worrell，2007）。有关 REBT 的实证支持的摘要，请参阅 Spiegler 和 Guevremont（2010）。

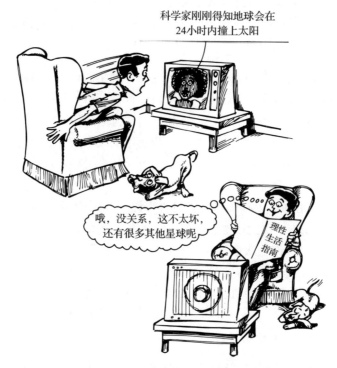

图 27-1　理性情绪疗法的一个夸张例子

贝克的认知疗法

独立于埃利斯，亚伦·T. 贝克（Aaron T. Beck，1976）开发了一种类似于理性情绪行为疗法的认知疗法。他的认知疗法最初是用来治疗抑郁症的。然而，它随后被广泛应用于其他各种问题，包括躁狂状态、焦虑障碍、癔病、强迫症、身心障碍以及思维障碍，如精神分裂症等（Beck, Emery, & Greenberg, 1985; Butler, Chapman, Forman, & Beck, 2006; Spiegler & Guevremont, 2010）。

根据贝克（1976）的研究，有心理障碍的人有着过度异常的、荒谬的或不正常的思维，这是导致或加剧他们的问题的原因。在各种各样的功能失调思维中有以下几种：

1）二分法思维：绝对思维。如果一个人的成绩低于 A，那他就是个失败者。

2）武断的推断：在证据不足的基础上得出结论。比如把路人的皱眉误解为路人的敌意。

3）过度概括：在少量例子的基础上得出一个普遍的结论。例如，一次失败就意味着永远失败。

4）放大：夸大某一特定事件的意义。比如，认为得不到自己非常想要的东西是可怕的或灾难性的。

贝克的程序通常包括三个部分。第一，教导来访者学会识别可能会导致情绪或行为功能失调的想法和不具适应性的假设。这一般是通过一系列的可视化练习和容易回答的问题来完成的。例如，来访者可能会被鼓励回忆或想象那些导致不良情绪的情况，并专注于这些情况下出现的想法。第二，一旦一个想法或功能失调的假设被确定，有几种方法可以抵消它，贝克称这种方法为现实检验或假设检验。之后，当来访者确认了不正常的信念或想法，并学会将其区分为假设而非现实之后，他就会通过家庭作业对其进行检验。例如，如果来访者认为他遇到的每个人都厌恶地离开他，治疗师可能会帮助来访者设计一套识别和判断其他人的面部表情和肢体语言的系统标准，这样来访者就能够客观地判断问题背后的思想是否准确。或者可以鼓励来访者进行角色扮演。一个来访者认为店员对她有敌意，当她扮演售货员的角色在服务她自己时，她改变了对自己的负面看法。第三，贝克经常使用额外的家庭作业，其中包含大量的行为矫正程序，以培养各种理想的日常活动。例如，患抑郁症的人经常忽视日常任务，比如洗澡、铺床或是打扫卫生。家庭作业可以重建这些行为习惯。（请参阅 Beck，2011；Young，Rygh，Weinberger，& Beck，2008）。

比较埃利斯和贝克的研究方法　贝克的研究方法和埃利斯的 REBT 有明显的相似之处。这两种方法都假设来访者的困难是由不正常的思维模式引起的，比如倾向于夸大不愉快的事件。两者都注重改变来访者的非理性思维，都使用各种行为作业。一个不同之处在于，贝克没有像埃利斯那样强调来访者倾向于小题大做或"胡闹"。另一个不同之处在于，在讨论来访者的非理性信念时，贝克采取了比埃利斯更温和的方式。第三个不同在于，他们试图改变非理性信念的方式。埃利斯试图通过无情的逻辑争论来改变它们，贝克则试图通过帮助来访者开发家庭作业来改变它们。

贝克认知疗法的评价　有大量的研究证实贝克的认知疗法在治疗抑郁症和其他一些心理疾病上是有效的（Butler et al.，2006；Dobson，2012；Spiegler & Guevremont，2010）。我们的问题是它的有效成分究竟是什么？正如在第 28 章中进一步讨论的，越来越多的研究表明，认知重组并不是贝克治疗抑郁症的认知疗法的有效成分（Dimidjian et al.，2006；Dimidjian，Barrerra，Martell，Munoz，& Lewinsohn，2011；Jacobsone et al.，1996；Latimer & Sweet，1984；Longmore & Worrell，2007；Sweet & Loizeaux，1991），更有效的成分似乎是家庭作业。因此，虽然在行为治疗中加入认知重组技术可能会改善一些患者的治疗效果，但上述引用的研究表明，很多情况下并不是这样。尽管如此，正如第 28 章所讨论的，认知行为疗法已经被证明对各种各样的疾病有效。

■ 思考题

7. 理性情绪行为疗法的三个主要阶段是什么？是谁开发的？

8. 为什么埃利斯把他治疗的名字从 RET 改成了 REBT？

9. 贝克认为，是什么导致了神经症患者的问题？举三个例子。

10. 描述贝克认知疗法的三个主要组成部分。

11. 描述贝克和埃利斯研究方法的三个相似之处和三个不同之处。

12. 描述贝克在认知疗法中使用的作业类型。

自主的应对策略

前一节讨论了认知重构，重点是用理性的思维和信息评估取代非理性的功能障碍思维。其他的策略则侧重于教学自我指导的训练，以帮助来访者应对困难和压力的情况。

自我指导训练

Meichenbaum 和 Goodman（1971）最初发展了自我指导训练来帮助孩子控制冲动行为。

儿童自我指导训练　儿童自我指导训练一般通过五个步骤进行：

1）成年人展示自学能力。例如，一个成年人可能会说："我的工作是画一个 10，首先我画一条这样的直线（同时画一个 1），然后在它旁边画一个椭圆（同时画一个 0），很好。"

2）在成年人说话时，孩子表演。例如，成年人会给孩子铅笔，然后说："画一个 10。首先画一条直线，然后在它旁边画一个椭圆形。"完成后，成年人对孩子进行表扬。

3）要求孩子自己大声说出上述提示语，同时完成任务。例如，孩子会模仿成年人在第一步中所做的行为。

4）明显的自我指导逐渐消失。在两到三次完成任务后，鼓励孩子重复这个任务，同时越来越轻声地说出指导语并进行自我表扬。

5）通过隐蔽的自我指导来执行任务。最后，让孩子在执行任务的同时默念指令和自我表扬。

一个比较冲动的孩子在接受自我指导训练时，首先会被要求练习简单的步骤，比如画 10，然后再进行更复杂的但适合孩子发展水平的任务，例如加减法。

成人的自我指导训练　Meichenbaum（1986）和其他人已经扩展了自我指导训练策略来帮助成人来访者培养应对压力的技能，这些压力在很大程度上超出了他们的控制。通常，这种方法的重点更多的是教来访者如何应对负面情绪，而不是彻底消除它们。例如，在治疗之后，一个患有恐惧症的病人说，自我指导使他能够容忍那些令他恐惧的情况，而非消除这种恐惧。他会立即对害怕的事情做出反应，然后心中开始和自己讲道理，通过自我指导来应对恐惧反应以减少恐慌（Meichenbaum，1986，p.372）。

在 Meichenbaum 教授来访者应对压力的方法中，第一步是帮助来访者识别压力情境和消极自我陈述所产生的内部刺激，比如"我无法处理这个问题"或"我不行"。病人学习识别到这些消极的内部刺激，从而进行适当的自我指导。第二步，通过行为训练，来访者学习自我指导来抵消在压力情境下负面的自我评价（例如，"事实上，我在演讲之前的焦虑并不意味着我会做不好，我的焦虑更多是一种自我警报和做好这份事的期待"）。第三步，来访者被教导要自我指导来采取适当行动的步骤（例如，"我将深呼吸三次，微笑，然后按照我的笔记做演讲"）。最后，来访者被要求在他成功应对了压力情况后立即做出自我强化的陈述（例如，"我做到了！""快去告诉我的心理医生吧！"）。

压力接种　Meichenbaum（1985）开发了一种策略，他称之为"压力接种"。它通常分为三个阶段。在重新解释阶段，来访者会重新看待压力源，例如学生在课堂上要做演讲，演讲这件事并不是导致他们紧张或压力反应的原因，相反，是他们看待演讲这件事的方式导致了压力。来访者还被教导说他们是有能力学会某种方法来处理这种情况的。在应对训练阶段，来访者要学习各种适当的应对策略，如放松、自我指导和自我强化。最后，在应用阶段，来访者练习自我对话和应对压力刺激的技巧，比如让手臂浸泡在冰水中、看恐怖的电影，或者回忆一次看牙医的紧张经历。在面对压力期间，来访者练习适当的应对技巧。研究表明，压力接种对有焦虑或压力问题的来访者特别有帮助（Meichenbaum & Deffenbacher，1988）。

自我指导式疗法的评价 大量研究表明，自我指导的训练策略对于治疗冲动、缺乏自信、社交退缩、焦虑、身体意象不佳、精神分裂症行为等问题是有效的（Spiegler & Guevremont，2010）。自我指导训练的成功似乎很大程度上依赖于规则控制的行为。正如第 17 章所指出的，规则在描述特定情况和特定期限时通常是有效的。

问题解决疗法

问题解决疗法，与字面意义相同，是一种帮助人们解决他们各种问题的方法。这种方法侧重于教导人们如何通过逻辑推理来解决个人问题。D'Zurilla 和 Goldfried（1971）列出了个人解决问题的六个一般步骤。

1）总体定位。鼓励来访者认识到问题，并让他认识到通过系统的思考，而不是冲动的行动来处理问题是有必要的。例如，当遇到问题时，来访者可能会被教导说："我知道只要一步一步来，我就能解决这个问题。"

2）问题定义。当被要求详细说明问题时，大多数来访者的回答都很含糊，比如："我最近很烦。"通过详细指定问题的经过并控制它的变量，通常可以更精确地定义问题。例如，对来访者的担忧进行仔细分析可能会表明，让来访者感到不安的是，他感觉自己被迫生活在一个由不整洁的室友造成的混乱环境之中。

3）想出解决方案。在精确地定义问题之后，来访者被要求头脑风暴所有可能的解决方案——让来访者充分发挥自己的想象，并尽可能多地思考解决方案，无论多么牵强。例如，可能的解决方案是①搬家，②学会接纳混乱环境，③自信地对室友说关于保持房间整洁的事情，④与室友协商行为契约，⑤把室友的东西扔出窗外，⑥把室友扔出窗外。

4）做决定。仔细检查解决方案，排除那些明显不可接纳的方案，如⑤和⑥。

然后来访者应该考虑剩余方案中可能产生的短期和长期后果。基于这些考虑，来访者应该选择其中的最佳方案。

5）履行。在治疗师的帮助下，来访者设计了一个解决问题的最佳方案。有时这需要学习新的技能。例如，如果来访者认为最佳解决方案是④与室友协商行为契约，那么来访者可能需要了解什么是行为契约。

6）验证。当计划付诸实施时，鼓励来访者跟踪进度以确保解决问题。如果没有，则必须重新进行上述步骤，并尝试另一个解决方案。

问题解决疗法的评价

Nezu、Nezu 和 D'zurilla（2013）描述了该方法如何应用于各种临床问题。虽然有证据表明，成年人和儿童能够很容易地学习解决问题的技能，但他们并不总是能恰当地应用这些技能来圆满解决自己的问题。

■ 思考题

13. 简要列出儿童自我指导训练的五个步骤。
14. 简述了 Meichenbaum 压力接种训练的三个阶段。
15. 自我指导训练在很大程度上依赖于偶然性的行为还是规则控制的行为？
16. 列出问题解决疗法的六个步骤。

正念与接纳策略

回想一下詹姆斯（第 18 章的主要案例）所学到的以意识为基础的侵略干预。当他感到愤怒时，他会专注于自己脚底的感觉。从行为的角度来看，正念涉及非批判的意识、观察、对一个人的隐性或显性行为发生时的描述，以及在某些情况下，观察这些行为的前因后果。

正念是一个古老的概念，它涉及密切关注视觉、嗅觉、味觉和触觉的经验。假设你已经安排好中午在某个餐馆见你的朋友萨莎。十二点半了，萨莎还没到。当你感到愤怒时，你可能会对自己说："这真的让我心烦。我讨厌萨莎迟到！我不能忍受萨莎这么不可靠！我为什么要忍受这个？餐馆里的人一定认为我站在这里半小时是白痴。"或者，你可以练习正念，对自己说："我现在正站在一家餐馆前面。我注意到我的心跳加快了。我觉得胃不舒服。我握紧拳头，我的前臂感到紧张。我不知道餐厅里的人在说我什么。我在想象萨莎向我道歉。"正如这个例子所说明的那样，正念包括每时每刻充分意识到自己的感觉、思想和可观察的行为。

接纳，也被称为经验接纳，以区别于心理治疗中的其他类型的接纳（参见Block-Lerner，Wulfert，& Moses，2009），是指避免去判断一个人的感觉、思想和行为是好是坏、是愉快还是不愉快、是有用还是无用，等等。正念和接纳是相辅相成的。当正念专注一个人的行为和感觉时，接纳专注不去评判那些行为和感觉。一个人的思想被看作是回应，只是传递了事件。情感，无论是积极的还是消极的，都是生活的一部分。以接纳为基础的程序被用来教导个人，他们可以感受自己的感觉和思考自己的想法，即使他们可能是厌恶的也会接纳这些想法，但仍然采取与他们的价值观和人生目标一致的建设性行动。威廉姆斯（Williams）、蒂斯代尔（Teasdale）、西格尔（Segal）和卡巴金（Kabat-Zinn）（2007）合著的《穿越抑郁的正念之道》（*The Mindfulness Way Through Depression: Free Yourself from Chronic Unhappiness*）是外行学习和练习专注力和以接纳为基础的技巧的绝佳指南。

在 20 世纪 80 年代末和 90 年代初，一些治疗师开始将正念和基于接纳的治疗方法纳入行为治疗（Hayes，Jacobson，Follette & Dougher，1994；Linehan，1993；Teasdale，Segal，& Williams，1995）。如前所述，在治疗中采用这种经验改变策略的治疗师被描述为第三浪潮或第三代行为治疗师（Hayes，2004；Hayes，Follette，& Linehan，2004；Herbert & Forman，2013）。其中一种治疗方法是接纳和承诺疗法（acceptance and commitment therapy，ACT）。

接纳和承诺疗法

由 Hayes 及其同事（Hayes et al.，1999）开发的 ACT（读作"ACT"，而不是"A-C-T"）分为三个主要阶段。首先，通过使用治疗师提供的隐喻、悖论、故事和其他语言技巧，来访者了解到过去试图控制痛苦的一些想法和情绪往往只会增加这种想法和情绪的频率。如果有人告诉你不要想一头粉色大象，你可能会想什么？一头粉色大象。同样地，如果有人告诉你或者你告诉你自己停止去思考一个让人痛苦的想法，你可能会想得更多。其次，通过使用正念训练和接纳练习，来访者学会了体验，不带偏见地拥抱思想和情绪，包括那些痛苦的想法和情绪。例如，在一个这样的练习中，一个来访者被鼓励想象他的想法"像溪流上的树叶一样飘过"（Hayes，2004）。因此，专注力和接纳训练的目标不是试图去识别和改变在认知重组中可能出现的令人烦恼的想法和感觉，而是简单地做到"与"一个令人担忧的想法和不愉快的感觉和谐共处。治疗师会建议来访者重复一句，"没关系……无论它是什么，它已经在这里了，让我们感受它"（Williams et al.，2007，p.84）。这是 ACT 的接纳部分。最后，无论令人烦恼的想法和情绪是否被消除，我们都鼓励来访者在不同的生活领域，如工作、家庭、健康和亲密关系中寻找价值。然后，鼓励来访者将这些价值转化为可实现的、具体的目标，并做出能够实现这些目标的具体行为。最后是 ACT 的承诺部分：鼓励来访者确定他们生活中有价值的目标并承诺为实现这些目标而采取的行动。[1]

ACT 与 Ellis 和 Beck 的认知疗法（CT）在很多方面有所不同。首先，CT 假设错误的观念是扰乱情绪的主要原因，而 ACT 认为思想和情绪都是简单的反应，并假设两者都是由各种环境偶然性引起的。其次，[2]CT 的一个主要重点是使用认知重构直接改变令人烦恼的想法，而 ACT 则教来访者学会接纳各种想法和情绪。ACT 还教会来访者，尽管经历了令人烦恼的想法和厌恶的感觉，他们仍然可以采取建设性的行动来追求有价值的目标。最后一个区别是行为作业的重点。CT 使用行为作业的一个主要目的是帮助来访者克服扭曲的思维。在 ACT 中，行为作业被用来建立更有效的行动模式，以追求有价值的目标。

对 ACT 的评价　不少研究提供了证据证明 ACT 对于治疗各种问题都是有效的，包括成瘾、焦虑、抑郁、糖尿病管理、饮食失调、癫痫控制、戒烟、精神病、工作场所安全以及其他几种类型的问题[3]（Hayes & Lillas，2012；Ruiz，2010）。

辩证行为疗法

辩证行为疗法（Dialectical Behavior Therapy，DBT）最初是由 Marsha Linehan（1987）开发的，用于治疗边缘型人格障碍（一种以情绪不稳定、明显行为和人际关系为特征的障碍），是另一种结合了正念和接纳程序的疗法。辩证法是一种可以追溯到几千年前的哲学，在 19 世纪初被德国哲学家黑格尔复兴。虽然在哲学层面有许多方面，但它的一个假设是，现实的许多方面是由相互对立的力量或论证组成的，是由论题和其反义词结合成一种综合，由此提出一种新的疗法（Weiss，1974）。Linechan 在她的行为治疗方法中加入了辩证法这个词，部分原因是接纳和改变之间的逻辑冲突，这种关系经常涉及治疗师和来访者的对立观点，而这些观点最终必须结合在一起。来访者最初对他自己以及重要他人都有非常负面的看法，这些看法必须被谨慎地看待和接纳，以便来访者能够学会采取建设性的行动来改变这些看法。简而言之，DBT 的几个方面可以看作是正命题和反命题，它们最终必须被集合成一个整体（Robins，Schmidt Ⅲ，& Linehan，2004）。

DBT 通常包括治疗师和来访者之间的每周单独会面，以及与来访者每周的小组会议，治疗通常包括几个阶段。早期的治疗集中在帮助病人表达他希望从治疗中得到什么。之后，鼓励病人客观地观察和描述他的某些隐藏行为，特别是那些对病人或其他人有潜在危害的，或可能妨碍治疗过程的行为。通过讨论、角色扮演和观察会面中的其他人，来访者学会了识别、标记和接纳以前困扰的各种情绪和想法。再之后，训练来访者的人际交往能力，这样来访者就能学会说"不"，合理表达自己的诉求，并在生活中与他人进行适当的互动。最后，当来访者学会接纳生活的方方面面，放弃了那些扭曲的想法，并学会对情绪进行合理判断后，他们就更有可能学会和放弃特定的行为策略，以实现他们的治疗目标。要获得关于实施 DBT 步骤细节的实用指南，请参阅 Koerner（2012）。

对 DBT 的评价　研究表明，DBT 对边缘型人格障碍患者（Kliem，Kroger & Kossfelder，2010）、暴食症患者（Telch，Agras & Linehan，2001）和抑郁症老年患者（Lynch，Cheavens，Cukrowicz，Thorp，Bronner & Beyer，2007）有效。

■ 思考题

17. 作为行为治疗师使用的术语，什么是正念？
18. 作为认知行为治疗师使用的术语，接纳是什么？
19. 简要描述 ACT 的三个阶段。
20. 认知疗法和行为疗法的三个区别是什么？
21. 简要说明辩证法哲学的一个假设。
22. Linechan 在她的行为治疗方法中加入"辩证法"这一术语的两个原因是什么？
23. 简述 DBT 治疗的几个阶段。

对本章介绍的疗法的行为解读

如第 3 章所示，行为的两大重要类别是应答和操作。正如第 15 章所讨论的，我们日常生活中所谓的"思考"和"感觉"可以用这两个基本的行为范畴来描述。同样，如第 15 章所述，我们假设操作性条件反射和应答性条件反射的原理和程序适用于私人行为和公共行为。在这本书的许多例子中，对私人行为的矫正是期望带来公共行为的改变。然而，私人行为与公共行为很多情况下并没有本质上的不同。相反，适用于私人和公共行为有时所使用的治疗是基于同样的一般原理和程序。从这个角度来看，我们重新审视了本章所涉及的一些治疗手段。

为什么认知重建会有效

正如之前在本章所讨论的，认知治疗师认为错误的思维是导致情绪和行为问题的原因，因此认知疗法的主要焦点是改变错误的思维。虽然研究表明认知重组不是认知治疗的有效组成部分，但贝克和他的同事（如 Hofmann，Asmunds on，& Beck，2013）认为这项研究是有问题的。贝克认为在某些情况下，认知重组是有效的。正如在第 15 章所讨论的，一些自我陈述有可能作为 CS 条件刺激来触发焦虑、愤怒和其他情绪的反应成分。以吉姆为例，他睡过头了，刮胡子时割伤了自己，后来交通堵塞。吉姆不理性的自我指导的例子，比如"我走到哪儿搞砸到哪儿！"或者"为什么最糟糕的事总是发生在我身上？"可能作为 CS 条件刺激的功能来引出焦虑或愤怒的回应成分。他的自我陈述也可以从规则的角度来分析。你们可以从第 17 章中回忆到规则是在特定的情况下对偶然性的描述产生特定的反应和结果。诸如"如果我今晚花 3 个小时学习我的行为矫正课本，我明天的行为矫正测试就能取得好成绩"这样的规则可以对行为施加控制，因为它可以促使你学习你的行为矫正课本 3 个小时。从行为的角度来看，认知重构很大程度上是处理规则控制的行为（Poppen，1989；Zettle & Hayes，1982）。吉姆非理性的自我指导可能被认为是错误的规则。他的"我总是搞砸"这句话暗示了这样一个规则："如果我尝试这个任务，我将会遇到失败。"这样的规则可能会使他避免去做他能完成的各种任务。认知治疗师可能会质疑这种非理性的自我陈述，让吉姆用理性的自我陈述取代它们，并给他布置一些支持理性思考的家庭作业。例如，吉姆可能会排练这样的规则："我做一些事情做得相当好。我会认真按照电脑作业指导去做，这样我就能在最后期限前完成作业。"这样的规则会抵消他非理性的自我指导（"我总是搞砸"），而且很可能会导致行为被强化。治疗师会帮助吉姆用更准确的规则替换不准确的规则，自然环境很可能会保持适合更准确规则的行为习惯。

现在考虑其他类型的非理性思维。根据埃利斯和格里格（1977）的观点，非理性思维还包括被称为"糟糕透顶"（例如，"我丢了工作真是太糟糕了"）和"极端思维"（例如，"我必须找到一份工作，否则我就是个烂人"）的类别。当来访者表达这样的想法时，理性情绪行为疗法治疗师可能会对来访者提出质疑（"为什么这很糟糕？"或者"你没有工作并不会让你变成一个堕落的人"）。即使来访者可能学会了表达没有工作并不可怕，但她仍然没有工作。在这种情况下，认知重组是无效的（例如图 27-1）。来访者还没有得到一套行为规则（例如，"我要查看招聘广告""我要去职业介绍所"），这些规则可能会通过自然环境来保持来访者有效的行动。即使来访者得到了有效行为的明确规则，他也可能缺乏必要的技能，如时间管理、自信或坚持，这是找工作所必需的。因此，在某些认知重组的情况下，规则可能无效，因为①自然环境不能支持这种规则所要求的行为，或者②来访者缺乏完成规则指定行为的必要条件。

综上所述，从行为的角度来看，当①在降低来访者非理性自我陈述的频率时，认知重组技术可能是有效的；②通过认知重组，治疗师教来访者通过口头交流和家庭作业来演练规则，在特定环境下符合这些规则的特定行为可能会出现。

为什么自我指导和问题解决训练会有效

这些方法教导来访者规则管理的行为，从而得到有效的结果。教一个对在课堂上演讲感到紧张的学生①认识到自己紧张，②做出一些应对性的自我陈述，③通过自我指导来采取适当行动的步骤，这本质上就是给学生一套要遵守的规则。如果这些规则成功地控制了学生的行为（学生发表演讲并得到积极的反馈），那么这些规则的使用就会得到加强。因为专注成功地执行行为，成功改变行为的可能性比专注自我指导的可能性大。同样，在解决问题时，前三个步骤（确定方向、问题定义和想出解决方案）涉及自我指导，而最后三个步骤（做决定、履行和验证）要求个人采取行动并解决问题。与行为结果验证相联系的自我指导训练是更为有效的。

为什么正念和接纳程序会有效

第一种可能是，不加判断地观察正在进行的感觉与思维，会取代非理性思维的行为和由此引发的负面情绪。在吉姆的情况下，如果他注意到他的心脏是如何跳动的或者他紧握着方向盘的力量究竟有多大，在堵车的时候，他可能已经不会对自己说出非理性的语句（例如"为什么最糟糕的事总是发生在我身上？"），避免引发负面情绪。另一个例子，在第18章的主要案例中，詹姆斯被教导当他感到愤怒时要谨慎地专注于他的脚底，这样做可能会取代、抑制愤怒情绪的想法出现。

第二种可能与事件型行为和规则型行为之间的区别有关。正念和接纳涉及自然的偶发事件，而非判断性的接纳一个人的感觉似乎主要是自然的偶发行为（Hayes，2004）。相比之下，认知重组主要涉及受规则支配的行为。一般的行为被描述为自然的、反应性的和直觉的（Baldwin & Baldwin，2000），而规则管理的行为往往是规范化的（Hayes，1989）。因此，当来访者能够接纳烦恼的想法和情绪的特征时，暴露于自然的偶然性事件更有可能改变这种行为。

第三种可能是，一旦来访者接纳了痛苦的想法和情绪的简单反应的感觉特征，那么他可能会更容易识别不同的生活价值观，明确具体的目标并发现其中的价值，以及为实现这些目标需要做出的特定行为。这样，来访者就打破了一个恶性循环，在这个循环中，消极的想法会引发消极的情绪，从而引发更多的消极想法。简单地说，一旦来访者接纳了不理性的想法和令人烦恼的情绪是"没什么大不了的"，那么他就可以更容易地"继续生活"。因此，ACT 和 DBT 倾向于在治疗早期使用某些策略来增强行为，然后在治疗后期利用规则控制行为。

总结

虽然认知重组、正念和接纳程序通常被认为是为了改变思想、信念和态度，但它们的共同显著特征是它们同时处理私人行为和公共行为。它们似乎不涉及任何行为原则，除了在本书前几章中讨论的那些。所有行为治疗师都应该对帮助人们改变行为的创新性想法持开放态度。与此同时，正如本章所指出的，从行为一致性的观点来看，这样的程序具有实践和理论的双重优势。此外，特别重要的是，无论何时，从业人员都要使用在研究文献中已经验证过的程序，避免使用那些没有验证过的程序。下一章将进一步强调这一点。

■ 思考题

24. 举例说明一个人的自我陈述（可操作的思维）如何作为条件刺激 CS 来激发情感的回应成分（回顾第 15 章）。
25. 举一个例子，说明一个人的自我陈述如何对这个人的行为施加规则控制（回顾第 17 章）。
26. 举例说明认知治疗师如何利用受规则支配的行为来帮助他们的来访者。
27. 从行为的角度，总结为什么认知重组技术可能是有效的。
28. 为什么自我指导和问题解决训练都可能是有效的治疗技术？
29. 简要描述三种行为解释，并说明为什么正念和接纳程序是治疗性的。
30. 讨论有效的行为矫正是否否认了思想和感情的存在和重要性。

应用练习

自我矫正练习

考虑这样一种情况：你有时会经历消极的思考（例如，想想你的未来、工作、你在课程中的表现），在一个句子中，描述消极思维发生的一般主题。然后写下当你消极地思考某个特定的主题时的 10 种不同想法（这些可能是自我陈述，图片或者两者的混合）。接下来，对于每一个消极的想法，想出一个替代性的积极想法来进行自我陈述，你可以依此来练习抵消消极的想法。你的应对思想应该是现实的、积极的、具体的，并且应该与具体的积极结果相关。

供进一步学习的注释

1. ACT 是基于一种被称为关系框架理论（relational frame theory，RFT）的方法（Hayes，Barnes-Holmes，& Roche，2001）。RFT 建立在第 9 章讨论的研究基础上。一般来说，关系框架以特定的方式对一系列任意的刺激做出反应，这些刺激是通过语言短语或某种"框架"相互关联的（例如，一角硬币比五分硬币更值钱）。换句话说，即使一角硬币的实际尺寸比五分硬币小，我们还是武断地认为一角硬币更值钱。

关系框架具有三个特征。第一，它们表现出双向性，也称为相互牵连。例如，如果你知道两个五分硬币等于一个一角硬币，那么你也会知道一个一角硬币等于两个五分硬币。第二，关系框架表现出组合蕴涵。如果孩子知道一角硬币比五分硬币值钱，四分之一硬币比一角硬币值钱，那么孩子也会知道四分之一硬币比五分硬币值钱。第三，关系框架显示了刺激函数的转换。假设书面文字的狗、口头文字的狗和实际的狗经过训练成为一个孩子的刺激等价物。再假设一只狗走近孩子，大声吠叫，吓着了孩子，以至于看到狗就会引起恐惧。这个功能也会被转移到相关的刺激中，这样当孩子听到别人说"狗"或者读到"狗"这个词时，他就会感到害怕。对于 Hayes 和他的同事来说，关系框架是言语行为的本质，是人类区别于其他动物的特征。

非人类动物对不同的刺激表现出刺激泛化，条件是刺激具有的一些共同物理特征，如学习红色、树或人的概念（见第 9 章）。然而，人类在一个等价类的成员之间表现出刺激泛化，尽管这些成员在生理上非常不同。这种效应，以及刺激功能在相关刺激之间的转换，导致了关系框架，它允许我们谈论和思考不存在的事件，分析可能结果的利弊，选择解决问题的行动路线。不幸的是，关系框架也会导致对不存在的刺激产生令人烦恼的情绪，比如对遥远过去的事件过度的后悔或悔恨，对遥远未来的潜在事件过度和无益的担忧。有关 RFT 的评论，请参阅《言语行为分析》（2004）和《帕尔默》第 19 卷（2003 年）。有关 RFT 及其应用的专业书籍，请参阅 Dymond 和 Roche（2013）。

2. 另一种治疗不适应思维的方法是停止思考（Wolpe，1958）。以卡罗尔为例（Martin，1982）。订婚 3 年后，卡罗尔的未婚夫弗雷德为了另一个女人离开了她。卡罗尔经常对弗雷德有强迫性的想法。她同意尝试停止思考。为了教卡罗尔如何使用这个过程，治疗师首先让她闭上眼睛，想想弗雷德，并在她开始感到不开心时举起手指。当她这样做的时候，治疗师喊道："停！"卡罗尔吃了一惊，立刻睁开眼睛，对弗雷德的思念也停止了。治疗师和卡罗尔又重复了两遍。然后治疗师指示卡罗尔想一下弗雷德，当她把弗雷德看得很清楚时，她应该自己大喊："停！"卡罗尔按照这个程序做着，对弗雷德的思念又一次停止了。卡罗尔又做了两次试验，按照这个程序，她至少可以通过大喊"停！"来暂时停止对弗雷德的思念。然后治疗师让卡罗尔再想想弗雷德，但这一次，当她清晰地看到弗雷德时，她应该想象自己在喊："停！"这次是自己在心里默默地喊着，卡罗尔成功地执行了这一指令，又做了两次试验。治疗师随后向卡罗尔解释说，停止思考包括两个阶段：①首先终止痛苦的想法；②然后思考替代性的适应性想法。为了实现这些阶段，卡罗尔同意，每当她遇到让她心烦意乱的思维特征时，她就会停止做她正在做的事情，握紧双手，闭上眼睛，自己在心里默默地大喊"停！"然后睁开眼睛，从钱包里拿出五张照片，这是之前给自己拍下的几幅心情愉快的照片。她会看每一张照片，一次一张，然后把它们翻过来，看背面的说明，这让她产生了积极的想法。治疗师还指导她在不同的时间观看照片时想一些不同的积极想法。经过几个星期的这种治疗，对弗雷德的思念降低到非常低的水平，卡罗尔觉得她已不再需要帮助。停止思考经常用作治疗方案的一部分，以减少痛苦的思想。

3. 在这一章的开头，我们指出行为疗法被称为第一代或第二代行为疗法，认知行为疗法被称为第二代或第三代，尤其是第三代的主要例子。那么每一代的代表人物如何看待其他代的代表人物？2007 年，在行为和认知疗法协会（Association for Behavioral and Cognitive Therapies）的年度会议上，每一代的两名代表都参与了一次小组讨论。他们的评论反映出了很多有趣的共识和分歧，这可以在《行为治疗师》2008 年冬季号（第 8 期）中找到（DiGiuseppe，2008；Hayes，2008；Leahy，2008；Moran，2008；O'Brien，2008；以及 Salzinger，2008）。2013 年，《行为治疗》杂志发表了由 David M. Fresco（2013）编辑的系列文章，其中来自 ACT 和传统认知行为治疗视角的治疗师（Hayes，Levin，Plumb-Vilardaga，Villatte，& Pistorello，2013；Hofmann，Asmundson，& Beck，2013）提供了相关文章。这些文章之后是各个观点流派的评论者的回应（Dobson，2013；Herbert & Forman，2013；Kanter，2013；Rector，2013），最后是一系列文章的综述（Mennin，Ellard，Fresco，& Gross，2013）。与 2007 年的小组讨论一样，他们的评论也反映了很多有趣的共识和分歧，可以在 2013 年 3 月的《行为疗法》(第 2 期) 中找到。认知行为治疗师和行为治疗师的主要共识是认知可以影响外显行为。争论的焦点包括行为疗法是否真的有如此定义清晰的不同代别之分；有没有证据证明 ACT 疗法是否真的比传统行为疗法更为有效；认知行为治疗师是否已经做了 ACT 治疗师在不同的层面上做过的事；以及 ACT 行为治疗是否足够严格可靠，能经过应用和科学测试。关于第二代和第三代行为疗法从业者之间的异同，见 Brown、Gaudiano 和 Miller (2011)。

进一步学习的思考题

1. 举例说明关系框架的双向性。
2. 举例说明关系框架的组合蕴涵方面。
3. 通过一个例子，说明关系框架如何涉及相关刺激之间的刺激功能的转换。
4. 简要描述治疗师在教导病人使用停止思考来终止痛苦的想法时可能遵循的三个步骤。

第 28 章

可以通过行为和认知行为疗法治疗的心理障碍

从 20 世纪初到现在，许多心理疗法都得到了发展。从弗洛伊德开始，每一个特定类型的心理治疗师都认为他的治疗是有效的，而其他的效果更差或无效。随着时间的推移，关于哪些心理治疗是有效的，它们对于哪些类型的疾病是有效的，以及适用于哪些类型的来访者这些问题，一直存在疑问。为了解决这些问题，美国心理学会（APA）已经开始推广一项政策，即有关心理学家专业活动的决策应该基于科学有效的数据。2005 年，APA 成立了一个工作组，就如何更好地将科学研究证据纳入心理治疗实践提出建议并提供指导方针。[1]APA 建议临床心理学家应该使用实证支持的治疗方法（empirically supported treatment，ESTs）——"在对照临床试验中被证明有效的特定治疗方法"（报告第 273 页）。通常，研究支持的治疗方法是行为或认知行为治疗的主要手段，主要是因为（如第 1 章所述）行为方法强调基于已确立的原则进行治疗，在客观定义的行为中衡量治疗的结果，并调整治疗方法，不过有些治疗方法并没有产生满意结果。

在上述专责小组的报告发表后，美国心理学会第 12 分会——临床心理学分会设立了网站，向广大群体——包括心理医生、潜在来访者、学生和公众——介绍各种心理障碍的研究支持治疗方法。

这个网站列出了一些心理疾病，已经应用于这些疾病的治疗方法，以及对这些治疗方法的研究支持程度。对于列出的每一种疾病和治疗，研究支持分为两级：

①强有力的研究支持和②适度的研究支持。强有力的研究支持被定义为"由独立研究者精心设计的各种实证研究以支持治疗的有效性"。适度的研究支持被定义为"一项精心设计的研究或两项或更多充分设计的研究支持治疗的有效性"。而没有被列入研究支持名单的治疗并不一定意味着治疗无效，这仅仅意味着没有足够的出版物以及研究证据来支持它的有效性。还应指出的是，即使一种治疗方法被列为对治疗某种特定疾病有强有力或适度的研究支持，但这并不意味着它对所有患有这种疾病的人都有效。它只意味着在某些控制条件下，该治疗被证明比没有治疗或适当的控制程序更有效。

　　本章提供了用行为和认知行为疗法治疗障碍的例子。在撰写本章的过程中，广泛使用了上述网站提供的关于治疗和研究支持的信息。由于美国心理学学会网站的循证心理治疗内容经常定期更新，因此本书只参考了 2014 年 4 月 29 日前的内容，也就是本书出版前的内容。如果你对该主题的最新信息感兴趣，请访问以上网站。

　　与第 27 章一样，本章的目的并不是教你如何评估、分析或治疗我们所讨论的疾病和障碍，毕竟只有受过训练的专业人员才能执行这些活动。相反，本章的目的是告诉你一个合格的行为治疗师是如何治疗各种障碍的，并将此与前几章中讨论的行为原理和程序联系起来。本章所讨论的障碍以及对其的行为和认知行为治疗在别处得到了详细的报道和证明（例如，Antony & Barlow，2010；Barlow，2008；Beck，2011；Lambert，2013；Pear & Simister，in press）。

　　应当指出的是，本章所述的一些问题是可以用药物治疗的。药物本身就是一种有效的治疗方法，许多研究表明，它们与行为疗法或认知行为疗法相结合更有效。考虑到药物往往有副作用，当可以使用行为或认知行为疗法时，通常认为最好避免使用药物。Flora（2007）曾深入讨论过药物是如何在心理问题的治疗中被过度使用的，而这些问题仅仅通过行为疗法就可以得到更安全有效的治疗。

　　本章所涵盖的临床障碍是典型的行为和认知行为治疗的障碍。因为这些临床问题并不是独立的，病人通常有不止一种的疾病，我们称之为"共病"。当存在共病时，治疗方案就复杂起来了。简单起见，本章假设来访者只遇到其中一种情况。

特定恐惧症

　　许多人都有如此强烈的恐惧，以至于他们几乎丧失了行动能力。一个人可能对高度有一种强烈的恐惧，以至于走上一段楼梯或者从二楼的窗户往外看都会引起剧烈的焦虑。另一个人可能因为害怕人群而不敢去公共场所。试图让这些人相信他们的恐惧是非理性的，这很难做到。恐惧症患者通常知道他们的恐惧没有理性的基础，但怎样也不能消除它们，因为恐惧是由特定的刺激自动引起的。一种强烈的、不理性的、对某类刺激的过度恐惧被称为特定恐惧症。具体恐惧症分为动物型（例如，害怕狗、鸟、蜘蛛）、自然环境型（例如，恐高、暴风雨）、血伤 - 注射型（例如，害怕看到血、做手术）、情境型（例如，封闭的空间、飞行）和其他类型（任何不包括在上述列表中的特定恐惧症）。

■ 思考题

1. 什么是实证支持的疗法？
2. 为什么实证支持的疗法通常是行为或认知行为疗法？
3. 什么是特定恐惧症？
4. 列出三类特定恐惧症，并分别举两个例子。

治疗

临床心理学分会网站将暴露疗法列为对治疗特定恐惧症有很强研究支持的治疗方案。该网站称："暴露疗法包含一系列具体的行为矫正方法，这些方法的基础都是将恐惧症患者暴露在他们害怕的刺激下。"下面将讨论针对特定恐惧症的主要行为治疗方法（有关治疗特定恐惧症的更多信息，请参阅 Emmelkamp，2013，pp.345-346；Zalta & Foa，2012，pp.80-83）。

系统脱敏　约瑟夫·沃尔普（1958）开发了最早的针对特定恐惧症的行为治疗方法。他假设，恐惧症的非理性恐惧特征是对恐惧对象或情境的反应（见第 15 章）。根据这个假设，沃尔普推断，如果他能建立起新的对恐惧刺激的反应，那么他就能消除非理性的恐惧反应，而恐惧刺激的下一次出现将会抵消或抑制非理性的恐惧反应。换句话说，他决定通过让病人暴露在恐惧的刺激下，同时调节另一种反应来治疗恐惧症。你可以从第 3 章中回忆起这个过程叫作对抗性条件作用。沃尔普发现的对抗恐惧的一种反应是放松。他进一步推断，当对抗恐惧反应时，治疗师应小心不要在完全紧张的情况下同时引发恐惧反应，因为治疗过程中太多的恐惧会干扰过程。基于这个理由，沃尔普也许应该把他的治疗称为系统对抗条件作用。不过，最终他给它命名为系统脱敏。

　　系统脱敏是一种克服恐惧症的方法，让病人在放松状态下依次想象恐惧等级中的物品。恐惧等级是一系列能够引发恐惧的刺激，按照从最小到最大的顺序排列。在系统脱敏的第一阶段，治疗师帮助病人构建一个恐惧等级——大约10～25个与恐惧刺激相关的等级列表。在治疗师的帮助下，病人会将那些引起最少恐惧的刺激和引起最多恐惧的刺激进行排序。表28-1显示了由来访者构建的一个恐惧刺激等级列表的实际示例。

表 28-1　飞行恐惧刺激等级的例子

1）飞机已着陆，停在航站楼。我下了飞机，进入航站楼，在那里我遇到了我的朋友

2）旅行已经计划好了，我检查了可能的旅行方式，决定"大声地"坐飞机旅行

3）我给旅行社打电话，告诉对方我的计划。他给了我时间和航班号

4）这是旅行的前一天。我收拾好箱子，关好，锁好

5）离旅行还有10天。我收到邮寄的票。我记下回信的地址，打开信封，查看机票上的正确日期、时间和航班号

6）今天是飞行的日子。我离开家。我锁好房子，把包放进车里，确保我有票和钱

7）我要开车去机场搭飞机。我知道我看到的每一架飞机。当我接近机场时，我看到几架飞机——有些起飞，有些降落，还有一些只是停在航站楼旁边的地上

8）我正在进入航站楼。我带着我的包和票

9）我走到航空公司的服务台，排队等候，让代理检查我的机票，然后称一称我的行李

10）我和许多其他人在休息室里，有些人还带着行李等着飞机。我通过对讲机听广播，听别人叫我的航班号

11）我听到了我的航班号，我带着我的手提行李前往安检点

12）我走到安检点以外的航空公司服务台，机场工作人员让我从飞机的"内部图"上选择一个座位

13）我走下通往飞机的斜坡，进入飞机的门

14）我现在在飞机里。我看了看飞机的内部，沿着过道走，寻找我的座位号。然后我从过道里走了进去，坐在我指定的座位上

15）飞机正在飞行，我决定离开座位，走到飞机后部的洗手间

16）我注意到安全带指示灯亮了，所以我系上安全带，我注意到马达启动的声音

17）乘客们系好了安全带，飞机慢慢地离开了航站楼

18）我注意到安全带指示灯又亮了，飞行员宣布我们准备着陆

19）我看着窗外，突然飞机进入云层，我看不见窗外

20）飞机停在跑道尽头，等待起飞指示

21）飞机正降落在跑道上。我感觉到降速，看到地面越来越近

22）这架飞机在改变方向时已从机场起飞。我意识到了"倾斜"

23）飞机从跑道上起飞，随着飞机速度的提高，马达的声音越来越大，飞机突然起飞

　　资料来源：这个例子是基于 Roscoe、Martin 和 Pear（1980）描述的一个案例。

　　在下一个阶段，病人要学习一种深度肌肉放松的过程，需要拉伸和放松一组肌肉。这种拉伸–放松策略适用于包括手臂、颈部、肩膀和腿等身体各处。在几次会面后，来访者可以在几分钟内达到深度放松。在第三阶段，实际治疗开始。在治疗师的指导下，来访者在放松的同时，清晰地想象了几种最不容易引起恐惧

的场景，然后停止想象，继续放松 15 ～ 30 秒，重复几次。然后以同样的方式呈现和重复下一个场景。这一程序将恐惧的场景等级逐渐深入，直到出现层次结构中的最后一个场景。如果来访者在任何时候体会到焦虑（通过举起食指向治疗师通报），治疗师会让来访者回到前一个步骤或插入一个中间场景。当层级中的所有场景都完成后，来访者通常可以在没有痛苦的情况下体会完最令人恐惧的刺激。病人在与先前的恐惧刺激互动时所得到的正面强化有助于维持与这些刺激的持续互动。

虽然系统脱敏通常是通过让病人想象恐惧刺激来进行的，但它也可以在生活中进行，或者换句话说，在自然环境中引发恐惧的实际刺激存在下进行。当病人难以想象场景时，常使用现实暴露疗法。现实暴露疗法也不需要进行从想象场景到实际场景的泛化。不过，对于治疗师来说，按照等级顺序想象令人恐惧的场景通常要比在现实中按照相同等级对其进行暴露要简单得多，成本也更低。

虽然有很多研究证明了这一方法是有效的，但出于某些尚不清楚的原因，系统脱敏在治疗师中已不再流行。其中一个原因可能是它强调的是秘密或私人的行为，与明显的公共行为不同，而后者更受行为学家的关注。另外，由于其刺激反应的重点，系统脱敏对认知导向的治疗师缺乏吸引力。（有关这些观点的进一步讨论，请参阅 McGlynn，Smitherman，& Gothard，2004。）

满灌疗法　满灌疗法是一种通过长时间暴露在强烈恐惧的刺激下来消除恐惧的方法。系统脱敏的模型是对抗性条件作用，而满灌的模型是消除作用。也就是说，满灌疗法背后的基本假设是，如果病人暴露在最令人恐惧的刺激下，不允许他逃离，并且没有令人厌恶的事件发生，那么对刺激的恐惧反应就会消失。满灌疗法可以在现实进行，也可以通过想象进行。在现实通常是首选的，因为在理论上它会产生最大程度的泛化，有证据表明这两种方法都同样有效（Borden，1992）。

正如"满灌"这个名字所显示的那样，满灌疗法会在最大的恐惧强度上引发恐惧。然而，如果病人所经历的痛苦太过沉重，这个过程可能会涉及不同程度的暴露。例如，恐高症可以通过让来访者从窗户往外看一层，然后是三层，再是七层，最后是一栋十层建筑的顶部来治疗。因此，除了没有明确的放松程序外，暴露非常类似于脱敏。（有关焦虑症暴露疗法新方法的特刊，请参阅 *Behavior Modification*，2013，Vol.37，No.3。）

参与演示法 参与演示法是一种减少恐惧的方法，在这种方法中，来访者模仿另一个人，逐渐接近恐惧源。正如这一方法的名字所暗示的那样，病人和治疗师共同参与这种令人恐惧的情景。参与演示法通常以分级方式进行。例如，如果病人害怕鸟，病人会看着治疗师在 10 英尺外的笼子里观察一只虎皮鹦鹉。然后治疗师鼓励来访者模仿这种行为，并对此进行表扬。重复几次后，这个距离拉近到 5 英尺，然后是 2 英尺，然后在笼子旁边，然后打开笼子的门，最后以鹦鹉停在病人手指上结束。

非暴露疗法 系统脱敏、满灌疗法和参与演示法是基于暴露的疗法，[2] 因为它们都涉及暴露——无论是在想象中还是在现实中来访者都要接受恐惧刺激。非暴露疗法虽然已经被大量使用，但是它们并没有被列在研究支持的治疗网站上。然而，如果一个幽闭恐惧症的患者（怕被关在封闭的空间，如电梯）正在自我暗示，如"我被困在这儿了"或"我要窒息了"，通过认知疗法，也就是一种非暴露疗法对其进行治疗，可能会降低这些自我暗示的可信度，从而消除或大大减少幽闭恐惧症的发生（Booth & Rachman，1992；Shafran，Booth，& Rachman，1993）。另外一种非暴露疗法，接纳和承诺疗法（ACT，第 27 章描述的另一种疗法），也被用于治疗特定的恐惧症。Forsyth 和 Eifert（2007）编写了一份自助指南，供个人使用 ACT 来克服焦虑、恐惧和过度担忧。同时，Antony 和 Norton（2009）也写了针对焦虑症（包括恐惧症）的自助手册，使用认知行为疗法来克服他们的焦虑问题。

■ 思考题

5. 什么是恐惧等级列表？

6. 定义系统脱敏。

7. 通过一个例子，简要描述特定恐惧症系统脱敏的三个阶段。

8. 描述暴露疗法和系统脱敏的根本区别。

9. 举一个例子，说明如何在现实中用暴露疗法治疗一种特定的恐惧症。

10. 简要说明如何使用参与演示法来治疗特定恐惧症。

11. 暴露疗法的定义特征是什么？举一个非暴露疗法的例子。

其他焦虑症

焦虑症的特征是①恐惧或焦虑，会导致手部出汗、颤抖、头晕和心悸等生理变化；②想要逃避或避免可能发生恐惧的情况；③导致不良行为的发生并对个人生活产生干扰。有关当代学习原理和研究如何解释焦虑症病因的讨论，请参阅 Mineka 和 Zinbarg（2006）以及 Mineka 和 Oehlberg（2008）。焦虑障碍被分为几个大类，包括特定恐惧症、惊恐障碍和广场恐惧症、广泛性焦虑障碍、强迫症和创伤后应激障碍。在考虑了特定的恐惧症之后，我们现在考虑其他四种。

惊恐障碍和广场恐惧症

惊恐障碍指非常容易受到刺激而惊恐发作，这是一种强烈的恐惧体验，会突然出现且没有明显的刺激或提示。这些发作包括以下四种或四种以上的症状：①心率异常，包括极快的心跳、心悸；②出汗；③颤抖；④呼吸短促；⑤窒息感；⑥胸痛或不适；⑦恶心或腹部极度不适；⑧头晕；⑨不真实的感觉；⑩麻木或刺痛感；⑪ 发冷或潮热；⑫ 害怕发疯或失去控制；⑬ 还有对死亡的恐惧。

广场恐惧症是一种强烈的恐惧，害怕出现在公共场所或离开自己的家。患有惊恐障碍的人也经常有广场恐惧症，因为他们害怕在公共场合或户外发生惊恐障碍。这可能导致一种自我实现的预言，即对惊恐障碍发作的恐惧导致了惊恐障碍的发作。套用富兰克林·罗斯福（Franklin D. Roosevelt）的名言，惊恐障碍患者最害怕的就是恐惧本身。

治疗　临床心理学分会网站将对惊恐障碍和广场恐惧症的认知行为疗法列为有很强研究支持的治疗方案，将放松疗法列为有一定研究支持。

认知行为治疗通常包括一个行为组成部分，比如暴露于令人恐惧的情境，以及一个帮助改变来访者对惊恐障碍发作的错误认知组成部分（Craske & Barlow，2008）。例如，病人可能认为惊恐发作会导致心脏病发作，而实际上这种结果是极不可能的。此外，病人可能会被教授放松和停止思考的技巧，以减轻惊恐发作的强度（停止思考详见第 27 章）。

治疗的行为部分包括在现实进行暴露疗法（Bouman & Emmelkamp，1996；Emmelkamp，2013，pp.346-348；Zalta & Foa，2012，pp.83-84）。这可以通过让来访者先从家里进行短途旅行，然后逐渐地进行越来越长的旅行来实现。

广泛性焦虑障碍

一个患有广泛性焦虑障碍的人总是对大多数人认为微不足道的潜在事件感到极度焦虑。这样的人太过焦虑，以至于干扰了正常的功能，常常晚上无法入睡。

治疗　临床心理学分会网站将对广泛性焦虑障碍的认知和行为疗法列为有很

强研究支持的治疗方案。

广泛性焦虑障碍最有效的治疗方法似乎是结合认知和行为策略的治疗方案（Borkovec & Sharpless，2004；Dugas & Robichaud，2006；Emmelkamp，2013年，pp.352-354；Zalta & Foa，2012，pp.86-88）。其中一个行为成分通常是暴露疗法。治疗师教授病人放松技巧，然后让病人用"焦虑的开始"作为一个刺激去放松，与焦虑的感觉去竞争，在放松的时候很难去焦虑。此外，认知技术可以用来挑战和改变来访者对所担心事情重要性的信念。接纳技巧（见第 27 章）也可以帮助来访者意识到，担心并不会降低坏事情发生的可能性——也就是说，来访者被教导要做出更积极的自我陈述，而这种自我陈述本身对担心的事情并没有影响。

强迫症

一个患有强迫症的人可能会经历不想要的侵入性想法（被称为强迫观念）或感觉被迫从事非生产性的重复性行为（强迫行为），或两者兼而有之。不像有广泛性焦虑障碍的人，有强迫症的人会担心某件事。此外，强迫观念和强迫行为往往会同时出现——强迫观念似乎会导致焦虑，只有通过强迫行为才能减轻这种焦虑。例如，一个下班的上班族可能会担心有人会在晚上闯入办公室，而对此感到极度焦虑，并且会比一般人在最后离开之前更多次检查办公室的门。

其他一些常见的强迫行为的例子是执着于自己可能因细菌感染一种可怕的疾病，导致经常洗手；害怕撞击行人，导致在开车时不断重划路线，以确保道路上或旁边没有受伤的行人；同时，他们还担心伤害自己的孩子，避免在孩子面前使用刀具和其他有潜在危险的物品。

治疗　临床心理学分会网站将对强迫症的暴露、反应预防和认知疗法列为有很强研究支持的治疗方案，将 ACT 列为有一定研究支持。

现实暴露与反应预防疗法（Emmelkamp，2013，pp.354-356；Franklin & Foa，2008；Zalta & Foa，2012，pp.88-89）要求来访者进行一种替代行为，同时阻止其参与强迫性行为。设想一位来访者，他在触摸未清洗的物品时对细菌产生了强迫性的想法，这会引起相当大的焦虑。而他在参加各种强迫洗手的仪式时似乎可以减轻焦虑。暴露和反应预防疗法要求病人在不进行清洗仪式的同时触摸特定的"被污染的"物体。这种方法背后的基本原理是，在没有随后的减少焦虑的强迫行为出现的情况下，强迫性想法引发的焦虑可以充分地产生，从而消除。这一过程通常使用渐进的方法。

认知疗法也可以用来改变来访者的自我陈述，以帮助维持这种强迫观念（Taylor，Abramowitz，& McKay，2010）。例如，一个极度害怕细菌的人可能会被要求对自己说，适当的洗手 20 秒就足以防止细菌。接纳程序（见第 27 章）可以帮助个人了解到思想并不能有效地控制行为。那些担心伤害孩子的父母可能会被教导把这些想法简单地看作是正常的"精神垃圾"或"精神背景噪声"，与父母对孩子的实际感受或行为无关。

创伤后应激障碍

创伤后应激障碍的典型案例发生在第一次世界大战期间，当时许多士兵暴露在炮火下，表现出当时所谓的"炮弹休克"（Jones & Wessely，2005）。这些士兵的作战能力受到极大损害，许多人被打上了懦夫的烙印。现在人们已经认识到，不仅是战场上的情况，而且任何严重的创伤——比如身体或性虐待、严重的交通事故或目睹灾难性事件——都可能导致创伤后应激障碍。创伤后应激障碍有许多症状，包括重新体验到创伤期间发生的强烈恐惧，并表现出其他强烈的心理反应，如抑郁、睡眠困难、注意力不集中和日常功能受损。患有这种障碍的人试图避免思考创伤，从而避免刺激，而这需要花费很大的认知资源，从而导致功能受损。

治疗　临床心理学分会网站将对创伤后应激障碍的长期暴露疗法和认知加工疗法列为有很强研究支持的治疗方案。

长期暴露疗法包括暴露于导致问题的事件以及情境中（Emmelkamp，2013，pp. 357-359；Foa，2000；Zalta & Foa，2012，pp. 89-91）。这可能是在想象中完成的，比如和治疗师一起谈论创伤事件，写关于创伤事件的文章，或者两者兼而有之。这样，与创伤相关的刺激所引起的情绪反应就会消失，试图避免这些刺激的努力也会减少。认知处理疗法（Resick & Schnicke，1992）结合了暴露和认知疗法。认知部分的目的是帮助病人学会挑战对创伤事件的错误认知，并产生替代的、更平衡的想法。Resick、Monson 和 Rizvi（2008）综述了这些和其他治疗创伤后应激障碍的行为疗法的研究。

■ 思考题

12. 列举并简要描述四种类型的焦虑障碍。

13. 简要介绍一种有效的治疗惊恐障碍与广场恐惧症的方法。

14. 强迫观念和强迫行为的区别是什么？它们是如何联系在一起的？

15. 简述一种治疗强迫症的有效方法。

16. 结合一个例子，简要描述认知疗法在治疗强迫症中的应用。

17. 结合一个例子，简要描述接纳程序如何用于治疗强迫症。

18. 描述一种治疗创伤后应激障碍的有效方法。

抑郁症

每个人都会在某个时候感到沮丧，这种感觉通常发生在一些重要的或潜在的强化因素被从我们的生活中移除的时候。例如，考试成绩不好可能会让学生感到沮丧，因为这可能会让他们失去在课程中取得好成绩的机会。大多数人都能很快克服抑郁，因为他们能找到其他的强化物来弥补失去的强化物。然而，有些人患有所谓的临床抑郁症。对于这些人来说，他们的食欲通常会减少，他们的精力会减少，疲劳会增加，他们报告说他们的思考、集中注意力或做决定的能力受损，他们通常会感到毫无价值或内疚。抑郁的感觉可能会持续数周。

关于抑郁症有两种主要的理论。一种是贝克的认知理论（Beck，Rush，Shaw，& Emery，1979），在第 27 章中讨论过，它指出抑郁是由核心信念，即认知图式，导致对生活事件的消极解读。另一种被称为行为激活的理论认为，"当个体在生活中受到与积极强化不匹配的惩罚时，他们就会变得抑郁"（Martell，2008，p.40）。（有关抑郁症病因的行为分析的讨论，请参阅 Kantor，Busch，Weeks，& Landes，2008。）

治疗　临床心理学分会网站列出了一些对抑郁症有效的治疗方法。有很强的研究支持的三种治疗方法是：行为疗法 / 行为激活、认知疗法和问题解决疗法。

20 世纪 70 年代的行为疗法通过增加慢性抑郁症患者生活中的偶然性强化物，成功地治疗了抑郁症（Ferster，1993；Lewinsohn，1975）。他们这样做的一种方式是鼓励抑郁的人去寻找激励因素，比如培养兴趣爱好、读书或者去看电影。此外，Tkachuk 和 Martin（1999）报告说，鼓励临床抑郁症患者参加锻炼计划也有助于减少抑郁症。让重要的他人，比如配偶，来寻找和取样新的强化物的行为是行为治疗师尝试过的另一种策略。我们的许多强化都是社会性的，也就是说，他们来自其他人，需要一定的社会技能才能得到这些强化。抑郁症患者通常缺乏这些技能。因此，抑郁症治疗的一个组成部分通常包括教导病人社交技巧。

尽管治疗抑郁症的行为疗法在 20 世纪 70 年代有了一个良好的开端，但在 20 世纪 80 年代贝克的认知疗法开始流行时，这种行为疗法势头有所下降。如第

27 章所述，贝克的抑郁症认知疗法的一个主要组成部分是认知重组，以帮助来访者克服错误的思维。然而，在 20 世纪 90 年代末的研究（如 Gortner，Golan，Dobson，& Jacobson，1998；Jacobson et al.，1996）指出贝克认知疗法的有效成分是家庭作业，而不是认知重组成分，因此行为疗法和行为激活治疗抑郁症的方法又重新兴起（Dimidjian et al.，2006；Dimidjian，Martell，Addis，& Herman-Dunn，2008；Emmelkamp，2013，pp. 359-361；Jacobson，Martell，& Dimidjian，2001；Kanter & Puspitasari，2012；Martell，2008；Martell，Addis，& Dimidjian，2004；Martell，Addis，& Jacobson，2001；Polenick & Flora，2013）。行为激活疗法基于上述的行为激活理论，由一些家庭作业构成：首先针对"来访者抑郁产生的前提条件、行为表现、后果"（Martell，2008，p. 42）进行功能分析（见第 23 章），再根据功能分析的结果个性化设计来访者的家庭作业。渐进式的治疗程序设计是为了减轻那些会阻止个体与强化结果产生联系的回避行为，并鼓励来访者参与到在功能分析中被确定为强化行为的活动中。研究表明，在治疗抑郁症和防止复发方面，行为激活疗法至少与认知疗法同样有效（Dimidjian et al.，2006；Dobson，Hollon，Dimidjian，Schmaling，& Kohlenberg，2008）。对于患有抑郁症的老年人，由于衰老所致的正强化效果降低，行为激活可能特别适用（Polenick & Flora，2013）。

如第 27 章所示，ACT 也被证明是治疗抑郁症的有效方法（Forman Herbert，Moitra，Yeomans，& Geller，2007）。有关行为激活和 ACT 疗法的比较，请参阅 Kantor、Baruch 和 Gaynor（2006）。

酒精和其他成瘾物质使用障碍

酗酒会造成严重的短期和长期的负面影响。其他成瘾物质也有类似的有害影响。根据哥伦比亚大学国家成瘾和药物滥用中心的一份报告，将近 4000 万美国人（几乎 16%）从 12 岁开始就对尼古丁、酒精和其他药物上瘾（*Addiction Medicioe: Closing the Gap between Science and Practice*，2012；也见 Winerman，2013）。超过 9% 的美国人在 12 岁或 12 岁以上的时候对尼古丁上瘾。其中，只有不到 10% 的人接受过治疗。此外，很少有人接受有效的治疗。（例如，*Addiction Medicine: Closing the Gap between Science and Practice*，2012，pp.102-107；Winerman，2013，pp.31-32）

治疗　临床心理学分会网站将对酒精使用障碍的行为伴侣治疗列为有很强研究支持的治疗方案，将适度饮酒治疗标记为有一定研究支持。网站将对酗酒和可卡因使用障碍患者的偶联管理（contingency management，CM）标记为有一定研究支持。网站还列出了一种行为疗法，名为"戒烟与预防超重"，用于治疗尼古丁使用障碍（吸烟）。

在酒精使用障碍的行为伴侣治疗中，治疗师教导没有饮酒问题的伴侣去促进和强化酗酒者不饮酒的行为。在治疗中可能用到一系列行为程序，如行为合约（其中酗酒者如果保持清醒，就可以获得强化物），以及一些认知行为程序。研究者已开发出一系列行为和认知行为治疗方案，用于治疗酒精和其他物质使用障碍（如见 Tucker，Murphy，& Kertesz，2010；Emmelkamp，2013，pp.364-369）。

在"适度饮酒治疗"方面，很多行为治疗程序都已成功地帮助酗酒者适度饮酒（Emmelkamp，2013，p.365；Walters，2000）。Sobell（1993）开发了一个项目，来教导过度酗酒者使用目标设定法来适度饮酒，以控制饮酒的刺激物（建立操作或 S^D）、学习应对技巧以避免酗酒的情况、进行自我监控来检测饮酒行为，并通过各种家庭作业来练习这些自我控制技巧。

偶联管理涉及开发测量对成瘾物质的戒除情况的方法[3]，并提供足够强大的强化物来与成瘾物质竞争。例如，呼吸分析仪或皮肤酒精传感器被用来衡量一个人是否在一段时间内戒了酒（Barnett，Tidey，Murphy，Swift，& Colby，2011）。偶联管理项目中常见的刺激物是彩票、货币和代币，可以用来交换商品和服务（Tuten，Jones，Schaeffer，& Stitzer，2012）。

行为治疗方案包含了许多治疗酒精和其他成瘾物质使用障碍的成分，包括：①动机性访谈，治疗师向来访者询问问题，其答案作为 MEO 进行改变，（即，减少物质使用会加强，从而加强导致减少物质使用的行为（见第 19 章，Arkowitz，Westra，Miller，& Rollnick，2008，Miller，1996）；②功能分析（见第 23 章）以确定药物使用的前因和后果（McCrady，2008）；③应对策略指导，教来访者去应对可能会导致药物滥用的压力源；④不涉及物质使用的工作、社交和娱乐活动（见第 26 章）；⑤制订防止复发的自我控制计划（见第 26 章）。关于这些治疗方法的讨论，请参阅 Emmelkamp（2013，pp.364-369），McCrady（2008），以及 Tucker，Murphy & Kertesz（2010）。

进食障碍

进食障碍有以下几种类型：①神经性贪食症，②神经性厌食症，③暴饮暴食症，④肥胖症。在前两种情况下，病人营养不良，并强迫观念于变瘦。而肥胖的人已经足够超重，显然有健康问题。贪食症患者和厌食症的主要区别是前者频繁发作暴食后的"大清洗"，包括自我呕吐，泻药或灌肠，或从事过度的运动或长时间的禁食，以消除暴食的影响；而神经性厌食症患者很少吃并且吃得很少。（有关进食障碍原因的讨论，请参阅 Farmer & Latner，2007。）

治疗　临床心理学分会网站将认知行为疗法列为对神经性贪食症有强有力研究支持的治疗方案，对神经性厌食症有中等程度／有争议的研究支持，对暴饮暴食症有强有力的研究支持，对肥胖症有强有力的研究支持。

神经性贪食症和神经性厌食症对治疗有极强的抵抗力。在神经性贪食症的治疗中，通过先进行行为治疗再进行认知治疗取得了一些成功（Fairburn，2008；Fairburn，Cooper，Shafran，& Wilson，2008）。这一行为过程包括持续一段特定时间的强化，在暴饮暴食的饮食之间逐渐增加，以及在特定的时间有规律地吃饭。认知过程包括试图抵消来访者对食物、体重和外表的不切实际的信念。大多数人患有神经性贪食症和厌食症的身体意象都很差。他们认为自己很胖，但实际上他们通常很瘦，以至于营养不良。行为和认知过程对神经性厌食症的治疗效果都很差，这可能是因为神经性厌食症患者在任何试图改变行为的过程中都会经历极度的焦虑。

对于超重和肥胖的来访者，无论他们是否暴食，行为程序在减肥方面都是有效的（Craighead & Smith，2010；Faith，Fontaine，Cheskin，Allison，2000；Lundgren，2006）。这些程序关注的是对饮食习惯和长期生活方式的改变，以及对二者态度的改变（Faith et al.，2000）。如果重点是选择正确的食物，而不是减少卡路里，这些计划往往更有效。这些计划的行为组成部分可能包括：①自我监测，包括每日所吃食物的记录及其卡路里含量，以及体重；②刺激控制，例如限制在家里某一特定地点吃饭（例如厨房桌子）；③改变进食速度，让病人在进食间隙放下餐具或在上每道菜期间休息片刻；④行为规则，例如让来访者签署一份契约，其中他们同意在指定的时间内减掉一定量的体重，以换取某些想要的东西（见第 26 章）；⑤预防复发的策略（例如第 26 章所讨论的策略）。

伴侣痛苦

当一段亲密关系中至少有一个人对这段关系感到不满时，就会出现伴侣痛苦，每对夫妇出现这种问题的原因都不尽相同。然而，行为治疗师通常以这样的前提开始：潜在的原因是在关系中有更多的消极互动或交流。例如，在交流过程中，一方可能会做出讽刺或敌对的言论，而另一方则会做出同样敌对的言论，导致两个人之间的交流中断（甚至更糟）。

治疗　临床心理学分会网站将伴侣治疗法列为对酒精使用障碍和抑郁症有强有力研究支持的治疗方案。但在撰写本书时，网站还没有伴侣痛苦的相关内容。

伴侣治疗通常含有许多组成部分，包括以下内容（Abbott & Snyder，2010；Sexton，Datchi，Evans，LaFollette，& Wright，2013，pp.622-624；Snyder & Halford，2012）：①鼓励积极交流——每个人都被要求增加取悦对方的行为（例如，表达爱意，表示尊重，表达赞赏；见图 28-1）；②交流训练——教导每个人表达思想以及对对方喜欢和欣赏的事物的感受，帮助对方表达自己的感受并成为一个有效的倾听者；③解决问题训练——夫妻学习使用沟通技巧，有系统地查明和解决他们关系中的问题和冲突（见第 27 章解决问题训练）；④来访者学习监控他们的关系，以发现复发的关键迹象，并继续使用他们在治疗中学到的解决问题的技巧。在一种被称为综合行为伴侣治疗的方法中，一些治疗师还结合了接纳程序和练习（见第 27 章）来教导伴侣去接纳对方的情感反应（Christensen，Sevier，Simpson，& Gattis，2004；Christensen，Wheeler，& Jacobson，2008）。

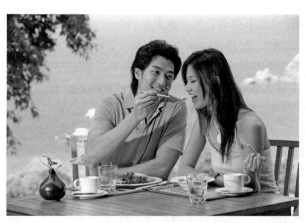

图 28-1　有哪些行为策略可以帮助夫妻增加积极互动的频率，减少消极互动的频率

性功能障碍

性功能障碍有几种类型。男性的主要类型是阳痿和早泄。女性的主要类型是阴道痉挛（干扰性交的阴道肌肉不受控痉挛）、性交疼痛（与性交有关的生殖器疼

痛）、抑制性高潮，以及性欲低下（Vorvick & Storck，2010）。

治疗 在撰写本书时，网站还没有性功能障碍的相关内容。

有许多生理问题，如糖尿病，可以导致性功能障碍。因此，在进行任何类型的治疗计划之前，对性功能障碍患者进行全面的体检是非常重要的。对于许多性功能障碍的病例，焦虑都是一个重要的因素。男性的焦虑可能是害怕表现不好，因此这就成了一种自我实现的预言。女性的焦虑可能是对性行为的恐惧。在这些情况下，暴露治疗似乎是最有效的。根据 Masters 和 Johnson（1970）开创性的工作，治疗师通常建议夫妻双方在一个放松的氛围中进行愉快的刺激，减少期望或压力，并进行性交（Leiblum & Rosen，2000；Wincze & Carey，2001）。如果自慰是问题之一，女性也可以通过自慰来帮助她学习如何体验性交。因此，双方的目标都从表现得更好转向体验到更多快乐。

虽然一个普遍的理论假设是性反应是习得的（Plaud，2007），并且行为作业已经被证明在治疗许多性功能障碍的案例中是有效的，人们还是应该谨慎对待这个问题。性功能障碍可由多种原因引起，包括疾病、人际关系困难、生活方式因素和年龄相关的变化。Wincze、Bach 和 Barlow（2008）描述了在治疗性功能障碍之前，治疗师应该使用的一系列评估方法。随着万艾可和其他药物的发展，性功能障碍的治疗越来越多地被医学化了。未来的研究需要比较行为疗法和医疗干预对各种性功能障碍的影响。

习惯障碍

很多人都有重复的行为，这些行为既不方便又烦人。这些可能包括咬指甲、咬嘴唇、指关节开裂、旋转头发、拔毛、过度清嗓子、肌肉痉挛和口吃。在许多情况下，这些行为与本章前面描述的强迫行为相似，只是它们与强迫思维无关。许多人每天都在应对这种行为。然而，有时这种行为发生的频率和强度足以促使患者寻求治疗。当这种情况发生时，这种行为被称为习惯障碍（Hansen，Tishelman，Hawkins，& Doepke，1990）。

治疗 在撰写本书时，网站还没有习惯障碍的相关内容。

一种被称为"习惯逆转"的方法已经被有效地用于治疗一些习惯障碍（Azrin & Nunn，1997；Miltenberger，Fuqua，& Woods，1998；Tolin&Morrison，2010，

p.623）。这个方法通常由三个部分组成。首先，来访者学习描述和识别问题行为。其次，来访者学习并练习与之不相容或竞争的行为。来访者每天在镜子前练习竞争行为，并且在出现问题行为后立即参与。最后，为了激励来访者，来访者会回顾由疾病所造成的不便，同时记录并绘制行为曲线图，并让一位家庭成员为来访者的治疗提供支持。

■ 思考题

19. 简述临床抑郁症的行为特征。

20. 什么是行为激活？它是怎么治疗抑郁症的？

21. Sobell 针对问题饮酒者的项目有哪些组成部分？

22. 简要描述酒精依赖行为治疗的四个组成部分。

23. 简要描述四种进食障碍。哪种行为疗法最有效？

24. 列出并简要描述四种治疗肥胖的行为策略。

25. 列出并简要描述行为伴侣治疗的四个组成部分。

26. 描述一种治疗性功能障碍的一般行为方法。

27. 描述用于治疗习惯障碍的习惯逆转的三个组成部分。

ⓐ 供进一步学习的注释

1. 尽管建立一份经实证支持的治疗方法（EST）清单的努力是值得称赞的，该清单也已被证明在科学的临床试验中是有效的，但这一结果却受到了批评，并招来了提高这一过程的科学可行性的争议。对目前强调实证支持的治疗方法的两个主要批评是，它有损于治疗的基本科学理论，而且它往往会削弱医生行使其专家判断的自主权。还有一个相反的问题，即如何影响从业者学习实证支持的治疗方法。关于实证支持的治疗方法的推广和传播面临的挑战的讨论，请参阅 Kazdin（2008），Rego 等人（2009）和处理这一主题的《行为矫正》特刊（2009 年第 33 卷第 1 期）。

2. 暴露疗法的一种形式——虚拟现实疗法（Emmelkamp，2013）在实践中获得了不少好的结果。这涉及将个体暴露在真实的电脑生成的引发焦虑的刺激中，例如大量爬行蜘蛛的图片来治疗蜘蛛恐惧症，以及创伤性战斗经历来治疗创伤后应激障碍。

3. 其他药物使用障碍似乎也已被有效治疗（Emmelkamp，2013，pp.368-369；

Higgins et al.，2007；参见《应用行为分析杂志》，2008，41［4］——"关于物质成瘾行为分析与治疗专刊"）。准确的物质使用测量对于有效使用偶联管理是非常重要的。分析呼吸中的一氧化碳水平被用来衡量一个人是否已经戒烟，因为吸烟会暂时增加肺部的一氧化碳水平，尿液样本被用来测量是否戒断阿片类药物。数据表明，在许多患有酒精和物质使用障碍的个体中，偶联管理显著增加了禁欲。因为偶联管理既昂贵又需要大量的劳动。尽管偶联管理有明显的疗效，但社区治疗提供者仍未充分利用它。有关促进和传播偶联管理对酒精和物质使用障碍的问题的讨论，请参阅 Roll、Madden、Rawson 和 Petry（2009）。

进一步学习的思考题

1. 目前对实证支持的治疗方法的强调有哪两种批评？
2. 什么是虚拟现实疗法？举一个例子。
3. 在偶联管理应用于治疗尼古丁和阿片类成瘾时，如何测量药物使用？

第七部分

历史视角和伦理问题

Behavior
Modification

第 29 章

行为治疗的一些观点和历史

在第 1 章中，我们展示了一些行为治疗的历史亮点。本章追溯并提供了行为治疗领域早期发展的更多细节。阅读时应考虑以下问题：

1）虽然我们将行为治疗描述为通过两种主要的独立取向的发展，但这两条发展线之间有明显的交叉影响、混合和分支。

2）我们认为行为矫正发展的主要亮点在其形成时期：20 世纪 50 年代和 60 年代。我们还描述了一些 20 世纪 70 年代的亮点。[1]有关行为矫正的完整历史，请参阅 Kazdin（1978）和 Pear（2007）。关于书写行为矫正的权威历史所涉及的困难的讨论，请参阅 Morris、Altus 和 Smith（2013）。

3）我们主要描述发展在北美洲的历史亮点。[2]

在这一章中，我们首先考虑两个主要的取向：一个强调经典（巴甫洛夫）条件作用，另一个强调操作性条件作用。然后我们讨论这些与其他取向的混合。

巴甫洛夫和沃尔普的取向

19 世纪末，俄国生理学家巴甫洛夫以狗为实验对象，进行了突破性的消化实验。这些使巴甫洛夫获得 1904 年诺贝尔医学奖的实验，包括测量唾液腺和其他消化腺的分泌情况，以及胃、胰腺和小肠的分泌物。巴甫洛夫观察到，给狗喂食会引发一系列消化分泌物，从分泌唾液开始。不久，他还注意到，仅仅是让狗看到食物、闻到食物气味，甚至是听到食物即将到来的声音，都会引起狗消化腺的分泌。他相信这一发现对研究大脑更高级的活动有潜在的重要性，所以他决定利用唾液腺的分泌物作为研究获得新反应过程的基础。他发现，如果一种刺激物，比如一种最初不会引起唾液分泌的音调，与食物搭配几次，那么这种音调本身就会引起唾液分泌。巴甫洛夫将这种食物 – 分泌唾液之间的反射称为无条件反射（不用后天学习的、不需要任何条件的刺激 – 反应之间的联结），将声音 – 分泌唾液之间的反射称为条件反射（后天学习的、需要特定条件的刺激 – 反应之间的联结）。因此，他开始系统地研究这种现在被称为巴甫洛夫条件反射、经典条件反射，或是应答性条件反射的现象（详见第 3 章）。巴甫洛夫的工作成果出版于他的经典之作——《条件反射》（*Conditioned Reflexes: An Investigation of the Physiological Activity of the Cerebral Cortex*）。在这本书中，巴甫洛夫所发现的现象被译作"无条件反射"和"条件反射"，这两个术语一直沿用至今。

1913 年以前，心理学被定义为"关于人的内在心灵的研究"。1913 年，美国心理学家约翰·B. 华生（John B.Watson）提出了一种他称之为行为主义的研究方法。他声称心理学应该被重新定义为行为科学，并发表了一篇颇具影响力的论文，在论文中他认为，大多数人类活动可以被解释为习得的习惯。在熟悉了巴甫洛夫和另一位俄国生理学家弗拉基米尔·M. 别奇捷列夫（Vladimir M.Bechterev）的工作后，华生（1916）采用条件反射作为行为的基本单位。他认为大多数复杂的活动的习得都是由于巴甫洛夫条件反射。华生在 1916 年发表论文后，与罗莎莉·雷纳（Rosalie Rayner）合作进行了一个经典实验，证明了巴甫洛夫条件反射在一个 11 个月大的婴儿身上是如何导致行为习得的。在那个实验中，华生和雷纳首先证明了这个孩子不怕白鼠。然后，在经过了几次白鼠和令婴儿恐惧、哭泣的巨大声响之间的配对后，这个孩子对白鼠表现出了一种条件反射的恐惧（Watson & Rayner，1920）。正如第 1 章所描述的，这一经历被玛丽·科弗·琼斯（1924）所跟进，她展示了在孩子进行愉快的活动时，通过逐渐将恐惧物靠近孩子的试验，消除了孩子的恐惧反应。

在接下来的 20 年里，文献中出现了一些关于巴甫洛夫条件反射程序在各种行为中的应用的较为孤立的报告（其中许多报告的列表见 Yates，1970）。在巴甫洛夫的流派中，有两个重大的发展发生在 20 世纪 50 年代。在南非，约瑟夫·沃尔普开始了一些研究，大量借鉴了巴甫洛夫条件反射和华生、玛丽·科弗·琼斯和英国物理学家查尔斯·谢林顿爵士（Sir Charles Sherrington）的工作。谢林顿

（1947）在华生和雷纳研究的后续研究中指出，如果一组肌肉受到刺激，对抗肌群就会受到抑制，反之亦然。他把这种相互抑制称为交互抑制，并假设它是一个贯穿神经系统的一般过程。沃尔普扩展了相互抑制的原则，指出如果一个与恐惧焦虑不相容的反应可以发生在一个条件反射产生恐惧的刺激上，那么这个刺激就会停止引发恐惧反应。沃尔普开发出了针对特定恐惧症的最早的行为治疗方法，正如第 28 章所描述的那样，这是一种强烈的非理性恐惧，比如即使没有摔倒的危险，对高度的异常恐惧。1958 年，沃尔普出版了他的第一本有关相互抑制的书。这本书极大地推动了巴甫洛夫传统行为疗法的现代化进程。沃尔普非常经典地使用放松反应来抑制学习过程中的恐惧或焦虑，这种过程被称为系统脱敏（见第28 章）。

　　同样在 20 世纪 50 年代，英国心理学家汉斯·艾森克（Hans Eysenck）在批判传统的弗洛伊德精神分析疗法和倡导学习理论或调节程序作为替代疗法这方面也颇有影响力。1960 年，艾森克出版了一本关于阅读、行为治疗和神经症的书。在那本书中，他介绍了一些案例的历史，其中交互抑制和巴甫洛夫条件反射的变化被用于临床治疗。因此，行为治疗的巴甫洛夫条件反射取向有时也被称为沃尔普－艾森克学派。

　　20 世纪 60 年代初，沃尔普搬到美国，之后他在天普大学开始了一个项目，在这个项目中，他训练心理治疗师进行系统脱敏。1963 年，艾森克创办了《行为研究与治疗》杂志。1984 年 6 月 30 日，天普大学医学中心的行为治疗部门被取消。沃尔普（1985）将部门的终止归因于精神动力心理治疗师对行为疗法的误解。尽管如此，沃尔普仍然在行为治疗领域做出了积极的贡献，直到 1997 年去世。表 29-1 显示了 20 世纪 80 年代之前巴甫洛夫－沃尔普理论的亮点。

■ 思考题

1. 描述巴甫洛夫如何用狗实现了巴甫洛夫条件反射。
2. 巴甫洛夫条件反射的另外两个名称是什么。
3. 描述华生和雷纳如何在一个 11 个月大的婴儿身上表现出巴甫洛夫条件反射的恐惧反应。
4. 沃尔普是如何扩展相互抑制的原则的？
5. 沃尔普的放松法是用来抑制恐惧反应的吗？
6. 汉斯·艾森克在 20 世纪 50 年代行为治疗的发展中扮演了什么角色？

表 29-1　1980 年之前一些关于行为矫正和行为治疗的历史要点

20 世纪 50 年代之前		20 世纪 50 年代	20 世纪 60 年代早中期
操作性条件反射取向：应用行为分析	一些基本的研究和理论（Skinner，1938）	两篇主要文献（Keller & Schoenfeld，1950；Skinner，1953） 一些人类研究和应用：深度迟钝（Fuller，1949），精神分裂症（Lindsley，1956），精神病（Ayllon&Michael，1959），语言条件反射（Greenspoon，1955），口吃（Flanagan，Gol-diamond，& Azrin，1958） 一份基本的操作性研究期刊，包含一些应用（《行为实验分析期刊》，1958 年）	一些主要的大学培训中心 一些可供阅读的书籍（例如，Ulrich Stachnik，& Mabry，1966） 应用变得更多，许多是针对"顽固"人群的，例如：延迟发育（Birnbrauer，Bijou，Wolf，& Kidder，1965；Girardeau & Spradlin，1964）；自闭症（Ferster & DeMyer，1962；Lovaas，1966；Wolf，Risley，& Mees，1964）；多动症（Patterson，1965）；犯罪（Schwitzgebel，1964），精神病（Isaacs，Thomas，& Goldiamond，1960；Haughton & Ayllon，1965） 儿童发展（Bijou & Baer，1961）
分支与融合			普雷马克原理（Premack，1965） 覆盖控制（Homme，1965） 精确教学（Lindsley，1966） 建模（Bandura & Walters，1963） 一本主要的阅读材料（Ullmann & Krasner，1965） 一个应用的期刊（《行为研究和治疗》，1963） 秘密敏感化（Cautela，1966）
巴甫洛夫－沃尔普研究取向	一些基础研究和理论（Pavlov，1927；Watson & Rayner，1920） 早期应用的恐惧脱敏（Jones，1924） 早期应用的语言训练（Salter，1949）	两个主要的理论 对各种恐惧症进行系统的脱敏治疗和心理治疗，并对行为疗法和心理疗法进行比较（Eysenck，1959）	一些大学的培训中心 一些读物（例如，Eysenck，1960；Franks，1964） 更多的系统脱敏、语言训练以及厌恶疗法的应用，用以治疗典型神经质行为以及性障碍

	20 世纪 60 年代晚期	20 世纪 70 年代
操作性条件反射取向：应用行为分析	其他主要大学的培训中心 在许多大学开设了本科和研究生课程，介绍了适用于各种领域的应用研究和程序：例如，教育（Skinner，1968），养育子女（Patterson & Gullion，1968），社区工作（Tharp & Wetzel，1969），精神病院（Schaefer & Martin，1969） 在各种领域的应用，包括自我控制、犯罪、大学教学、婚姻咨询、性行为和学术技能的一个应用的期刊（《应用行为分析杂志》，1968）	许多指导"如何做"的书涉及多个领域 被描述为许多"传统"心理学领域的行为矫正程序（例如，社会、发育、人格、异常和临床） 许多其他帮助职业采用行为矫正程序（见第 2 章） 各种各样的个人、机构和社区应用和研究

（续）

	20 世纪 60 年代晚期	20 世纪 70 年代
分支与融合	代币制（Ayllon & Azrin, 1968） 耦合契约（Homme, Csanyi, Gonzales, & Rechs, 1969） 社会学习理论的形成（Bandura, 1969） 两本主要著作（Bandura, 1969；Franks, 1969） 暴露疗法（Stampfl & Levis, 1967）	认知行为矫正、社会学习理论和辩证行为疗法的出现 许多行为矫正——行为治疗会议和研讨会 对行为矫正的关注——行为疗法作为一种职业，以及对错误应用的控制 混合的专业和专业组织（例如，行为分析协会，1974 年起） 专业组织（行为治疗促进协会，1970 年；行为研究和治疗协会，1970 年起；欧洲行为疗法协会，1971 年起） 更多专攻行为矫正的期刊（见第 2 章）
巴甫洛夫 – 沃尔普研究取向	几个主要的大学培训中心 其他书籍（例如 Wolpe, 1969） 更多的应用到恐惧症、愤怒、哮喘发作、性冷淡、同性恋、失眠、言语障碍、裸露癖和其他行为	许多额外的书籍，出版物和培训；还有更多的研究

操作性条件反射的取向：应用行为分析

巴甫洛夫条件反射是一种学习方式，它涉及反射——对先前刺激的自动反应。然而，我们的很多行为是由结果而不是先前的刺激所影响的。斯金纳是第一个明确区分由刺激物引起的行为和由结果控制的行为的心理学家。前者他称之为应答性行为，后者他称之为操作性行为。因此，斯金纳对巴甫洛夫条件反射的术语是应答性条件反射（我们在这篇文章的其他章节和本章的其余部分经常使用这个术语）。

斯金纳深受华生的行为主义和巴甫洛夫实验方法的影响，但他认为研究操作性行为需要一种不同的方法。1932 年，他设置了一种装置，里面装有实验室老鼠可以按压的杠杆，以及一种分发食物颗粒的机制，用来强化老鼠按压杠杆。这种实验装置被称为斯金纳箱。

1938 年，斯金纳在《生物行为：一项实验分析》（ the Behavior of Organisms: An Experimental Analysis）一书中描述了他的早期研究。[3] 在这本书中，他解释了操作性条件反射的基本原则——一种由结果来改变行为的学习方式。这项开创性的工作影响了其他实验心理学家开始研究操作性条件反射。

1950 年，弗雷德·S. 凯勒（Fred S.Keller）和威廉·N. 舍恩菲尔德（William N.Schoenfeld）写了一篇心理学导论文章[4]《心理学原理：行为科学的系统文本》（*Principles of Psychology: A Systematic Text in the Science of Behavior*）。这篇文章不同于其他心理学导论文章，它讨论了传统的心理学主题，如学习、知觉、概念形成、动机和情感，以及应答性和操作性条件反射原理。凯勒和斯金纳曾是哈佛大学的研究生，凯勒和舍恩菲尔德的作品很大程度上是受到斯金纳的作品和著作的启发。这本书在操作性条件反射流派中有着重要的影响。

1953 年，斯金纳出版了《科学与人类行为》（*Science and Human Behavior*）一书。和凯勒和舍恩菲尔德的书一样，这本书也是作为心理学的入门书写的；然而，它扩展到诸如政府和法律、宗教、经济、教育和文化等主题，而这些主题通常不在心理学入门教材中。在这本书中，他解释了人类的基本行为原则（见本书第二部分）[5]是怎样影响人们在各种情况下的行为。尽管当时斯金纳对人类的概括几乎没有支持数据，但他的解释影响了其他人，开始在一些基础研究和应用研究中研究强化物对人类行为的影响。操作性条件反射的一个重要特点是它拒绝了精神世界与物质世界的分离。此外，与华生一样，他强调研究外部环境对显性行为的影响。

20 世纪 50 年代的许多报告都在论证结果会以可预见的方式影响人类的行为，或是一些个案证明了行为矫正程序可以使行为发生预期的改变。例如，Fuller（1949）报告了一个案例，用热牛奶去强化一个卧床不起的患有严重智力障碍的成年人，他的手臂举到垂直的位置他才会喝到一口热牛奶。Greenspoon（1955）提出，一个简单的社会后果（说"嗯嗯"）可能会影响大学生重复一些在 Greenspoon 说"嗯嗯"之前的特定类型的单词，尽管学生并不知道这些行为在他们身上发生的偶然性。内森·阿兹林和奥格登·林德斯利（1956）是斯金纳的两名研究生，他们证明了用糖豆作为强化物可以使一对幼儿合作玩一个简单的游戏。这些实验中的每一个案例都表明，后果会以可预测的方式影响人类行为。然而，这些实验都没有指向实际应用。20 世纪 50 年代最早发表的关于实际应用问题的报告之一是特奥多罗·艾隆（Teodoro Ayllon）和杰克·迈克尔（Jack Michael，1959）的研究。迈克尔是艾隆的博士论文导师，艾隆在加拿大萨斯喀彻温省威伯恩的萨斯喀彻省精神病院进行了一系列的研究，展示了员工如何使用行为矫正程序来改变病人的行为，如妄想交谈、拒绝进食和各种破坏性行为。

在艾隆和迈克尔的文章以及艾隆和他的同事在韦伯恩的工作中发表的几篇论

文之后，类似的行为控制的应用在 20 世纪 60 年代初开始逐渐出现（见表 29-1）。这项早期的工作有两个主要特征：①主要是针对有很强阻抗的人群，如智障人士、自闭症儿童和严重退化的精神病患者，传统的心理学方法对他们收效甚微；②许多治疗是在高度控制的环境下进行的。这一早期趋势的一个显著例外是西德尼·比茹和唐纳德·贝尔（1961）从严格的行为角度对儿童发展的解释。

1965 年，伦纳德·厄尔曼和伦纳德·克拉斯纳出版了一本颇具影响力的读物《行为矫正个案研究》（*Case Studies in Behavior Modification*）。这是第一本书名含"行为矫正"的书。厄尔曼和克拉斯纳除了收集了其他作者的一些病例和研究报告外，还比较了两种异常行为的模型。异常行为的行为模型表明，异常行为是特定环境的作用，可以通过改变或改进行为的方式重新安排环境。在西格蒙德·弗洛伊德提出的异常行为医学模型中，他将异常行为视为人格机制中潜在障碍的症状，暗示人们必须通过弗洛伊德精神分析来治疗潜在的人格障碍，而不是通过重新安排环境来治疗可观察到的症状。弗洛伊德的异常行为模型是根据物理医学中细菌、病毒、病变和其他干扰导致正常人体功能产生症状的模型改编的。厄尔曼和克拉斯纳的书中包括了对操作性和巴甫洛夫取向的研究，它通过单一来源提供了关于这一领域许多初步工作的信息，对进一步改善行为产生了重大影响。1965年，克拉斯纳和厄尔曼继续他们的前一本书，出版了一本名为《行为矫正研究》（*Research in Behavior Modification*）的著作。

20 世纪 60 年代末，操作性条件反射开始在整个西半球传播：相关的大学培训中心相继建立；许多大学在研究生和本科阶段至少开设了一到两门行为矫正课程；应用范围扩展到师范学校、大学教学、家庭以及其他人群与场合（参见 Walters & Thomson，2013）。

到 20 世纪 70 年代，操作性取向有了很大的发展。正如第 1 章所讨论的，这种方法经常被称为应用行为分析。当代的教科书普遍认为，这种方法主要用于"认知能力有限"的来访者群体，在这些群体中，环境控制是治疗过程的潜在特征（参见第 2、27 和 28 章）。

也有人认为行为分析师忽略了问题行为的原因。在行为矫正的早期阶段，这种指责是有一定道理的，因为行为分析师强调管理后果可以减轻问题行为，而不管其原因是什么。在 20 世纪 70 年代，一些行为分析师（如 Carr，1977；Johnson & Baumeister，1978；Rincover，1978；Rincover, Cook, Peoples, & Packard，1979）开始强调理解原因（即产生问题行为的条件）的重要性。事实上，这本于 1978 年出版的第一版书中有一个章节的标题是"它有助于了解行为的原因"，这个章节后来发展成了这本书的第 23 章。

对理解问题行为的原因的日益重视导致了布莱恩·岩田和他的同事（Iwata，Dorsey，Slifer，Bauman，& Richman，1982）开创了功能分析的先河。功能分析是通过直接评估行为的影响，进而发现行为的控制变量（前因和后果）。许多杰出的行为分析师将功能分析誉为该领域的一项重大新发展。1994 年，《应用行为分析杂志》发表了一期专刊（第 27 卷第 2 期），专门讨论行为评估和治疗的功能分析方法（在第 23 章中讨论），这一领域仍然是一个非常活跃的研究和应用领域（例如，Betz & Fisher，2011；Wacker，Berg，Harding，& Cooper-Brown，2011）。应该指出的是，功能分析揭示的原因是环境原因，而不是通常由非行为（如精神分析）方法推测的医学模型的假想内部原因。

表 29-1 显示了 20 世纪 80 年代以前操作性条件反射取向发展的重点。

■ 思考题

7. 操作性条件反射是什么？

8. 凯勒和舍恩菲尔德的《心理学原理：行为科学的系统文本》在什么方面不同于当时其他介绍性的心理学教科书？

9. 斯金纳的《科学和人类行为》是如何影响行为矫正的最初发展的？

10. 在 20 世纪 50 年代的操作性传统中，许多早期的报告都是直接的实验，它们都认为后果会影响人类的行为。简单描述两个这样的实验。

11. 简要描述最早发表的一篇报告（非常有影响力的一篇），它涉及操作性传统中的实际应用。

12. 20 世纪 60 年代初操作性条件反射的研究似乎有两个特点，它们是什么？

13. 有影响力的《行为矫正个案研究》一书中是否严格限定在操作性取向之内？为什么或为什么不呢？

14. 区分异常行为的行为模型和医学模型。

15. 操作性取向又被称为什么？

两个主要取向的融合和分支

在行为矫正和行为治疗的早期历史中，有许多明显属于操作性条件作用取向或经典条件作用取向。大多数其他早期发展往往是这些传统之一或另一种的分支，或落在介于两者之间的灰色区域（见表29-1）。

其中一个主要的"混合"是社会学习理论，最早由朱利安·罗特（Julian Rotter）于1954年在他的书《社会学习和临床心理学》（*Social Learning and Clinical Psychology*）中提出。然而，最有影响力的社会学习理论家是阿尔伯特·班杜拉（Albert Bandura，1969，1977）。他的方法是"社会"的，因为它非常强调行为是在社会环境中后天习得和维持的。除了应答性条件反射和操作性条件反射的基本原理外，班杜拉还强调了观察性学习的重要性。通过观察其他人的行为和观察他们发生了什么，我们可以模仿他们的行为（参见第18章）。班杜拉强调认知过程是对行为的重要影响。认知过程指的是我们对自己说或想象的事情，通常被称为"信念""思考"和"期待"。事实上，班杜拉一直强调"认知"这一变量，以至于他将自己的社会学习理论重新命名为"社会认知理论"，而"社会学习理论"一词并没有出现在他后来的著作中（Bandura，1986，1997）。班杜拉一个重要的认知过程是自我效能感（Bandura，1982，1997）。这指的是，如果个人认为或相信自己能在特定情况下表现良好，那么他们在特定情况下更有可能表现良好。用班杜拉的话说"给予适当的技能和足够的激励……""自我效能感的预期是人们选择活动的主要决定因素，他们将花费多少努力，以及在处理压力情况时他们将维持多久的努力"（1977，p.194）。（参见第27章，讨论如何用操作性条件反射和应答性条件反射来解释认知。）

20世纪60年代和70年代出现的另一种混合疗法被称为认知行为矫正或认知行为疗法（见第27章）。像阿尔伯特·埃利斯（1962）和阿伦·贝克（1970）这样的治疗师认为错误的认知过程、错误的思维，导致情感和行为问题。埃利斯和贝克独立开发了治疗方法，专注于帮助来访者识别和改变错误的思维。认知行为矫正，现在更常见的说法为认知行为疗法，将与社会学习理论区分开来。社会学习理论强调通过巴甫洛夫条件反射、操作性条件反射和认知过程来调节行为，为解释行为提供了一种方法。认知行为疗法主要侧重于从功能障碍思维的角度来解释不适应行为，并包括一种被称为认知重组的方法，它是用来矫正功能障碍思维的主要治疗成分。

除了这些行为矫正的理论模型——巴甫洛夫–沃尔普取向、操作取向，以及每一种行为的融合和分支——一些早期的行为治疗师支持一种折中的方法，其中就包括一些更传统的方式。阿诺德·拉撒路是这一立场的代表。在谈到他所谓的多模态行为疗法时，拉撒路（1971，1976）认为，临床医生不应该把自己局限于一个特定的理论框架，而是应该使用各种各样的行为和非行为技术，前提是治疗师采用的技术有一些专家的实证支持。

通过对行为矫正的各种概念的简要讨论，可以看出，虽然行为治疗师在理论问题上存在一些分歧，但也有相当大的一致性。

■ 思考题

16. 20 世纪 60 年代首次出版的两份主要行为矫正 / 行为治疗期刊的名称是什么（见表 29-1）？
17. 认知过程是什么意思？
18. 简单地说，认知治疗师埃利斯和贝克是如何解释情绪问题的，他们是如何治疗这些问题的？
19. 社会学习理论的主要重点是什么？谁是最具影响力的支持者？

行为矫正、行为治疗、认知行为矫正、认知行为治疗和应用行为分析

一些作者交替使用"行为矫正"和"行为治疗"这两个术语，也有人使用"应用行为分析"作为"行为矫正"的同义词。这些术语的历史用法是什么？林德斯利、斯金纳和所罗门（1953）是第一个使用"行为治疗"这个术语的人，他们在一份报告中使用了该词。该研究的内容是，他们用糖果或香烟强化精神病院的精神病患者（关于林德斯利和斯金纳在行为疗法形成过程中早期实验室贡献的讨论，参见 Reed & Luiselli，2009）。然而，操作条件反射流派的人后来很少使用这个词。尽管拉扎勒斯（1958）在沃尔普的交互抑制框架中使用了"行为治疗"这个术语，但在艾森克（1959）用它来描述沃尔普发表的程序后，这个术语在巴甫洛夫 – 沃尔普的定向模型中变得流行起来。

"行为矫正"一词的第一次使用似乎是 R.I. 沃森（1962）在某一章节的标题部分。在 20 世纪 60 和 70 年代，许多作家区分了"行为矫正"和"行为治疗"，前者的根源在于操作性条件反射，后者的根源在于巴甫洛夫条件反射。然而，其他人并没有做出这样的区分。例如厄尔曼和克拉斯纳（1965）经常交替使用"行为矫正"和"行为治疗"。然而，引用沃森（1962，p.19）的克拉斯纳（2001）写

道，"在更广泛的意义上，行为矫正的话题与整个学习领域有关"（p.214）。这与我们在本书中使用这个术语的方式是一致的，在第 1 章和本章后面都有解释。

行为矫正与人本主义心理学之间存在着一些有趣的历史联系。沃森（1962）认为人本主义心理学的创始人卡尔·罗杰斯"通过心理治疗发起了行为矫正的研究方法"（p.21）；厄尔曼（1980）在反思他和克拉斯纳在案例研究书中使用行为矫正的决定时，认为罗杰斯使用了这个词而不是行为治疗。

斯金纳 1938 年出版的《生物行为：一项实验分析》一书的副书名是"一项实验分析"。词语的行为和分析在操作性取向上变得突出。1957 年，斯金纳的一群追随者创立了行为实验分析协会（SEAB）。1958 年，SEAB 开始出版《行为实验分析杂志》（*Journal of the Experimental Analysis of Behavior*），正如每期杂志的内刊所述，《行为实验分析杂志》"主要用于最初发表与个体有机体行为有关的实验"。1968 年，SEAB 开始出版《应用行为分析杂志》，正如每期杂志的内刊所述——"主要是为了最初的实验研究的出版，涉及将实验分析的行为应用于具有社会重要性的问题"。1974 年，一群对行为分析感兴趣的心理学家在芝加哥成立了（美国）中西部行为分析协会，随着协会成员的扩大，该协会于 1978 年成立了美国行为分析协会（ABA），并于 2007 年成立了国际行为分析协会（ABAI）。ABAI 出版了几本期刊：《行为分析家》（1978），《语言行为分析》（*The Analysis of Verbal Behavior*，1994）和《实践行为分析》（*Behavior Analysis in Practice*，2008）。1991 年，美国律师协会认识到在行为分析人员的培训中坚持某些标准的重要性，建立了行为分析研究生项目认证程序。1998 年，另一群行为分析师成立了一家名为"行为分析师认证委员会"（Behavior Analyst Certification Board）的非营利组织，其宗旨如其网站所述——"满足行为分析师、政府和行为分析服务消费者所认定的专业认证需求"。

表 29-2 显示了一些倾向于描述"行为矫正"、"行为治疗"、"认知行为矫正"和"应用行为分析"等术语用法的区别。

尽管有历史上的区别，但这些术语经常可以互换使用。在我们看来，"行为矫正"具有比其他术语更广泛的含义。在处理正常行为时，行为疗法和认知行为疗法明显不如应用行为分析或行为矫正来得合适。如第 1 章所示，我们建议"行为矫正"一词包含"认知行为治疗"、"行为治疗"和"应用行为分析"。

行为疗法或认知行为疗法是对功能失调行为进行的行为矫正，通常在临床环境中进行。应用行为分析强调操作条件作用原理的应用，是一种行为矫正，通常试图分析或展示关注行为的控制变量。行为矫正包括所有应用的行为原则，以改善具体的行为——无论是否在临床设置和是否控制变量已明确显示，这是我们在这本书中使用的术语。

表 29-2 行为矫正、行为治疗、认知行为矫正和应用行为分析的使用比较

20 世纪 60 年代和 70 年代	
行为治疗 / 认知行为矫正	行为矫正
1. 巴甫洛夫流派以及认知取向最常用的术语 2. 行为心理学家和精神病学家倾向于使用的术语，他们主要关注传统临床环境中的治疗，关于精神病环境中的行为治疗的历史时间线，见 Malatesta、AuBuchon 和 Bluch，1994 3. 术语往往被用来指在治疗师的办公室进行的治疗行为，通过在治疗师和来访者之间的口头交流（"谈话疗法"） 4. 术语与一个实验基础有关，它主要是基于临床环境中的人类研究	1. 操作条件反射流派常用的术语 2. 常被行为治疗师在学校、家庭中使用，不常在临床和精神病领域使用 3. 常指在自然环境和特殊训练环境中进行的行为治疗 4. 除了在应用环境中进行实验研究之外，还为动物和人类的基本操作研究提供了一个实验基础
20 世纪 80 年代到现在	
"行为治疗"和"认知行为矫正"这两个术语已经被"认知行为治疗"所取代，而"认知行为治疗"这个术语仍在使用中 "应用行为分析"这一术语越来越多地被操作取向的追随者所使用，正如在右侧一栏中所描述的 "行为矫正"一词往往有更广泛的含义，包括"行为治疗"、"认知行为治疗"和"应用行为分析"	

行为矫正的未来

行为矫正已经应用于各种各样的个人和社会问题。此外，越来越多的此类应用关注预防和解决存在的问题。毫无疑问，社会工作、医学、康复、护理、教育、牙科、精神病学、公共卫生、临床和社区心理学等帮助职业都采用了行为矫正程序。在商业、工业、体育、娱乐和健康生活方式的推广等领域也有应用（见第 2 章）。总有一天，对行为技巧的全面了解可能会成为我们文化中公认的必要条件。孩子们将在成长过程中看到一个积极应用行为准则的世界，在这个世界中，行为准则将导致一个快乐、知情、有技能、有生产力的社会，将没有战争、贫穷、偏见或污染。

■ **思考题**

20. 谁第一次使用"行为治疗"这个术语？

21. 描述 20 世纪 60 年代和 70 年代行为治疗 / 认知行为矫正与行为矫正的四种不同用法（表 29-2）。

22. 在每一个句子中，区分术语"认知行为治疗"、"应用行为分析"和"行为矫正"。

ⓐ 供进一步学习的注释

1. 行为矫正的历史和心理学的历史一样长。有关心理学的早期历史以及 20 世纪和 21 世纪早期发展起来的主要系统的完整讨论，请参阅 Pear（2007）。接下来将确定一些更重要的行为矫正前体。

柏拉图（公元前 427—公元前 347 年）将行为归因于一种叫作灵魂的东西，他认为灵魂与身体是分离的，即使在死后仍然存在。他的学生亚里士多德（公元前 384—公元前 322 年）认为灵魂是身体的"形式"或功能，显然包括它的行为。柏拉图的灵魂观对早期西欧神学家和哲学家的影响比亚里士多德的更大。法国哲学家勒内·笛卡尔（Rene Descartes，1595—1650）是第一个明确区分身体和灵魂的人。他坚持认为，人体本质上是一台在物质基础上运转的机器，由非物质的、非空间扩展的物质构成的精神（灵魂或心灵）所控制。从约翰·洛克（1632—1704）到约翰·斯图亚特·密尔（1806—1873），英国的许多哲学家都被称为英国经验主义者，他们对笛卡尔的哲学提出了质疑。在他们的论述中，这些人用听起来更科学的单词"mind"取代了单词"soul"，"mind"源于一个与记忆或思想有关的古英语单词。

一群被称为俄国反射学家或心理反射学家的生理学家——最著名的是伊凡·M. 谢切诺夫（1829—1905）和他的追随者伊凡·P. 巴甫洛夫（1849—1936）和弗拉基米尔·M. 贝切特列夫（1857—1927）——研究了笛卡尔关于反射的概念和英国经验主义者对联想的关注。贝切特列夫和巴甫洛夫各自进行了建立新反射的实验，贝切特列夫称其为"联想反射"，巴甫洛夫称其为"条件反射"。

在美国，以哈佛大学的威廉·詹姆斯（1842—1910）和芝加哥大学的约翰·杜威（1859—1952）为首的一群被称为功能主义者的心理学家，以达尔文的进化论为基础，主张研究心理在个体适应环境中的作用。这包括动物和人类对学习的研究，比如 E.L. 桑代克（1874—1949）的研究。

约翰·B. 华生（1878—1958）进一步发展了功能主义。他主张心理学，而不是精神，应该是纯粹的行为科学。在华生退出学术心理学之后，这种行为方式为新一代的领导者打开了大门。

2. 20世纪50年代，三个国家同时出现了行为矫正方面的重大历史发展：在南非，沃尔普进行了系统脱敏的开创性工作；在英国，艾森克通过强调对传统心理治疗的不满来刺激行为矫正运动；在美国，斯金纳和他的同事们在操作条件定向下工作。然而，在20世纪60年代和70年代，大多数关于行为矫正和行为治疗的主要书籍和研究论文都是基于美国的发展。例如，前四种主要行为治疗期刊中有三种在美国发表，它们的大多数文章都是在美国发表的（1968年《应用行为分析杂志》；《行为治疗》，1970；《行为治疗和实验精神病学》（*Behavior Therapy and Experimental Psychiatry*），1970年至今）。

艾森克在英国的作品中也包含了大量的美国研究报告。然而，自20世纪70年代以来，行为矫正已经成为一场真正的世界性运动。阿根廷发生了重大发展（Blanck，1983）；在澳大利亚（Brownell，1981；King，1996；Schlesinger，2004）；在巴西（Ardila，1982；Grassi，2004）；在加拿大（Martin，1981）；在智利（Ardila，1982）；在哥伦比亚（Ardila，1982；Lopez & Aguilar，2003）；在哥斯达黎加（Pal-Hegedus，1991）；在古巴（Dattilio，1999）；在多米尼加共和国（Brownell，1981）；在英格兰（Brownell，1981）；在法国（Agathon，1982；Cottraux，1990）；在德国（Stark，1980）；在加纳（Danguah，1982）；在荷兰（Brownell，1981）；在匈牙利（Tringer，1991）；在以色列（Brownell，1981；Zvi，2004）；在意大利（Moderato，2003；Sanivio，1999；Scrimali & Grimaldi，1993）；在爱尔兰（Flanagan，1991）；在日本（Sakano，1993；Yamagami，Okuma，Morinaga，& Nakao，1982）；在墨西哥（Ardila，1982）；在新西兰（Blampied，1999，2004）；在挪威（Brownell，1981）；在波兰（Kokoszka，Popiel，& Sitarz，2000；Suchowierska & Kozlowski，2004）；在罗马尼亚（David & Miclea，2002）；在新加坡（Banerjee，1999）；在西班牙（Caballo & Buela-Casal，1993）；在韩国（Kim，2003）；在斯里兰卡（De Silva & Simarasinghe，1985）；在瑞典（Brownell，1981；Carter，2004）；在泰国（Mikulis，1983）；在英国（Dymond，Chiesa，& Martin，2003）；在乌拉圭（Zamora & Lima，2000）；在委内瑞拉（Ardila，1982）。在2009年9月的《内部行为分析》（*Inside Behavior Analysis*）杂志上，可以找到巴西、中国、哥伦比亚、印度、爱尔兰、以色列、意大利、日本、墨西哥、新西兰、菲律宾、波兰、瑞典和英国的行为分析讨论。

3. 斯金纳（1904—1990）有着卓越的职业生涯，并获得了许多奖项，包括1958年美国心理学会颁发的杰出科学奖、1968年美国国家科学奖章和1972年美国人文学会颁发的年度人文主义者奖。除了他的基本理论和实验贡献，斯金纳发表了乌托邦小说《瓦尔登湖第二》（*Walden Two*）（1948年6月），在第二次世界大战期间致力于教鸽子引导导弹的项目（Skinner，1960），并发展了程序教学和教学机器的概念（Skinner，1958）。在他的学术生涯中，他一直很活跃，1989 年出版了他的最后一本书。

4. 斯金纳的朋友和同事弗雷德·S.凯勒（1899—1996）做出了其他重大贡献。1961 年，他接受了巴西圣保罗大学的一个职位，在那里他建立了第一个操作性条件反射课程，并开发了个性化的教学系统，这是一种大学教学中的行为矫正方法（见第 2 章）。凯勒为巴西行为矫正的发展做出了不可估量的贡献。他的学生和他们的学术后代继续推进行为心理学。

5. 克拉克·赫尔（Clark Hull，1884—1952）是斯金纳早期的同时代人，他提出了一种将操作性条件反射和应答条件反射结合在一起的学习理论，这种理论没有从根本上区分这两种条件反射。根据赫尔（1943，1952）的说法，既参与应答反应也参与操作条件。赫尔并没有像斯金纳（1953，1957）那样试图解释人类各种各样的行为。相反，他试图发展一个详尽的关于学习或条件作用的数学理论。然而，另外两位心理学家，约翰·多拉德和尼尔·米勒（1950），将弗洛伊德的精神动力概念翻译成了赫尔学习理论的语言。多拉德和米勒的书在巴甫洛夫和沃尔普的研究方向上有很大的影响——主要是因为他们没有看到应答者和操作性条件反射（或者用他们使用的术语来说，经典条件反射和工具性条件反射）之间的根本区别。

进一步学习的思考题

1. 亚里士多德的灵魂观与柏拉图的灵魂观有何不同？

2. 简要说明以下人物对行为方法的贡献：笛卡尔、英国的经验主义者、俄国反射学家和功能主义者。

3. 请举出 3 个在 20 世纪 50 年代行为矫正发展中起重要作用的国家，以及每个国家中与这一发展关系最密切的人。

4. 描述斯金纳的 3 个主要贡献，除了他的基础研究和理论著作。

5. 1961 年，凯勒在哪个拉丁美洲国家接纳了学术职位？他在那里对行为矫正做出了什么贡献？

6. 赫尔和他的追随者多拉德和米勒主要对两种主要取向中的哪一种做出了贡献？

第 30 章

伦理问题

在这本书中,我们强调了人们在应用行为矫正时应该牢记的伦理或道德问题。如果这种强大的科学技术被用于伤害而非帮助人类,那将是一个巨大的悲剧。因为这是一个真正的危险,所以我们应该在本书的最后一章更详细地讨论伦理问题。

文明史是一个关于滥用权力的连续故事。从古至今,有权势的人一直使用他们所能支配的强化物和惩罚物来控制那些有较少强化物和惩罚物的人的行为。这一传统的结果就是增加了更强大力量的控制力,而牺牲了那些不那么强大力量的选择权。随着分配给他们的资源的比例不断减少,遭受这种权力滥用的人民成功地反抗了他们的压迫者,并矫正了现有的社会结构或建立了新的社会结构,以制止或消除今后滥用权力的可能性。现代国家的宪法、权利法案和相关政治文件可以被看作是为了避免那些控制他人行为的人而设计的正式规范。例如,在西方民主国家,我们已经从君主的神圣权利时代进入"法治政府"时代。此外,由于定期举行普选,由制定法律的人控制的人民可以发挥某种程度的相互控制,民众可以投票罢免政府。然而,滥用权力的现象依然在全世界屡见不鲜。

由于这种文化历史,人们学会了对公开的行为控制做出消极的反应。因此,在最初的几年里,"行为矫正"这个词引发了从怀疑到完全敌意的许多负面反应,这并不奇怪。民众这些早期的态度由于错误地将行为矫正等同于诸如电休克疗法、洗脑甚至酷刑等侵入性的程序而加剧。例如，《纽约时报》的一项调查显示，在 20 世纪 70 年代的 5 年时间里，大约有 50% 的时间错误地使用了行为矫正这个词（Turkat & Feuerstein，1978）。今天，正如报纸和电视中的报道所显示的那样，普通大众更加意识到行为矫正——包括行为疗法、认知行为疗法和应用行为分析（在第 1 章和第 29 章中讨论的）——其实是用来帮助个人管理他们的行为的。

学习理论或条件作用原理和技术的系统应用基于两个假设：①行为可以被控制；②为了达到某些目标而这样做是可取的。行为是完全决定还是部分决定于环境和遗传因素，这是一个有趣的哲学讨论。然而，从实际的角度来看，环境或是遗传决定并没有什么不同。重要的是，随着行为科学技术、电子科学技术的进步，对行为的潜在控制正在逐渐增加。而互联网的发展，又让这些技术渐渐地能被世界各地的人所利用。

对科学或技术的任何新进展，极度谨慎都是一种正常的反应。如果在原子弹发展的早期就采取更多的预防措施，也许在今天的危险会小一些。然而，解决目前由科学和技术进步引起的问题的办法并不是禁止这些技术或是让时间倒流。科学技术不是问题所在，它们只是人们为解决问题而发展起来的高度精密的手段。真正的问题是人们经常滥用这些工具。当然，这是一个行为问题。因此，正如斯金纳（1953，1971）所指出的，行为科学似乎是解决这个问题的逻辑关键。与其他强大的科学技术一样，行为矫正也可能被滥用。因此，重要的是要有道德准则，以确保它有利于社会的利益。在后文中，我们将从行为的角度来讨论伦理学。然后我们研究一些反对故意改变行为的常见论点。最后，我们要讨论的问题是，如何对行为矫正实施保障措施，以确保其始终符合人类的最大利益。

■ 思考题

1. 用行为的术语描述文明的历史是一个不断滥用权力的故事。根据你对历史的了解，举个例子说明这种滥用。
2. 根据你对历史或时事的了解，举一个例子，说明当一个社会中某一群体得到的强化，相对于社会中另一群体得到的强化，下降到某个临界水平以下时，通常会发生什么。
3. 从行为的角度来看，我们如何解释现代国家的宪法、权利法案和相关政治文件？
4. 为什么我们倾向于对所有试图控制我们的行为做出负面反应。

5. 为什么试图控制我们行为的人会掩饰他们的目的？他们是如何掩饰的？举一个本章中没有出现的例子。

6. 陈述两个行为矫正的基础。

7. 为什么对科学或技术的任何新发展极端谨慎是一种正常的反应？试举例说明。

行为主义视角下的伦理

从行为的角度来看，伦理学是指一种文化为了促进这种文化的生存而发展出来的某种行为标准（Skinner，1953，1971）。例如，偷窃在许多文化中被认为是不道德或错误的，因为它对文化有破坏性的影响。许多伦理准则可能是在史前时代进化而来的。这可能是因为在有记载的历史之前存在的许多文化中，尊重他人的财产的行为恰好被社会所强化，偷窃行为则碰巧受到惩罚。而那些没能对尊重他人财产行为进行强化的文明，则没能生存下来。有很多可能的原因。也许那些没有强化对他人财产的尊重的文化成员在互相争斗中付出了太多的精力，以至于他们很容易受到其他文化的入侵，或者他们没有足够的时间和精力为自己提供足够的食物。也许这些文化对它们的成员来说没有任何强化，以至于成员大量的叛变到其他的群体，导致他们以前的文化因为没有成员而灭绝了。无论如何，许多强迫尊重他人财产的文化——也就是说，那些认为不窃取是道德或正确的且窃取是不道德或错误的文化——幸存了下来。

因此，道德作为我们文化的一部分进化，就像我们身体的部分进化一样；也就是说，伦理对我们文化的生存做出了很大的贡献，就像手指和与其他手指相对的拇指对我们物种的生存做出了贡献一样。这并不是说，人们有时不会刻意为自己的文化制定道德准则。这是一个文化进化过程的一部分，在某个时候，一个文化的成员开始从事这种行为，因为他们已经习惯于为他们的文化的生存而工作。要想让一个人的文化生存下去，其中一个方法就是制定并执行一套道德准则，通过强化和惩罚来强化这种文化。

当一些事件强化了个体的某些行为，而这一行为对他人来说却是厌恶刺激时，道德就成了控制行为的重要来源。例如，一个小偷会因为占有赃物而立即得到强化，而对受害者来说，丢失财物则是令人厌恶的。为了让其成员彼此诚实，一种文化可能因此发展和执行"你不能偷窃"的道德准则。有时，这些准则会被制定成必然性的法律法规（例如，"如果你偷窃，你将被罚款或送进监狱"）。有时，这样的准则会被制定成暗示性的宗教信仰（例如，"如果你偷东西，你就会下地狱"）。当一种文化的成员学会遵守这样的道德准则时，这些准则就会对行为施加规则控制（见第 17 章）。人们以此做出合乎道德的行为且避免做出不道德的行为。

基于这种行为伦理学观点，我们来看看行为矫正是否应该试图故意控制他人的行为。

反对故意控制行为的理由

正如我们之前指出的那样，由于我们对历史上滥用权力的认识以及我们经历过其他人的滥用权力，我们学会了对试图控制我们的行为做出负面反应。也许正因为如此，[1] 人们有时会认为所有试图控制行为的行为都是不道德的。然而，任何一个社会援助项目（例如，教育、心理学和精神病学）只有在执行者对行为施加控制时才能实现。例如，教育的目标是改变学生的行为，使他们对环境做出不同的反应。教一个人阅读，就是改变一个人对标识、报纸、书籍、电子邮件和其他包含文字的物品的反应方式。心理咨询、心理治疗和精神病学的目标同样包括改变人们的行为，使他们能比在接纳专业帮助之前有更好的生活。

也许是由于人们对改变他人行为的负面反应，许多助人为乐的人不喜欢让别人认为他们在控制别人的行为，他们更愿意把自己看作仅仅是帮助来访者控制自己的行为。然而，建立自我控制也是一种行为控制，是教某人以某种期望的方式发出控制他的其他行为的行为（见第 26 章）。要做到这一点，就有必要管理与自我控制有关的行为。一些人可能会反对说，这不算控制他人行为，因为一旦他们确定了来访者能够管理自己的行为，外部对来访者行为的影响就会消失。实际上，正如我们在本书中反复强调的那样，治疗师已经将控制转移到了自然环境中。有人可能会说这是"撤销控制"，但这种控制虽然形式有所改变，但仍在继续。如果治疗师成功地实现了行为目标，那么期望的行为就会被维持，在这个意义上，治疗师对行为的最初影响将会持续。

一些人认为，故意改变行为是"冷漠"和"机械"的，并认为这会干扰人与人之间应该存在的"温暖""爱""自发"的关系。要确定这种反对的理由来自何处是困难的，因为我们知道没有任何逻辑或经验证据支持它。相反，我们所知道的大多数行为矫正的基础特征是参与者之间友好、温暖的互动。优秀的应用行为分析师和行为治疗师真正感兴趣的是人，他们会抽出时间与来访者进行个人层面的互动，就像其他的帮助实践者一样。此外，在缺乏移情关系的情况下，来访者会拒绝按照行为治疗师的要求进行各种自我监控和家庭作业（Hersen，1983；Martin & Worthington，1982；Messer & Winokur，1984）。此外，临床医学家的同理心似乎有助于使行为治疗更有效（Joice & Mercer，2010；Thwaites & Bennett-Levy，2007）。尽管在所有职业中都有一些人看起来冷漠机械，但这些人在行为治疗师中并不比在其他帮助职业中更常见。

相反地，行为控制中缺乏计划可能是灾难性的。为了说明这一点，请参考本书第二部分中的"缺陷"部分，其中我们给出了大量的例子，说明了行为原理和过程是如何对那些不知道它们的人或那些不计划它们的人不利的。一个不擅长构建合理的行为矫正程序的治疗师，很容易在无意中引入意外事件来建立不理想的行为。

■ 思考题

8. 从行为的角度来看，伦理学是什么意思？
9. 描述道德是如何作为我们文化的一部分而进化的。
10. 从行为的角度来看，为什么道德准则是行为控制的一个重要来源。
11. 通过一个例子，解释道德准则如何涉及对行为的规则控制。
12. 解释为什么所有的帮助职业都涉及对行为的控制，不管它们的从业者是否意识到这一点，试举例说明。
13. 讨论有计划与无计划行为控制的优缺点。

伦理准则

有一套描述行为矫正伦理应用的准则是很重要的。然而，仅仅下定决心依据道德准则对待不同的个人和群体，并不能确保伦理准则被完全遵守。为了实现这一点，必须安排一些偶联强化。我们可以通过"反控制"来做到这点。反控制是"控制的逆转，是被控制者通过使用适当的强化物对控制者产生影响"（Stolz & Associates，1978，p.19）。例如，在一个民主国家，选民对选举出来的官员施加制衡，因为选民可以把官员赶下台。同样，如果治疗师不符合预先安排的治疗指南，来访者可以不再接受治疗师的治疗。然而，一些接受治疗的人，如儿童、精神病患者、老年患者和严重发育障碍患者，可能缺乏辨别能力。在这种情况下，其他道德保障是必要的。这些保障措施要求行为矫正者对公认的个人或团体负责，以确保程序的合理并产生令人满意的结果。

不同的团体和组织已经解决了在应用行为矫正中涉及的伦理问题。有三个声誉卓著的组织已经这样做了，它们是行为治疗进步协会（AABT），现在被称为行为和认知治疗协会（ABCT）；美国心理学会（APA）；行为分析协会（ABA），现在称为国际行为分析协会（ABAI）。

1977年，在《行为治疗》杂志上，AABT发表了一系列关于行为治疗的基本伦理问题。这些问题在表30-1中，它们现在仍然是一组非常好的问题。这些观点中的大多数都是经常贯穿全书，特别是在第24章。如果你正在进行一个行为矫正计划，并且对这些问题的答案都是否定的，那么你所做的行为的道德准则很可能会被任何公认的应用行为分析师或行为治疗师所质疑。应该指出的是，这些伦理问题不仅与行为改变者有关，而且与所有人类服务提供者有关。

1978年，APA任命的一个委员会发表了一份综合报告（Stolz & Associates，1978），讨论了行为矫正中涉及的伦理问题。委员会的一项主要结论是，从事任何类型心理干预的人都应同意并遵守其专业的道德准则和标准。对于APA和加拿大心理协会的成员来说，目前的道德准则是APA的心理学家的道德原则和行为准则（2010）。这套道德准则包括一套一般原则，旨在引导心理学家向着促进自由的最高道德理想迈进，以及一套详细的标准以鼓励心理学家和他们的学生采取道德行为。

表30-1　人类服务的伦理问题

本声明的重点是对人类服务至关重要的关键问题。这份声明不是处方和禁令的清单。

对于所描述的每一个问题，理想的干预措施将最大限度地涉及行为将要改变的人，并尽可能充分地考虑到该人、治疗师和治疗师的雇主所承受的社会压力。人们认识到，实际环境的实用性有时需要例外，当然，在某些情况下例外可以与伦理实践相一致。

在问题列表中，术语"来访者"用于描述将要改变行为的人；"治疗师"是用来描述干预的专业负责人；"治疗"（treatment）和"问题"（problem），虽然以单数形式使用，但指的是用这个检查表中的任何和所有的治疗和问题。这些问题的制定是为了在尽可能多的环境和人群中具有相关性。因此，当来访者以外的人付钱给治疗师时，或者当来访者的能力或他的自愿同意被质疑时，来访者以外的人需要具备资格。例如，如果治疗师发现来访者不理解所考虑的目标或方法，那么在检查列出的问题时，治疗师应将来访者的监护人或其他负责人替换为"来访者"。

（1）治疗目标是否得到充分考虑？

①为了确保目标是明确的，来访者知晓吗？

②来访者对目标的理解是否通过口头或书面的方式得到了保证？

（续）

③治疗师和来访者是否就治疗目标达成一致？

④服务来访者的利益是否与他人的利益相抵触？

⑤服务来访者的直接利益是否与来访者的长期利益相抵触？

（2）是否充分考虑了治疗方法的选择？

①已发表的文献是否表明该方法是解决该问题的最佳方法？

②如果没有关于治疗方法的文献，该方法是否与普遍接纳的实践相一致？

③来访者是否被告知可选择的治疗方法，是不是基于来访者在不适程度、治疗时间、治疗费用或有效性方面的最优选择？

④如果治疗程序是公开的、合法的或专业上有争议的，是否获得了正式的专业咨询？是否充分考虑了受影响部分公众的反应？是否更仔细地重新审查和考虑了其他的治疗方法？

（3）来访者的参与是自愿的吗？

①是否考虑过强迫来访者参与的可能来源？

②如果治疗是法定的，是否提供了治疗和治疗师的权利范围？

③患者是否可以在不造成超过实际临床费用的罚款或经济损失的情况下退出治疗？

（4）当另一个人或机构被授权安排治疗时，是否充分考虑了从属来访者的利益？

①是否将治疗目标告知从属来访者并参与治疗程序的选择？

②当从属来访者的决定能力有限时，来访者和监护人是否在来访者能力允许的范围内参与治疗讨论？

③如果从属人的利益与上级的利益或机构的利益发生冲突，是否曾试图通过处理这两种利益来减少冲突？

（5）是否评估了治疗的充分性？

①对该问题的定量测度及其进展是否已经取得？

②在治疗过程中，是否已经向来访者提供了问题的解决措施和进展情况？

（6）治疗关系的机密性是否受到保护？

①来访者是否被告知谁可以访问这些记录？

②记录是否仅对授权人员可用？

（7）治疗师是否在必要时将来访者推荐给其他治疗师？

①如果治疗不成功，病人是否转介其他治疗师？

②来访者是否被告知如果对治疗不满意，将进行转诊？

（8）治疗师有资格提供治疗吗？

①治疗师是否接纳过类似来访者的培训或经验？

②如果治疗师的资质存在缺陷，是否告知来访者？

③如果治疗师不合格，来访者是否转介其他治疗师，或是否有合格治疗师的监督？来访者是否被告知监管关系？

④如果治疗是由调解员实施的，调解员是否得到合格的治疗师的充分监督？

注：行为治疗促进协会理事会于 1977 年 5 月 22 日通过。这份关于人类服务伦理问题的声明摘自行为治疗促进协会会员名录，经协会许可转载。

1988 年，ABA 在其期刊《行为分析》上发表了一份来访者权利声明（Van Houten et al.，1988），指导行为治疗的伦理和适当应用。1998 年，行为分析认证委员会（BACB）成立，旨在识别和推进行为分析的能力与伦理实践（Shook & Favell，2008，p.47）。2001 年，BACB 为行为分析师制定了一套负责任的行为准则。这些指导方针在 2004 年和 2010 年进行了小的修订。Bailey 和 Burch（2011）对行为分析师负责任行为的 BACB 指南进行了精彩的讨论，其中包括关于如何遵守指南的实践建议，并通过大量的例子进行了说明。他们提出的一个重要观点是，在所有道德的基础上有一条黄金法则：己所不欲，勿施于人。行为矫正的伦理应用的讨论要点基于 Stolz 和 Associates（1978）、Van Houten 及其同事（1988）的报告，以及 2010 年 BACB 指南的修订。

1. 行为矫正的资质

应用行为分析师和行为治疗师必须接受适当的学术培训。他们还必须接受适当的督导，以确保在行为评估、设计和实施治疗方案、评估其结果以及确保对职业道德的透彻理解方面的能力（参见 Shook & Johnston，2011）。Van Houten 和他的同事（1988）认为，在问题和治疗复杂或可能带来风险的情况下，来访者有权申请由经过适当培训的医生级应用行为分析师或行为治疗师直接参与。无论培训水平如何，行为矫正者应始终确保所使用的程序与公认的行为矫正、行为治疗和应用行为分析期刊中最新的文献保持一致。

如果你想进行一个行为矫正项目，而你不是一个公认的专业人士，你应该从该领域的公认专业人士那里获得适当的学术培训和监督。这些专业人员可能是 ABAI 或 ABCT 的成员，并获得 BACB 的认证。从业人员还可以通过美国专业心理学委员会的认知和行为心理学认证。美国专业心理学委员会开发了美国所有 50 个州用来授权心理学家的考试内容和考试工具。为了提供作为应用行为分析师或行为治疗师的专业服务，从业人员必须持有来自认可认证机构（如 BACB）的专业证书（参阅 Shook & Johnston，2011）。

2. 问题的定义和目标的选择

选择矫正的目标行为必须是对来访者和社会最重要的行为。[2] 重点应该是建立功能性的、与年龄相适应的技能，使来访者更自由地从事自己喜欢的活动。特别是对于严重残疾的个人，重点应该放在促进独立功能的教学技能上。即使改进功能需要消除问题行为，目标也应该包括发展可取的替代行为。目标也应该与来访者的基本权利尊严、隐私和人道关怀一致。

定义问题和选择目标取决于所涉及的个人的价值观。因此，第一种形式的反控制是要求一个行为矫正明确指定他与来访者的目标行为相关的价值。理想情况下，目标所依据的价值观应该与来访者的价值观和社会的长期利益相一致。第二种形式的反控制是让来访者成为选择目标和识别目标行为的积极参与者。但有时这是不可能的（例如严重发展障碍），那么保证公正的第三方（如监察员，社区的代表）有权代表来访者参与关键决策目标和干预方法的选择。

3. 治疗的选择

行为矫正应该使用最有效的、经过实证检验的干预方法，造成最少的不适和最少的负面影响，并使用侵入性和限制性最小的干预措施；然而，对于连续不断的侵入性或限制性并没有明确的一致意见，它主要包含三个方面。

第一，基于积极强化的干预通常被认为比基于厌恶控制的干预具有更少的侵入性和限制性。正如第 13 章和第 14 章所讨论的，这并不意味着永远不应使用令人厌恶的干预程序。如果现有的研究表明，更令人厌恶的程序会更有效，那么在来访者的最佳互动中，对行为矫正应用积极强化的反应程序可能就不是最好的了。正如 Van Houten 和他的同事（1988，p.114）所言："在某些情况下，病人获得有效治疗的权利可能要求快速作用，此时只能暂时使用更严格的程序。"

第二，侵入性和限制性有时指的是患者在治疗环境中被给予选择和允许自由行动的程度。例如，在为发育障碍患者提供的工作培训计划中，具体任务的分配可能比允许来访者在几个可选的工作活动中进行选择更具有侵入性或限制性。

第三，侵入性和限制性有时指的是，相对于自然发生的结果，侵入性治疗的后果是在何种程度上得到了管理。如第 4 章所示，自然强化物是发生在日常生活正常过程中的非程序化强化物。第 16 章和本文的其他部分强调了在可能的情况下使用自然随因强化的可取性。如果有必要在程序的早期使用人为的或故意的程序强化物，行为矫正者应该尽快将控制转移到自然强化物。

虽然认识到选择侵入性和限制性最小的治疗是可取的，但最有效的治疗需要基于对问题行为原因的功能评估，如第 23 章所述。当功能分析表明使用厌恶的方法时，确保反控制是很重要的（Bailey & Burch，2011，p.32-33）。确保反控制的一种方法是规定，没有通知来访者参加某项计划时，治疗师不得执行任何计划。换句话说，行为矫正者应该解释可以使用的替代疗法，陈述它们的利弊，并给来访者一个选择。行为矫正者与知情来访者之间的协作是行为矫正的基本要素，也是保护来访者权利的要素。促进知情同意的一种机制是签署一份治疗合同，该合同明确列出了治疗的目标和方法，提供服务的框架，以及可能提供给治疗师的报酬的意外事件（如第 24 章所述）。然而，知情同意包括语言行为，像其他行为一样，在环境的控制之下。因此，言语行为可能会以一种不符合来访者最大利益的特定方式被操纵。因此，信息发送的规定只对程序的伦理进行了部分检查。此外，对于许多个人，例如患有严重发育障碍的人，知情同意是不适用的。因此，帮助确保来访者权利得到保护的另一种方法是，由专业人士和社区成员组成的伦理审查委员会对拟议项目的伦理进行评估。

4. 记录保存和持续评估

确保来访者受到道德对待的一个重要组成部分是在整个项目中保持准确的数据。这包括在制定干预措施之前进行彻底的行为评估；不断监测目标行为以及可能的副作用；治疗结束后进行适当的随访评估。而行为矫正者应该总是保持良好记录，任何时候都必须尊重保密原则。

鉴于上述警告，一个重要的反控制策略是为来访者提供频繁的机会，让来访者与应用行为分析师或行为治疗师讨论跟踪整个项目进展的数据。当然，要做到这一点，来访者必须能够访问自己的记录。另一个策略是，行为矫正师在来访者的允许下，与那些直接关心来访者进展的人共享来访者的记录。直接关心来访者利益的人对项目有效性的反馈是一个重要的责任能力机制。如第 1 章所述，行为矫正的最重要的特征是其重点强调的问题行为在某种程度上是可以被测量的。与相关方共享这些数据，并定期对所有相关方的数据进行评估，是确保伦理和治疗方案有效的基石。有关伦理问题的详细讨论，请参阅 Bailey 和 Burch（2011）、O'Donohue 和 Ferguson（2011）、Shook 和 Johnston（2011，pp.503-504）。

总结

行为矫正具有为社会造福的巨大潜力。应用行为分析师和行为治疗师的一项重要职责是制定道德保障措施，以确保行为矫正总是被明智和人道地使用，而不会成为压迫和剥削的新工具。在讨论的所有保障措施中，最根本的是反控制。发展有效的反控制的最好方法是治疗师尽可能广泛地传播他们的技能，并帮助教育大众关于行为矫正的知识。如果一个群体的成员精通行为矫正的原理和策略，那么就很难把行为科学应用到对他们不利的地方。

■ 思考题

14. 反控制为什么重要？

15. Stolz 和 Associates 关于行为矫正中涉及的伦理问题的报告的主要结论是什么？

16. 可以采取哪些措施来帮助确保应用行为分析师或行为治疗师具有适当的资格？

17. 就问题的定义和目标的选择提出两项对策措施。

18. 行为矫正所使用的干预方法的特点是什么？

19. 讨论侵入性和限制性的三种可能含义。

20. 描述一种促进知情同意的机制。

21. 行为矫正者确保道德和有效治疗方案的基石是什么？

22. 简要说明为什么使用行为矫正来损害精通行为矫正原理和策略的群体利益是很困难的。

⊚ 供进一步学习的注释

1. 斯金纳（1971）认为，我们可以将负面反应部分归因于行为控制，至少部分归因于 18 世纪革命者和社会改革家的影响。为了对抗暴君令人厌恶的控制，这些革命者发展了自由的概念作为战斗口号。斯金纳说，在那个时代，这是一个值得一试的概念，因为它促使人们摆脱令人厌恶的控制形式。然而，现在我们已经进入了一个强调"积极强化"的时代。随着行为矫正的发展，这种控制手段可能会越来越多。因此，自由的概念已经超过了它的社会效用。事实上，它是有害的，因为它会阻止我们看到我们的行为是如何被积极的强化所控制的。例如，北美的许多州和市政府都求助于彩票和赌场来筹集资金。大多数喜欢在赌场买彩票或赌博的人都觉得自己是"自由的"，他们没有意识到自己的行为受到了控制，就像他们被"强迫"缴纳相同金额的税款一样。但是控制的机制是不同的，比如正强化与回避性条件作用。此外，自由的概念鼓励了这样一种观点：有些人因为他们的社会成就更高而比其他人更应该享有"尊严"。事实上，一个人是否有成就取决于他的环境条件和遗传倾向。因此，斯金纳将他的书命名为《超越自由与尊严》（1971）。

2. Prilleltensky（2008）认为，真正希望帮助来访者的心理学家不应该只关注个人来访者的问题。他认为心理学家还应该关注另外两个层面：关系层面和政治层面。关系层面由与来访者相交互的成员组成。政治层面包括影响来访者的法律法规。社区心理学家所见的来访者通常都是弱势群体的成员——也就是与文化中占主导地位的群体相比，权利较小的群体。Prilleltensky 认为，心理学家通过只在个人层面上工作，往往会使得来访者长期处于劣势的现状。相比之下，通过在所有三个层次上努力，心理学家能够帮助来访者取得更高的社会话语权，从而真正地帮助他们在社会中发挥更充分的作用。

进一步学习的思考题

1. 为什么斯金纳说：如果文明要解决一些最困难的问题，我们必须超越自由和尊严。
2. 举例说明政府该如何使用积极强化来控制行为，而不让公民感到自己被控制了。
3. 讨论 Prilleltensky 关于心理学家如何更好地帮助来访者的观点。

致　　谢

本书的写作离不开很多人的支持与帮助。感谢曼尼托巴发展中心的 Glen Lowther 博士（前任所长）和其他工作人员的帮助。感谢圣阿曼特公司的 Carl Stephens 博士（前任 CEO）以及其他工作人员的帮助。本书的很多内容都是作者在这些机构做出的，没有这些工作人员的帮助，这本书不可能完成。

许多学生也对本书的早期版本提出了很多建设性意见。感谢 Jack Michael、Rob Hawkins、Bill Leonhart，以及 Iver Iversen 及其学生，他们为本书的修改提供了许多出色的建议。感谢 Ashley Boris 对本书的整理工作和 Frances Falzarano 的评论意见。感谢审读者：南佛罗里达大学的 Wendy Wilson、宾夕法尼亚克莱瑞恩大学的 Amy Conner Love、佐治亚州立大学的 Sherry Broadwell、密苏里州立大学的 Ann Rost。感谢 Prentice Hall/Pearson Education 对本书的编辑和出版工作。感谢加拿大卫生研究院知识翻译分会（Knowledge Translation Branch of the Canadian Institutes of Health Research）对 Joseph Pear 的赠款（基金号：KAL 114098）。